何氏伤寒温病六书校评

明·何渊 清·何汝阈 清·何元长 清·何平子 著
何新慧 校评
陈晓晖 周毅萍 王振伟 顾绍林 参校

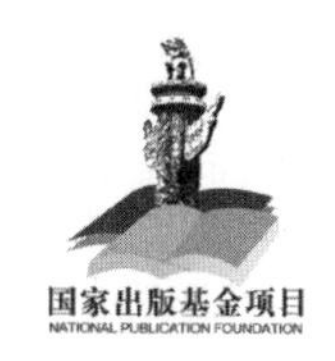

·
何氏二十八世
医著新编
·

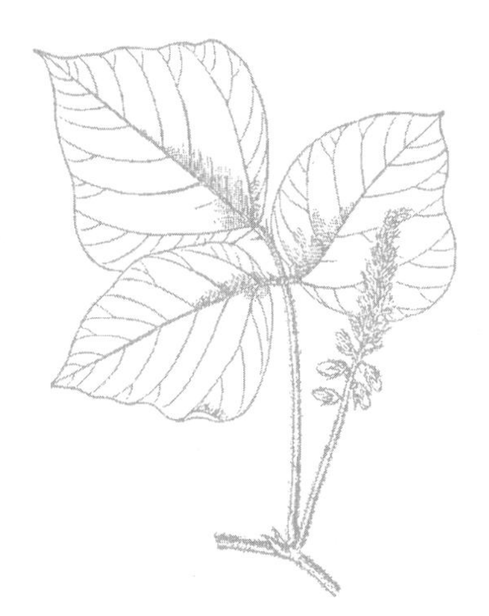

全国百佳图书出版单位
中国中医药出版社
·北京·

图书在版编目（CIP）数据

何氏伤寒温病六书校评 /（明）何渊等著；何新慧校评 .—北京：中国中医药出版社，2023.4

（何氏二十八世医著新编）

ISBN 978-7-5132-6519-5

Ⅰ . ①何… Ⅱ . ①何… ②何… Ⅲ . ①伤寒（中医）—研究 ②温病—研究 Ⅳ . ① R254

中国版本图书馆 CIP 数据核字（2020）第 223542 号

中国中医药出版社出版

北京经济技术开发区科创十三街 31 号院二区 8 号楼

邮政编码　100176

传真　010-64405721

山东临沂新华印刷物流集团有限责任公司印刷

各地新华书店经销

开本 710×1000　1/16　印张 41.25　字数 623 千字

2023 年 4 月第 1 版　2023 年 4 月第 1 次印刷

书号　ISBN 978 - 7 - 5132 - 6519 - 5

定价　198.00 元

网址　www.cptcm.com

服务热线　010-64405510

购书热线　010-89535836

维权打假　010-64405753

微信服务号　zgzyycbs

微商城网址　https://kdt.im/LIdUGr

官方微博　http://e.weibo.com/cptcm

天猫旗舰店网址　https://zgzyycbs.tmall.com

如有印装质量问题请与本社出版部联系（010-64405510）

总序

何氏中医是吾祖辈世代传承的家业，自南宋至今已有870余年，历三十代，曾医生群出，事业辉煌，成就显赫，令人自豪。传到吾八世祖元长公已二十二世，定居青浦重固，一脉相承，名医辈出，记忆中二十三世有书田公、小山公等，二十四世有鸿舫公、端叔公等，二十六世有乃赓公等。小山公是我七世祖，一生济世为民，鞠躬尽瘁，死而后已，他不仅医术精湛，且诗赋甚好，著有《七榆草堂诗稿》，手边这份今已泛黄的诗稿乃三叔维俭手抄。在诗稿末页，三叔讲述了抄写经过：诗词原稿由父亲补榆（承耀）公赠之，收藏箧中。时隔22年，在1963年春节，维勤（按：我的父亲）哥到访说时希（按：其六世祖是书田公）弟在编辑何氏医药丛书，需要我们弟兄收藏的有关何氏医书药方、文物照片等。对此，我们应大力支持。于是维勤哥献出先祖乃赓（端叔之孙）公照片，维馨（按：我的二叔）哥献出鸿舫公药方32张，维俭则献出此诗稿。翌日即送到时希府上，同观，并抄录保存。三叔还感慨道："祖先的伟大成就世传不绝，至今第二十八代，代代有名医，活人无算。但目今来说，何氏的医生太少了，二十七世何承志一人，二十八世何时希一人，只二人。希何氏子弟应竭尽智能，发掘何氏医学宝库，把医学发扬光大，为民服务，能有更多的传人为广大人民康健幸福而努力贡献。"

我作为何氏二十九代，一生从事生物学，研究动物、植物，成为这方面的权威专家，虽与医学有点关联，但终不能为医救人。所幸的是吾四叔维雄之女新慧，1977年考入上海中医学院（今上海中医药大学）中医系，成为中医师而继承祖业，二十九世有传人了。她自幼聪慧，勤奋好学，努力奋斗，晋得教授、博导；2014年"竿山何氏中医文化"入选上海市非物质文化遗产名录，她是代表性传承人。更令人兴奋喜悦的是，新慧倾其智能，殚精竭虑，废寝忘食，历时五载，主编了《何氏二十八世医著新编》，洋洋数百万字，分列11册，有中药、方剂、外感病、内伤病、妇科、医案等专著；以及医家专著，如十九世何炫、二十二世何元长、二十三世何书田、二十四世何鸿舫、二十八世何时希等。收录的医著较全，现存的何氏医著基本无缺，并对这些医著做整理校注以及评析，不仅使诸多抄本、影印本得以清晰明了，更释疑解难，使读者读之易懂易学，尤其是《何氏内妇科临证指要》一册，集何氏医学之大成，是传承发扬何氏医学的典范，能对临证指点迷津。至此，前辈的心愿得以实现，即如新慧所说："此套著作既告慰先辈，又启示后学，何氏医学代代相传，永葆辉煌。"

故乐以为序！

何新桥

二〇二二年十月

前言

何氏中医自南宋至今，已历870余年，绵延不断，世袭传承三十代，涌现了350余名医生，悬壶济世，医家足迹遍布吴、越、燕、豫、关、陇等地，服务病人无数，甚有辛劳过度，以身殉职的医生，如二十三世何其章；著述立说，积淀了深厚的中医文化、医学理论，以及丰富的实践经验。治疗病种遍及内科、妇科，抑或有儿科、五官科等，主要病种有外感温热病、咳喘、肺痨、痞积、鼓胀、中风、消渴、虚劳、痿痹，妇人月经不调及胎前、产后诸疾等。

何氏中医祖居河南，《镇江谱》所记始祖为何公务，是宋太医院使。世系传承主要有5支：镇江、松江、奉贤、青浦北竿山和重固。《青浦谱》中不少传序均称"何楠始为医"，《松江谱》说光启之四子何彦猷"为镇江始祖"。何楠与何彦猷是兄弟，均为何光启之子，何光启是何公务之四世孙，亦为医。《中国人名大辞典》说何彦猷："绍兴中，为大理丞。时秦桧诬岳飞下狱，彦猷言飞无罪，万俟卨劾其挠法。罢黜。"据考定当为1141年，由此而推为镇江支起始。而何公务至光启的四世部分，是为何氏一世以上的医家，可见何氏在南渡以前，在开封已有为医者。松江支源于四世何侃，他是何沧的曾孙，约在1230年。何沧与何彦猷是堂兄弟，《松江府志·卷六十二·寓贤传》："从弟沧扈跸南渡居黄浦南之余何潭……爱青龙镇风土遂卜居。"当时青龙镇的商业和海上贸易已相当发达，更有良好的文化生态，人文荟萃，何侃亦迁居于青龙镇，悬壶济世，成为上海中医的始祖。奉贤支源于十六世何应宰，约在17世纪初叶。《何氏世乘》(《奉贤谱》)说何应宰："从政长子。字台甫，号益江。徙居庄行镇，医道盛行。品行卓绝，乐善不倦。"何应宰之父何从政，为太医院医士。青浦北竿山支源于二十世何王模，字铁山，号萍香，约在18世纪30年代。《青浦谱》谓其："为竿山始祖。世居奉贤庄行镇……习岐黄术，名噪江浙间。性好吟咏，信口成篇，不加点窜。"重固支源于二十二世何世仁，字元长，何王模之孙，他于嘉庆八年（1803）迁到青浦重固，是重固一支的始祖。何元长旧居临靠重固镇河通波塘，当年登门求医的病人排成长队，求医者的船只停满河港。自何元长而下，一脉相传30余位医生，其中二十三世何其伟（号书田）、何其章（号小山），二十四世何鸿舫，均为一代名医。

何氏医学代代相传，在这漫长的岁月中能累世不绝，除了医术、医技外，还有文化因素，即医学与文化相互渗透，相互支撑，共同前行。何氏家族在元代已有“世儒医”的称呼，如七世何天锡，字均善，有钱塘钱全衮所撰《赠世儒医均善何先生序》中说：“处博济之心，行独善之事者，其惟何君乎。”世医与儒医合流，宋元以降是较常见的，如刘完素、张元素、李时珍、喻昌等。因此，何氏医家始终将理论功底置于首位，在行医的生涯中，不断提高医学素养，且心存仁义，医德高尚，故能达到较高境界。何氏众多医家的医名、事迹被载入史册，如《中国医学人名志》《中国医学大辞典》《中国人名大辞典》以及地方谱志中，或被历代医家、学者所重视并记载，如陆以湉《冷庐医话》、魏之琇《续名医类案》、姚椿《晚学轩文集》、石韫玉《独学庐诗文集》等。一些著作被收录于《全国中医图书联合目录》。范行准、陈邦贤等学者均对何氏世医做出高度评价，认为是国际医学史上少见的奇迹。

何氏世医共有49位医生任太医院医官，更有众多医家拯救生灵，名盛于世，并留下了精深专著，据考有120余种，近千卷，现存50余种，包括医论、本草、方剂、医案等。如明六世何渊著有《伤寒海底眼》，是何氏现存最早的医著，且开启了何氏伤寒温病专著的先河，如十七世何汝阈著《伤寒纂要》、二十二世何元长著《伤寒辨类》、二十四世何平子著《温热暑疫节要》等均受其影响，既有继承，又有发展。又十三世何应时、十四世何镇父子二人专注于本草与方剂，著有《何氏类纂集效方》《何氏附方济生论必读》《本草纲目类纂必读》等书，其中收有不少何氏效方以及用药体会和经验，实难能可贵。还有十三世何应璧著《医方捷径》，书中所述妇人病和胎前产后病的诊治思路和方法，为后辈医家在妇科病辨治方面奠定了基础。十九世何炫著《何氏虚劳心传》《何嗣宗医案》，其对疾病的认识以及提出的理论思想、治疗法则、养生却病等精粹，是何氏世医诊治内科病的典范，有承前启后的作用。此外还有诸多医案专著，如《何元长医案》《何书田医案》《春煦室医案》《何鸿舫医案》《壶春丹房医案》《何端叔医案》《何承志医案》《医效选录》等，从中可见世医学术思想的传承和发展，亦反映了医家善于辨证论治、用药精细、轻清灵动、讲究炮制等医术、医技。

这些医著蕴含了丰富的医学理论、学术思想、临床经验，这不仅是何氏中医的灵魂，亦是传承发扬何氏医学的根基和保障，更是中医学史上难能可贵的资料。由于年代久远，文献散佚甚多，在20世纪80年代，二十八世何时希曾对一些文献进行收集整理、抄录影印，计有42种，分为35册出版（上海学林出版社），多为单行本，其中23册为抄本，这对保存何氏医学文献起了很大作用。转眼到了2013年，“竿山何氏中医文化”被列入上海市非物质文化遗产名录，并认定二十九世何新慧为代表性传承人，保护发扬光大何氏医学的工作迫在眉睫，责无旁贷。自2014年起，余着手整理现存何氏二十八世文献，分四个步骤：首先对现存何氏文献做进一步的收集整理，在原来42种基础上去芜存菁，主要剔除重复内容，纠正张冠李戴者，留取37种，新增5种，计42种；接着按书种分档归类，计有伤寒温病、本草、方剂、妇科、医案、以医家命名专著等6类，前5类每类合刊为1册书，以医家命名专著有5册，即何嗣宗医著二种、何元长医著二种、何书田医著八种、何鸿舫医案及墨迹、何时希医著三种，这些医家的著作有的已归入前5类专著中，剩余的合刊为个人专著；然后逐一对收入的每种书籍进行校注和评析；最后通过对上述42种医书做分析研究，将何氏医学理论思想、临床诊治的璀璨精华加以挖掘展示，书名《何氏内妇科临证指要》。历经五载，洋洋数百万字而成本套丛书《何氏二十八世医著新编》，共11册，以飨读者，便于现代临床研究学习与借鉴，并能更好地继承、发扬、光大。

本套丛书在编撰过程中，对各书中有关医家传略等内容有所增删梳理，以较完整地反映作者的生平事迹，个别史料较少的医家，如十三世何应时、何应豫未出传略。原各书的“本书提要”均做了删增，或重写，以突出主要内容和特色。对于错字、异体字、古今字、通假字、繁体字等一并纠正，不出校注。

药名据《中医大辞典》予以统一。原书中双排小字及书的上栏眉注均用括弧标出。新增书种版本出处，以及有些目录与内容不合之处等改动，在各书中另行说明之。鉴于水平有限，未尽之精粹，或有舛误之处，望高明者以及后学之士指正与挖掘。

何新慧

二〇二二年十月

总目

伤寒海底眼

明·何渊 著

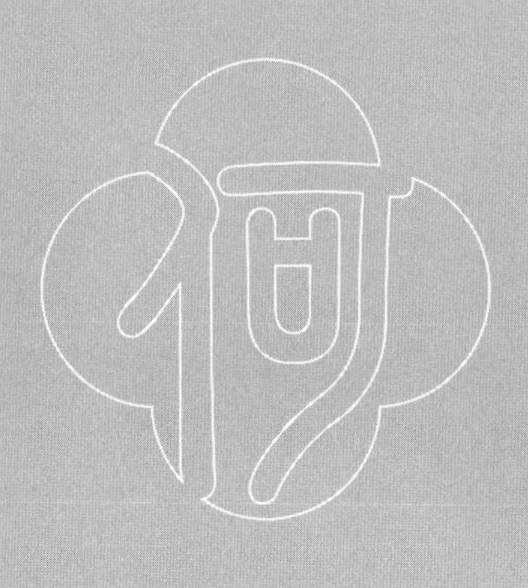

本书提要

《伤寒海底眼》的作者何渊（1372—1432），系何氏自南宋以来的第六世医家，明初江苏省镇江府丹徒县人。他的事迹见于《江南通志》《镇江府志》《中国医学大辞典》等。

何渊对仲景《伤寒论》有很深的理解，尤其是对于六经传变规律，提出每经病有标病、本病之别，并有详细的证候描述以及治法方药，这对于认识和辨治疾病由表入里、由浅入深的过程和病况有很大的指导和应用价值。他对使用古方的加减法，结合明以前的伤寒名方和自己的经验而颇有发明。如平胃散消各种食积有十四法；补中益气汤的加减法有三十三法；用二陈汤化痰，有二十四种加减法；其他汤方，加减之法更多，很能启人思路。其分门别类，尤能举出相类、相异的原因、症状、病理、方药，粲若列眉，了如指掌，有助于学者鉴别和选用。

何渊生平传略

何渊（1372—1432），字彦澄，号徵斋，江苏丹徒人，是何氏世医第六世。其父何禄元，《镇江谱》记载：“（禄元）水之子，字天佑。品谊醇笃。水[1]解组归，谓之曰：‘吾家世习医学，一遵古方，今丹溪先生弟子戴原礼，最得丹溪心法，盍往从之。’禄元奉命即往，数年，尽得其奥。凡遇奇症，投剂立效，时人谓之‘小神仙’云。”何渊当得其父真传，故医术高超，不愿做官，一心钻研医学，成就非凡，史料中颇多记载可明。

《镇江谱》：“禄元之长子，字彦澄，号徵斋。天性颖异，读书过目成诵，经史子集无不淹贯，一时名儒硕士多游其门。永乐五年（1407），以鸿博征入京师，时仁宗在东宫，知其博学伟识，延资启沃。间有疾，诸医不效，投剂辄愈。成祖（1403—1424）授以官，固辞，因赐太常寺卿禄。永乐十八年（1420），随仁宗赴召北京。至二十二年（1424），仁宗御极，眷顾益隆，欲官之，仍不受，上亦成其高志，遂不强。爰赐仆御车马、酒醴彩币、高丽轮藏药斗，礼若宾臣，故所邀宸翰三十一纸，称字不名。迄宣宗朝（1426—1435），恩礼无间，时冢宰王直[2]为题额曰‘三朝殊遇’。名公卿三杨学士[3]等，皆荣其恩遇，作记赋诗，并志其利济一世之志，名其堂‘皆春’。四海内外，咸仰盛名，救疗奇疾，不可胜数。著有《经史析疑》《内外科证治大全》行世。洪武五年壬子生，宣德七年壬子卒（1372—1432）。”

《江南通志》：“何渊，丹徒人，精于医，征隶太医院，仁宗（1425）礼遇极隆，欲官之，不受，给太常寺正卿俸。”

《镇江府志》《丹徒县志》：“何渊，水之孙，字彦澄。诏征入京师，以医事三朝，咸膺殊眷。”

《镇江府志》《丹徒县志》：“字彦澄，以字行。博通六经诸子史，尤精于医，医不专名一科，洞理彻微，于诸症悉见毫发。明永乐中（1403—1424），以名医征隶太医院。时仁宗在东宫，礼遇极隆。御极后，屡欲官之，不受，呼其字曰彦澄而不名，优以太常寺正卿禄。至需药，上多用亲札，间识以图书，悉著日月，渊前后所得，积三十一纸，自庆千载之遇，装潢成册，大学士杨士奇[4]、杨荣[5]、杨溥[6]辈识跋之，藏于家。又赐文马二，家人二，高丽所贡轮藏药斗一具。渊以布衣近天颜，邀宸翰，食大官禄，屡蒙显赐，亦近古所未有也。渊惟汲汲读书，求工诗文，志利济一世，固不拜官。名其堂曰'皆春'，梁潜[7]为之记。杨士奇疽发背，渊药之而愈。渊卒，自亲王逮各公卿诗以挽之，凡数百章，而少师杨士奇为志其墓，墓在城南凤凰山。"

《明仁宗御札题辞》："仁庙宸翰三十一纸，皆赐布衣先生何彦澄者也。彦澄渊源孔孟，经史博通，于方书医学悉有奇解，超妙绝伦，施无不效。受知仁庙最深，斯其所得赐翰之多也，然时屡欲官之，坚辞不受，亦不强，此君上之恩，有以成其高钦。因追感知遇之厚，装潢赐翰为册，以属士奇题识。夫至宝所在，必有神灵拱卫，传之无穷。臣士奇恭侍仁庙最久，尤被知遇，拜睹天章，如侍黼扆[8]，追念畴昔，不禁涕泗之横流也。时宣德辛亥（1431）荣禄大夫柱国少师兵部尚书，兼华盖殿大学士、国史总裁、同知经筵事，臣庐陵杨士奇谨识。"（题辞文见《何氏类汇》，下同）

《明仁宗御札题辞》："润城何彦澄先生，永乐中，以鸿博侍仁宗皇帝于春宫。庄敬诚笃，学问渊邃，恒蒙信任。后，上有疾，诸医罔效，先生投剂辄愈，始以医著。所藏宸翰[9]，皆当时赐与者也。臣溥拜观之际，追惟畴昔，哀感可胜道哉。（下节）时宣德辛亥，光禄大夫少保礼部尚书，兼武英殿大学士、国史总裁、同知经筵事，臣杨溥谨识。"

《明仁宗御札题辞》："昔仁宗皇帝毓德春宫，左右前后无非正人，资其启沃，故不徒以医侍者丹徒何彦澄也。彦澄忠诚恭慎，兼邃医学，凡所施莫不奇中，最为上所眷待。或需药，多出御批，或直付彦澄，或令蒋用文[10]与彦澄偕进，兹其所装潢者是也。时用文为太医院，独彦澄未仕，每欲官之，辄不受，是以礼冠诸臣。然自古名医如扁鹊、仓公、张长沙辈，其术皆精矣，未有蒙遇如此，彼专医学，此则名儒也。今观云翰之章，奎璧之画，所以光耀其后嗣，岂有穷哉，其永宝之。宣德六年，光禄大夫少傅，兼太子太师、吏部尚书、翰林院侍读学士、国史总裁，泰和臣王直谨题。"

《明仁宗御札题辞》:“(节)仁宗皇帝宸翰三十一纸，赐布衣何彦澄者。彦澄蒙殊恩异数，辞不受职，而又不以旷达自高，恪恭谨慎，不负主眷，殆与赤松桐江俦侣欤，宜乎宠遇弗衰也，斯岂独为方技之前躅哉。何氏子孙世其医学，多有声誉，彦澄食报且远矣。因读恩遇录，拜手稽首书，以归其裔孙应载。己卯（1639）春日，赐进士及第、翰林修撰刘同升谨跋。”

《仁宗宸翰后题辞》:“仁宗皇帝昔在春宫，礼贤重士，推诚用人，士之才行端谨者，虽在韦布，亦见优待。丹徒何彦澄以名医侍左右，学精行饬，上深重之，时被眷遇。仁宗御极，屡官，固不拜，礼之若宾臣。至于需药，不待面谕，多用亲札，或直授成方，或详书体候，亦间识以图书，而悉著日月，称其字彦澄不名，盖慎之也。彦澄前后所得积三十一纸，自庆千载之遇，获至宝之多，恒珍袭之。(下节)宣德七年壬子，光禄大夫、柱国少师、工部尚书，兼谨身殿大学士、国史总裁、同知经筵事，臣杨荣谨识。”

《题丹徒何彦澄皆春堂诗》:“百亩药畦春浩荡，济人浑是太和心，泉香橘畔苏耽井，花满云边董奉林。灵剂不须酬白璧，丹砂自可致黄金。南徐城下沧江水，会比君家世泽深。”明杨士奇（诗见《镇江府志》，下同）

《何彦澄慈济堂诗》:“青囊妙术有家传，铁瓮移居上九天，春风杏雨追董奉，秋香橘井慕苏仙。壶中大药谁能识，肘后神工子独贤。珍重华堂慈济匾，龙文封满紫泥鲜。”王骥[11]

《题丹徒何彦澄慈济堂》:“家世刀圭事业殊，堂成慈济冠南徐。读书应待金门诏，医国时闻玉殿呼。丹鼎夜深看火伏，药畦春暖带烟锄。客星此际膺天眷，喜见龙文耀旧庐。”秦王

《太医何彦澄挽诗序》:“余友彦澄何公在太医院廿余年，仁宗皇帝最信任之，用药多出御批，彦澄进药，辄收奇效，由是宠遇日隆。京师公卿贵人以至闾阎细民有疾，多走其门求治，公不择高下，皆为治之，凡其谓可者无不愈，其不可者卒皆如其言。盖其心仁，其术精，故其所施无不效。予交彦澄久，居为邻，食其德也多矣。今益衰病，益滋出方，恃以为安，而彦澄卒矣，呜呼！此予所以伤悼而不已也。然岂独予伤之，凡公卿贵人以至闾阎细民莫不伤之也。方其病时，余亟往视之，公自谓不起，而予辈之爱之者，方幸其速愈

也，孰知其言之信然耶，呜呼。予既衰且病，欲求安，复何所恃哉。况与知之又甚久，虽欲不伤悼，可得耶。予尝谓：医者，圣贤之学也，必其心仁厚，然后能施德及人。今之为医者众矣，视财利之丰约以轻重其施，而于病之可否则后焉；或妄为抑扬，以大肆其贪戾；甚且知其不可，而姑为好言以钩致其财利，若此者皆仁之贼，而余友彦澄之所深恶也。彦澄既薄官秩不受，视富贵如浮云，故其心仁厚，而施德于人为无穷。乃或者谓彦澄既已获夫上矣，终未仕以卒，彼不为彦澄者，反尊荣而久焉。余独谓彦澄虽未仕，而仁惠之施与夫清介之行，自足以不朽，彼尊荣而久者，恶知其不若彦澄哉。士大夫之伤悼不已者，皆为哀挽之诗，余故序其说，使贤者知所观云。"王直撰

何渊著作，据《丹徒县志·艺术》载，有《内外科证治大全》48卷，《镇江谱》记有《经史析疑》，均佚。现仅存《伤寒海底眼》(一名《海底眼医书》)一书。

——何新慧编写

【校注】

[1] 水：指何水。是何渊祖父。《丹徒县志·名臣》："字思洁，元至顺元年庚午（1330）进士。官河南洛阳知县，以廉惠著。精医学，时灾疫盛行，水施药，活数万人。至元间，元政乱，水知天下将多故，遂致仕归，累征不出。"

[2] 王直：字行俭，泰和人。永乐进士。英宗时，累拜礼部尚书。著有《抑庵集》。

[3] 三杨学士：指杨士奇、杨荣、杨溥三学士。

[4] 杨士奇：名寓，泰和人。建文初，入翰林。正统中，官至少师。著有《文渊阁书目》等。

[5] 杨荣：字勉仁，建安人。建文进士，宣德中，官至少傅。有《杨文敏集》。

[6] 杨溥：字弘济，石首人。建文进士，正统中，官至少保，谥文定。

[7] 梁潜：字用之，泰和人。永乐初，擢翰林修撰，为《永乐大典》总裁。为文格体清隽，兼有纵横浩瀚之气。著《泊庵集》。

［8］黼（fǔ）扆（yǐ）：亦作黼依、斧依。古代帝王座后的屏风，上有斧形花纹。此代指帝王。

［9］宸翰：指帝王文词。

［10］蒋用文：字武生，以字行，仪真人。以戴原礼荐，入太医院。

［11］王骥：字尚德，束鹿人。累官兵部尚书。谥忠毅。

目录

前记

当我在先代遗著中最初见到此书时，虽知何渊是我二十二世的祖先，本书也是所藏遗著中年代最早的一书，但我犯了昔人“以貌取人，失之子羽”的毛病，以为书称《海底眼》，既标新名，恐有异说，故以名取书，失之《海底》，竟废而不读。

以后从明人书名中如《珍珠船》《披沙》《耳新》，和明人医书中如《红炉点雪》《刹车槌》《截江纲》之类，知道这种定名是读书人的一种习气，毋庸置疑。

迨老友姜春华兄在一篇文章中，引用了《伤寒海底眼》中语，才引起了我的重视，于是取而读之，三五遍后，渐觉有些体会，书之于下。

一、此书分类颇细，如“伤寒得伤风（不曰中风，很符实际）脉，伤风得伤寒脉”“少阴症似太阳，太阳脉似少阴”等篇。

二、指出某些治法之误，如“三法失宜”“伤寒同症误治”等篇。

三、作者年代早于首创《温疫论》约200年，却已大谈温热与伤寒之异治，如“手经惟肺经受邪多”等篇，正是清代叶天士“温邪上受，首先犯肺”的先声。并涉及暑疫、温热的症治很多。

四、精于鉴别诊断：对类似伤寒诸症，如阴虚、阳虚、水饮、食物、气、痰、瘀、湿、暑、风、温病、疫疠、湿温、脚气、中寒、瘫毒、疟疾等等，均条分缕析，列出症状、治法，并附以加减方剂和药味，示人以进退的规例，如“伤寒类症治法”等篇。

五、除仲景《伤寒论》中113方之外，补入许多后人方剂。当时尚没有“经方”“时方”的区别（时方的名称，可能开始于陈修园《时方妙用》《时方歌括》二书之后，那是清代乾隆时事，当后于何渊300余年了），他具有这样的胆识，能破除“经、时”的鸿沟，可谓“实事求是”的名医，从实验中需要而得来的理性认识，无腐儒“拘墟一家”之见，在那时是极不容易的。

六、此书最大的可取之处，我认为是作者对经方的活用，不是生搬硬套，或是对号入座，而是增补了许多成方，附入许多加减法。例如清肺饮加减有十三法；小续命汤加减有二十法；补中益气汤加减有三十三法；六一散加减有九法；得效茵陈汤加减有十二法；温胆汤加减有十六法；平胃散化各种食物之积，有十四种加减法；化痰用二陈汤，有二十四种加减法之多。而且选药简练，仅加一二味，即得扼要取精之用。作者经验的丰富，可以想知。

书名一名《京江何氏秘业海底眼》，一名《海底眼医书》。在《中医图书联合目录》中有著录，撰年作公元1644年。考何渊生于明洪武五年壬子，殁于宣德七年壬子，其生存年代为公元1372—1432年。再据钞本中杨士奇撰序之年，为永乐丙申（1416），这当是此书正确的撰年，须加纠正。

作者何渊，字彦澄，以字行，有澂斋、皆春堂、慈济堂诸号。其父禄元，字天祐，曾拜朱丹溪弟子戴原礼为师，数年，尽得其奥。凡遇奇症，投剂立效，时人谓之“小神仙”（见《京江何氏世乘》及拙著《何氏八百年医学》）。所以何渊不但家学有源，其师承可溯到“金元四大家”的朱丹溪一脉。

一般《伤寒论》著作中所选方剂（仲景原为113方），如本书增补至约有500方法者，是比较少见的。其随证加减的药味，也有数百种，这对于《伤寒论》的研究工作，提供了很多的经验，也是本书值得提出的特点。

何渊另撰有《经史析疑》《内外科证治大全》二书行世，今均失传，仅存此书，所以弥觉珍贵。

何时希

1983年3月记于东湖

赠医师何彦澄先生叙

余初读扁鹊、仓公传，爱其愈疾起死，灼见妙效，如鉴之照物，了然洞澈，如养由之射，百发百中，何其神也。然观于今之医，其专名一科，犹有得焉，有失焉，岂后之人固与古人相悬绝哉，抑司马子长雄才辩辞，驰骋矜大之或过乎。后得近世东垣李氏、丹溪朱氏之书读之，其灼见妙效，虽未造于扁鹊、仓公，而所论致疾之因，治之之方，条理精密，诚以至矣，然后信古所云神医者有之，良史所传，不可诬也。盖事必有理，精探而审察，得其理则为之无不至。后之不至焉者，皆蔽诸理而不求也。或曰越人之极其至，本乎长桑君之遇，固非求之所能致者。夫骊珠潜于不测之渊，犹有求而致之者矣，阴阳表里虚实邪正之候，古圣贤所论奥义微旨，具在方册，虚己潜玩，察之精而讲之明，皆自我者也，有不可以致乎。彼其得于所遇，殆古今万分之一耳，远之若淳于，近之若李、若朱，其何所遇耶，医不力乎自我者，而必曰遇而后至，世岂复有医乎。间余得奇疾，医之素与吾往还者，避而远也，则请与太医院判袁、蒋二公，而得何彦澄焉，逾月以瘳。既而吾之壮者幼者，病不一症焉，彦澄皆医而瘳。既而吾之姻与友，病不一症焉，皆质之彦澄，若曰可治，而治辄瘳；如其难焉，既不可治，虽更医不治，非其博达乎医之理，能臻此哉。医之理无穷，由是焉力其自我者，益进不已，将所至随俗为变，过咸阳为小儿医，过邯郸为带下医，过洛阳为耳目痹医，何古人之不可及哉。彦澄世丹徒儒家，其于医能推明本源，不独善于一科，其为人恂恂谨慎小心，急于济人，而不重乎利，吾德之。故书所以愿望者赠之。

时永乐丙申夏五月

奉直大夫左春坊右谕德兼翰林院侍讲庐陵杨士奇叙

序

此书自大明以来，曾经抄本相传，乃何氏之家藏，遂遗留与后世。盖宗仲景《伤寒》《金匮》之旨，诚为剖析详明，立论尤为团结圆紧，其名曰“海底眼”是也。余少时习医，偶得前辈手录是书，俱系断简残篇，其字句之错落，以讹传讹者，不少概见。探其源则代远年湮，安得集使始终如一。厥后博采旁搜，更稽前人之经典，以辨其文字之误。廿余年，始集腋成裘，尚缺少其立方之一册，以俟有志者之深求而再续可也。于道光二十三年，门弟子于晓江、钱倚山与长子寿千俱业医，予令三子抄录数部，以赠诸友袁静轩、潘明志等。何也，一则继往以开来；一则不绝而仅有，待薪传日久，将来继继承承，大可遍行于天下。孰知咸丰三年春，忽一变而颠沛流离，又一变而诸友凋零大半，再一变而举家玉石俱焚，吁嗟吾已矣，吾曩者寻章摘句之苦衷，而一旦同归于尽矣。

迨七年春，至姜堰镇，幸遇植庭汤二兄，兼叙阔悰，彼云：数载分襟，正深怀想，所最企者，惟大侄所抄《海底眼》一书尚在，别后朝稽夕考，只此乐事。余闻之，不禁惶然疑，欣然信，悠然有得矣。噫嘻，以数十年之搜采，而得数百载之奇珍，当此万难处之境，而犹得终不可得之书，既失之而复得之，不亦又惊又喜耶。于是数日草草挥毫，以存其稿，并以为记云。

同治庚午九秋

真州石生氏抄于句曲下蜀街盐栈之西窗丹徒汪子符序

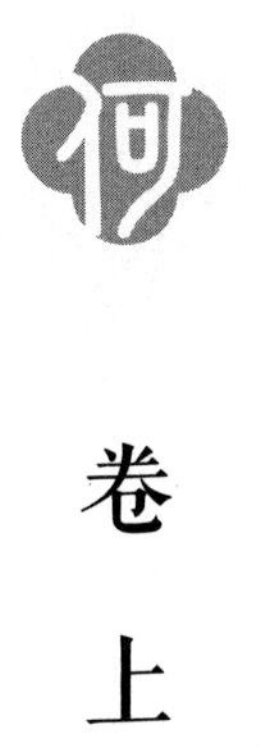

卷上

病机总论

● 【原文】

夫伤寒何繇[1]而起也。经曰“邪之所凑，其气必虚”，故元气充实，肌表固密，则邪不易入，而内不受伤，所谓藩篱固而贼难攻，内有备而外难侮也。若使元气衰于嗜欲之不节，脾胃衰于饮食之不调，肌表衰于起居之不慎，则风寒易于感冒，或坐卧当风，或远行劳役，或空腹勤动，因而感受寒邪，或从肩背由督脉三阳经分，入客于肌肤之间，而为阳热之症。或从胸腹由冲任二脉，客于三阴经分。或从口鼻径入脏腑，而为直中阴经之症。此伤寒之症，所繇得也。

● 【校注】

[1] 繇（yóu 由）：通“由”，义为“从、自”。

● 【评析】

人们为何会得伤寒？是因为人体的元气虚弱，抗病能力下降，不能抵御外邪，导致外邪入侵而发病。人体的防御功能为何会减弱？这与不良的生活习惯，如饮食不调、起居不慎、过于劳累等因素有关。一旦感受寒邪后，可因病邪的轻重，人体元气的强弱等不同情况，而出现不同的病证，如病轻者，邪气仅侵犯肌表营卫，而表现为有发热的阳证；如病重者，邪气可入里侵犯脏腑，损伤人体的阳气，而表现为不发热的阴证。此即如仲景《伤寒论》所说：“病有发热恶寒者，发于阳也；无热恶寒者，发于阴也。”

● 【原文】

故有是因则有是病，有是病则有是症，是知因者，病之机于先者也，症者，

病之形于外者也，见症以究病，见病以究因，此之谓病机。是故善治者，必先究其所因，饮食起居，房室动静之间，逐一审问；复察其所见之症，或发热不发热，或恶寒不恶寒，或头痛不头痛，既得其因，又得其症；然后诊视其脉，人迎气口，或浮或沉，或迟或数，脉症相符，病机了然，随病主方，应手取效。

【评析】

因此，医者通过病人表现出来的症状，来了解受病机体内的病理变化，从中亦可知正气与邪气两方面的盛衰情况，这就是辨疾病的病因病机，亦即辨证。正确的辨证十分重要，因为要据此得出治疗方法和选方用药。因此，高明的医者，必定仔细辨证，望、闻、问、切四诊合参，病机明确，随证治之，药到病除。

【原文】

假令伤寒，先因坐卧当风，起居不慎，而得发热恶寒，头痛恶心，拘急，腰脊强，身体疼，骨节痛，则知因于外感而为太阳之标病也。无汗而脉浮紧有力者，为伤寒，因寒伤于营，治宜发散寒邪，冬月麻黄汤，三时用羌活冲和汤、芎苏散，顺其时令选用，以发表也。有汗而脉浮缓有力[1]者，为伤风，乃风伤于卫，治宜发散风邪，冬月桂枝汤，三时用加减冲和汤、神术汤，顺其时令选用，以实表也。前症未除，而即烦渴，小便不利，为热结膀胱，传里之本经，为太阳之本病也，五苓散可用，若自汗而燥渴者忌之，恐重耗津液，以成喘急也。

【校注】

［1］有力：参后文“足太阳膀胱经论”，当为无力，即脉浮缓无力。

【评析】

患者因感受风寒之邪，邪犯肌表营卫，症见发热恶寒、头痛、身体疼、骨节痛、脉浮，证属太阳标病。在这些症状基础上，根据汗出情况和脉象，又可分为伤寒、伤风二证，如无汗而脉浮紧有力者，为伤寒；有汗而脉浮缓无力者，为伤风，即《伤寒论》所说的中风。为何同为太阳标病，症状表现会有一些不同？这与病人素有体质不同、感受病邪稍有不同有关，大凡体质较强者，营气不虚，感受寒邪后，因寒性收引、凝滞，而导致腠理闭塞，营阴郁滞，故无汗、脉紧而有力。如体质较弱，营气素虚，感受风邪后，因风性开泄，而导致腠理闭塞不全，营不内守，故有汗、脉缓而无力。需注意的是，这里脉紧和脉缓，是指脉管的紧张度而言，前者强而后者弱。然无论是伤寒，还是伤风，二者均有发热，说明正气能够奋起抗邪，证属阳证。因此对于太阳标病的治疗大法是发散风寒之邪，即以祛邪为主。只是伤寒证者因卫表腠理闭塞重，且正气不虚，故治宜发散力强些，用辛温发汗的麻黄汤；伤风证者因卫表腠理闭塞不重，又营阴弱而不能内守，故治宜发散力弱些，又可兼顾濡养营阴，而选用解肌祛风、调和营卫的桂枝汤。何渊治病讲究因时制宜，因麻黄汤和桂枝汤较辛温，故冬季用之尤适，如春夏秋季恐辛温助邪化热，而选用羌活冲和汤之类。

发热恶寒等表证未除，又出现烦渴、小便不利，这是病邪循足太阳膀胱经入里，影响膀胱气化所致，何渊将此证称为太阳本病，以有别于前述之太阳伤寒、伤风证。从病邪所侵犯的部位看，前者较后者深入些，故后世大多将前者，即太阳本病称为太阳病腑证，后者，即太阳标病称为太阳病经证。由于膀胱气化失司，小便不利，可致水气内停，治疗宜通阳利水，用五苓散。若患者伴有汗出、口燥渴，提示病邪有化热，并伤及阴液，如再用五苓散利小便，则更伤阴津，恐生变证。

【原文】

如目痛鼻干，不得眠，额热，微恶寒，此知为足阳明之标病也。脉浮洪有力，热在经，无汗用葛根汤以解肌。身热，烦渴欲饮水，蒸蒸然汗出而恶寒热者，此由标而传入阳明之本病也。脉微数有力，热在腑，宜清解胃热，白虎汤

主之。若无汗烦渴，小便不利者忌之，盖白虎解胃经之热，而与膀胱无与也。若潮汗自汗，谵语烦渴，不恶寒，反恶热，揭去衣被，扬手掷足，癍黄狂乱，大便燥实，腹鞕喘急，此阳明胃经里实之症也。脉沉数者，实热在里，疏利内实，调胃承气汤下之。

●【评析】

病人出现目痛鼻干、不得眠、额热、微恶寒、无汗、脉浮洪有力等症，提示病邪有化热入里，病入阳明之象，但除有额热、目痛、脉洪等症外，还有微恶寒、无汗、脉浮，说明邪侵尚不深，是阳明病初浅阶段，何渊称其为足阳明之标病，治用葛根汤解肌散邪。葛根汤在《伤寒论》中可治太阳阳明合病，阳明标病的性质与此雷同。

如症见身热，汗自出，烦渴欲饮水，脉微数或滑数有力，提示里热亢盛，邪气全入阳明经，此即由标而传入阳明之本病，治宜清阳明经热，用白虎汤。若出现潮热、自汗、谵语、烦渴、不恶寒、反恶热、大便燥实、腹鞕喘急，甚者扬手掷足、癍黄狂乱、脉沉数等症，此属阳明腑实之证，治当攻下里实，用调胃承气汤。可见何渊所说的阳明本病即为后世某些医家所说的阳明病经证和腑证。

●【原文】

又有头角痛而目眩，胸胁痛而耳聋，寒热呕而口苦，此少阳胆经半表半里之症，无表症不可汗；热已在腑不可吐；未入脏不可下，宜以小柴胡汤和解之。

●【评析】

少阳病的主症是往来寒热，呕而口苦，胸胁满痛，头角痛，目眩，耳聋，治宜和解，用小柴胡汤。少阳病无表证，故不可汗；热虽在腑，但未结聚肠胃，故不可用吐、下法。

【原文】

若三阳表证已罢，而身热不退，腹满咽干，手足微温，二便自调者，此少阳胆经邪热传入太阴脾经之标病也，脉浮，身热，邪犹在经，柴胡桂枝汤以微汗之。潮热，脉数，邪未尽解，小柴胡汤以和解之。

至于身热已除，腹满咽干，大便不通，小便赤涩，口干欲饮，此传入太阴脾经之本病也，脉沉有力，法当下，以小承气汤下之。身目黄，则进茵陈五苓散。发癍，用升麻元参汤。脾胃素虚，邪陷于脏，内虚作寒，自利不渴，身热腹满，咽干，理中汤以温散之。三阳误下，寒邪乘误下之虚传入太阴脾经，咽干不渴，呕吐腹胀，自利不止者，附子理中汤主之。更有手足厥冷，四逆汤温之。或如直中阴经寒症，腹胀自利，呕吐厥冷，小便清白，亦以附子理中汤主之。

【评析】

何渊将太阴病亦分为标病和本病，太阴标病的症状可见发热、脉浮、腹满、咽干，治用柴胡桂枝汤微发汗，此与《伤寒论》276条“太阴病，脉浮者，可发汗，宜桂枝汤”雷同，只是何渊用桂枝汤与小柴胡汤合方治疗，意在清热。太阴标病可看作是少阳病向太阴病传变阶段，病邪从少阳胆经传入太阴脾胃。

太阴本病身热已除，据症可分为脾胃实证和虚证。脾胃实证可见腹满咽干、大便不通、小便赤涩、口干欲饮、脉沉有力等症，治取攻下，用小承气汤。此证类同阳明本证，但此证以胃肠实邪结聚为主，邪热不明显，而阳明本证邪热尤甚，其病变不局限于胃肠，可因其他脏腑病变所致。因此，治法虽均用攻下，但此用小承气汤，取攻积导滞之功；彼则用调胃承气汤，有攻下泻热之效。如身目发黄，治以通阳利湿退黄，用茵陈五苓散，此乃治寒湿发黄的主方。如肌肤发癍，用升麻玄参（元参）汤，方由升麻、甘草、玄参组成。这两证的治疗有虚实兼顾之意。

脾胃虚证可见自利不渴、腹满等症，治以温中散寒，用理中汤。如症见咽干不渴，呕吐腹胀，自利不止，或四肢厥冷者，属脾胃虚寒较甚，治宜增强温阳散寒之力，用附子理中汤，甚则可用四逆汤。

【原文】

又有恶寒厥冷，引衣蜷卧，此邪传入少阴肾经之标病也。至于舌干口燥，谵语发渴，小便赤少，大便不通；此由三阳经邪热传入少阴之本病也，六脉沉实或沉疾，法当大承气汤下之。若夫前症俱在，至四五日，或五六日，大便不通，绕脐鞕痛者，内必有燥屎；心下鞕痛，而自利纯清者，燥屎内结，秽汁旁流也；谵语烦渴，便实躁舞，手足厥冷者，热极而厥也；不恶寒，反恶热，扬手掷足，躁乱谵语，渴饮水浆，舌卷囊缩，脉沉有力者，热极发躁也。所谓阳症似阴，斯四者法当下，并以三承气汤主之。

【评析】

少阴标病表现为恶寒厥冷，引衣蜷卧，此与《伤寒论》少阴寒化证的表现雷同，病机为阳气虚衰，阴寒内盛。少阴本病则可分为热化证和寒化证。热化证表现为舌干口燥，谵语，小便赤少，大便不通，甚则伴有绕脐鞕痛，脉沉实或沉疾；或虽有邪结，但大便不闭而自利清水，色纯青，此属热结旁流，热毒内盛；或谵语烦渴，便实躁舞，手足厥冷者，此乃邪热郁阻而致厥；或不恶寒，反恶热，扬手掷足，躁乱谵语，渴饮水浆，舌卷囊缩，脉沉有力者，此即热扰神明而发躁。这四种情况均属少阴热化重证，此时当急祛其邪，以保存正气，用大承气汤下之。

【原文】

又有阳症发渴，过饮汤水及寒凉生冷之物，内伤脏腑，胃寒自利，呕逆厥冷，脉沉无力者，内伤寒也；少阴病无渴，不饮汤水，便清腹痛，口吐涎沫，四肢厥冷，脉沉无力者，热化为寒，阳症变阴也，斯二者法当温，并以四逆汤主之。又有不头痛而口渴，手足厥冷，脉沉无力者，此少阴里寒之本病也。

而又见恶寒发热，面赤颊红，是少阴而得阳热之表症也；表有邪热，沉有里寒，法当温经散寒，用麻黄附子细辛汤主之，麻黄解表热，附子温里寒，用细辛引入，微汗出而自愈矣。少阴病发渴，水不能入咽，厥冷脉沉，不身热头痛而反见面赤者，是真寒伏于内，虚热逼于外，虚阳上浮，经谓戴阳症是也。又有渴不能饮，厥冷脉沉，不头疼身热，而大便四五日不通，腹不鞕满，可按可揉，寒气凝伏于内，阴结而不通也。又有传过少阴，大便自利，小便清白，口气冷，渴不能饮水，手足厥冷，脉沉无力；又见面赤身热者，阴盛格阳也。又有传过少阴，渴欲饮水，不能下咽，饮水即吐，手足厥冷，面黑甲青，脉浮迟无力；而又有烦躁闷乱，扬手掷足，欲坐卧于泥水井中者，阴极发躁也。

【评析】

少阴本病属寒化证的主症是下利、呕逆、手足厥冷、脉沉无力，当用温法，四逆汤为主方。阳衰阴盛严重者，可致阴盛格阳证，出现戴阳症，如不身热头痛而反见面赤、发渴，但水不能入咽。或症见面黑甲青、脉浮迟无力、烦躁闷乱、扬手掷足等，均属危重证候。

少阴病见恶寒发热，面赤颊红，脉沉无力，是少阴而得阳热之表症，又称太少两感证，法当温阳解表，用麻黄附子细辛汤治疗，麻黄解表邪，附子温里寒，用细辛引入，微汗出而病愈。

【原文】

又有直中阴寒，脉沉足冷，呕吐下利，渴不能饮，唇甲青黑，舌卷囊缩，一切阴症，与传变伤寒相同。但传经症初起头疼，恶寒发热，而至传入阴分，则头不疼，口不渴，身不热，一切阴症悉具也。其直中阴寒，初起则身不热，口不渴，头不疼，直中太阴则中脘疼，呕吐满闷，其脉迟缓；直中少阴则脐腹缓痛，吐利蜷卧，其脉沉细；直中厥阴则小腹连阴器绞痛，口吐涎沫，其脉沉迟为异耳。其虚阳伏阴，阴盛格阳，与夫阴极发躁，则传经伤寒及直中阴寒皆有之，但病有微甚，症有轻重，势有缓急；以传经而视直中，则直中急而传经稍缓；以虚阳伏阴，而视阴盛格阳，则虚阳轻而格阳重；以格阳而视发躁，则格阳轻而发躁又重且急也。缓则四逆、理中，重则回阳急救、霹雳等汤，加吴萸、茴香之属可也。甚则至于脐腹绞痛，冷过肘膝，舌卷囊缩，其病已剧，非汤药可救，此必急灸气海、关元、丹田，或可幸生。

【评析】

病邪不经过由表入里的传经演变，直接侵犯三阴，是谓直中，多因寒邪盛，病人素体虚寒所致。直中阴寒的表现主要有足冷、呕吐下利、渴不能饮、唇甲青黑、舌卷囊缩、脉沉等。直中太阴以中脘疼、呕吐满闷为主；直中少阴以吐利蜷卧、脉沉细为主；直中厥阴则以小腹连阴器绞痛、口吐涎沫为主。

直中阴经之证大多发病急而重，诸如阴盛格阳，阴极发躁等证候均可见到。治疗以温阳散寒为主，如四逆汤、理中汤，重则回阳救急汤、霹雳散等，加吴萸、茴香之属。严重者出现脐腹绞痛、冷过肘膝、舌卷囊缩等症，则其病已剧，可急灸气海、关元、丹田，或可转危为安。

【原文】

又有自少阴传至厥阴，胸腹胀满，发热恶寒，往来似疟者，此由阳邪传入厥阴肝经之标病也，便清不呕者，其病自愈，以柴胡桂枝汤和之。至于本病头痛发热，其病已除，而有腹胀消渴，四肢厥逆，乍温乍冷，舌卷囊缩，谵语躁乱，大便不通者，热入厥阴之本病也，脉沉有力，法当大承气汤下之。初起身不热，不恶寒，头痛，即便蜷卧，脐腹及连阴器绞痛，或泻利呕哕，口吐涎沫，爪甲青而唇口黑，冷过肘膝，舌卷囊缩，筋急身重，六脉沉迟无力，或数或伏者，茱萸、四逆、回阳返本等汤。若六脉伏绝不出，则以生脉、四逆汤温服之。若虚阳格阴，阴盛格阳，阴极发躁，并与少阴经不异，而治法则与少阴经为尤急耳。如此则病随经转，药随病用，而症治之法尽是矣。

【评析】

厥阴病是六经病传变的最后一经，病人正气虚衰，与邪气作最后的较量，因此病情严重而反复，以厥热胜复为主要表现，即正气不敌邪气时，症见厥逆，脉沉微无力；正气奋起与邪抗争时，症见发热，脉数有力。疾病的转归取决于阳气的存亡，阳气来复则生，阳气不复则死。

何渊亦将厥阴病分为标病和本病，厥阴标病阳气来复，能与邪抗争，故见发热，胸腹胀满等症，如正气最后战胜邪气，则病可愈。厥阴本病分阳回热证和阳衰寒证，阳回热证基本同少阴热化证，可用承气汤攻下祛邪；阳衰寒证同少阴寒化证，治当回阳救逆。区分两者的关键，除了有无发热外，在于脉象的有力和无力。

【原文】

然又有三阳合病不传者，如太阳与阳明合病，则头痛发热，而又口干鼻塞，冲和合解肌汤。太阳与少阳合病，则头痛发热，而又胸胁满口苦，冲和合小柴胡汤。阳明与少阳合病，则咽干鼻塞，而又胸胁满口苦，小柴胡合葛根汤。若头疼发热，而又见咽干鼻塞，胸满口苦者，此三阳经合而为病也，又当用冲和、灵宝饮，通解三阳之邪。若一经未罢，又过一经，两经并病，如太阳与阳明并发，阳明与少阳并发，则以二经之药合用，如治合病之法，分其轻重而治之；先受之病重，则以先病之药为主，而以过经之药佐之，塞其源而流自止矣；过经之病重，则以过经之药为主，而以先病之药佐之，疏其流而源自清矣，使邪不再传而当自愈。

【评析】

《伤寒论》中所说合病是指两条或三条阳经同时受邪而发病，并病是指一经之证未罢，他经之证又起。何渊所列举的三阳合病或二阳合病意同《伤寒论》，但治疗用方有所拓展，如太阳与少阳合病，则头痛发热，而又胸胁满，口苦，用冲和合小柴胡汤；阳明与少阳合病，则咽干鼻塞，而又胸胁满，口苦，用小柴胡合葛根汤。他不仅用《伤寒论》方，更因证而应用后世方，如冲和汤（即九味羌活汤），出自南宋王好古的《此事难知》。他还认为合病或并病均要分其轻重而治之，即哪经病重，治疗就以哪经病为主，目的是为了使邪尽去而病愈。

【原文】

又有表里受邪，而为两感之症，阳经热邪在表，阴经邪热在里，表热而里实，则以冲和合承气，如通圣散之法是也。阳经热邪在表，阴经寒邪在里，里寒而表热，则以冲和合四逆，如麻黄附子细辛、续命汤之法是也。或解表攻里，或攻表救里，随经合用，而两感处治之法，斯尽美矣。又有伤寒不传，首尾只在一经，寒邪怫郁于表里，蒸蒸发热，至六七日，或十二三日不解，则表里俱热，双解散可也。扬手掷足，揭去衣被，烦渴谵语，郁热如火者，解毒六一汤主之。身热便黄，大柴胡汤可用。

【评析】

两感证是指一条阳经、一条阴经同时受邪而发病。阳经病在表，阴经病在里，何渊认为根据里证的虚实，临床可见或表热里实，或表热里寒，治疗可取表里同治法，治表用冲和汤，治里则实热用承气汤之类，虚寒用四逆汤之类。如表里均为寒证，可用麻黄附子细辛汤。

临床又有一些病证感邪发病后不传变，虽病程已过六七日，甚至十余日，表现为表里俱热，或里实热证，说明正气不虚，邪留不解，可继续祛邪治疗，如双解散、大柴胡汤等，可随证用之。

【原文】

又有伤寒，自太阳传至厥阴，则邪气自衰，正气自复，宜退热而病已；乃至八九日，或十三四日，过经不解，先曾汗下，则以小柴胡汤和之。虚烦，则以参胡三白饮、十味温胆汤调养之。若不经汗下，表里热极者，又当通解表

里，如双解散。内热烦渴，如三黄石膏汤、人参白虎汤、解毒六一汤，选用之。病有微甚，治在合宜，或吐或汗或下，如或少差，则虚虚实实之变，有不可胜言者，慎之慎之。

方见各经。

【评析】

这里所讲的过经不解证候类似《伤寒论》103条“太阳病，过经十余日……柴胡证仍在者，先与小柴胡汤”。病初起太阳病，虽经传变，但最终正气渐复，邪气衰败，处于少阳病邪正分争的状态，此时只需扶正气、祛邪气，病即可解。

足太阳膀胱经论

【原文】

足太阳膀胱经，为诸阳之会，受病最先，而多传变，其经起于目内眦，从头项下连风府，行身之背，终于足也。是以伤寒初起，其症有头项痛、腰脊强、恶心、拘急、身体痛、骨节疼，恶寒发热，此太阳经标病也。其脉浮紧有力，而无汗者为伤寒，乃伤寒于营，治宜发散寒邪，冬月麻黄汤，三时用羌活冲和汤、芎苏散以发表也。若脉浮缓无力，而自汗者为伤风，乃风伤于卫，治宜发散风邪，冬月桂枝汤，三时用加减冲和汤、神术汤，以实表也。此皆治伤寒于初起，发散太阳经邪热之要药也。汗后脉静，则病自愈。若脉紧躁甚，则病不已，而邪热必传于膀胱之本。故一二日间，脉浮数，发热烦渴，小便不利者，此热已入于膀胱经，为太阳经之本病矣，宜五苓散主之。

【评析】

太阳病与足太阳膀胱经密切相关，因此太阳病初起，足太阳膀胱经亦受邪而致经脉不利，故见头痛、项强、腰脊强等症状，这与经脉循行部位有关。太阳病的主症除此外，还有发热恶寒、脉浮，此乃风寒之邪侵犯肌表营卫，卫气被遏，故恶寒；人体正气奋起抗邪，气血流行趋于体表，故发热、脉浮。何渊将此证称作太阳标病，又根据腠理闭塞的轻重、营气郁滞还是内弱的不同，分为伤寒和伤风两种证型。伤寒者无汗，脉浮紧有力；伤风者有汗，脉浮缓无力。其病机分析以及治法用方等，参见“病机总论”。如病邪不去，症见脉浮数、发热烦渴、小便不利，提示邪气深入于太阳腑，何渊称此为太阳本病，病机分析参见“病机总论”。

【原文】

若烦渴自汗者忌之，恐重耗津液以成喘急燥渴故也。小便自利，不可复利，若更利小便，反引热邪入里，成热结膀胱之症。太阳病，无汗而烦渴，小便不利，不可用白虎，盖白虎汤解阳明胃经之热，而与膀胱经无与也。有汗不得用麻黄，恐发汗太多，则成亡阳，漏汗不止，为肉瞤筋惕等症。无汗不得用桂枝，恐表太实，则邪不得尽散，或留本经，或传胃腑，以至谵语烦渴。邪在表不得用下，下之则邪乘虚入里，为痞满结胸，成利下不止之症。

【评析】

本段论述太阳病治疗禁忌。五苓散功可通阳利水，故津液亏损者忌用，且不可过用，以免伤津促使病邪化热入里。白虎汤大清里热，太阳表证未解，阳明里热未盛，则不可早用。麻黄汤是辛温发汗峻剂，有汗者不可用，恐过汗伤阳。桂枝汤调和营卫，发汗力弱，无汗表实者用之恐药力不达，邪不能尽去而生变证。邪气在表，尚未入里，不可过早攻下，如误下则变证丛生，如成痞证、结胸，甚则导致下利不止的脾胃虚寒证。

【原文】

大抵伤寒初起，淅淅恶寒，蒸蒸发热，一切太阳表症悉具，其脉浮紧浮数者，风寒客于皮肤，邪热怫郁于外，表热而里不热也。可汗而解，汗之而脉浮细好睡者，则表已解也。汗后或有衄血成流者，病欲解也。衄血而脉静者，表已解也。若衄血点滴不成流，头目尚痛，恶寒发热，而脉浮紧者，邪犹在表，宜再汗之。无汗衄血，与有汗衄血，脉尚浮数浮紧者，表症仍在，宜再汗之，直至表症尽解而后止。然衄血虽云欲解，而有表症，脉浮头痛恶寒者，则宜解散；若无表症，而误用麻黄，致动阴血，反成坏症矣。汗后表症虽解，热犹不退，则邪必内传，不恶寒而反恶热，是又不可更汗。若乃发汗而汗出不透，则邪不得尽解，怫郁于外，或潮热往来似疟，或一日一发，或一日二三发。欲搔而不知痒处，面赤身痛，欲按而不知疼处，或有解一日半日，而烦热复发者，并宜再得微汗而后愈也。

【评析】

太阳病发热恶寒，脉浮紧数，病在表，治用汗法。发汗后邪随汗解，则病愈，患者可表现为神疲欲睡、脉浮细，此乃邪去正虚之象。亦有表现为衄血较多、脉静，此属邪随血去，病愈的佳象。然亦有汗后衄血，或汗出不透，邪气尚未尽去，仍需再汗者，其表现如衄血不畅，表证仍在；或无汗衄血与有汗衄血，脉浮紧数、恶寒发热、头痛等表证未去；或寒热如虐、面赤身痛、邪气怫郁于外等。需注意的是，一旦表证已无，不管病是否愈，不可再用麻黄汤辛温发汗，以免阳热亢盛而动血。

【原文】

又有太阳表症，当汗不汗，热郁于里，结于膀胱，其人如狂，烦渴身热，而小便不利者，五苓散可渗也。若小便自利，而复误利之，引热入内，结于膀胱，躁热而渴，小便赤涩者，犀角六一散加车前子可也。烦渴好饮，而成水气满闷之症，心下两胁，或小腹胀满，而小便不利，亦用五苓散以渗其热。又有当汗失汗，致热与血搏，或吐衄不止，误投凉水，则血凝于内，而成蓄血之症，漱水不欲入咽，小便利，大便黑，是其候也。蓄于上焦，则胸胁胀满鞕痛，手不可近，喜怒善忘如狂，宜犀角地黄汤，加当归、红花，甚则用桃仁承气汤；蓄于下焦，则脐腹上下手不可近，宜桃仁承气汤，甚则抵当汤；身目黄，加茵陈可也。

【评析】

此段论太阳蓄水与蓄血的证治。何渊认为，太阳表邪不解而入里，侵犯膀胱经腑，即太阳本病，膀胱气化失司，小便不利，属寒证者，治用五苓散。如小便赤涩，躁热口渴，是湿热结于膀胱，治宜清热利水，用犀角六一散加车前子。蓄血证乃血热互结所致，《伤寒论》所述以血热结于下焦为主，然何渊认为亦可蓄于上焦，症见胸胁胀满鞕痛，喜怒善忘如狂，吐血，衄血，治宜凉血散血，用犀角地黄汤，加当归、红花，甚则用桃仁承气汤。蓄于下焦，则脐腹上下鞕痛，手不可近，便血，治宜活血泻热，用桃仁承气汤，甚则抵当汤。身目黄，加茵陈以疏肝利湿退黄。

【原文】

若太阳自汗，宜服桂枝实表散寒之剂，设误投承气下之，则表邪乘虚内陷，结于心胸而成结胸症，心下至小腹结痛，手不可近，大渴谵语者，名曰大结胸，用大陷胸汤下之；若心下鞭满，按之方痛，名曰小结胸，用小陷胸汤下之；若脉缓、便调，不渴、微恶寒者，惟宜小柴胡汤加枳壳、桔梗、瓜蒌以开之。如太阳表症，未曾经下，而心胸鞕滞者，非真结胸也，乃邪热传至胸中，未入乎腑，虽烦闷，热犹在表，属少阳部分，亦宜小柴胡汤加枳、桔、瓜蒌以开之。闷犹不解，则以小柴胡合小陷胸去半夏。如表犹未解，惟用柴胡桂枝和而散之。若懊侬满闷，发热烦渴，心下痛，而大便秘，为热结胸，宜大陷胸汤加黄连。懊侬满闷，身不热，口不渴，为寒结胸，用理中汤，或枳实理中汤，重则三物白散。但结胸无大热，非热结也，是水饮结于胸胁，为水结胸，周身汗出者，是水饮，外散则愈；若但头汗出，余处无汗，是水饮不得外泄，停蓄而不行也，与大陷胸汤以逐其水。心下怔忡，头汗出，身无汗，热而不渴，胸中满闷，揉之汩汩有声，为水结胸，半夏茯苓汤主之。伤寒阳症衄血不尽，而蓄在上焦，胸腹胀满，鞕痛身热，喜怒如狂，漱水不欲咽，大便黑，小便自利者，为血结胸，犀角地黄汤加当归、红花以治之。

【评析】

本段论述太阳病误用下法而导致的变证。这里所列变证有大结胸、小结胸、寒实结胸、水结胸等，其辨治均如《伤寒论》所述。除此之外，增加了非真结胸的辨治，如症见心胸烦闷，甚则硬滞，不渴、微恶寒，脉缓、便调，治宜和解开郁，用小柴胡汤加枳壳、桔梗，瓜蒌。如表未尽解，可用柴胡桂枝汤和而散之。何渊还提出另一种水结胸，症见心下怔忡、头汗出、身无汗、热而不渴、胸中满闷、揉之汩汩有声，此证当为水停于胃，用半夏茯苓汤渗水散水。至于伤寒阳症衄血不尽而成血蓄上焦者，辨治同前太阳蓄血证中所述，只是这里又称为血结胸。

【原文】

凡结胸，脉浮不可下，下之者死。脉必沉紧滑实，或数大有力，方可下。脉微小沉细无力者，邪在阳分而得阴脉，为难治；结胸鞕痛而烦躁渴悉具者死。有潮热恶寒，肢节疼痛，呕逆，心下鞕满结痛者，为支结胸，加味柴胡桂枝汤。痰饮留聚于胸中，喘嗽有痰，胸胁胀满闷痛，身作寒热，心烦口渴，为痰结胸，二陈汤加减。饮食留滞胸膈中，不得入胃，胸腹胀满、鞕痛，为食结胸，瓜蒂散吐之，或三物白散探吐之。

【评析】

结胸为阳证，邪气内结较重，脉当沉紧滑实，或数大有力，如脉微小沉细无力，或浮大无力，或神志模糊而躁，口渴无津液，均提示正虚邪实，为难治，甚则死。何渊根据临床表现又提出支结胸、痰结胸、食结胸等证，及其治法方药，可供参考。

【原文】

又太阳病无汗，当服麻黄汤，设误投承气下之，则表邪乘虚内陷，结于心胸，而成痞满，亦犹桂枝症误下而然。但满而痛者为结胸，满而不痛者为痞满，痞满为虚邪，结胸为实邪，斯二者异也。若不因下而痞满者，乃表邪传入于经络之间，半表半里，为少阳邪分尚未入腑，虽痞满，邪犹在表，只宜用小柴胡加枳、桔、瓜蒌；甚则合小陷胸去半夏，如前治法。盖邪未入腑，则内症未实，必不可下，故惟用枳、桔以开其结；表犹不解，故惟用柴胡桂枝，以和其表耳。若见恶寒汗出，痞满者，附子泻心汤主之。小便不利，五苓散可用。热盛而痞满，大黄泻心汤。寒多热少而痞满，半夏泻心汤。盖泻心乃泻心下之

痞满，非泻心中之火也。伤寒误下太早，而利不止，理中汤主之。若汗后表症仍在，再以麻、桂或冲和等汤以发之。汗后表症俱去，身热脉浮，虽大便实，不可即下，亦以小柴胡汤和之，直至大便秘结，方可议下。

【评析】

本段论述太阳病误下而成痞证的辨治。痞证以心下痞满为主症，根据伴有症可分为热痞，用大黄黄连泻心汤；热痞兼卫表阳虚，用附子泻心汤；水气停胃脘，即水痞，用五苓散；寒热夹杂痞，用半夏泻心汤，这些均类同《伤寒论》。何渊另提出有不因误下而痞满者，乃表邪传入于里，但尚未入腑，宜用小柴胡加枳、桔、瓜蒌，甚则合小陷胸去半夏和解开结治疗。如表犹不解，可用柴胡桂枝汤和解发散治疗。此外，他还告诫说汗后表症已无，身热脉浮，虽大便实，不可攻下，亦以小柴胡汤和之，直至大便秘结，腑实证确立，方可攻下。

【原文】

汗后恶寒，脉浮无力为表虚，桂枝芍药汤。尺脉迟而虚热多，黄芪建中汤。太阳发汗过多，汗不止，为亡阳，为漏汗，亦用黄芪建中汤主之，或用术附汤。太阳汗后，口干鼻塞，脉浮紧，必衄血而愈。伤寒八九日不解，表症仍在，发渴目瞑，剧者必衄血而解；若衄血点滴不成流，宜再微汗之，不可再发大汗，恐额上陷，目直视，不能睹物，不得眠，治以芍药地黄汤。太阳经表症俱见，一手无脉或两手脉俱无，必有邪热，当散而愈；汗后身热不退，脉愈躁者，不治。太阳表症，当汗而汗不出者，曰无阳，无阳者死，急用再造散[1]以回之，则汗自出；如服此剂发汗，而上身有汗，不至足者，是膀胱之本绝也，死。冷汗出，如缀珠不流者，曰绝汗，死。

【校注】

［1］再造散：此方出自明初医家陶华《伤寒六书·杀车槌法》卷三，由人

参、黄芪、桂枝、甘草、熟附子、细辛、羌活、防风、川芎、煨生姜、大枣、芍药等组成。用于太阳病邪盛而真阳虚证。

● 【评析】

本段论太阳病发汗后正气亏虚的变证。一是卫表阳气虚，症见恶寒、漏汗、脉浮无力，或尺脉迟，治以益气和营，用桂枝芍药汤、黄芪建中汤等。二是阴血亏虚，症见口干、目瞑、衄血，治以养阴凉血，用芍药地黄汤。如表证仍在，宜微汗之，不可大汗，以免更伐阴液。三是阳气衰微，症见身热不退、脉躁急，或虽发汗而汗不出，服再造散后仅上身有汗，或出冷汗等，是为阳绝危证，预后不良。

太阳病证治

● 【原文】

麻黄汤 治冬月伤寒无汗，脉浮紧，恶寒发热，头痛，骨节痛，腰背拘强。亦治太阳、阳明合病，喘而胸满。所以用麻黄者，盖寒能伤营，血伤而气不伤，故表实而无汗，麻黄乃气分之药，能开腠理，以散寒邪，使邪从汗解也。但麻黄味涩性燥，非杏仁则不能润肌滑窍，非甘草则不能和，此麻黄汤用杏仁、甘草之故。

麻黄（去节）三两　桂枝二两　杏仁（去皮尖）七十枚

甘草一两（炙用）

加姜煎。

先煎麻黄数沸，去沫后，纳诸药，煎成，热服一半，覆取微汗，得汗则停，不必尽剂，恐汗多不止，玄府不能关锁也。无汗再服。元气虚，去杏仁；骨节痛，加羌活、防风；头痛，加川芎；渴，加花粉；痰多，加半夏；恶心，加姜汁半夏；泻，加苍术；胸膈满，加桔梗；面赤身痒，汗不透，加柴胡、芍药，去杏仁。本方除桂枝，加石膏，名麻黄杏仁甘草石膏汤，治汗下后，不可更行桂枝汤，及汗后而喘，无大热者。（详见

《集解》）亦治温疟先热后寒。本方加白术，名麻黄加术汤，治湿家身体烦痛，宜发汗。本方去桂枝、杏仁，加附子，名麻黄附子汤，治脉沉虚胀者，为气水，属少阴，发其汗即止。本方除桂枝、杏仁，名甘草麻黄汤，治里水，一身面目黄肿，泄泻，小便不利，重覆取汗。本方去桂枝，名三拗汤，治感冒风寒，咳嗽鼻塞。本方去桂枝、杏仁，加石膏、生姜、大枣、附子，名越婢汤，治风水恶风，一身悉肿，脉浮不渴，续自汗出，无大热者；不恶风，去附子。

【评析】

麻黄汤辛温发汗，何渊主张麻黄汤需加姜同煎，可能是为增强发散功效，对于发表方，他大多喜加入生姜、葱白等同煎。并提出加减变化，以及变化方。如元气虚，去杏仁；胸膈满，加桔梗；面赤身痒，汗不透，加柴胡、芍药，去杏仁等，均是较有特色的。在麻黄汤的变化方中除了有《伤寒论》方，如麻黄杏仁甘草石膏汤、麻黄附子汤（即麻黄附子甘草汤），亦有《金匮》方，如麻黄加术汤、甘草麻黄汤、越婢汤，亦有《太平惠民和剂局方》的三拗汤。

【原文】

羌活冲和汤（即九味羌活汤） **治感冒非时暴寒伤风，春可治温，夏可治热，秋可治湿，四时疫疠；脉浮紧，发热恶寒，头痛，骨节痛，太阳表症，不问有汗无汗，并宜服之，以解散风寒。此太阳之神药也。可代麻黄、桂枝并大青龙、各半等汤。**

羌活一钱五分　黄芩一钱五分　苍术（汗多换白术），同
防风一钱五分　细辛五分　白芷一钱　甘草五分
生地一钱五分　川芎一钱
加葱白、生姜煎。

胸膈满，加枳壳、桔梗；呕而恶心，痰多，加半夏；泻，加炒白术、升麻、芍药，去生地、黄芩；夹食泻，加砂仁、山楂、厚朴、泽泻，去生地、黄芩；热泻，加黄连、泽泻，去生地、细辛、苍术；暑泻，加香薷、扁豆、泽泻；痰嗽，加旋覆花、杏仁；

渴，加知母、花粉、葛根；不作汗，加苏叶；汗甚不止，及汗后热不解，加桂枝、茯苓，去苍术；热多，加柴胡。

【评析】

本方出自南宋医家王好古《此事难知》卷上引张洁古方，功可解表祛湿，兼清里热。何渊喜用此方，此方调营养气，方后加减变化亦是他经验之谈，值得参考。

【原文】

芎苏散　**治四时感冒伤寒，头痛发热恶寒，骨节痛，脉浮紧，无汗，拘急；内有咳嗽、吐痰、气满等症。**

苏叶一钱　川芎一钱　葛根一钱　柴胡一钱　桔梗七分

茯苓七分　甘草七分　枳壳一钱　半夏七分　陈皮一钱

木香五分

加姜、枣煎。

天寒欲汗，加麻黄；有汗，加桂枝；虚，加人参；头痛，加白芷；颠顶痛，加藁本；热甚，加黄芩；暑，加香薷、黄连；食停心下，痞满不舒，加枳实；腹痛，加芍药、青皮；便不实，去枳壳，加白术；身痛，加羌活；恶风身痛，加桂枝。本方加人参，柴胡换前胡，去川芎，名参苏饮，治外感内伤，发热头痛，呕逆咳嗽，痰塞中焦，眩晕嘈杂，伤风泄泻；及伤寒已汗，发热不止。

【评析】

此方来自参苏饮，参苏饮出自《太平惠民和剂局方》，经何渊加减后，命名芎苏散，功能解表、和胃、化痰。病在表，如无虚症，一般不宜补益，故去人参；加入柴胡，可有辛凉解表作用。

【原文】

桂枝汤 治冬月伤风，恶寒发热，头痛，脉浮缓，表虚自汗，骨节疼，项背强，鼻鸣干呕；及阳明病，脉迟汗多，微恶寒。所以用桂枝者，盖风能伤卫，气伤则腠理疏而自汗，桂枝乃血中之气药，能发散风邪。而佐以芍药酸寒，又能固肌实表，此汗止而邪去，非以桂枝为敛汗也。夫气伤则自汗，而反用血药者，以阴主收敛故也；营伤而反用麻黄气药者，以阳主发散故也。

桂枝三两 芍药三两 生姜二两 炙甘草二两 大枣十二枚

水煎热服，须臾啜稀粥，以助药力，取微似汗，不可令如水；汗出病差，则停；如服尽病症犹在，更作服。

汗多加白术；汗甚加黄芪；渴加花粉；呕加制半夏；胸满加枳壳、桔梗；恶心加陈皮；泻加白术；热甚加柴胡、黄芩；气虚加人参；喘加杏仁、五味子。本方加白术、川芎、羌活、防风、饴糖，名疏邪实表汤[1]，治同。本方去芍药、生姜，名桂枝甘草汤，治发汗过多，叉手冒心，心下悸欲得按者。本方加附子，名桂枝加附子汤，治汗漏不止，恶风，小便难，四肢拘急。本方去芍药，加附子，名桂枝附子汤，治伤寒风湿相搏，身体烦痛，不能转侧，不呕不渴，脉浮虚而涩。本方加芍药、生姜各一两，人参三两，名桂枝新加汤，治汗后身痛，脉来沉迟。本方减甘草一半，加芍药一倍，名桂枝加芍药汤，治太阳误下，腹痛，属太阴症。本方加大黄，名桂枝加大黄汤，治表症误下，大实痛者。本方加厚朴、杏仁，名桂枝加厚朴杏仁汤，治太阳病下之微喘，表未解也，用桂枝以解表，朴、杏以下逆气。本方去芍药、生姜，加茯苓，名桂枝甘草大枣茯苓汤，以水用瓢扬万遍煎，名甘烂水[2]，治汗后脐下悸，欲作奔豚。本方合麻黄[3]，名麻桂各半汤，治太阳病如疟状，热多寒少。本方二分，合麻黄[3]一分，名桂枝二麻黄一汤，治已大汗，形如疟，日再发；本方二分，合越婢[4]一分，名桂枝二越婢一汤，治太阳病发热恶寒，热多寒少，脉微弱者。本方去甘草，加黄芪三两，名桂枝五物汤，治血痹。本方加栝蒌根，名栝楼桂枝汤，治太阳症备，身强几几，脉反沉迟，此为痉。本方加龙骨、牡蛎，名桂枝加龙骨牡蛎汤，治男子失精，女子梦交。本方加黄芩，名阳旦汤；本方加干姜，名阴旦汤，主治并详《活人书》。

【校注】

［1］疏邪实表汤：出自陶华《伤寒六书》。功同桂枝汤，增强了祛风湿作用。

［2］甘烂水：当为甘澜水，出自《伤寒论》65条茯苓桂枝甘草大枣汤方后。作甘澜水法：取水二斗，置大盆内，以杓扬之，水上有珠子五六千颗相逐，取用之。

［3］麻黄：指麻黄汤。

［4］越婢：指越婢汤。出自《金匮要略·水气病脉证并治》。

【评析】

桂枝汤治太阳伤风证，症有汗出，乃腠理疏、营气弱所致，因卫表受邪或是有所遏郁，故汗出不畅，需发散风寒之邪，当邪气尽去，营卫和调，则汗出自止，故何渊说“此汗止而邪去，非以桂枝为敛汗也”。方后加减有可取之处，如胸满加枳壳、桔梗；热甚加柴胡、黄芩；喘加杏仁、五味子等。桂枝汤的化裁方大多为《伤寒论》和《金匮要略》方。

【原文】

神术汤　治感冒伤寒，脉浮紧，头痛，恶寒发热，四时瘟疫，伤风鼻塞，无汗咳嗽。

苍术二钱　川芎、白芷、羌活、藁本、炙甘草各一钱　细辛五分

加姜、葱煎服。

热加柴胡、黄芩；渴加花粉、干葛；恶心加半夏、陈皮。胸满加枳壳、桔梗；烦躁加石膏，代大青龙汤；加葛根、麻黄，以代麻黄汤。又苍术、防风各二两，炙草一两，加姜、葱煎，亦名神术散[1]，治内伤物，外感寒邪，而无汗者；亦治刚痉。如发热恶寒，脉沉紧加独活；浮紧加羌活；浮紧而洪，是兼阳明，加葛根；带弦数者，是兼少阳，加柴胡；妇人加当归。又太无神术散：泔浸苍术、姜炒厚朴一钱，陈皮二钱，炙草、藿香、石菖蒲各钱半，治感山岚瘴气，憎寒壮热，一身尽痛，头面肿大，及瘴疟时毒。又白术二两，防风二两，炙草一两，姜三片，名白术汤，治内伤生冷，外受风寒，而有汗者；亦治柔痉。

【校注】

[1] 神术散：此方出自王好古《阴证略例》。功能解表化湿和中。

【评析】

本方药物组成同《太平惠民和剂局方》神术散，功能祛风散寒、解表止痛，对恶寒发热、头痛无汗者尤适。加减变化凭脉而定，如发热恶寒，脉沉紧，加独活；浮紧，加羌活；浮紧而洪，是兼阳明，加葛根；带弦数者，是兼少阳，加柴胡。甚为合理，值得借鉴。

【原文】

五苓散　**治膀胱邪热，小便不通，烦躁消渴，有表里症。通治诸湿，腹满水肿，呕逆泄泻，及中暑烦渴，身热头痛，霍乱吐泻。**

猪苓　茯苓　白术　泽泻（倍用）　桂（有表及杂病当用桂枝）

为末。每服三钱，服后多饮热水，汗出而愈。

伤暑加朱砂灯心煎。本方加苍术，名苍桂五苓散，治寒湿。本方加石膏、滑石、寒水石，名桂苓甘露饮[1]，治六腑之热。本方单用肉桂、茯苓等分蜜丸，名桂苓丸[2]，治冒暑烦渴，引饮过多，腹胀便赤。本方单用泽泻五两，白术二两，名泽泻汤，治心下支饮，常苦眩冒。本方单用茯苓、白术等分，名茯苓白术汤，治脾虚不能制水，湿盛泄泻。本方加川楝子，治水疝。本方去桂，加苍术、甘草、芍药、栀子、黄芩、羌活，名二术四苓汤，通治表里湿邪，兼清暑热。本方倍桂，加黄芪，治伤暑大汗不止。潮热加柴胡、黄芩；渴加花粉；大便秘加大黄；内热甚加黄连、犀角；小便赤涩加山栀；身目黄加茵陈；暑加香薷、扁豆。余附方详《集解》[3]。

【校注】

［1］桂苓甘露饮：出自刘完素《宣明论方》卷六方。功能清暑泄热，化气利湿。

［2］桂苓丸：出自《太平惠民和剂局方》卷二方。功能化气利水。

［3］《集解》：指清·汪昂《医方集解》。汪昂生于1615年，何渊卒于1432年，何渊不可能见到此书，故此句当为后人所加。

【评析】

《伤寒论》五苓散功可通阳利水，这里所列类方，除《金匮》方外，后世加减变化方甚多，但其所治病证总不离湿或饮，临证可据病证的寒、热、虚、实而加减出入。

【原文】

犀角六一散　治热结膀胱，小便赤涩，燥热而渴。

犀角（镑，随宜）　滑石六两　粉草一两

为末，灯心汤调服。

【评析】

六一散出自《伤寒标本》，功可淡渗利水、清热解暑，加犀角则更增凉血定惊功能。

【原文】

犀角地黄汤　治血结膀胱，狂乱喜怒，善忘；及吐衄后，血蓄上焦，漱水不欲咽，大便黑，小便自利；一切血症，及阳毒发癍。

犀角二钱五分　地黄一两五钱　丹皮、芍药各一两

水煎服。

热甚如狂，加黄芩；因怒致血，加山栀、柴胡；血虚加当归、川芎；活血加桃仁、红花；止血加黄连、山栀；衄血加茅花、黄芩；破血加桃仁、大黄；血不止加茅花、黑蒲黄、藕汁、陈墨。

【评析】

本方出自《千金方》，功能清热解毒，凉血散瘀。方中的芍药，现多用赤芍，其凉血散瘀的作用优于白芍。何渊的用量较大，随证加味等均可参考。

【原文】

桃仁承气汤　治伤寒热与血搏，成蓄血症，胸腹胀满鞕痛，身热，漱水不欲咽，大便黑，小便自利者，用此下之；亦治疟疾实热夜发，痢疾蓄血急痛。

桃仁五十枚（去皮尖）　大黄四两　芒硝、甘草、桂枝各二两

先煮上四味，后入芒硝。

热加柴胡；两胁小腹鞕加青皮、川芎、归尾、赤芍。本方加青皮、枳实、当归、芍药、苏木、柴胡，名桃仁承气对子[1]，治同。

抵当汤　治蓄血内甚，血瘀下焦：小腹鞕满，大便黑；及结胸发狂。

水蛭七枚（猪脂炒黑）　虻虫七枚（去足翅，炒）

桃仁七枚（去皮尖）　大黄三钱（酒浸，病甚加倍）

分作二服；服下不行，再服。或为末，蜜丸，用水钟，煎一丸服。代抵当丸[2]：川军四两，生地、归尾、桃仁、穿山甲、元明粉各一两，桂三钱，蜜丸。

【校注】

[1] 桃仁承气对子：当为桃仁承气饮子，方出陶华（节庵）《伤寒六书》。

[2] 代抵当丸：出自《证治准绳·类方》卷三。有活血祛瘀、通下瘀热的

功效。

【评析】

桃仁承气汤，《伤寒论》中名桃核承气汤，功可活血化瘀、泻下瘀热，其与抵当汤同治太阳蓄血证，但抵当汤功力较强，破血逐瘀，泻热除实，亦治阳明蓄血证。蓄血证是指在外感病过程中，病邪化热入里，与血互结。何渊认为瘀热可互结于上焦或下焦，在上焦者宜用犀角地黄汤，在下焦者可用此二方。但亦不绝对，如桃仁承气汤治疟疾实热夜发，胸腹胀满鞕痛，抵当汤治结胸发狂等，可见只要证属瘀热互结于里，需泻下瘀热，即可用之。然需注意的是，太阳蓄血证处于发病早期，病邪迅速化热侵入血分，提示病情来势凶猛，此时如见小便自利，说明脏腑功能尚可，阴血未亏，治疗及时的话，病可转危为安，反之则预后较差，甚则不测。

何渊所用的抵当汤剂量较仲景原方小，即使病甚加倍，亦不及原方的一半，但因仲景一剂分三次服，何渊分二次服，故每次服用量已过原方的一半。后世因畏抵当汤中水蛭、虻虫险峻，故制代抵当丸，以供临床应用。

【原文】

大陷胸汤　治太阳病误下，则热邪乘虚内陷，胸腹鞕满，不按自痛，手不可近，成大结胸，或舌上燥渴，日晡潮热，头上微汗，而脉沉者。又治柔痓。结胸下之如神。

大黄二两　芒硝一升　甘遂一钱为末

先煮大黄，去滓；后内芒硝，煮一二沸；再入甘遂末，和匀温服。大便自利为度，不利再服。又大陷胸丸：大黄八两，芒硝、葶苈、杏仁（去皮尖）各半升。先研葶苈为末，后入芒硝、杏仁，研成膏；再加甘遂末一钱，同大黄末拌匀，白蜜和丸，如弹子大。每服一丸，水一钟，煎六七分，连滓服；过一宿，方利下，不利再服。

小陷胸汤　治心下痞满，按之方痛，此太阳误下之热邪乘虚内陷，成小结

胸，正在心下，及痰热结塞，而脉浮滑者。

黄连一两　半夏半升　栝楼一枚

先煎栝楼数沸，再入二味，煎成热服。

发潮热加柴胡；热甚加黄芩；渴加花粉、干葛，去半夏；干呕加陈皮；胸满加枳壳、桔梗；心下痛加枳实；小便不利加猪苓；喘嗽加杏仁、五味子；心烦加山栀。

【评析】

此二方均为《伤寒论》中治疗大结胸和小结胸的主方。大陷胸汤功用泻热逐水，峻下破结；小陷胸汤清热涤痰开结，适应证较广，可随证加味。大陷胸丸功同大陷胸汤，但有泻肺作用。

【原文】

小柴胡汤　柴胡加桂枝汤，二方见少阳经

理中汤　方见太阴经

枳实理中汤　附

【原文】

三物白散　治寒实结胸，及肺痈。

桔梗、贝母各三分　巴霜一分（去心皮，炒黑，先研末）

共为末，白汤调下，壮人四五分，虚人二三分。结在膈上则自吐，在膈下则自利，不吐不利，饮稀粥一钟，必自吐利；下后服冷稀粥止之。

【评析】

本方是《伤寒论》治疗寒实结胸的主方，功能温下寒实，涤痰破结。如肺痈寒痰凝滞，可用本方破结，如有热象，可配用清热解毒药物。何渊这里不用巴豆，而用巴豆霜，即巴豆已去油，可使药性平和。

【原文】

半夏茯苓汤　治水结胸，水停心下，胸中满，按之汩汩有声。

半夏一斤　茯苓三两　生姜半斤

水煎服。

有积食加枳实、厚朴、苍术、大腹皮、陈皮；小便不利合五苓散。本方除茯苓，名小半夏汤，治支饮，呕吐不渴，亦治黄疸。本方除茯苓、生姜，加人参、白蜜，名大半夏汤，治反胃，食入即吐。

【评析】

《伤寒论》有茯苓甘草汤，即本方去半夏，加桂枝、甘草，亦治水停心下。大半夏汤出自《金匮要略》，功能和胃补虚，降逆润燥。

【原文】

二陈汤　治痰饮留聚胸膈，胀闷喘急，咳嗽呕吐，头眩心悸。

半夏二钱　陈皮（去白）、茯苓各一钱　甘草五分

加姜煎服。

治痰通用二陈；风痰加南星、白附子、皂角、竹沥；寒痰倍半夏，加姜；湿痰加苍术、白术；燥痰加栝蒌、杏仁；火痰加石膏、青黛；食痰加山楂、麦芽、莱菔子、神曲；老痰加枳实、海石、芒硝；气痰加香附、枳壳；胁痰在皮里膜外，加白芥子；四肢痰加竹沥；咳嗽加桔梗、前胡、杏仁；肺热加贝母、瓜蒌；发散加紫苏、羌活；腹中泻加砂仁、泽泻；渴加知母、花粉，去半夏；喘加桑皮、苏子；胁痛加青皮、白芥子、木香；热加柴胡、黄芩；热痰加竹沥、姜汁；有寒加干姜、姜汁。本方加人参、白术，名六君子汤，治气虚有痰。本方单用半夏、姜汁，名半夏生姜汤，治似喘不喘，似呕不呕，似哕不哕，心中愦愦然无奈者。

【评析】

本方出自《太平惠民和剂局方》，功能燥湿化痰、理气和中，是化痰的基础方。方后所列随证加味可参考。生姜半夏汤出自《金匮要略》，功能辛散水饮，胸中阳气得以舒展，则心中无奈之感自除。

【原文】

瓜蒂散　治卒中痰迷，涎潮壅盛，颠狂烦乱，五痫[1]痰塞，火气上冲，喉不得息。及食填太阴，欲吐不出。又如桂枝症，头不痛，项不强，寸脉微浮，胸中痞鞕，并宜吐之。

甜瓜蒂（炒黄）　赤小豆

为末，酸齑[2]水调服。或用香豉一合，煎汤和服方寸匕。

若不吐，含砂糖一块。吐时须令闭目紧束肚皮；吐不止者，葱白汤解之。诸亡血、虚家、老人、产妇及脉微者忌之。如头额两太阳痛者，令病人噙水一口，用此散一字，吹入鼻中，出黄水即愈。附参芦散[3]：治虚弱人痰涎壅盛，用此吐之，人参芦为末，水调下二钱，或加竹沥和服。

【校注】

［1］五痫：病证名，是痫病的统称。一指以牲畜叫声和发病形态命名的痫病，一指五脏痫。

［2］齑：切碎的腌菜或酱菜。

［3］参芦散：本方早见于《丹溪心法》，但无方名。功能吐虚痰。

【评析】

瓜蒂散出自《伤寒论》，此为吐法的代表方。治疗邪结在胸中，气上冲喉咽不得息，即病势向上，此时当因势利导，用吐法以祛邪外出。然治疗应中病即止，以防损伤正气。

【原文】

附子泻心汤　治汗后胸中痞满，表有余邪，又复恶寒汗出者。

附子一枚（泡、去皮，别煮取汁） 大黄、黄连、黄芩各一两

麻沸汤[1]煎服。

本方去附子，名三黄泻心汤。再去黄芩[2]，名大黄黄连泻心汤，治伤寒心下痞，按之濡，关上脉浮，热反无，须辨实邪虚邪。

半夏泻心汤　治伤寒下之早，胸中痞满，按之不痛，身寒作呕，饮食不下，非柴胡症。

半夏半升　黄连一两　黄芩、炙草、人参、干姜各三两　大枣十二枚

水煎温服。

本方加生姜，名生姜泻心汤，治汗解后，胃中不和，心下痞鞕，嗳气食臭，完谷不化，胁下有水气，腹中当鸣，下利。《金匮》治狐惑症用此。

【校注】

[1] 麻沸汤：即开水。水沸时，水面汽泡密密麻麻翻滚，故名。

[2] 去黄芩：据宋·林亿等校注认为："看详大黄黄连泻心汤，诸本皆二味，又后附子泻心汤，用大黄、黄连、黄芩、附子，恐是前方中亦有黄芩，后但加附子也。"故大黄黄连泻心汤中应有黄芩。

【评析】

附子泻心汤与半夏泻心汤均出自《伤寒论》太阳病篇。附子泻心汤主治卫表阳虚不固而汗出，里有热邪而心下痞的病证。半夏泻心汤主治心下痞、呕吐、下利之病证，证属寒热交错，虚实夹杂，脾胃升降失司。加减变化方除生姜泻心汤，还有甘草泻心汤，三方证病机、主症基本相同，只是生姜泻心汤偏治消化不良，水气较甚者，甘草泻心汤偏治脾虚较重者。

【原文】

桂枝芍药汤　治汗后恶寒，脉浮无力，为表虚症。

桂枝　芍药　甘草　胶饴

水、姜煎服。

黄芪建中汤　治发汗太过，表虚，身痛，恶寒，漏汗、虚汗、盗汗，脉沉迟弱者。

黄芪两半　桂枝三两　芍药六两　甘草一两（炙）　生姜三两　大枣十二枚　饴糖一升

微火煎服。

本方去黄芪，名小建中汤，治伤寒阳脉涩，阴脉弦[1]，腹中急痛，心悸而烦。通治虚劳悸衄、里急腹痛、梦遗失精、四肢酸痛、手足烦热、咽燥口干、黄疸等症。小建中汤加当归，名当归建中汤，治妇人产后虚羸不足，腹中痛引小腹，腰背拘急。若崩漏不止，加地黄、阿胶。小建中加附子，名附子建中汤，治脉浮足冷。

十四味建中汤

八味大建中汤

乐令建中汤　并见《集解》

【校注】

［1］阳脉涩，阴脉弦：出自《伤寒论》，原文100条说："伤寒，阳脉涩，阴脉弦，法当腹中急痛，先与小建中汤；不差者，小柴胡汤主之。"阳脉涩，指脉浮取呈涩而不流利，提示脾虚，气血亏虚；阴脉弦，指脉沉取呈弦象而不和缓，提示邪郁肝旺，木邪乘土，筋脉失养。

【评析】

桂枝芍药汤的药物组成同小建中汤。小建中汤出自《伤寒论》，主治脾胃虚寒，气血不足，心失所养之病证，如症见腹中急痛，心中悸而烦。在《金匮要略·血痹虚劳病脉证并治》中，本方治疗因脾虚所致虚劳阴阳两虚的证候，如症见悸、衄、梦遗失精、四肢酸痛、手足烦热、咽干口燥等。黄芪建中汤亦出自《金匮要略》，主治虚劳里急，诸不足。

十四味建中汤出自《太平惠民和剂局方》，方药组成：当归、白芍、白术、甘草、人参、麦冬、川芎、肉桂、附子、肉苁蓉、半夏、黄芪、茯苓、熟地黄。上㕮咀，为粗散。每服三钱，水一盏半，生姜三片，枣子一枚，煎至一盏，去滓，食前温服。主治荣卫不足，腑脏俱伤，短气嗜卧，欲成劳瘵。本方去茯苓、白术、麦冬、川芎、熟地、苁蓉，名八味大建中汤，出自《景岳全书》卷五十三，治虚损以阳虚为甚者。

乐令建中汤出自《太平惠民和剂局方》，方药组成：前胡、细辛、黄芪、人参、桂心、橘皮、当归、白芍、茯苓、麦冬、甘草、半夏。上㕮咀。每服四钱，姜四片，枣一个，水一盏，煎至七分，去滓，微热服，不拘时候。主治血气劳伤，肠鸣神倦，荣卫不和。

【原文】

术附汤　治风虚漏汗不止，及风湿相搏，身体烦痛，中寒发厥心痛。

白术二两　附子一枚　甘草一两（炙）　生姜五片　大枣二枚

水煎，每服五钱。

芍药地黄汤　治衄血后，误发大汗，额上陷，目直视，不能瞎物，不得眠。

再造散　治阳虚不能作汗。

人参　黄芪　桂枝　甘草　附子　细辛　羌活　防风　川芎　煨姜　大枣

加炒芍药煎。夏月热甚，加黄芩、石膏。

【评析】

术附汤的药物组成同《伤寒论》174条所说的去桂加白术汤，但剂量有不同，去桂加白术汤中用炮附子三枚，本方仅用一枚。本方之剂量与《金匮要略·中风历节病脉证并治》所载《近效》术附汤雷同。术附汤有温阳、散寒、补中的功效，主治风湿痹证。

芍药地黄汤即犀角地黄汤，出自《千金要方》卷十二方，药物组成：犀角、生地黄、芍药、牡丹皮。功能清热解毒，凉血散瘀。

再造散出自明初医家陶华《伤寒六书·杀车槌法》卷三方，功效助阳益气解表，主治阳气虚弱，发热，恶寒，无汗，用发汗药二三剂而汗不出者。

附备用诸方

●【原文】

十神汤[1] 治时气瘟疫，风寒两感，头痛发热，恶寒无汗，咳嗽，鼻塞声重。

麻黄八分　葛根一钱　升麻一钱　川芎八分　白芷六分

紫苏一钱　甘草八分　陈皮六分　香附六分　赤芍一钱

加葱白、姜煎。

葱豉汤[2] 治伤寒初觉头痛，身热脉洪，便当服此。

葱白　豆豉

水煎服，取汗。

如无汗，加葛很。本方去豆豉，加生姜，名连须葱白汤，治同。

大羌活汤 治阴阳两感，脏腑皆病，元气实，感之轻者，可治。

羌活、独活、防风、防己、黄芩、黄连、苍术、白术、甘草、细辛各一钱　知母、川芎、生地各三钱

水煎热服，不解再服。若有余症，并依法随经治之。

玉屏风散[3] 治气虚表弱，易感风寒，自汗不止。

黄芪炙　防风　白术（倍用，炒）

为末，每服三钱。

本方等分，煎服，名黄芪汤，用代桂枝汤，治春夏发热有汗，脉微弱，恶风寒者。恶风甚加桂枝。又用川芎、苍术、羌活等分，名川芎汤，以代麻黄汤，治秋冬发热无汗，脉浮紧，恶风寒者。恶风甚加麻黄。

温粉扑汗法 治汗出不止，用此扑之，露足于外。

白术、藁本、川芎各二钱半　米粉两半

为末，绢袋盛，周身扑之。

又方：牡砺、龙骨、糯米等分，为末扑之。又止汗红粉：麻黄根、牡蛎各一两，赤石脂、龙骨各五钱，为末，绢包扑之。又止汗法：川郁金研细，临卧，以津调涂乳上。

罨结胸法[4] **治伤寒结胸，中气虚弱，不堪攻击内消者，用此则滞行邪散，其效如神。**

葱白　生姜　萝卜（倍之）

共捣一处，炒热，用布包作大饼，罨胸前胀痛处。冷则轮换，无不即时开通，汗出而愈。又法：用大蒜捣烂，摊厚纸或薄绢上烘热，则于胀痛上贴住，少顷即散，用治一切胀痛，无不神妙。

又灸结胸法：用黄连二寸，巴豆七粒，共研匀细，捏作饼子，安脐内，以艾柱灸之，轻者一壮，重者二三壮，热气透入腹中，作声，泻下恶秽，立愈。

【校注】

[1] 十神汤：出自《太平惠民和剂局方》卷二。有解表、化痰、理气作用。

[2] 葱豉汤：出自《肘后方》。有通阳发汗功效。

[3] 玉屏风散：出自《世医得效方》。有补气、固表、止汗作用。

[4] 罨（yǎn 掩）：罨法，外治法之一。罨，掩盖之意，用水或药物掩覆局部的方法。罨时不断更换，以达到治疗效果。

足阳明胃经论

【原文】

足阳明胃经，受太阳热邪为病，其经起于鼻额，络于口，循于面，行身之前，终于足也。其症则目痛鼻干，不眠，头额痛，身热，微恶寒，此足阳明经之标病也，不拘日数，其脉微洪，便宜解肌，葛根汤主之，或升麻葛根汤。若身热烦渴，欲饮水，汗出蒸蒸然而恶热者，此由标病而传至胃经之本病也，脉必长而洪数有力，宜清解胃热，白虎汤主之，不渴不可用。若潮热自汗，谵语烦渴，不恶寒，反恶热，揭去衣被，扬手掷足，或发癍黄狂言，大便不通，或手足乍温乍冷，腹内鞕痛喘急者，此足阳明胃经里实之症也，其热在脏，脉必沉数，法当下，调胃承气汤主之。

【评析】

因感受风寒病邪而患太阳病，经发汗治疗后，若病邪不能尽去，留于体内则化热，因太阳病阶段阳气不亏，邪气易化热，并循足阳明胃经由表入里，如症见目痛鼻干、不得眠、额热、微恶寒、无汗、脉浮而微洪等，此等证候虽已离太阳，但尚未深入阳明，何渊将此种初入阳明的证候称为足阳明之标病。他从临床实际出发，认为不拘日数，只要见其症，尤其是脉象微洪，便宜用解肌法治疗，如葛根汤或升麻葛根汤。此二方均有葛根、芍药，两药相配，既可制热，又可透邪，以防邪气进一步亢盛深入。

若邪热亢盛，出现身热烦渴、欲饮水、汗出恶热，尤其脉长而洪数有力等症，此由标病而传至胃经之本病。阳明之本病可分为两大证型，一是邪热充斥于阳明经，症以发热，汗出，口渴，脉洪数或滑数为主，治宜大清里热，用白虎汤。二是实热之邪结聚肠胃，症以潮热，自汗、谵语烦渴、腹胀满痛、大便不通为主，治当攻下泻热，用调胃承气汤。阳明本病证情严重者，可出现扬手掷足、发癍黄、手足乍温乍冷等症，此乃热扰神明，热入血分，热郁阳气不达四肢等病机所致。

【原文】

在经宜解肌，在胸腑宜清解内热，在脏则疏利内实，此三者，治阳明经表里之正法也。然亦有鼻干不眠，不恶寒，反恶热，表症未止，即有烦渴饮水，面赤谵语，此表里俱热，标与本俱病也，则又宜清解表里之药，如白虎汤、栀子豉汤加葛根之类。若表症悉除，烦渴饮水，谵语狂妄，大便不通，或舌生黄白苔刺，脉洪数有力，蒸蒸发热，阳热内陷于脏，方可议下；舌黄面赤，烦热渴饮，而内实未甚，热入未深，此白虎汤证，决不可下。且如热传于本经，自汗面赤，谵语烦渴，脉洪数而腑热甚者，但当以白虎汤加花粉、黄连治之。小便赤涩，饮水不止，则以白虎汤如花粉、黄连、山栀、竹叶主之。至于舌生黄赤苔刺，烦渴饮水、谵语，大便不通，然后以调胃承气汤下之。甚至胃腑热甚，饮水不止，谵语妄言，揭去衣被，扬手掷足，胸腹结痛鞭满，舌上燥苔，拭刮不去，则以小承气汤下之。再甚而至于发狂，狂乱，眼珠如火，大渴饮水，骂詈不避亲疏，弃衣而走，登高而歌，阳热亢极者，急以大承气汤下之，以救津液；否则津液干枯，喘急而死。

【评析】

阳明之标病，邪热不盛，病较浅表，在经络，故治宜解肌；阳明之本病，若无形邪热内盛，即何渊所说在胸腑，宜用清法；若有形实邪内结，即在脏，宜用下法，何渊称之为疏利内实。此三种治法是阳明病的基本治法。然临床多见兼夹证，如阳明标病与本病同存，治宜解肌、清热同用，方取白虎汤、栀子豉汤加葛根之类。如阳明本病热在胸腑，烦渴，腑热甚，热伤津液，当以白虎汤加花粉、黄连治之；如又见小便赤涩，饮水不止，则可再加山栀、竹叶主之，此二药有清心火、利小便的作用。如实热之邪内结已成，即阳热内陷于脏，方可议下。攻下有三承气汤，如何选用？大凡邪热较盛而蒸蒸发热，且大便不通，舌生黄赤苔刺，用调胃承气汤通下泻热；如腑热而谵语，腑气不通而胸腹结痛鞭满，舌上燥苔，拭刮不去，则以小承气汤攻下热结；如邪热尤甚，热扰神明而狂躁，肝风内动而眼珠如火，且大便难，阳热亢极，热伤阴液者，急以大承气汤下之，以救津液，否则津液干枯，阴损及阳，则喘急而死。

【原文】

若夫阳明症，脉洪数，热甚，但汗出自头而还，渴欲饮水，小便不利者，必然发黄，以内热不得泄越故也，茵陈五苓散主之。若自汗多，小便利，则又不宜用五苓，恐重耗津液以致燥结也。若有瘀血在内，小便自利，而大便黑，小腹满，而头汗出，为蓄血症，桃仁承气汤下之。凡有蓄血者，其人如狂，善忘，屎虽鞕，大便反易，小便自利，血蓄于上焦，胸中手不可近，犀角地黄汤，甚则桃仁承气汤。血蓄于下焦，脐腹上下手不可近，桃仁承气汤，甚则抵当汤。至阳明，漱水不欲咽者，必衄血，脉来轻在皮肤之间，尺脉浮，目睛晕黄者，必衄血；脉浮数，口鼻干燥者，必衄血，并以犀角地黄汤主之。凡衄血，脉不浮紧，无表症者，切不可汗。若见衄血，而表症重者，但清解而已；误汗之，则血必不止。衄血烦渴，饮水即吐者，必停心下，先宜五苓散，次服竹叶石膏汤。凡伤寒不问太阳、阳明二经衄血者，表症将解也。然须分成流者为表将解，点滴不成流者表犹未解也，宜犀角地黄汤，加桃仁、红花以清之。切不可用凉水及寒凉药以止之，恐有蓄血结胸之变。一法：用湿纸搭鼻冲上立止。

【评析】

阳明湿热发黄的成因，与汗出不畅、小便不利所致湿无出路有关，湿郁于内，与热相结，蕴于中焦，致胆热液泄而发黄，因此治疗以泄越湿热为要。茵陈蒿清利湿热，退黄疸；五苓散通阳利水，但如热甚津伤者，再用五苓散利水恐重耗津液，故宜慎用，可选用茵陈蒿汤治疗，方由茵陈蒿、栀子、大黄组成。

蓄血证的成因，乃因外感病过程中病邪化热入血分，瘀热互结于里所致。

至于瘀热互结在何处，何渊认为可以在上焦，抑或在下焦。血蓄于上焦，症见胸中满痛而拒按，治以清热凉血化瘀，用犀角地黄汤，甚则桃仁承气汤。血蓄于下焦，则脐腹上下硬痛而拒按，治以通下瘀热，用桃仁承气汤，甚则抵当汤。

有阳明病患者，症见但欲漱水不欲咽，提示邪热入血分，血热妄行则会出现衄血。又有脉来轻在皮肤之间，尺脉浮，目睛晕黄，或脉浮数，口鼻干燥，均提示热入血分，很可能出现衄血，治疗可用清热凉血的犀角地黄汤。如衄血出现在太阳病阶段，提示患者阳气较旺，病邪易化热，故需慎用辛温发汗，如表症重者，宜用清解发散。如衄血烦渴，饮水即吐者，此乃水气内停，先宜利水，用五苓散，次服竹叶石膏汤以清热养胃生津。何渊认为，外感病中出现衄血，不管在太阳病阶段，还是在阳明病阶段，均是邪气外达的表现，于病有好处。但衄血是否流畅，关系到邪气是否能尽去。一般来讲，成流者有利于邪去，点滴不成流者则邪犹未解。对于衄血后邪未尽去，病仍在者，可用药物治疗，如犀角地黄汤，瘀甚者可加桃仁、红花。并告诫不可用凉水及寒凉药以止血，恐邪气内陷，有蓄血结胸之变。

【原文】

本经渴而饮水多，喘咳胸满，水停心下，成水结胸，猪苓汤加减可用也。下利，心烦不得眠，小便不利，亦用猪苓汤。下利热甚，能饮水者，白头翁汤主之。下利脉滑而数，必有宿滞也，小承气汤下之。下利虚烦心下满，按之软而不痛者，为虚烦，栀子豉汤。阳明发汗，汗出至头而还，身目俱黄，躁渴，小便不利者，为湿热发黄，茵陈汤或四苓散，若小便清利，其黄自退。若或面赤谵语，发癍，黄如锦纹，手足俱赤者，三黄石膏汤。便实狂乱，躁渴发癍，小承气汤。阳毒发癍，咽喉肿痛者，犀角元参汤，或阳毒升麻汤。结胸有数种：宜先理气，用枳壳、桔梗以开之；随症加主治之药，如痰用二陈、水用猪苓、热用黄连、血用犀角之类；胸膈以上，用枳、桔；胸膈以下，用枳实；未入于胃可吐，外以姜擦最良。凡心下鞕满，切不可轻下，下之则利不止。邪气

在表，未入于内，宜吐之。阳症俱有头痛，而阳明惟头额痛，葛根汤加川芎、白芷为良。眩晕加川芎、天麻最妙。汗后肉瞤筋惕，振振然者，亦加川芎、天麻。阳明反无汗，皮上如虫行，此为久虚，术附汤温之。

● **【评析】**

结胸证在《伤寒论》中有热实结胸、小结胸、水结胸、痰热结胸、寒实结胸等多种，何渊对此有独到的认识和处理。如水结胸用猪苓汤治疗，猪苓汤的适应证候在《伤寒论》中的描述有二，一是223条"若脉浮，发热，渴欲饮水，小便不利者"，二是319条"少阴病，下利六七日，咳而呕，渴，心烦不得眠者"，其病机是水热互结，兼有阴亏。何渊所述水结胸的主症是喘咳胸满，此乃水停胸胁，肺气不利所致，伴有症是渴而欲饮水，此乃热邪伤阴，阴液有亏的缘故，猪苓汤清热利水且养阴，方证相合，用之尤妥。结胸证总由实邪结聚在内所致，何渊认为治疗宜先理气，用枳壳、桔梗以开之，便于松动病邪之结聚，利于祛除。并随病邪性质加主治之药，如痰结用二陈汤、水结用猪苓汤、热结用黄连、血结用犀角之类。此外，还随病邪结聚部位而变化用药，如邪结于胸膈以上，用枳壳、桔梗；胸膈以下，用枳实；邪未入于胃可用吐法，外治以姜擦取效等等。

下利一症，白头翁汤、小承气汤均可治，然白头翁汤主治属湿热热毒下注大肠的下利，以发热、口渴、里急后重、便脓血为主症；小承气汤主治属实热宿滞结聚肠胃，热结旁流的下利，以潮热、腹胀满、大便稀臭不畅为主症。如下利后留有余邪郁结于胃，症见虚烦心下满，按之软而不痛者，可用栀子豉汤清余热，和胃。

外感病发瘢疹，提示邪热入血分，或气血两燔，可用三黄石膏汤；如大便闭、狂乱，用小承气汤；如阳毒发瘢、咽喉肿痛者，用犀角元参汤或阳毒升麻汤。

头为诸阳之会，故阳经病多有头痛，如阳明病多见头额痛，可用葛根汤加川芎、白芷治疗。眩晕加川芎、天麻效佳。阳明病反无汗，皮上如虫行，此为久虚，《伤寒论》196条提到此证候，但未出方，何渊用术附汤温阳通经治之。

阳明病证治

● 【原文】

葛根汤 治太阳病，项背几几，无汗恶风，脉浮紧微洪。亦治太阳阳明合病及刚痉。

葛根二钱 麻黄钱半 桂枝一钱 芍药一钱 甘草一钱（炙） 生姜三片 大枣二枚

水煎温服。

本方除麻黄，名桂枝加葛根汤，治前症汗出恶风者。本方加半夏，名葛根加半夏汤，治太阳阳明合病，不利而呕。本方加黄芩，名葛根解肌汤，治发热恶寒，头痛项强，伤寒，温病。

● 【评析】

葛根汤及其加减变化方，如桂枝加葛根汤、葛根加半夏汤均出自《伤寒论》，主治太阳阳明合病，说明病邪有化热传入阳明之势，或已传入阳明，何渊将此病证称为阳病标病，其脉象特点是浮紧微洪。葛根解肌汤出自《太平惠民和剂局方》，方中除加入黄芩外，还将原方中桂枝二两改为肉桂一两，大枣只用一枚，并去生姜。

● 【原文】

升麻葛根汤 治阳明发热，微恶寒，头额痛，身痛，目痛，鼻干，不眠，无汗，口渴，脉微洪，及阳明发瘢，欲出不出。

升麻三钱 葛根、芍药各二钱 炙草一钱

加生姜煎服。

头痛加川芎、白芷；身痛脊强，加羌活、防风；热不退，春加柴胡、黄芩，夏加黄芩、石膏；头面肿，加防风、荆芥、连翘、白芷、川芎、牛蒡、石膏；咽痛加桔梗；瘢出不透，加紫草茸；脉弱加人参；胃虚食少，加白术；腹痛倍芍药。本方去升麻，加柴胡、黄芩、羌活、白芷、桔梗、石膏、姜、枣煎，名柴葛解肌汤，治三阳风热头痛，无汗头目身痛，鼻干不眠，微恶寒，脉浮微洪而长。本方去升麻、甘草，加知母、川芎、葱白，名葛根葱白汤，通治本经头痛。

【评析】

升麻葛根汤出自《太平惠民和剂局方》，方中升麻、葛根均有发表透疹的作用，因此对于外感病欲发癍疹，或疹子未出透者尤适。柴葛解肌汤出自《伤寒六书》，清热力量增强，功能解肌清热、表里双解。

【原文】

白虎汤　治阳明热邪，传入胃腑，脉洪大而长，不恶寒，反恶热，头痛自汗，心烦躁乱，面赤口干，大渴引饮，耳痛鼻干，不得卧，日晡潮热。及阳毒发癍，胃热诸症。

石膏五钱　知母三钱　甘草一钱　粳米一撮

先煮石膏数沸，再入药、米，米熟汤成，温服。

本方加人参，名人参白虎汤，治伤寒渴欲饮水，无表症者。亦治伤寒无大热，心烦燥渴，背微恶寒。治太阳中暍，身热汗出，恶寒足冷，脉微而渴。亦治火伤肺胃，传为膈消[1]。本方加苍术，名苍术白虎汤，治湿温脉沉细者。

【校注】

[1] 膈消：病证名。又作鬲消，即上消。《素问·气厥论》：“心移热于肺，传为鬲消。”张志聪注：“鬲消者，鬲上之津液耗竭而为消渴也。”

【评析】

白虎汤出自《伤寒论》，功能辛寒清热，是清热剂的代表方。人参白虎汤，即《伤寒论》中的白虎加人参汤，功能清热、益气、生津，主治气分大热，津气两伤者；在《金匮要略》中治疗太阳中暍，因伤于暑邪，津气受损，气血流行受阻而不达于外，故恶寒足冷。苍术白虎汤出自宋·朱肱《类证活人书》，功用清热祛湿，治疗湿温多汗，身重足冷。

【原文】

调胃承气汤　治正阳阳明胃实，潮热谵语，手足汗出，烦渴腹满，中焦燥实，大便不通，舌黄面赤，脉洪数者。

大黄五钱（酒浸）　芒硝三钱　甘草一钱

先煎大黄、甘草数沸，去滓；入硝，煎一沸；少少温服。

本方加当归、姜、枣煎，名当归承气汤，治里热火郁，或皮肤枯燥，或咽燥鼻干，或二便秘结，或瘀血发狂。本方除芒硝，名大黄甘草汤，治食已即吐，亦治吐水。本方用大黄二两半，芒硝、甘草各二两，名破棺丹，治多汗大渴，便闭谵语，阳结之症，及诸疮肿热。

【评析】

调胃承气汤出自《伤寒论》，主治蒸蒸发热，心烦，腹胀满者，何渊增加脉洪数，更表明本方证热邪较甚，此病机与汤方通下泻热功效相合。当归承气汤出自刘完素《素问病机气宜保命集》，有泻热活血祛瘀功用。大黄甘草汤出自《金匮要略》，以通大便而降胃气，呕吐自会停止。破棺丹出自《卫生宝鉴》，原方大黄用二两（半生、半熟），芒硝、甘草各一两。为细末，炼蜜为丸，每服半丸，茶水或温酒送下。主治疮肿。

【原文】

栀子豉汤　治汗下后虚烦不眠，心中懊侬，邪在上焦，气闷结痛。或痰在

膈上。

栀子四枚　香豉五钱

水二钟，先煎栀子，至一钟半；再入豆豉，煎至八分，作二次温服，得吐即止。或以指探之。

本方加甘草，名栀子甘草豉汤，治前症少气者。本方加生姜，名栀子生姜豉汤，治前症兼呕者。本方加大黄、枳实，名栀子大黄汤，治酒疸发黄，懊侬热痛；亦治食复。本方加枳实，名枳实栀子豉汤，治劳复。本方加薤白，名豉薤汤，治伤寒下利如烂肉汁，赤滞下，伏气腹痛诸热症。本方加犀角、大青，名犀角大青汤，治瘫毒热甚，头痛。

【评析】

栀子豉汤、栀子甘草豉汤、栀子生姜豉汤均出自《伤寒论》，栀子豉汤原方用栀子十四枚，此处仅用四枚，量小，故清热作用小。栀子大黄汤出自《金匮要略·黄疸病脉证并治》，方由栀子、大黄、枳实组成，功用清除实热，治湿热发黄与茵陈蒿汤类似，但作用较弱。枳实栀子豉汤出自《伤寒论》，主治大病差后劳复者。

【原文】

小承气汤　治邪热入里，烦躁发渴，谵语狂乱，喘急小腹鞭痛，大便不通，舌上苔燥。

大黄四钱　厚朴二钱　枳实一钱

水煎热服。

又名厚朴大黄汤，治支饮胸满。本方加羌活，名三化汤，治中风邪气作实，二便不通。

大承气汤　治阳明腑症，阳邪入里，胃实不大便，狂热谵语，痞满、燥、实、坚全见，杂病三焦大热，脉沉实者；及少阴口燥咽干，日晡发热。亦治阳明刚痉。

大黄五钱　芒硝四钱　厚朴二钱　枳实一钱

先煎朴、实数沸；次投大黄，煎至八分，去渣；再入硝，煎一沸。热服，得利症减即止。

本方加甘草，名三一承气汤，治大承气症腹满实痛；调胃症谵语下利；小承气症内热不便；及一切伤寒杂病，蓄热内甚，燥实坚胀。本方加柴胡、黄芩、芍药、甘草，入铁锈水三匙，坠热开结，名六一承气汤[1]，治潮热自汗，发狂谵语，烦渴，腹满便实，瘕黄，正阳明腑病。本方加人参、甘草、当归、桔梗、姜、枣煎，名黄龙汤，治热邪传里，胃有燥屎，心下鞕满而痛，身热口渴谵语，下利纯清水。本方去芒硝，加麻仁、杏仁、芍药、蜜丸，名麻仁丸，治趺阳脉浮而涩，浮则胃气强，涩则小便数，浮涩相搏，大便则难，其脾为约，宜此丸。

【校注】

［1］六一承气汤：当为六一顺气汤。陶华谓合三承气、三一承气、大柴胡、大陷胸六方而为一方也。

【评析】

小承气汤、大承气汤均出自《伤寒论》，方中均有大黄，原方均用四两，具通下泻热作用；均用厚朴、枳实，有攻积导滞的功效。两者合用，使攻下实热的作用增强。因大承气汤大黄配芒硝，故通下泻热的作用较大。原方中大承气汤用厚朴、枳实的剂量大于小承气汤，故攻积导滞的作用亦较大，故用于治疗阳明腑实证邪热与实邪积聚俱重的证候，何渊描述其脉见沉实，与病机颇合。在《金匮要略·痓湿暍病脉证治》中用大承气汤治疗“痓为病，胸满口噤，卧不着席，脚挛急，必齘齿”的病证，亦有称作刚痓。厚朴大黄汤出自《金匮要略·痰饮咳嗽病脉证并治》，药物组成虽同小承气汤，但大黄量大，用六两，寓泻大肠而利肺气，以治支饮胸满。麻仁丸在《伤寒论》中称麻子仁丸，方中有小承气汤的组成，具泻热润肠通便的功用。

三化汤出自《素问病机气宜保命集》，有祛风通便作用。三一承气汤出自《宣明论方》卷六，功能通便泻火解毒。黄龙汤出自《伤寒六书》，功能扶正攻下，适用于阳明腑实证，并见全身气血不足者。

【原文】

茵陈五苓散　治湿热发黄，便秘烦渴。

五苓散二钱　加茵陈三钱

为末，每服二钱，米汤调下。

【评析】

茵陈五苓散出自《金匮要略·黄疸病脉证并治》，主治湿重而内热不甚的黄疸。

【原文】

桃仁承气汤

犀角地黄汤

抵当汤

【评析】

桃仁承气汤、抵当汤均出自《伤寒论》。桃仁承气汤由桃仁、大黄、桂枝、芒硝、甘草等药物组成，功能泻下瘀热，主治太阳蓄血轻证，症见发热、心烦如狂、少腹急结、出血等；抵当汤由水蛭、虻虫、桃仁、大黄等药物组成，功能破血逐瘀、泻热除实，主治太阳蓄血重证，或阳明蓄血证，症见发热、烦躁发狂、少腹硬满、出血，或有发黄，或喜忘、脉沉结等。犀角地黄汤出自《千金要方》，方由犀角、生地黄、芍药、丹皮等药物组成，功能清热解毒、凉血散瘀，主治发热、神昏、出血，或发癍疹，舌质红绛，脉细数，以及疔疮走黄等症。

● 【原文】

五苓散 并见太阳经

竹叶石膏汤 治伤寒解后虚烦，肺胃虚热，少气，气逆欲吐；或阳明热甚烦渴。亦治伤暑发渴脉虚。

竹叶十四片 石膏三钱 人参一钱 甘草四分 麦冬一钱 半夏八分 粳米一撮

先煮成上六味，去滓；入粳米煎，米熟汤成；去米温服。

猪苓汤 治阳明脉浮发热，渴欲饮水，小便不利。又治少阴下利，咳而呕，必烦不眠。

猪苓、泽泻、茯苓、阿胶、滑石

各等分煎服。

● 【评析】

竹叶石膏汤、猪苓汤、五苓散均出自《伤寒论》。竹叶石膏汤功能清热和胃、益气生津，常用于外感病恢复期调理，或杂病中气阴不足，邪热未尽，或虚热上扰者。猪苓汤、五苓散均有利水功效，主治气化失司、水气内停之证，但猪苓汤适用于热邪热证兼有阴伤者，五苓散适用于寒邪寒证或兼有表证者。

● 【原文】

白头翁汤 治伤寒协热下利，渴而欲饮。

白头翁、黄连各二钱 黄柏、秦皮各三钱

水煎温服。

茵陈蒿汤　治阳明发热，但头汗出，小便不利，渴饮水浆，腹微满，郁热不得外泄，致熏蒸过甚，为湿热发黄，服此使黄从小便出。

茵陈三钱　山栀三枚　大黄三钱

水煎服。

湿热甚加龙胆草，入皂角水一匙服，使黄水从大便出。本方大黄易黄连，名茵陈三物汤，治同。本方去栀子、大黄，加附子、干姜，治湿黄而色暗者，为阴黄；及服四逆汤身冷汗不止者。

【评析】

白头翁汤、茵陈蒿汤均出自《伤寒论》。白头翁汤中主药白头翁有清热解毒、凉血止痢作用，这亦是集全方四味药共同所要达到的功效。茵陈蒿汤原方中茵陈蒿的剂量是大黄的三倍，山栀用十四枚，此方是阳明湿热发黄的主方，症见身黄、目黄、小便黄，且身黄如橘子色，是为阳黄。如黄色晦暗且伴有寒象，则为阴黄，可用茵陈五苓散，或再加附子、干姜等治疗。

【原文】

四苓散　治小便不利，而渴不恶寒者。

即五苓散去桂，方见太阳经。

三黄石膏汤　治温毒表里俱热，狂叫欲走，烦躁大渴，面赤鼻干，两目如火，身形拘急，而不得汗；或已经汗下，过经不解，三焦大热，谵狂衄血，身目俱黄，六脉洪数。及阳毒发癍，大便滑，小便涩。

黄连（酒洗）、黄芩（酒洗）、黄柏（酒洗）各一钱　石膏五钱　栀子二十枚　豆豉一合　麻黄一钱　生姜三片　葱白三茎　细茶一撮

用地浆水煎服，以得汁为度。

若脉数便闭，上气喘急，舌卷囊缩者，去麻黄、豆豉，加大黄、芒硝。

【评析】

四苓散属一般健脾渗湿方剂。有医家认为无恶寒发热表证者，不宜用桂枝，然五苓散中用桂枝，乃取通阳化气而有助于祛水，非专为表证而设。三黄石膏汤出自《外台秘要》卷一引《深师方》，又名石膏汤，功能清热泻火、发汗解表。方中生姜、葱白、细茶为后人所加。

【原文】

犀角元参汤　治阳毒发癍，心烦咽痛，狂言谵语

犀角屑、元参各二钱　升麻、射干、黄芩、甘草各一钱

水煎温服。

大便秘，加大黄、芒硝；癍毒甚，加大青；烦渴狂乱，加石膏、花粉；阴火加知母；喘加杏仁；身热加柴胡、黄芩；不眠加麦冬、黄连；咽喉不利，加牛蒡；小便不利，加车前子、灯心。

阳毒升麻汤　治发癍如锦纹，脉大而数，狂乱，下利脓血，目赤咽痛而肿，或吐血。五日可治，七日不可治。

犀角八分（磨）　升麻一钱半　射干、甘草、黄芩、人参各八分

水煎服。温覆手足，出汗则解，不解再服。

毒甚加大青；发癍毒肿加黄连、薄荷；喘加杏仁；渴加花粉、知母、石膏。本方单用升麻、甘草，加元参，名元参升麻汤，治发癍咽痛。

【评析】

犀角元参汤在《温疫论补注》卷上有记载。犀角有清热定惊、凉血解毒的作用，是为主药。阳毒升麻汤出自《类证活人书》卷十六，方中用人参，不用元参，其余药物与犀角元参汤同，故适用于兼气虚者，而犀角元参汤适用于阴虚者。

【原文】

二陈汤

术附汤 并见太阳经

【评析】

二陈汤出自《太平惠民和剂局方》，方由半夏、陈皮、茯苓、甘草组成，功能燥湿化痰、理气和中。

附备用诸方

【原文】

阿胶大青汤（即大青四物汤） 治毒甚癍赤。

阿胶、大青各二钱 甘草一钱 豆豉三钱

水煎，入阿胶熔化，温服。

黑膏[1] 治温毒发癍如锦纹，呕逆，用此使痰毒从皮肤出。

生地二两六钱 豆豉一两六钱 猪膏半斤

合煎浓汁，去渣，入雄黄细末五分，麝香一分，搅匀，丸如弹子大，白汤化服一丸。未效，再服。

升麻六物汤 治赤癍，口疮糜烂。

升麻、栀子各钱半 大青、杏仁、黄芩各一钱 葱白三茎

水煎温服。

升麻葛根汤[2] 治无汗恶寒发癍；及小儿疮疹，四时疫疠。若癍疹已透者勿用。

升麻 葛根 芍药 甘草 等分

煎。寒多热服，热多温服。

黄连阿胶汤[3] 治温毒，下利脓血，及少阴烦躁，不得卧。

黄连二钱 阿胶钱半 黄芩、芍药各一钱 鸡子黄二枚

先煎黄连、黄芩、芍药，去渣；次入阿胶，煎一沸；再入鸡子黄，和匀，温服。

黄连汤[4] 治胸中有热，胃中有邪气，腹满痛，大便秘，欲呕。

黄连、甘草、干姜各一钱　桂枝五分　人参五分

芍药一钱　半夏一钱　大枣一枚

水煎服，日夜四次。

黑奴丸 治温疫。六七日不得汗，脉洪数，目赤身痛，热狂欲走，大渴引饮。或口噤不能言，昏沉欲绝，心口尚温，急以此丸灌之可救。兼治阳毒发癍。

麻黄三两　大黄二两　芒硝一两　黄芩一两　釜底煤、灶突墨、梁上尘、小麦奴各一两（即小麦未熟时，不成麦，捻之成黑勃者）

上为细末，炼蜜丸，如弹子大，新汲水和服。渴者与凉水任饮，须臾当发寒战栗，得汗即瘥。如无汗，再服一丸，微利也效。此药须病人大渴烦躁倍常者方可与服，慎勿轻试。

犀角大青汤 治癍毒热甚，心烦疼者。

犀角屑二钱半　大青五钱　栀子十粒　香豉一撮

水煎，温服。

犀角消毒饮 治发癍瘾疹，咽喉肿痛，毒气壅甚者。

犀角（上）　荆芥（上）　薄荷（上）　牛蒡子（中）　防风（中）　桔梗（中）　甘草（下）

水煎，温服。

升君汤 治癍出不透，因胃弱气虚者。

即升麻葛根汤，合四君子汤。（四君子汤，见夹病兼治门）

消癍青黛饮[5] 治热邪传里，里实表虚，阳毒发癍。

青黛　黄连　犀角　石膏　知母　元参　山栀　生地　柴胡　人参　甘草

加姜、枣煎。入苦酒一匙，和服。大便实，去人参，加大黄。

凉膈散[6] 治心火上盛，中焦燥实，烦躁口渴，目赤头眩，口疮唇裂，吐血衄血，大小便秘，诸风瘛疭，胃热发癍，狂乱。及小儿惊急，痘疮黑陷。

连翘四两　大黄（酒浸）　芒硝　甘草二两　黑栀　黄芩（酒炒）　薄荷二两

为末，每服三钱，加竹叶、生蜜煎。

本方加菖蒲、远志，名转舌膏，治心经之蕴热。本方加蓝根、青黛，名活命金丹，治肝经之郁火。

归葛散　治阳明温暑时症，大热大渴，津液枯涸，阴虚不能汗。

当归三五钱　葛根二三钱

水煎，去滓，以冷水浸凉，缓缓服之，得汗即解。

旋覆代赭石汤[7]　治伤寒若汗吐下解后，心中痞鞕，噫气不除者。

旋覆花三钱　代赭石一钱　炙甘草三钱　人参二钱　生姜五钱　大枣二枚　半夏二钱

水煎服，日三次。

蜜煎导法[8]　治自汗，小便利，津液内竭，大便鞕秘，不可骤攻，以此法导之。

白蜜七合，铜器内微火熬，凝如饴，捻作挺，令头锐大如指，长二三寸。纳谷道中，以手紧衬，俟欲大便，乃去之。又猪胆导方：用大猪胆一枚，取汁和醋少许，灌谷道中，少顷，大便当自出。

消渴膏[9]　治渴症，胃热，善消水谷。

黄连　花粉　藕汁　牛乳　生地汁

将黄连、花粉为末，调服。或加姜汁、蜂蜜熬膏，噙化。

【校注】

［1］黑膏：出自《肘后备急方》卷二。有凉血解毒作用。

［2］升麻葛根汤：出自《太平惠民和剂局方》卷二。有辛凉解肌、透疹解毒的功效。

［3］黄连阿胶汤：出自《伤寒论》少阴病篇。有滋阴清热作用。

［4］黄连汤：《伤寒论》太阳病篇亦有此方，但方中无芍药。本方有健脾散寒清热的功效，加芍药则有增液止痛作用。

[5] 消瘢青黛饮：出自《伤寒六书·杀车槌法》。有泻火解毒、凉血化瘢的功效。

[6] 凉膈散：出自《太平惠民和剂局方》。有清热解毒、泻火通便的功效。

[7] 旋覆代赭石汤：出自《伤寒论》太阳病篇，原名旋覆代赭汤。有健脾降逆的功效。

[8] 蜜煎导法：出自《伤寒论》阳明病篇。

[9] 消渴膏：出自《丹溪心法》卷三，原名消渴方。有清热生津的作用。

足少阳胆经论

【原文】

足少阳胆经，属半表半里之分，其经起于目锐眦，上头角，络耳中，循胸胁，交于膻中，行身之侧，终于足也。其症头角痛，目眩耳聋，呕而口苦，胸胁痛而心下痞，往来寒热，此少阳半表半里之症，脉必弦数，无标病，有本症。缘胆无出入，治法从乎本而不从乎标也。故本经有三禁，无表症不可汗，热已在腑不可吐，未入乎脏，不可下及利小便也。治宜小柴胡汤和解之。

【评析】

少阳病无标病，只有本病，其主症是往来寒热，胸胁满痛，心烦喜呕，口苦咽干，目眩，脉细弦。此乃少阳邪热侵犯胆经、胆腑，胆胃不和，正邪分争。治宜和解，用小柴胡汤。少阳病是三阳病的最后一个阶段，邪热不及阳明病那么亢盛，正气略有不足，如正气进一步衰退，病邪寒化，则进入三阴病。如以阴阳分，三阳病为阳证，三阴病为阴证；如以虚实分，三阳病为实证，三阴病为虚证；如以表里分，三阳病为表，三阴病为里；而少阳病正处于这种阴阳、虚实、表里的分界处，何渊这里说足少阳胆经属半表半里之分，其含义可能就在此。

【原文】

盖小柴胡汤，乃胆经之要药也，或耳鸣，或耳之上下肿痛，胸胁满痛，凡属少阳部位等症，并以小柴胡汤主之，随症加减，临时斟酌。如邪热上逆，填满胸胁，则胸中饱闷而呕，本方加枳壳、桔梗以开之；邪在经，不得散，则寒热往来似疟，寒多加桂枝以祛之，热多倍黄芩以清之；热邪传里，表中阳虚，则目眩，加川芎、天麻以定之；热入于脾，则口苦而渴，舌生燥苔，去半夏，加知母、花粉、黄连；咽干而渴，加花粉、葛根；喜呕而渴，胸满而渴，胁痛而渴，往来寒热而渴，皆去半夏，加花粉、黄连；渴甚加石膏、知母；先呕而后渴，必水停心下，为水结胸，加茯苓、猪苓、泽泻；盗汗自汗，加黄芪、桂枝。凡少阳胆经症，有寒热而不呕，脉静而缓，小便清利，其病自愈。

【评析】

小柴胡汤是治疗少阳病的主方，其适应证除主症外，《伤寒论》原文96条中还有不少或然症，如胸中烦，或渴，或腹中痛，或胁下痞硬，或心下悸、小便不利等等，原方后有加减变化。何渊据临床经验，对一些常见症状的加减变化甚为妥贴，如目眩，加川芎、天麻；凡口苦而渴可去半夏，随证加入知母、花粉、黄连，甚则知母、石膏；盗汗自汗，加黄芪、桂枝等。并指出少阳病愈的表现是有寒热而不呕，脉静而缓，小便清利，这是邪热渐去，三焦气机通畅，气血趋于调和的好现象。

少阳病证治

【原文】

小柴胡汤 治少阳半表半里症，寒热往来，耳聋胁痛，呕而口苦，目眩头角痛，耳之上下红肿，心下痞闷，烦呕潮热，脉弦数者，宜服此，乃和解表里之要药也。少阳禁汗吐下，亦犹太阳禁下、阳明禁利小便，同一例也。然亦有当用者，活法在人，须细玩仲景之书，而临机贵圆通耳。

柴胡三钱　黄芩一钱　半夏一钱　甘草五分　人参一钱

姜、枣煎服。

呕而心中满，去甘草；烦而不呕，去半夏，加瓜蒌、桔梗；胸中胀满喘咳，去人参，加杏仁、瓜蒌、贝母、枳壳；内热加黄连；渴去半夏，加知母、花粉；腹痛加芍药，去黄芩；胁下鞕满，去甘草，加牡蛎以软之；心中悸动，小便不利，加白茯苓；口不渴，身微热，加桂枝；嗽去人参，加五味子、干姜；呕逆加陈皮；虚烦加竹叶、粳米；齿燥无津，加石膏；痰多加瓜蒌、贝母；胁下痛加青皮、芍药；本经头痛，加川芎；发黄加茵陈。

本方以前胡易柴胡，名小前胡汤，治同。本方去人参，加桔梗、枳壳、黄连、瓜蒌，名柴胡陷胸汤，治胸胁胀满，或鞕痛。本方加五味子、麦冬，名清暑生脉散，治发热，渴不欲饮。本方加黄连、花粉、山栀、石膏、知母，名柴胡清暑饮，治渴甚饮水。本方合五苓散，治脉数烦渴，小便不利，大便滑泄。甚者协热而利，加炒黄柏、白芍，名春泽汤。本方去黄芩，加芍药，名柴胡建中汤，治腹痛恶心。心腹满而不实，加枳实、黄连；痰加瓜蒌、桔梗；血虚发热，至夜尤甚，脉无力者，加四物汤；烦渴津少，去半夏，加麦冬、知母、黄柏；内热谵语，心烦不眠，加黄连、山栀、黄柏、辰砂。本方加葛根、芍药，亦名柴葛解肌汤，治少阳与阳明发热，大便不通，寒热往来，似疟。恶寒甚，加桂枝；烦渴谵语齿燥，加石膏、知母、花粉。本方合白虎汤，名柴胡石膏汤，治内热甚，脉洪数，烦渴谵语，面赤。咳嗽加金沸草、五味子；虚烦加竹茹、竹叶、黄连；胸中有热痰结胸，加瓜蒌、黄连、枳壳、桔便，入竹沥、姜汁；头痛加川芎；小腹胁痛加青皮；痰多吐咯不出，去半夏，加瓜蒌、贝母、竹沥、姜汁；呕加橘皮、竹茹、姜汁；燥痰稠黏，并去半夏；妇人经水适来适断，寒热如疟，为热入血室，加桃仁、红花、归尾、丹皮、生地、桂枝；房劳梦遗，发热，脉浮无力，加黄柏、知母、牡蛎；痰嗽加五味子、麦冬；虚热，便不实，胃弱不食，加白术、白芍、白茯苓。本方加陈皮、芍药，名柴胡双解散，治同。

【评析】

《伤寒论》原文有少阳病“不可吐下，吐下则悸而惊”以及“不可发汗，发汗则谵语”等记载，何渊认为当临证变通，不必拘泥。小柴胡汤不仅加减变化多，与其他方合方应用亦不少，如与小陷胸汤、生脉散、五苓散、白虎汤、四物汤等，扩大了适应病证，可起到扶正祛邪、调理三焦气机的功效。

【原文】

本方加芒硝，名柴胡加芒硝汤，治伤寒十三日不解，胸胁满而呕，日晡潮热，已而微利，此本柴胡症，因医误下，潮热者实也，先宜小柴胡解外，次加芒硝主之。本方除黄芩，加桂枝、茯苓、龙骨、牡蛎、铅丹、大黄，名柴胡加龙骨牡蛎汤，治伤寒下之早，外邪未尽，乘虚入里，胸满烦惊，小便不利，神昏谵语，身重，不可转侧。本方去半夏，加花粉，名柴胡去半夏加栝楼根汤，治往来寒热而渴；及劳疟。本方去半夏，加当归、白芍、大黄，名柴胡饮子，治肌热、蒸热、积热、汗后余热，脉洪实弦数；亦治疟疾。本方加羌活、防风，名柴胡羌活汤，治瘟疫少阳症。本方加桔梗，柴胡桔梗汤，治春嗽。本方加青黛，姜汁糊丸，名清镇丸，治呕吐脉弦，头痛热嗽。本方单用柴胡、黄芩、甘草，加桂枝、干姜、花粉、牡蛎，名柴胡桂枝干姜汤，治汗下后，胸胁满，微结，小便不利，渴而不呕，但头汗出，往来寒热，心烦者；亦治疟发寒多热少，或但寒不热。本方去柴胡、黄芩，加厚朴，名厚朴生姜半夏甘草人参汤，治发汗后腹胀满者。本方合平胃散，名柴平汤，治湿疟身痛身重。本方一分，加四物汤二分，名柴胡四物汤，治妇人病久虚劳，微有寒热。本方与四物各半，名调经汤。（四物汤，见三法失宜门）

● 【评析】

柴胡加芒硝汤、柴胡加龙骨牡蛎汤、柴胡桂枝干姜汤、厚朴生姜半夏甘草人参汤均出自《伤寒论》。柴胡加芒硝汤有和解少阳，泻热去实的功效，但本方剂量较小，小柴胡汤仅用原剂量的三分之一，加芒硝二两，根据汉代一两等于现代 15.625g 计算，为 31.25g，此量亦不大，因调胃承气汤中芒硝用半升，约合 62g，故本方芒硝量仅二分之一，因此，本方为和解泻热轻剂。柴胡加龙骨牡蛎汤有和解少阳、泄热镇惊的作用，方中铅丹有毒，宜慎用，可以生铁落、磁石等代之。柴胡桂枝干姜汤有和解少阳、温化水饮的功效，主治少阳枢机不利，水饮内结的病证。厚朴生姜半夏甘草人参汤有健脾消胀的作用，是为补消兼施，但方中厚朴与人参的剂量比例是 8∶1，因此本方以消胀除满为主。柴胡饮子出自《宣明论方》卷四，有和解少阳，泻热理血的功效。柴平汤出自《增补内经拾遗方论》卷三引《宦邸便方》，功能和解少阳、燥湿化痰。柴胡四物汤、清镇丸均出自《素问病机气宜保命集》卷下，柴胡四物汤有和解少阳、养血和血的功效；清镇丸可和解少阳、清肝泻胆。

【原文】

柴胡加桂枝汤 治伤寒发热微恶寒，肢节烦疼，微呕，心下支结。亦治风温汗后身热，心中作烦，妨闷动气。

柴胡二钱 黄芩一钱 半夏七分 甘草七分 人参一钱 生姜五片 大枣两枚 桂枝一钱 芍药七分

水煎，温服。

本方去桂枝、芍药，加肉桂，名柴胡加桂汤，治身热欲近衣，或身热不渴。

【评析】

柴胡加桂枝汤的药物组成与《伤寒论》中柴胡桂枝汤相同，此乃小柴胡汤、桂枝汤原方各二分之一组成，是太阳、少阳表里双解之轻剂。

附备用诸方

【原文】

加味小柴胡汤 治伤寒胁痛，及少阳、厥阴热疟。

小柴胡汤 加麸炒枳壳、牡蛎粉、姜、枣煎服。

小柴胡汤加栀子，丹皮，亦名加味小柴胡汤，又名柴胡栀子散，治妇人郁怒肝火发热，乳病致儿食乳为患；及风热生痰等症。小柴胡汤单加茯苓，亦名柴苓汤，治小便难，微热腹满。

加减小柴胡汤 治脉弦，往来寒热，腹中痛。

小柴胡汤，去黄芩，加芍药煎服。

柴胡石膏汤 治少阳、阳明外感夹火，头痛口干，身热恶寒，拘急。

柴胡二钱 石膏三钱 甘草一钱 生姜

水煎，温服。气虚加人参。

平胃散[1] **治脾有停湿，痰饮痞膈，宿食不消，满闷呕泻，及山岚瘴气，不服水土，鬼疟夜发等症。**

茅术二钱　厚朴、陈皮、甘草各一钱

加姜、枣煎。

伤食加神曲、麦芽，或枳实；湿甚加五苓；痰多加半夏；脾倦不思饮食，加人参、黄芪；痞闷加枳壳、木香；大便秘加大黄、芒硝；小便涩加猪苓、泽泻；伤寒头痛，加葱白、豆豉，取微汗。

（附方未载）

【校注】

［1］平胃散：出自《太平惠民和剂局方》卷三。有燥湿健脾功效。

足太阴脾经论

【原文】

足太阴脾经之脉，起于足大趾[1]，上行至腹，络于咽，连舌本，行身之前。伤寒初起，头疼发热恶寒，至四五日，或六七日后，头痛恶寒已除，而身热不退，腹满咽干，手足微温，二便自调者，此少阳经热邪初入于太阴脾经之标病也。邪在半表半里，身热未退，表症未罢，热未深入，脉尚未沉；身热而脉浮，邪犹在表，宜柴胡桂枝汤以微汗之。潮热往来而脉数者，少阳之邪犹未解也，小柴胡汤和解之。至于身热已除，腹满咽干，手足微温，小便赤涩，大便不通，口渴欲饮，此则传入于太阴之本病也，脉沉有力，法当下，宜小承气汤主之。如身目黄，则宜茵陈将军汤。脾胃素虚，邪陷于脏，内虚作寒，身热腹满咽干，自利不渴，法当温散，以理中汤加桂枝主之。三阳不当下而误下之，邪热陷于脾经，咽干不渴，呕吐，腹胀满痛，自利不止，附子理中汤主之。又有水饮生冷所伤，身不热，口不渴，胸腹膜满胀痛，唇口青而呕吐，食不下，情绪不舒者，本经内伤寒也，脉沉迟无力，宜以理中汤温散之。至于手足厥冷而脉微，则以四逆汤主之。

【校注】

［1］趾：原为“指”，疑误。

【评析】

太阴标病是指少阳病不愈，热邪侵入太阴脾经，虽有正气不足，但脾阳未虚，故见发热、腹满、咽干、手足微温，治用柴胡桂枝汤微发汗，或用小柴胡汤和解之。此证酷似少阳病，为何称太阴标病？从症状与病机看，一是出现腹满，提示病邪侵犯脾经；二是手足微温，说明正气较少阳病更弱。这是少阳病向太阴病传变阶段，病邪从少阳胆经传入太阴脾经。

太阴本病是指邪气进一步深入，侵入脏腑，据症可分为脾胃实证和虚证。脾胃实证可见腹满咽干、大便不通、小便赤涩、口干欲饮、手足微温、脉沉有力等症，治当攻下，用小承气汤。此证胃肠实邪结聚较轻，且病变局限，邪热亦不明显，故无发热，这是与阳明本证的不同之处。脾胃虚证可见自利不渴、腹满等症，治以温中散寒，用理中汤。如症见咽干不渴、呕吐腹胀、自利不止、脉沉迟无力者，属脾胃虚寒较甚，治宜增强温阳散寒之力，用附子理中汤，甚则四肢厥冷、脉微，可用四逆汤回阳救逆。

【原文】

或散或温或下，三者太阴传经症治之大要也。盖邪热初入于本经，未解于表，宜散而解，用柴胡桂枝汤以微汗之，用麻黄汤则过矣。虽烦渴便实，无谵语狂妄、扬手掷足、阳极发狂等症，宜小承气汤下之，用大承气汤则过矣。虽自利足冷，而无冷过肘膝，阴盛格阳之极，只宜用理中汤，或治中汤以温之，用四逆、反本、救急回阳等汤则过矣。若初起头不疼，身不热，口不渴，即便恶寒腹痛胀满，呕吐自利，手足厥冷，小便清白，此寒邪直中太阴之本病也，脉沉无力，法当温散，以附子理中汤主之。大便自利，呕吐清涎，以理苓汤加附子主之，此治太阴直中阴寒之法也。盖脏腑沉寒，原非附子不能温，然在太阴，则邪只在中焦之间，又非少阴、厥阴可比，但宜理中汤加附子可也。况理中汤用干姜，乃脾经之本药，而太阴本经，又无阴极发躁、阴盛格阳之症故也。

【评析】

散、温、下三法是太阴病主要治法，然三法的具体应用有其特点。太阴标病治用发散，但只宜用柴胡桂枝汤微汗，不可用麻黄汤峻汗，因病邪是热邪，非寒邪，且邪热轻浅，初入脾经。太阴本病属脾胃实证者，治用下法，但只宜用小承气汤轻下，不可用大承气汤峻下，因肠胃结聚轻，病变及脾，有阳气易损的情况。太阴本病属脾胃虚证者治用温法，但只宜理中汤，不必用四逆汤，因仅是局部的脾胃阳虚。如是寒邪直中太阴，治当温散，宜理中汤加附子。

太阴病证治

● 【原文】

柴胡加桂枝汤

小柴胡汤 并见少阳经

小承气汤 见阳明经

茵陈将军汤 治湿热身目俱黄；大便不通，脉沉实者。

茵陈二三钱 山栀三钱 大黄二三钱 厚朴二三钱 枳实三钱 甘草一钱 黄芩三钱

加灯心、生姜煎，热服。

本方去大黄、厚朴、黄芩，加赤苓、葶苈，名茵陈汤，治发热黄疸，大小便涩。本方去大黄、厚朴、枳实、黄芩，加淡竹叶、木通、滑石、赤苓、赤芍，名五淋散，治膀胱有热，水道不通，淋沥不止，脐腹急痛。或尿如豆汁；或如砂石、膏淋、溺血等症。

● 【评析】

茵陈将军汤出自《伤寒六书》，有清利湿热、通下热结的作用。五淋散出自《太平惠民和剂局方》，有清利湿热、凉血通淋的功效。

● 【原文】

理中汤 治太阴病，自利不渴，寒多而呕，腹痛粪溏，脉沉无力。或厥冷拘急；或结胸吐蛔；及中寒霍乱，饮食不化；寒疟瘴气；中气虚损，久不能愈；胃弱生痰等症。

人参、白术、干姜各一钱 炙草八分

水煎，微温服。

虚者倍人参；内寒倍干姜；泻利倍白术，加泽泻；脏寒利不止，加诃子、肉果、粟壳；寒而呕逆，去甘草、白术，加藿香、半夏、吴萸、姜汁；腹痛胃气不调，加木香；腹痛甚，去白术，加芍药；小便不利，心悸，加茯苓；奔豚动气，去白术，加肉桂；腹满去甘草，加厚朴；阴黄加茵陈；结胸加枳实；内虚腹痛，加小建中汤；内实腹痛，加木香、砂仁，名香砂理中汤；吐蛔，加茯苓、花椒、乌梅，名安蛔理中汤。呃逆，加丁香、柿蒂、附子，名丁附理中汤。

附子理中汤 治阴寒，腹痛甚，利不止，蜷卧沉重，肢体拘急，足冷，脉沉伏欲绝者。

理中汤，加附子二三钱。势急者生用亦可。蜜丸，治瘥后喜唾，胃虚有寒者。

治中汤 治脾胃不和，呕逆霍乱，中满虚痞，自利泄泻，寒在中焦。

理中汤，加陈皮、青皮。水煎，微温服。呕甚加半夏。

理苓汤 治大便泄泻，呕吐痰涎，或小便不利，口渴。

理中汤、五苓散，二方合用。

【评析】

理中汤出自《伤寒论》，是治疗太阴病脾胃虚寒的主方，有温中散寒的功效。治中汤出自《太平惠民和剂局方》，有温中散寒、理气化痰的作用。

【原文】

四逆汤

回阳救急汤

回阳返本汤 并见少阴经

附备用诸方

【原文】

枳实理中汤 治寒实结胸欲绝，胸膈高起，手不可近，非大陷胸症。亦治饮食生冷，寒凝胸膈，鞕满胀痛，身不热，口不渴。

理中汤，加枳实。水煎，温服。本方再加茯苓，蜜丸，名枳实理中丸[1]，治同。

连理汤 治外感盛暑，内伤生冷，泄泻作渴。

理中汤，加黄连、茯苓 水煎，温服。

温胃汤[2] 治忧思郁结，脾肺气凝，元阳受困，大肠与胃气不平，胀满上冲，饮食不下，脉虚而紧涩。

附子、人参、干姜、炙草、当归、白芍、厚朴、陈皮各一钱 川椒三分（去合口，炒令出汗）

加生姜，煎服。一方无附子，有白术。

东垣温胃汤 治服寒凉药多，致脾胃虚弱，胃脘痛。

白蔻 人参 泽泻（下） 益智 砂仁 厚朴 甘草 干姜 姜黄（中） 黄芪 陈皮（上）

水煎，食前温服。

浆水散[3] 治暴泻如水，周身汗出，一身尽冷，脉微而弱，气短不能语。甚者加吐，即为急症。

半夏一两 附子、炮姜、肉桂、甘草各五钱 良姜二钱半

上药共为末，每服三钱，浆水煎，热服。以新汲水沃黄土，搅浊再定，澄清用，故名。

吴茱萸汤[4] 治胸满，呕吐痰涎，头痛，及食谷欲呕者。或吐利，手足厥冷，烦躁欲死。

吴萸三钱 人参一钱 生姜三钱 大枣二枚

水煎，温服。

吴茱萸汤又一方，治冒暑伏热，腹痛泻利。或饮食过度，霍乱吐泻；或食冷胃寒；或忍饥大怒；或因舟车伤动胃气，令人伤触，吐泻并作，转筋逆冷等症，迟则不救：用宣木瓜、炒食盐、吴萸等分，同炒令焦，以磁瓶贮水，煮百沸，入药煎成，或冷或热，随症饮之。若仓卒无药，止用盐一撮，米醋一盏，同煎，温服。或盐梅、酸、咸等物皆可。

倍术丸[5] 治五饮吞酸等症，一曰留饮，水停在心下；二曰澼饮，水在两胁；三曰痰饮，水在胃中；四曰溢饮，水溢在膈；五曰流饮，水在胁间，沥沥有声，皆由饮水过多，或饮冷酒所致。

白术二两（炒） 桂心、干姜各一两（炒）

为末，蜜丸，每服二十丸，食前米饮温下；渐加至三五十丸。

苓桂术甘汤[6] 治心下有痰饮，胸胁支满目眩。

茯苓四钱 桂枝、白术各三钱 甘草二钱

水煎，温服。

本方倍茯苓，加泽泻、生姜，名茯苓泽泻汤，治胃反吐而渴欲饮水者。亦治消渴脉绝，反胃。

甘露饮（又名观音应梦饮） 治反胃，呕吐不止，饮食减少。常服快胸膈，养脾胃，进饮食。

干饧糟六分（用头柞者） 生姜四分

上和匀，捣烂作饼，或焙，或晒干；每十两，入炙甘草二两，共研为末；每服二钱，用沸汤，入盐少许，调下，不拘时。

痛泻要方[7] 治肝实脾虚，痛泻不止，水泻腹不痛者，湿也；痛甚而泻，泻而痛减者，食积也；水泻腹痛肠鸣，痛一阵，泻一阵，火也；或泻或不泻，或多或少者，痰也；完谷不化者，气虚也。

白术三两（土炒） 白芍二两（炒） 陈皮两半（炒） 防风一两

或煎或丸服。久泻加升麻。

【校注】

[1] 枳实理中丸：出自《太平惠民和剂局方》卷三。有健脾益气、温中行气的功效。

[2] 温胃汤：出自《备急千金要方》卷十六。有温中健脾、理气活血的作用。

[3] 浆水散：出自《素问病机气宜保命集》卷中。有温中散寒、降逆止呕

的作用。

[4] 吴茱萸汤：出自《伤寒论》阳明病、少阴病、厥阴病篇。有暖肝温胃的功效。

[5] 倍术丸：出自《外台秘要》卷八引《深师方》方。有温中、散寒、化湿的作用。

[6] 苓桂术甘汤：出自《伤寒论》太阳病篇。有温阳健脾、化饮的功效。

[7] 痛泻要方：出自《丹溪心法》卷二引刘草窗方。有泻肝补脾、调和气机的功效。

足少阴肾经论

【原文】

足少阴肾经，其脉起于足心，上行贯脊，循喉咙，络舌本，下注心胸，行身之后也。凡伤寒初起，头痛发热恶寒，至五六日，或七八日间，前症已除，后有恶寒厥冷，引衣蜷卧，此热邪传入少阴之标病也。至于舌干口燥，谵语发渴，大便不通，小便赤少者，此由三阳经热邪传入少阴之本病也。是邪热陷于阴分，内热而外寒，故引衣蜷卧恶寒；其脉循喉咙，络舌本，故舌干口燥，谵语发渴；肾主二阴，故大便不通，小便赤少；热在脏，其脉必沉实有力，或沉疾有力，法当下，大承气汤主之。又有伤寒口干舌燥，汤饮过多，至五六日，传入少阴，心下鞭满，小便赤，口气温，大便自利纯清水者，此必有燥屎结于内，而下利清水者，乃旁流秽汁也。其症虽类于自利，当干渴能饮水，腹满鞭，矢气极臭，小便赤少，而知其为里寒[1]也。又有本经恶寒蜷卧，口干舌燥，绕脐鞭痛，三四日不更衣者，亦有燥屎内结，故绕脐鞭痛也。又有本经四五日后，恶寒蜷卧，口干舌燥，谵语发渴，大便不通，手足厥冷者，夫恶寒蜷卧，手足厥冷，状类阴寒；此当于口渴舌干，烦躁便实，能饮水浆，口气温，脉沉实有力，而知其为热厥，非寒厥也。又有阳症失于汗下，四五日后，身不热，不恶寒，反恶热，揭去衣被，扬手掷足，口干舌燥，烦渴饮水，大便不通，甚则舌卷囊缩者，此热邪深入于里，里热而表不热也。阳气亢极，故舌卷囊缩；扬手掷足，是热极发躁也；所谓阳症似阴者，即其候也。以上数症，法当下，并用三承气汤，看轻重主之。又有阳症口干舌燥，烦渴引饮，因而饮水过多；或恣食生冷瓜果，内伤脏腑，胃寒下利；或呕吐涎沫，小便清白，口气冷，手足厥逆者。夫口干舌燥，烦渴引饮，阳症传入之本热也。

【校注】

[1] 为里寒：从文意看，当是“非为里寒”。

【评析】

少阴标病表现为恶寒厥冷，引衣蜷卧，病机为阳气虚衰，阴寒内盛。少阴本病则可分为热化证和寒化证。这里论述了热化证的四种表现与病机及其治法与代表方。一是因邪热陷于阴分，内热而外寒，故症见蜷卧恶寒，舌干口燥，谵语，小便赤少，大便不通，脉沉实有力，或沉疾有力。二是邪入少阴，燥屎内结，热结旁流，症见心下鞕满，小便赤，口气温，大便自利，纯清水。三是因邪热郁阻而致厥，症见恶寒蜷卧，手足厥冷，口渴舌干，烦躁便实，能饮水浆，口气温，脉沉实有力。四是热邪深入于里，里热而表不热，症见身不热，不恶寒，反恶热，揭去衣被，扬手掷足，口干舌燥，烦渴饮水，大便不通，甚则舌卷囊缩。这四种情况均属少阴热化重证，常会出现热极似寒、阳极似阴的征象，需辨别清楚，但凡有口干舌燥、烦渴引饮，可知热邪已传入少阴本病，此时当急祛其邪，以保存正气，用大承气汤下之。

【原文】

复有脏寒下利、呕吐厥逆等症，是因汤水过多，冷物所伤，观其小便清，口气冷，脉沉无力，而变为内伤寒也。又有阳症传入少阴，引衣蜷卧，恶寒肢厥，小便清白，腹痛，呕吐涎沫，不因渴饮伤胃而自利者。此为阳症变阴，热化为寒，脉沉无力，面青口黑[1]气冷，而辨其为内寒也。以上二者，法当温，以四逆、理中等汤主之。又有初起不头痛，便恶寒身热面赤，脉沉足冷者。夫恶寒发热面赤，阳热之表症也；又见手足厥冷，脉沉无力，不头疼，此又少阴寒邪之本病也；是其表有邪热，里有沉寒，法当温经散寒，宜麻黄附子细辛汤。麻黄以散表热，附子以温里寒，用细辛以入少阴经，微汗出而自愈矣。盖太阳症而得少阴脉，两感症之类也，取脉为重，而两解之法当然也。又有伤寒初起，头不疼，身不热，口不渴，引衣蜷卧，手足厥冷，脉浮，按之不鼓指，其为寒邪无疑矣；而又见面赤脸红，大便不通。此则寒伏于内，逼热于外，虚阳上浮而面赤也；身不热，则知其邪不在表；口不渴，则知其里又无热；恶寒蜷卧，则知其内必有寒；热不在表，则面不当赤，而有面赤，则虚阳可知；热

不在里，则便必不实，而有便实者，此阴寒凝结于脏也；脏虽结而腹不鞕，此知其阴结也。又有初起头疼，发热恶寒，或因过服寒凉之剂，攻热太速；或渴饮凉水，致伤脾胃。身热面赤，渴不能饮水，脉沉无力，手足厥冷，口出冷气，小便清白，大便自利者，此寒伏于内，逼热于肌肤，虚阳上浮而面赤，即阴盛格阳之症也，法当温散，如四逆、五积之类主之。若肾气素虚，不因内伤，阳症变阴，化热为寒，脉沉无力，足冷自利，法当温补，如回阳返本、人参四逆之类主之。以上皆治少阴之症，及传症之法。

【校注】

[1] 口黑：指症状。此处可有二解：一指口唇青黑，因心阳虚，血脉瘀阻所致；二指黑舌，因肾阳虚，阴寒盛所致。

【评析】

少阴本病属寒化证有两种情况：一是因饮食所伤，脾肾阳虚，症见下利、呕吐、厥逆小便清、口气冷、脉沉无力。二是因阳证传入少阴，损伤阳气，病邪寒化，心肾阳虚，症见引衣蜷卧、恶寒肢厥、小便清白、腹痛、呕吐涎沫、面青口黑气冷、脉沉无力。此二证均属阳衰阴盛，当用温法，四逆汤为主方。阳衰阴盛严重者，可致阴盛格阳证，出现戴阳症，如身不热，口不渴，引衣蜷卧，手足厥冷，而反见面赤，此乃寒伏于内，逼热于外，虚阳上浮所致，法当温补，人参四逆汤之类主之。

此外，少阴病见恶寒发热、面赤颊红、脉沉足冷，是少阴而得阳热之表症，又称太少两感证，法当温阳解表，用麻黄附子细辛汤治疗，麻黄解表邪，附子温里寒，用细辛引入，微汗出而病愈。

【原文】

六经之中，惟少阴传经伤寒，有寒症，有热症，或可下，或可温，或可温散，传变多端，最难辨认，必须潜心审治，一或少差，杀人立至矣。大抵少阴

脉，上不行头，循喉络舌，故口燥舌干而头不痛。寒热二症皆有之，但当于烦渴能饮水，大便不通，小便赤少，口气温，脉浮实有力，而知其热；口不渴，或渴而欲饮，不能下咽，大便自利，小便清白，口气冷，脉沉细无力，而知其寒。既明其症，复察其脉，又于形色观之，或可下，或可温，了然无疑义矣。又有初起头不疼，身不热，口不渴，即恶寒蜷卧，脐腹搅痛，或吐或泻，手足厥冷，寒战面如刀刮者，此寒邪直中少阴之本病也。脉沉迟，或沉细无力者，法当温，轻则理中，重则四逆可也。又有初起身不热，即恶寒，蜷卧，小腹搅痛，面赤吐利，手足厥冷；甚则舌卷囊缩，昏沉不省，爪甲青紫，冷过肘膝，心下胀满，脉沉细无力者，此夹阴中寒，法亦当温，以人参四逆汤加吴萸主之。又有初起身不热，恶寒蜷卧，身重难以转侧。饮水不欲入口，烦躁闷乱，手足厥冷，是阴盛格阳也，以四逆汤温之。又有初起身微热，蜷卧，面色暗，烦躁闷乱，扬手掷足，欲坐卧于泥水井中，渴欲频饮，而不能下咽，入口即吐，手足厥冷，脉沉迟无力者，此阴极发躁也，法当急温，以四逆汤，或霹雳散，顿冷服之。又有本经初起恶寒蜷卧，面青鼻黑，舌苔黑滑，目睛黄，头疼，身重，痛如被杖；或小腹里急搅痛；或咽喉肿痛，毒气攻心，心下胀满，结鞕如石；或烦躁吐利，四肢坚冷如冰；或气促呕闷，冷汗不止；甚则昏沉不省，舌卷囊缩，面唇青黑，爪甲青紫，脉沉细无力，或伏绝。此皆直中阴寒，深入于脏，名曰阴毒，病势已极，非汤药所及者，速宜急灸关元、气海、丹田，以回将绝之阳；仍灌以回阳救急、白通、阴毒甘草、回阳返阴等剂，庶可幸生其一二。若误认为热，而用寒凉，入口即毙矣。

【评析】

少阴病是疾病发展过程中的严重阶段，亦是疾病传入阴经的危重病证。病情严重与否取决于两方面，一是病邪深重，二是正气虚衰，当阳气虚衰时，病邪往往寒化，而呈现一派阳衰阴盛之证，此时当急救回阳，主方是四逆汤，此亦是《伤寒论》中少阴寒化证的主要证型。如气阴有伤，但阳气尚未衰竭，则由阳证传入的热邪未寒化，而表现为热证，此时当以祛邪为先，以保存阴液，避免阴损及阳，阳气衰竭。如此复杂变化，一旦辨证错误，则失之毫厘，差之千里，故何渊认为少阴病为六经之中最难辨认，必须潜心审治，一或少差，杀人立至矣。并提出辨寒热二证的鉴别点，如口渴欲饮或不渴，或渴不欲饮，大便闭结或自利，小便赤少或清白，口气温或冷，尤其是脉浮实有力抑或沉细无力。

病邪不经过由表入里的传经演变，直接侵犯三阴，是谓直中，多因寒邪盛，病人素体虚寒所致，直中少阴以吐利蜷卧、手足厥冷、脉沉细为主症。直中阴经之证大多发病急而重，诸如阴盛格阳，阴极发躁等证候均可见到。治疗以温阳散寒为主，如四逆汤、理中汤，重则回阳救急汤、霹雳散、人参四逆汤加吴萸等。严重者昏沉不省，舌卷囊缩，面唇青黑，爪甲青紫，脉沉细无力或伏绝，此病邪深入于脏，名曰阴毒，病势已极，非汤药所及者，速宜急灸关元、气海、丹田，以回将绝之阳，并灌以回阳救急汤、白通汤等剂。这些临证经验反映了中医在急重证中的治疗原则与方法。

少阴病证治

● **【原文】**

大承气汤

小承气汤

调胃承气汤　并见阳明经

理中汤　见太阴经

● **【原文】**

四逆汤　治三阴初病，无头痛，不发热，即便恶寒厥冷，脉沉细无力或伏，战栗蜷卧；或呕吐泻利，腹痛，直中阴经真寒症。及夹阴中寒，面赤脉沉，厥冷，舌卷囊缩；以及阳症误服生冷寒凉，内伤寒阳症变阴，下利清谷，里寒外热，手足厥冷，面赤干呕，咽喉不利；及少阴烦躁，下利不止，厥冷脉

沉，或脉不出，或伏绝者。

附子三钱　干姜　甘草一钱半

水煎，微冷服。

气虚加人参，名人参四逆汤。泻加白术、茯苓；泻不止加肉果、粟壳、肉桂、炒艾、炒陈米，取土气以助胃气；呕吐不止加吴萸、半夏、陈皮，甚则加丁香；咽喉不利加桔梗；腹痛加肉桂、良姜、芍药；小腹搅痛加吴萸、青皮、木香、砂仁、熟艾、延胡；饮食寒冷等物所伤，加草果、木香、砂仁；恶寒战栗，身体骨节疼痛，加桂枝；脉微或不出，亦加人参。本方加甘草一倍，名通脉四逆汤，治厥逆下利，脉不至。本方加葱白数茎，亦名通脉四逆汤，治格阳面赤。本方加茵陈，名茵陈四逆汤，治阴黄，四肢厥冷。本方加猪胆汁，名四逆加猪胆汁汤，治伤寒吐下后，汗出而厥，四肢拘急，脉微欲绝。本方加茯苓、人参，名茯苓四逆汤，治汗下后，病不解，烦躁者。本方加白术、大枣，名白术附子汤，治风湿相搏，身体烦疼，不能转侧，不呕不渴，脉浮虚而涩；及中寒发厥心痛。本方去甘草，名干姜附子汤，治下后复汗，日躁夜静，无表症，脉沉微，无大热者；又治中寒厥热眩仆，及阴盛格阳。姜附汤加当归、肉桂，入蜜和服，名姜附归桂汤，服姜附之后，宜继服此汤，逐营分之邪以和血；再加人参、甘草、生姜，名姜附归桂参甘汤，服前汤后，继当服此，兼补气血。本方去干姜，加芍药，名芍药甘草附子汤，治伤寒发汗不解，及恶寒者，虚故也。本方单用甘草四两，干姜二两，名甘草干姜汤，治阳虚自汗，脉浮小便数，心烦，微恶寒，脚挛急痛；误用桂枝便厥，咽干烦躁，吐逆，服此以回其阳。若厥愈足温，更用芍药、甘草各四两，以和其阴，其脚即伸。

【评析】

四逆汤出自《伤寒论》，有回阳救逆的功用，是温法的代表方。《伤寒论》中四逆汤加人参，名四逆加人参汤，有回阳救逆、益气生津的作用。四逆汤中附子、干姜的剂量增加一倍，名通脉四逆汤，有破阴回阳、通达内外的功效，可治疗阴盛格阳证。如阳衰阴竭，可用通脉四逆加猪胆汁汤。茯苓四逆汤、干姜附子汤、芍药甘草附子汤、甘草干姜汤均出自《伤寒论》，主治即如文中所述。

【原文】

麻黄附子细辛汤 治少阴病，始得之，反发热脉沉者。盖少阴病，脉微细，但欲寐；而太阳膀胱与肾为表里，肾虚故太阳之邪直入，而脉沉；余邪未尽入里，故表热，此症谓之表里传，所谓太阳症而得少阴脉，非两感也。

麻黄、附子各二钱 细辛一钱

先煮麻黄，去沫，再入后药。温服，得微汗为度。

本方去细辛，加甘草，名麻黄附子甘草汤，治少阴病，得之二三日，无吐利厥逆诸里症，用此微发其汗。

五积散 治少阴外感风寒，内伤生冷，身热无汗，头疼身痛，项背拘急，胸满恶食，呕吐腹痛，寒热间作，脚气[1]肿痛，冷秘、寒疝、寒疟，恶寒无汗，此少阴发表温里之法。

麻黄一钱 桂枝五分 白芷七分 川芎四分 苍术一钱

厚朴八分 半夏七分 陈皮一钱 枳壳八分 桔梗五分

当归一钱 芍药八分 人参五分 茯苓五分 甘草五分

干姜二分

加生姜、葱白煎。

自汗去麻黄、苍术；气虚去枳壳、桔梗，加黄芪、白术；腹痛夹气，加吴萸、青皮、延胡；胃寒加煨姜；阴寒肢体厥冷加附子。本方合人参败毒散，名五积交加散，治寒湿肢体疼痛。

【校注】

[1] 脚气：病名。见《肘后备急方》卷三。多因外感湿邪风毒，或饮食厚味所伤，积湿生热，流注腿脚所致。症见腿脚麻木，酸痛无力，或肿胀，或枯萎，进而可入腹攻心。

【评析】

麻黄附子细辛汤与麻黄附子甘草汤均出自《伤寒论》少阴病篇，书中麻黄附子细辛汤名麻黄细辛附子汤，均治疗太阳、少阴两经同病，有温阳解表的功用，然麻黄细辛附子汤的发表力稍大于麻黄附子甘草汤。

五积散出自《仙授理伤续断秘方》，但原方中无人参，不用桂枝而用肉桂，主治寒湿病证，加入人参或附子，则既可发表散寒化湿，又可益气温阳治里，起表里同治作用。人参败毒散出自《太平惠民和剂局方》，亦是解表、益气同用，并有祛风湿、止痛的作用。

【原文】

回阳返本汤 治阴盛格阴，脉绝欲死；及阴极发躁。服后脉微出者生，骤出者死。

附子 干姜 甘草 人参 麦冬 五味子 陈皮

用浆水[1]煎，入蜜五匙，冷服。一方有腊茶[2]。戴阳面赤加葱白。

霹雳散 治阴盛格阳，烦躁面赤，脉沉细或伏绝。

附子一枚（炮） 用冷灰埋之，候冷取出，研末，入真腊茶，同研；分二服，煎成，入蜜，冷服。一法研细末，蜜汤调下。

回阳救急汤 治三阴中寒初病，身不热，头不痛，恶寒战栗，四肢厥冷，引衣蜷卧，身体沉重，腹痛吐泻，口中不渴；或爪甲唇青，口吐涎沫；或无脉，或沉迟无力。

附子五分 干姜五分 甘草二分 人参五分 肉桂五分

白术一钱 茯苓一钱 半夏七分 陈皮七分 五味子九粒

加姜煎，入麝三厘，调服。

无脉加猪胆汁；泄泻加升麻、黄芪；呕吐加姜汁；吐涎沫加盐炒吴萸。

白通汤 治少阴下利脉微者。

附子三钱 干姜二钱半 葱白二茎

水煎服。本方加人尿、猪胆汁，名白通加人尿猪胆汁汤，治利不止，厥逆无脉，干呕烦躁。服此汤后，脉暴出者死，微续者生。

【校注】

[1] 浆水：指澄清泥浆水。

[2] 腊茶：腊，干燥。腊茶即干燥的茶。

【评析】

回阳返本汤与回阳救急汤均出自《伤寒六书·杀车槌法》。回阳返本汤是四逆汤与《内外伤辨惑论》的生脉散合方而成，具有回阳复阴的功效。回阳救急汤中有四逆汤加人参、五味子，虽未用麦冬，但亦有回阳救逆兼益气阴的功效，并因加入健脾化湿诸药，故宜治疗腹痛吐泻等症。白通汤出自《伤寒论》少阴病篇，主治少阴虚寒下利。

【原文】

阴毒甘草汤 治阴毒，身痛背强，腹中疠痛，咽喉不利，毒气攻心，心下坚强，短气不得息，呕逆，唇青面黑，四肢厥冷，其脉沉细而疾，五六日可治，七日不可治。

炙草、升麻、当归各一钱 雄黄五分 桂枝一钱 鳖甲一钱半（醋炙） 川椒五分（去闭口者，炒令出汗）

水煎，去滓服。温覆取汗，使毒从汗出而愈；如多时未汗，再煎服。

回阳丹 治阴毒伤寒，面青逆冷，心腹胀满，脉沉微细。

硫黄取色黄而坚者，以莱菔剜空，入硫黄合定，糠火煨熟，去其臭气；以紫背浮萍煮，还消其火毒；又以皂角汤淘去黑浆，研用。一法用绢袋酒煮三日夜；一法入猪大肠煮三时，取出听用，盛之。

木香、附子各半两 炮姜一两 吴萸、干蝎（去毒）、荜澄茄各半两

上药制为细末，酒煮面糊为丸，如梧子大，每服三十丸，生姜汤下，复饮热酒一盏，温覆取汗。

返阴丹 治阴毒伤寒，心神烦躁，头痛厥逆，阳气垂绝之症。

硫黄五两 硝石[1]二两（另研） 附子、炮姜、桂心各半两 玄精石[2]二两（另研）

用铁铫[3]，先铺玄精石末一半于底，次铺硝石末一半，中铺硫黄末，又加硝石一层，再盖玄精石于上，以小盏合之；以炭三斤，慢炼，勿令烟出；再

取瓦盆，着地合定，周围用盖好，勿令烟出；候冷取出，细研如面；后将姜、桂、附子捣筛为末，与同细研令匀；软饭成丸，如梧子大。每服十五丸，加至二十丸，熟艾汤下，以汗出为度。重者用二三十丸，喘促吐逆者，入口即定。如服过三五次而阴毒未退，尚无汗者，急以大艾炷于脐下数穴，连连灸之，勿拘壮数；仍频服此丹；并灌以当归四逆汤，直待内外通透，汗出解退方妙，稍缓即不救矣。更有小便不通，阴囊缩入，小腹绞痛欲死者，更于脐下石门穴，用大艾急灸；仍灌以前药，加吴萸生姜汤，慎勿与寻常利水之药。此乃阴毒结于小腹所致，世医见小便不通，便用炒盐及裹热物熨之，使阴毒无门可出，即便奔上冲心，往往致死，慎之。

● **【校注】**

［1］硝石：矿物名。又称火硝，味苦咸，入血分以消坚。

［2］玄精石：矿物名。为年久所结的小形片状石膏矿石。味咸，性寒。有清热降火、祛痰的作用。

［3］铫（diào 掉）：吊子，一种有柄有流的小烹器。

● **【评析】**

上述三方均治疗阴毒伤寒。阴毒证既有邪毒内盛，又有阳气虚衰，为祛除阴毒，方中或用雄黄，或用硫磺来辛温解毒，但这些药物均有毒，当中病即止，不可多服，临床当慎用。

附备用诸方

● **【原文】**

退阴散 治阴毒手足逆冷，头痛腰重，脉沉细。

川乌 干姜等分

为粗末，炒透，再研细，每服一钱，加盐少许，水煎，温服。

天雄散 治阴毒，身重背痛，腹中疞痛，咽喉不利，毒气攻心，心下坚强，短气呕逆，唇青面黑，四肢厥冷，其脉细沉而疾。

天雄一两　麻黄、当归（炒）、白术、半夏各半两　陈皮、干姜各三两　厚朴一两　肉桂、川椒各一两（去目，及闭口者，炒令出汗）

共捣粗末，每服五钱，姜、枣煎，热服。如人行十里，未汗再服。

正阳散[1]　治阴毒，面青，口张，心下结鞕，身不热，额上汗，烦气渴不止，舌黑多睡，四肢俱冷，呼出冷气。

附子一钱　干姜五分　甘草五分　冰麝一分　皂角一分（去皮、弦、子，酥炙黄）

为细末，水煎，热服，不拘时候。

附子散[2]　治阴毒，唇青面黑，身背强，四肢冷。

附子钱半　干姜五分　桂心一钱　当归一钱　白术一钱　半夏一钱

为末，加姜煎，热服，以汗出为度。本方单用附子二枚，炮去皮脐为末，每服二三钱，生姜自然汁半杯，冷酒半杯，和匀调服，更以冷酒连服数盏，名附子回阳散。良久，脐下如火，遍身和暖为度。治阴毒，面青逆冷，脐腹疠痛，一切卒暴冷证。

白术散　治阴毒，烦躁，四肢坚冷如冰。

白术一钱　细辛五分　附子一钱　桔梗一钱　干姜五分　川乌一钱

为末，水煎，不拘时候，连滓热服。

事后腹痛方　凡人房事后，中寒厥冷，腹痛呕逆者。

用姜、葱捣烂，冲热酒任饮，温覆睡下，少顷，出汗则愈。如腹痛甚者，以葱白捣烂烘热，摊脐上，以火熨之，或艾灸亦可。得鼻尖有汗，其痛即止。

苦酒汤[3]　治少阴咽痛生疮，不能言语，声不出者。

半夏十四枚（洗）　鸡子一枚（去黄）

内半夏于苦酒中，以鸡子壳贮之，置铁杯中，安火上，煮二三沸，少少含咽。不瘥更作。

救脱阳方　治气虚脱阳，身冷，无脉，气息欲绝，不省人事；及伤寒阴厥，唇青囊缩；或卒倒尸厥等症，百药不效者。急用此法：

葱白捣烂炒热，用布作二包，于脐下更替熨之；甚者仍灸气海、关元二三十壮，手足渐温脉渐出者，可治。次用大剂附子、干姜、白术、木香，煎成，候冷灌之，或服回阳等汤。一法用葱白连紫数把，如饼大，先以火烘一面，令热，不可过灼，安脐上，将熨斗贮火熨之，令热气透入。一饼坏，更换熨之，良久，病人当渐醒，手足温，汗出即瘥；更服四逆，以温其内，屡有效验。

腹胀关格方　治肚腹胀满，关格，大小便不通，不能用药者。

独蒜，煨熟，去皮，绵裹纳下部中，冷即易之。又方：用生姜如指大一块，煨熟，乘热以绵裹纳下部中，冷即易之。

蒸脐法　治阴症，吐逆厥冷，自利昏沉不醒：心下坚胀如冰，唇面指甲青黑，脉沉欲绝，汤药不受者。

麝香、半夏、皂荚等分

为细末，填于脐内；用生姜切厚片，盖于脐上；以大艾炷于姜片上，灸二七壮。热气透于内，逼寒外出，手足温暖，即止。然后投姜、附等药。

【校注】

［1］正阳散：出自《太平惠民和剂局方》卷十一。有温阳散寒解毒作用。

［2］附子散：《备急千金要方》卷八中亦有此方，但方中有人参、细辛、防风，无当归、白术、半夏。本方有温阳散寒、活血祛湿的功效。

［3］苦酒汤：出自《伤寒论》少阴病篇。有清热涤痰、敛疮消肿的作用。

足厥阴肝经论

【原文】

足厥阴肝经，其脉起于足大趾[1]，上连阴器，抵小腹，循胁肋，上唇口，与督脉会于颠顶，行身前之侧也。伤寒六七日，或八九日间，若见胸腹胀满，恶寒发热，往来如疟状者，此由阳邪传入厥阴肝经之标病也，便清不呕者，其病自愈，治宜柴胡桂枝汤以和之。

本经头痛发热已除，而有腹满消渴，四肢厥冷，乍温乍逆，舌卷囊缩，谵语烦躁，大便不通者；又有发躁，消渴善饮，饮水多而小便反少，亦舌卷囊缩，四肢厥逆。此二者，热入厥阴经之本病也，所谓热深厥亦深，故手足厥冷，脉沉有力，并以大承气汤下之。下后而前症悉除，手足温和者，生；下后而自利不止，渴愈甚者，急以回阳四逆、白通加人尿猪胆汁等汤温之，而前症更剧者死。脉细而迟，或伏而绝，切不可下，下之者死。又有头痛恶寒，手足厥冷，脉细欲绝，或亡血后，寒中厥阴，宜当归四逆汤主之。又有初起头不痛，身不热，即便恶寒蜷卧，小腹连阴器绞痛，或泻利呕哕，口吐涎沫；甚至爪甲青，唇口黑，四肢冷过肘膝，舌卷囊缩，筋急身重，脉沉迟无力，或微或伏者，急用茱萸四逆汤，或回阳返本汤温服之；六脉伏绝，生脉四逆汤主之；仍灸关元、气海、丹田。其脉渐出者生，骤出者死，病至厥阴，阴极阳微，邪气甚而正气将绝，虽有起死回生之功，亦十中之一二尔，慎之慎之。

【校注】

[1] 趾：原为“指”，疑误。

【评析】

厥阴标病阳气来复，能与邪抗争，故见发热、胸腹胀满等症，是阴病从阳出表的证候，因正气总有亏虚的一面，故治以扶正祛邪，用和解法，方如柴胡桂枝汤。厥阴本病邪气深入，分阳回热证和阳衰寒证。阳回热证病性同少阴热化证，但表现稍有不同，以腹满消渴、四肢厥冷、乍温乍逆、舌卷囊缩、谵语烦躁、脉沉有力等为主症，急以祛邪，可用大承气汤下之。阳衰寒证同少阴寒化证，以下利清谷、四肢厥逆、脉细而迟或伏而绝等为主症，治当回阳救逆，可用四逆汤或白通加猪胆汁汤。两者区分的关键，除了有无发热外，还在于脉象的有力和无力。

厥阴病患者正气虚衰，与邪气作最后的较量，因此病情严重而反复，以厥热胜复为主要表现，即正气不敌邪气时，症见厥逆、脉沉微无力；正气奋起与邪抗争时，症见发热、脉数有力。这种生死的反复较量，是厥阴病的特征。厥逆一证有寒热虚实之别，除了寒厥、热厥外，还有血虚寒厥，症见手足逆冷，得热则减，脉细欲绝，用当归四逆汤以散寒养血通脉。至于茱萸四逆汤，亦属寒厥，主方为四逆汤，加吴茱萸可暖肝温胃，治疗小腹连阴器绞痛，或泻利呕哕、口吐涎沫等症。阳气急剧衰退，需急救时，可配用针灸法，如灸关元、气海、丹田等穴。厥阴病的转归取决于阳气的存亡，阳气来复则生，症见其脉渐出而持续；阳气不复则死，可见脉骤出而不续。病至厥阴，阴极阳微，邪气甚而正气将绝，治疗当谨慎及时，以获起死回生之功。

厥阴病证治

【原文】

柴胡桂枝汤　见少阳经

大承气汤　见阳明经

回阳救急汤

四逆汤

白通汤　并见少阴经

当归四逆汤[1]　治厥阴，头痛恶寒，手足厥冷；或亡血后厥阴中寒，脉微细欲绝者。

当归、桂枝、芍药各一钱　甘草七分　大枣三枚　细辛一钱　通草七分　生姜三片

水煎，温服。

若其人素有久寒，兼下利，脉大，肠鸣者，虚也，加吴萸、生姜。

茱萸四逆汤　治厥阴小腹绞痛，吐利，唇口指甲皆青，冷过肘膝。

吴萸（泡）　附子、干姜、各一钱　甘草钱半（炙）

水煎，热服。

生脉四逆汤　治阴症手足厥冷，六脉伏绝。

回阳返本汤去陈皮。方见少阴经。

● 【校注】

[1] 当归四逆汤：出自《伤寒论》厥阴病篇。有温经散寒、养血通脉的功效。

附备用诸方

● 【原文】

附子汤[1]　治少阴病，口中和，背恶寒；并治手足寒，身体骨节疼痛，其脉沉者。

附子二钱　人参二钱　白术四钱　芍药、茯苓各三钱

水煎，温服。

本方加桂心、甘草、干姜，亦名附子汤，治风寒湿痹，骨节疼痛，皮肤不仁，肌肉重着，四肢缓纵。一方去人参、芍药、桂心，加牛膝、厚朴、苍术、杜仲，亦名附子汤，并治麻痛。

附子八味汤　治气虚中寒、脚气等症。

附子、人参、干姜、芍药、茯苓、炙草、桂心各等分　白术倍用

水煎，食前温服。一方去桂心，加熟地。

温经益元汤[2]　治面赤身热，不烦而躁，饮水不入口，名戴阳症。

附子　干姜　甘草　人参　麦冬　五味子　艾叶　黄连　知母

加姜、枣、葱白煎，入童便一匙，冷服。

乳香硫黄散　治阴寒呃逆，用此劫之。

乳香、硫黄、艾叶等分

为细末，以好酒一杯，煎数沸；乘热，令病人以鼻嗅之。外用生姜捣烂，炒热，布包熨其胸前，甚妙。

【校注】

［1］附子汤：出自《伤寒论》少阴病篇。有温阳散寒、镇痛除湿的作用。

［2］温经益元汤：原名益元汤。出自陶节庵《伤寒六书·杀车槌法》。治真寒假热证。

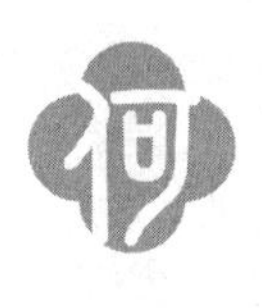

卷下

合病论

【原文】

合病者，初感寒邪，二阳三阳并受而合发也，三阴则无合病矣。从太阳传至阳明少阳者，正伤寒也，若邪在阳分，而二阳经三阳经并见者，此名合病，而不传经者也。二阳经合病，则当以二阳经药合治之；三阳经合病，则当以三阳经药合治之。如发热恶寒，太阳经表病也，太阳症见，而复有目痛、鼻干、不眠，痛连头额，则是太阳与阳明合病也，羌活冲和汤合葛根汤主之。发热恶寒，太阳症见，而复有耳聋口苦，胸胁满，痛连头角，则是太阳与少阳合病也，羌活冲和汤合小柴胡汤主之。无汗脉浮，冬月加麻黄；有汗脉浮，冬月加桂枝；脉数热甚加黄芩。至于目痛、鼻干、不眠，阳明经之标病也，而复见寒热，呕而口苦，则是阳明与少阳合病也，葛根汤合小柴胡汤主之。烦躁发渴，白虎汤合小柴胡汤主之。至若恶寒发热，头疼身痛，太阳症见；目痛鼻干，不眠，头额痛，阳明症见；耳聋口苦，胸胁满，头角痛，少阳症见，此则三阳经合病，当以冲和灵宝饮或人参败毒散主之，此二方乃通解三阳经之圣药也。然三阳经合病者，乃三经合受寒邪也，故受病有轻重，则其合发也有偏剧。若太阳重，则以太阳经药为主，而以各经所合之药佐之；阳明或少阳重，则以阳明、少阳经药为主，而以太阳所合之药佐之。如阳明里实，调胃承气汤可加也；谵语烦渴，白虎汤可加也；小便不利，狂乱谵语，五苓散可加也。病有标本，治有缓急，随症加减，不失主客轻重之宜，万无一失矣。

【评析】

合病，即二条或三条阳经病的症状同时出现而并存。如太阳病症见发热恶寒、头项强痛，如头痛连头额，伴有目痛、鼻干、不眠，则是太阳与阳明合病；如痛连头角，伴耳聋、口苦、胸胁满，则是太阳与少阳合病。治当合治，即太阳病用羌活冲和汤，与阳明合病加用葛根汤；与少阳合病加用小柴胡汤。如三阳经合病，何渊的经验是用冲和灵宝饮或人参败毒散治疗，他认为此二方乃通解三阳经之圣药。他还提出临证当辨二经或三经合病的主次，治疗可据此而有轻重主辅之别。

并病论

● 【原文】

伤寒有并病，非合并之并也。合病者，则二经三经一齐而发；并病者，则一经之症未罢，又有一经之症，症有轻重大小之不同，终则归并一经；或始病两经，连贯为一；亦有轻重大小之分，继则并入一经。如太阳症重，阳明或少阳症轻，羁留时日，必将并入阳明之腑，结而不散，此小并大也；阳明症重，太阳、少阳症轻，留连时日，必将归并阳明之里，化而为热，此大并小也，少阳亦如是。是知并之一字，有吞并、兼并之义焉。其治有宜汗、宜下、宜和、宜刺者。若两阳在表，则宜汗之，如葛根汤、灵宝饮、柴葛解肌汤，酌其轻重而兼治之。若势将并入于里，宜急下之，如调胃承气汤，大、小承气汤，酌其轻重选而用之。若太阳、少阳而不可汗下者，则宜刺其大椎、肺俞、肝俞、期门等穴；和法如柴胡桂技汤、黄芩加半夏生姜汤，选而用之。但刺法不真，不如和之为妥当耳。

● 【评析】

并病，即指一经的病证未罢，另一经病证又起而同存。何渊对并病的转归有独到认识，认为并病起始虽有先后次第，但最终将归为一经，根据临床观察，大多会归为阳明经病。治疗当辨证而定，如初起在表为主，可汗；入阳明本病可下；如以少阳为主可和，亦可用针刺，但何渊偏向于汤药治疗。

附证治

● 【原文】

羌活冲和汤　见太阳经

葛根汤　见阳明经

小柴胡汤　见少阳经

白虎汤　见阳明经

冲和灵宝饮[1]　治两感伤寒，起于头痛，恶寒发热，口燥舌干，阳先受病者，以此探之。中病即愈，过六日不治。

羌活　防风　川芎　细辛　干葛　白芷　柴胡　黄芩　甘草　生地　石膏

姜、枣、黑豆煎服。一方加薄荷。冬月无汗，去黄芩、石膏，加麻黄。

人参败毒散[2]　治伤寒头痛，憎寒壮热，项强，睛暗，鼻塞声重，风痰咳嗽；及时行疫疠，岚瘴鬼疟；或蝦蟆瘟[3]，声如蛙鸣，赤眼口疮，湿毒流注，脚肿腮肿，喉痹毒痢，及诸疮瘢疹。

人参　羌活　独活　柴胡　前胡　枳壳　桔梗　川芎　茯苓（倍用）　甘草（减半）

加生姜三片，薄荷少许，煎服。

口干舌燥，加黄芩；脚气加大黄、苍术；肤痒加蝉蜕。本方去人参，名败毒散，治同。本方加荆芥、防风，名荆防败毒散，治前症兼有风热；亦治肠风下血，色鲜而清。本方去人参，加连翘、银花，名连翘败毒散，治疮毒。本方去人参，加黄芩，名败毒加黄芩汤，治温热不恶风寒而渴。本方去人参，加大黄、芒硝，名硝黄败毒散，治热毒壅积。本方加陈米，名仓廪散[4]，治噤口痢。

调胃承气汤　见阳明经

五苓散　见太阳经

柴葛解肌汤　见阳明、少阳两经

大承气汤

小承气汤　并见阳明经

柴胡桂枝汤　见少阳经

黄芩汤[5]　治太阳、少阳合病，自下利者。

黄芩三钱　芍药二钱　甘草二钱　大枣二枚

水煎，温服。

本方加半夏、生姜，名黄芩加半夏生姜汤，治前症兼呕者；亦治胆腑发咳，呕苦水如胆汁。本方除大枣，名黄芩芍药汤，治火升鼻衄及热痢。本方去芍药、甘草，加人参、干姜、桂枝、半夏，亦名黄芩汤，治呕吐下利。

【校注】

[1] 冲和灵宝饮：出自《伤寒六书》卷三。有祛风解表、养阴清热的作用。

[2] 人参败毒散：出自《太平惠民和剂局方》卷二。有益气解表、祛风湿、止痛的作用。

[3] 虾蟆瘟：病名。可指三种病证，一是指瘟疫的一种，又称大头瘟，以头面肿赤为特征。二是指众人同时患咽痛，或喑哑的病证。三是指时行嗽。

[4] 仓廪散：出自《普济方》卷二百一十三。有健脾和胃、祛湿的功用。

[5] 黄芩汤：出自《伤寒论》太阳病篇。有清热止利的作用。

附备用诸方

【原文】

芦根汤 治伤寒，病后呕哕不下食，此由初病热盛，多服凉药冷水所致。

芦根一升 竹茹一升 生姜二两 粳米一合

水煎，暖服。

脾约丸 治太阳阳明合病，大便鞕，小便利。

即麻仁丸（方见阳明经大承气汤下）

升麻葛根汤 见阳明经 治前症恶寒者。

麻黄汤 见太阳经

葛根加半夏汤 见阳明经

小柴胡汤 见少阳经

桂枝麻黄各半汤 见太阳经

柴胡升麻汤 治少阳、阳明合病，伤风壮热、恶风，头痛身痛，鼻塞咽干，痰盛咳嗽，唾涕稠黏；及阳气郁遏，元气下陷，时行温疫。

柴胡三钱　升麻二钱五分　葛根二钱　荆芥三钱五分　前胡三钱　桑皮二钱　赤芍五钱　石膏五钱　黄芩三钱　豆豉二十粒　生姜三片

水煎，热服。

两感论

● 【原文】

（此表里同病而言也，庞安常云："太阳与少阴，其脉沉；太阳与太阴，其脉沉长；少阴与厥阴，其脉沉弦。"诸方书俱未载两感脉，特设此以示人）

夫伤寒而有两感者，乃阴阳两经俱伤，表里受邪而为病也。热邪在表，则治宜解表，如麻黄、葛根、柴胡等汤，及冲和灵宝饮之属是也。热邪在里，则治宜攻里，如调胃、大、小承气等汤之属是也。寒邪在脏，则治宜救里，如理中、四逆、回阳等汤之属是也。今两感为病，表里俱伤，则调治之法最宜详慎，或解表，或攻里，或救里，审其经络受邪之异，以定表里合解之宜，或用温中而散里寒，或用解表而散外热，如此则两感之症虽曰难治，而起死回生自有神机。若曰表里不可并攻，阴阳药难并用，何以防风通圣散，发散风邪之表药也，既用麻黄辈以攻表，又用硝、黄辈以攻里。小续命汤，追风散邪之表药也，而又用附子以温里。又如麻黄附子细辛汤，治少阴症似太阳，少阴亦有身热头痛，故似太阳，但不及太阳之盛也；及治夹阴伤寒如神，既用麻黄以散表热，又用附子以温里寒，是可见古人用药立方之妙，有是症则用是药，表里受邪，则并攻可也。表热而里寒，则攻表如麻黄、桂枝，而救里如理中、四逆可也。表寒而里热，则解表而清热，如大羌活汤、葛根黄连黄芩汤可也。内寒而外热，则温中如理中、治中，而解表如葛根、柴胡可也。岂有表里不可并攻，阴阳药难合用之理哉。故太阳与少阴病，太阳头痛，恶寒发热，邪在表；少阴口渴舌燥谵语，邪在里，冲和灵宝合承气，如防风通圣用大黄、芒硝，其意一也。若少阴里寒，下利呕吐厥逆；又太阳恶寒，发热面赤脉浮，则是太阳表症，而兼少阴里寒症也，治当以冲和、芎苏辈与四逆汤合用，如小续命用附子，其意一也。阳明与太阴病，阳明身热，目痛、鼻干、不眠，邪在表；太阴腹满咽干，便实口渴，邪在里，葛根汤与小承气汤合用可也。少阳与厥阴病，少阳胁痛耳聋，痞满口苦；厥阴泻利，呕吐涎沫，逆冷囊缩，是少阳表症，而兼厥阴里寒，法当以小柴胡与四逆汤合用，如麻黄汤加附子，其意一也。若攻表而失救里，救里而失解表，此两感之症以致不救也，悲夫。

【评析】

两感，是指一条阳经、一条阴经同时受邪而发病。典型的两感证是太阳、少阴同病，又称太少两感证，如《伤寒论》中的麻黄细辛附子汤证。但何渊此文中所述两感证的证候表现多样，方药变化亦丰富，是对《伤寒论》的有益补充。由于阳经病多为实证、热证，阴经病多为虚症、寒证，因此两感证多呈虚实夹杂、寒热交错的病证，何渊认为当辨明主次、轻重而兼治之。

附证治

【原文】

麻黄汤　见太阳经

葛根汤　见阳明经

小柴胡汤　见少阳经

冲和灵宝饮　见合病门

调胃承气汤

大承气汤

小承气汤　并见阳明经

理中汤　见太阴经

四逆汤

回阳汤　并见少阴经

防风通圣散[1]　治表里三焦俱实。

麻黄　防风　荆芥　薄荷　川芎五钱　桔梗一两　甘草二两　大黄　芒硝　连翘五钱　黄芩一两　山栀五钱　石膏一两　滑石三两　当归　白芍　白术五钱

加生姜、葱白煎。

自利去硝、黄；自汗去麻黄，加桂枝；涎嗽加半夏。本方去大黄、芒硝，名双解散，治六淫失于汗下，热邪怫郁，不得解散，至十二三日，身热不退，烦渴引饮，谵语躁急，内热极盛，服此通解表里，故曰双解。凡下非小腹鞕满，大便结燥不通，不可议下，此通圣散所以去硝、黄也。本方加人参补气，熟地益血，黄柏、黄连除热，羌活、独活、天麻、细辛、全蝎祛风，蜜丸弹子大，每服一丸，茶酒任下，名祛风至宝丹。

小续命汤[2]　治中风，不省人事，神气溃乱，半身不遂，筋急拘挛，口眼㖞斜，语言謇涩，风湿腰痛，痰火并多，六经中风，及刚柔二痉。

麻黄八分　桂枝八分　防风钱二　杏仁、川芎、芍药、甘草、防己、人参各八分　附子四分

姜、枣煎服。

筋急、语迟、脉弦者，去芍药以避中寒，加苡仁、当归，倍人参；烦躁不大便，去桂、附，加竹沥，倍芍药；日久不大便，胸中不快，加大黄、枳壳；脏寒下利，去黄芩、防己，加白术，倍附子；呕逆加半夏；语言謇涩，手足颤掉，加菖蒲、竹沥；身痛发搐，加羌活；口渴加麦冬、花粉；烦渴多惊，加犀角、羚羊角；汗多去麻黄、杏仁，加白术；舌燥去桂、附，加石膏。本方倍麻黄、杏仁、防风，名麻黄续命汤，治太阳中风，无汗恶寒。本方倍桂枝、芍药、杏仁，名桂枝续命汤，治太阳中风，有汗恶风。本方去附子，加石膏、知母，名白虎续命汤，治阳明中风无汗，身热不恶寒。本方加葛根，倍桂枝、黄芩，名葛根续命汤，治阳明中风，有汗身热，不恶风。本方加干姜，倍附子、甘草，名附子续命汤，治太阴中风，无汗身凉。本方倍桂、附、甘草，名桂附续命汤，治少阴中风，有汗无热。本方加羌活、连翘，名羌活连翘续命汤，治中风六经混淆，系之于少阳、厥阴，或肢体挛急，或麻木不仁。本方去防风、附子、白芍，加当归、石膏，即古今录验续命汤，治中风风痱，身不自收，口不能言，冒昧不知痛处，或拘急不能转侧。录验方加干姜、荆沥，即千金大续命汤，通治五脏偏枯贼风。

麻黄附子细辛汤　见少阴经

大羌活汤　见太阳经

桂枝汤　见太阳经

葛根黄连黄芩汤[3]　此太阳表里两解之变方也。

葛根半斤　黄连三两　黄芩　甘草二两（炙）

先煎葛根，内诸药，加姜、枣煎。

治中汤　见太阴经

芎苏散　见太阳经

● **【校注】**

［1］防风通圣散：出自《宣明论方》卷三。有疏风解表，清热泻下的功效。

［2］小续命汤：《备急千金要方》卷八中亦有此方，但方中有黄芩。本方有温阳益气、祛风通络的作用。

［3］葛根黄连黄芩汤：出自《伤寒论》太阳病篇，原名葛根黄芩黄连汤。有清热止利兼以解表的功效。

附备用诸方

● **【原文】**

香苏饮[1]　治四时感冒，头痛发热；或兼内伤，胸膈痞闷，嗳气恶食。

香附、紫苏二钱　陈皮一钱　甘草七分

姜、葱煎服。

咳嗽加杏仁、桑皮；有痰加半夏；头痛加川芎、白芷；自汗加桂枝；无汗加麻黄；鼻塞身痛加羌活、荆芥、防风；心中卒痛加延胡酒服；伤食加消导药。

麻黄白术汤　治大便不通，小便赤涩，身面俱肿，色黄，麻木，身重如山，喘促无力，吐痰唾沫，发热时躁，躁已振寒，项额如冰，目中溜火，鼻不闻香，脐有动气，少腹急痛。

麻黄六分（连节）　白术三分　桂枝三分　柴胡三分　杏仁四粒　厚朴三分　陈皮二分　苍术三分　青皮二分　黄连二分　甘草二分　升麻二分　人参三钱　黄芪三分　茯苓二分　泽泻四分　猪苓三分　黄柏二分　吴萸四分　白

蔻五分　神曲五分

水煎，作二服。

水解散[2]　治天行温疫，一二日，头痛无汗壮热，此汗下兼行之剂。

麻黄二钱　桂技、白芍、甘草一钱　大黄　黄芩钱半

酒服。

【校注】

[1] 香苏饮：原名香苏散，出自《太平惠民和剂局方》卷二。有理气解表的作用。

[2] 水解散：出自《肘后备急方》。用于温疫传变迅速，郁热尤甚，虽得病一二日，即可汗下兼行。

伤寒得伤风脉、伤风得伤寒脉治法论

【原文】

头痛恶寒发热者，伤寒症也，脉当浮紧，而反浮缓者，此本伤寒症，而得伤风脉也。盖因元气虚弱，故脉来浮缓，少热厥冷，治宜人参养荣汤。热多无汗，则宜十味芎苏饮，加人参。使正气复，则微汗出，而邪自解矣。若误用麻黄汤以发汗，则内外俱虚，而变有不可胜言者矣。头痛发热恶风，伤风症也，脉当浮缓，而反浮紧者，是伤风症，而得伤寒脉也。盖因表里俱虚，邪正相搏，故脉来浮紧，其症热多，则用神术汤。有热而渴，九味羌活汤。使得微汗，而风自解矣，惟有寒有汗，于神术汤中少加桂枝、芍药而已。若误用大剂桂枝汤以实表，表愈实而脉愈紧，则邪何由而散哉。

【评析】

脉症不相合，病情有变，大多证情较复杂，当仔细辨别。太阳伤寒证，而见伤风证的浮缓脉，是因元气虚，当扶正气，不可妄用麻黄汤发汗，以更伤正气。太阳伤风证，而见伤寒证的浮紧脉，是因邪正相搏，其症热多，不可过用温热剂，以更助热郁。

附证治

【原文】

人参养营汤[1] 治脾肺气虚，营血不足，惊悸健忘，寝汗发热，食少无味，身倦体瘦，色槁气短，毛发脱落，小便赤涩；亦治发汗过多，身振摇，筋惕肉瞤。

人参一钱　白术一钱　茯苓七分　炙草一钱　黄芪一钱　当归一钱　熟地

七分　白芍钱半　远志五分　陈皮一钱　桂心一钱　五味子七分

加姜煎服。

芎苏散

麻黄汤

神术汤

九味羌活汤

桂枝汤　并见太阳经

【校注】

[1] 人参养营汤：即人参养荣汤，出自《太平惠民和剂局方》。有益气养血安神作用。

附备用诸方

【原文】

当归补血汤[1]　治伤于劳役，肌热面赤，烦渴引饮，脉大而虚。

黄芪一两　当归二三钱

水煎，空心服。

炙甘草汤[2]　治伤寒脉结代，心动悸；及肺痿咳唾多，心中温温液液者；亦治呃逆。

炙甘草四两　桂枝　生姜三两　大枣十二枚　人参二两

麦冬八两　生地一斤　阿胶二两　麻仁八两

水酒各半煎，入阿胶，烊化服。

琼玉膏[3]　治干咳嗽，肺中有火，津液枯涸。

生地四斤　茯苓十二两　人参六两　白蜜三斤

先将地黄熬汁，去渣，入蜜炼稠；再将参、苓研末，和入，瓷罐封，水煮半日；白汤化服。一方加琥珀、沉香五钱。

麦门冬汤[4] 治火逆上气，咽喉不利。

麦冬七升 半夏一升 人参三两 甘草二两 大枣十二枚 粳米三合

煎服。

清燥汤[5] 治肺经受温热之邪，痿躄喘促，胸满少食，色白毛败，头眩体重，身痛肢蜷，口渴便秘。

黄芪钱半 茅术一钱 白术五分 茯苓三分 陈皮五分 炙草二分 人参三分 麦冬二分 五味子九粒 当归二分 生地二分 猪苓二分 泽泻五分 升麻三分 柴胡一分 黄连一分 黄柏二分 神曲二分

水煎，每服五钱。

猪膏酒 治过劳四肢，津液耗竭，数数转筋，爪甲皆痛，不能久立，名曰筋极。

猪脂、姜汁各二升 陈酒五合

先熬猪脂、姜汁，至三升；再入酒煮，分三服。本方除姜汁，加乱发，发消药成，名猪膏发煎[6]，治诸黄合病，从小便出。本方除姜汁，加金很花，治疮疥最良。

地黄饮子[7] 治消渴烦躁，咽干面赤。

生地 熟地 天冬 麦冬 人参 黄芪 炙草 石斛 枇杷叶 泽泻 枳壳

等分，煎服。

又地黄饮子[8]：熟地 巴戟 山萸 苁蓉 附子 官桂 石斛 茯苓 石菖蒲 远志 麦冬 五味子 薄荷

等分，姜枣煎服，治中风舌瘖不能言，足废不能行，此少阴气厥不至，名曰风痱[9]，急宜用此温之。

【校注】

[1] 当归补血汤：出自《内外伤辨惑论》卷中。有补气生血的功用。

[2] 炙甘草汤：出自《伤寒论》太阳病篇。有通阳复脉、滋阴养血的功效。

［3］琼玉膏：出自宋·洪遵《洪氏集验方》卷一引申铁瓮方。有滋阴润肺的功效。

［4］麦门冬汤：出自《金匮要略·肺痿肺痈咳嗽上气病脉证治》。有清肺养胃、止逆下气的功效。

［5］清燥汤：此方《兰室秘藏·杂病门》亦有载，但方中无人参、五味子。本方有补养气血、滋阴清热的功效。

［6］猪膏发煎：出自《金匮要略·黄疸病脉证并治》。有润燥消瘀的作用。

［7］地黄饮子：此方出自《医方集解》引《易简方》。有益气养阴润燥的功用。

［8］地黄饮子：此方原出自《圣济总录》卷五十一方，《宣明论方》加薄荷。有补肾益精、宁心开窍的功效。

［9］风痱：病名。指因中风而失音不能言语。

少阴症似太阳、太阳症[1]似少阴论

【原文】

头不痛而脉沉，身当无热，今反发热，是少阴症似太阳也。寒邪在表，怫郁于皮肤而不散，故脉沉而发热，盖头不痛而脉沉者，少阴之里寒也；身反大热者，少阴之表邪也，阴阳两歧，脉症各判。法当攻表而救里，用麻黄附子细辛汤温经散寒，使内外和畅，则微汗出而邪自解。此麻黄附子细辛汤用之身热脉沉之症，则附子得麻黄而发中有补，其功不愈彰乎。头痛发热，太阳症也，其脉当浮，而反沉者，是太阳症而得少阴脉也。内虚生寒，正气衰微，故其脉沉，若见太阳表症，而内虚寒，脉必不沉矣，此当以脉沉为重。先宜救里，宜用四逆汤，生附配甘、姜，取补中有发散之功，使正气内强，邪无所容，则邪从汗出，而病自愈。此二方仲景之旨微矣，夫干姜、附子，非太阳之本药，而用之于太阳脉沉者，取脉为重也。若头痛发热，而脉不沉者，是太阳麻黄等汤之症也，乌敢用附子哉。

【校注】

[1] 症：原为“脉”。疑误。

【评析】

少阴病的症状应是无热恶寒、脉沉，今见发热是兼有太阳病，本为虚寒证，感受外邪，正气尚能奋起抗邪而发热，说明阳气虚不重，故可表里同治，用麻黄细辛附子汤温阳解表。如感受寒邪后，正气无力抗邪，不发热或发热轻微，精神萎靡，手足厥冷，脉沉无力，则当先救其里，用四逆汤回阳救逆。

附证治

【原文】

麻黄附子细辛汤

四逆汤　并见少阴经

麻黄汤　见太阳经

辨内伤外感

●【原文】

忍饥食饱，而脾胃虚弱；远行劳役，而筋力受伤；房室过度，而真阳衰耗，以致元气不足而为病者，内伤是也。然亦有发热恶寒，但恶寒则就暖而解，恶风则遮避而即和，发热则手足心热，而手背不热，发寒热则间作而不齐，非若外感有余之症，寒则战栗不已，热则烘烘如火，头痛则无休歇，齐作而无间。内伤显在口，故口不知味，而腹中不和；元气虚弱，懒言好卧，腰腿酸痛，出言先重而后轻；右脉空大，左脉寸口必濡。不可汗，汗之则汗不止；不可利，利之则利不止；不可吐，吐之则肉瞤筋惕，必以补中益气汤随症加减治之。

●【评析】

由于饮食不节，劳伤过度，而得元气受损的内伤病。此种内伤病人可症见发热恶寒，是谓内伤发热，其症不同于表证的发热恶寒，主要特征是：恶寒、恶风可因得温、得避而解，发热以手足心热为甚，且时作时止，以午后发热为多，并伴有元气虚弱证候，如神疲乏力、纳食欠佳等。治疗当补气生血、甘温除热，用补中益气汤。

附证治

●【原文】

补中益气汤　治烦劳内伤，身热心烦，头痛恶寒，懒言恶食，脉洪大而虚：或喘或渴，或阳虚自汗，气虚不能摄血；或疟痢脾虚，久不能愈，一切清阳下陷不足之症。

人参一钱　白术五分　黄芪钱半　炙草一钱　陈皮五分　当归五分　升麻

三分　柴胡三分　生姜三片　大枣二枚

水煎服。

血不足，倍当归；精神不足，加人参、五味子；肺热咳嗽，去人参；嗌干加葛根；头痛加川芎、蔓荆子；巅顶脑痛加藁本、细辛；身痛加羌活、防风；有痰加半夏、姜汁；胃寒气滞加青皮、白蔻、益智、木香；腹胀加枳实、厚朴、木香、砂仁；腹痛加白芍；热痛加黄连；能食而心下痞，加黄连；咽痛加桔梗；有寒加肉桂；湿胜加苍术；阴火加黄柏、知母；阴虚去升麻，加地黄、山萸、山药；大便秘加制军；咳嗽，春加旋覆花、款冬花，夏加麦冬、五味了，秋加黄芩，冬加连节麻黄；天寒加干姜；泄泻去当归，加茯苓、苍术、泽泻、益智仁。本方除当归、白术，加木香、苍术，名调中益气汤，治脾胃不调，胸腹肢倦，食少气短，口不知味，及食入反出。本方加白芍、五味子，亦名调中益气汤，兼治气虚多汗。本方加苍术、半夏、黄芩、益智，名参术益胃汤，治内伤劳倦，躁热短气，口渴无味，大便溏黄。本方去白术，加草果、神曲、半夏、黄柏，名升阳顺气汤，治饮食劳倦所伤，满闷气短，不思食，不知味，时恶寒。本方加黄芩、神曲，名益胃升阳汤，治妇人经水不调，或脱血后食少水泻。本方加黄柏、生地，治阴火乘阳，发热昼甚，自汗短气，口渴无味。本方加白芍、细辛、川芎、蔓荆子，名顺气和中汤，治清阳不升，头痛恶风，脉弦微细。本方加羌活、防风、细辛、川芎，名调荣养卫汤，治劳力伤寒，头痛发热恶寒，微渴，汗出，身痛，脉浮无力。

【评析】

补中益气汤出自《内外伤辨惑论》，有补中益气、升阳举陷的功用。其加减变化方如调中益气汤、参术益胃汤、升阳顺气汤、益胃升阳汤等均出自东垣之手。顺气和中汤出自《卫生宝鉴》，有补气升阳、祛风和血的功效。调荣养卫汤出自《伤寒六书》，有补气升阳、祛风除湿功用。

附备用诸方

【原文】

六味地黄汤[1]　**治阴虚发热烦躁，面赤口渴。**

熟地　山萸　山药　茯苓　丹皮　泽泻

水煎服。

如下部恶寒足冷，上部渴甚躁极，或饮而反吐，加肉桂、五味子；甚则加附子，冷服。

归脾汤[2]　**治思虑过度，劳伤心脾，怔忡健忘，惊悸盗汗，发热体倦，食少不眠；或脾虚不能摄血，致血妄行，及妇人经带。**

人参、白术各二钱　黄芪钱半　炙草五分　茯神二钱　远志二钱　枣仁二钱　当归一钱　木香五分　龙眼肉二钱

姜、枣煎服。

本方除白术、木香、龙眼肉，加茯苓、陈皮、莲肉，名酸枣仁汤，治虚烦不眠。

逍遥散[3]　**治血虚肝燥，骨蒸劳热，咳嗽潮热，往来寒热，口干便涩，月经不调。**

当归　白芍　白术　茯苓　柴胡（倍用）　甘草（减半）

加煨姜、薄荷煎服。

本方加黑栀、丹皮，名八味逍遥散，治怒气伤肝，血少目暗。一方柴胡、薄荷、当归、芍药、陈皮、甘草、白术、茯神，名南方逍遥散，亦加栀子、丹皮，治同。《医贯》复加吴萸炒黄连，合左金之法，以治五郁。

【校注】

［1］六味地黄汤：出自《小儿药证直诀》卷下。有滋补肝肾的功效。

［2］归脾汤：出自《校注妇人良方》卷二十四。有补益气血、健脾养心的功效。

［3］逍遥散：出自《太平惠民和剂局方》卷九。有疏肝理气、健脾养血的功效。

手经惟肺经受邪多论

● 【原文】

足经惟膀胱受病最先，而有传变，由表入里，至厥阴而止，正伤寒也。手经惟肺经受病最多，而无传变，故外感风寒，不从足经络入，从毛孔而入者，其邪在肺。肺主皮毛，气通于鼻，故肺经有病，症显于鼻，是以天气暴寒，衣被单薄，因而感受风寒，则鼻流清涕，喷嚏咳嗽，喘急，痰涎潮涌，咽喉不利，恶寒拘急，是外感于寒也，参苏饮合二陈汤，加防风、细辛、桔梗、桑皮、杏仁；甚则麻黄汤。天气暴暖，失于解脱，汗出当风，因而感冒风邪，则鼻塞声重，咳嗽喘急，痰唾稠黏，声音不出，唇口生疮，口干舌燥，咽喉肿痛，潮热自汗者，是外感于风也，脉浮洪，宜葛根汤合二陈汤，加金沸草、杏仁、枳壳、桔梗、桑皮、防风、贝母；或柴胡二陈，或小前胡汤、金沸草散，选而用之。要在疏风清热、化痰定喘而已，无余法也。

● 【评析】

外感风寒之邪，从皮毛而入，极易犯肺，因肺主皮毛。又肺司呼吸，气通于鼻，故肺受邪则鼻流清涕，咳嗽咯痰，甚则喘息。治当祛邪利肺，初起病邪尚未化热，宜用麻黄汤辛温发汗，宣肺平喘。如邪有化热之象，如见痰唾稠黏、唇口生疮、口干舌燥、咽喉肿痛、潮热自汗等症，宜用柴胡二陈，或小前胡汤、金沸草散，以疏风清热，化痰定喘。

附证治

● 【原文】

参苏饮

二陈汤

麻黄汤 并见太阳经

葛根汤 见阳明经

小柴胡汤

小前胡汤 并见少阳经

金沸草散 治肺感风寒，鼻塞声重，憎寒发热，无汗恶风，头目昏痛，咳嗽不已；或热壅胸膈，浊痰涌甚。

金沸草一钱 前胡八分 荆芥一钱 半夏八分 甘草五分 麻黄一钱 芍药八分

姜、枣煎服。一方无麻黄、芍药，有细辛、茯苓。

●【评析】

金沸草散出自《太平惠民和剂局方》，有发散风寒、风热，祛痰平喘的功效。《类证活人书》亦有金沸草散，但无麻黄，有细辛。

附备用诸方

●【原文】

华盖散[1] 治肺受风寒，头痛发热，咳嗽痰饮。

麻黄、苏子、杏仁、桑皮、橘红、赤茯苓各一钱 甘草五分

姜、枣煎服。

旋覆花汤 治风寒暑湿伤肺，喘嗽不宁。

旋覆花 前胡 甘草 茯苓 半夏 杏仁 麻黄 荆芥 五味子 赤芍

姜，枣煎服，有汗者勿用。

又方：旋覆花 枇杷叶 川芎 细辛 赤苓 前胡

姜、枣煎，亦名旋覆花汤，治风痰呕逆、饮食不下、头目昏闷等症。

桑白皮散 治上焦热壅，咳嗽血腥，气不得透。

桑皮 柴胡 前胡 紫苏 薄荷 枳壳 桔梗 赤苓 黄芩 炙草

等分，煎服。

越婢加半夏汤[2] 治肺胀咳喘上气，目如脱状，脉浮大者。

麻黄三钱　石膏四钱　甘草一钱　生姜三片　大枣二枚　半夏四钱

先煮麻黄去沫，内诸药再煎，温服。

清肺饮 治湿痰气逆咳嗽。

杏仁、贝母、茯苓一钱　桔梗、甘草、五味子、橘红五分

生姜煎服。

春伤于风，加防风、苏叶、薄荷、炒芩；夏伤于热，加桑皮、麦冬、知母、黄芩、石膏；秋伤于湿，加苍术、桑皮、防风、黄芩、山栀；冬伤于寒，加麻黄、桂枝、干姜、半夏、防风；燥痰加瓜蒌、知母、天冬、麦冬；火嗽加青黛、瓜蒌、海石；食痰加香附、山楂、枳实；湿痰去贝母，加半夏、南星；午前嗽属胃火，加石膏、黄连；午后嗽属阴虚，加四物、二冬、知、柏、竹沥、姜汁；黄昏嗽为火浮于肺，不可用凉药，宜五倍、五味、诃子，敛而降之；劳嗽见血，宜加归、芍、阿胶、天冬、知母、款冬、紫菀之类；久嗽肺虚，加参、芪；肺热用沙参。

千缗汤[3] 治痰喘不得卧，一服即安。

半夏七枚（制）　炙草　皂荚一寸（去皮弦，炙）　生姜（指大）

水煎，不拘时服。

百花膏[4] 治喘嗽不已，或痰中有血，虚人尤宜。

百合　款冬花

等分，蜜丸如龙眼大，食后姜汤下，或噙化。

一方：加紫菀、百部、乌梅，名加味百花膏，治同，亦可煎服。

肺胀方 治肺胀，左右不得眠，此痰夹瘀血，碍气而病。

四物汤加桃仁、诃子、青皮、竹沥、韭汁。

又方：治内虚肺胀无外邪者，诃子、海石、香附、瓜蒌、青黛、半夏、杏仁为末，姜汁少许，蜜丸，噙化。

定喘汤[5] 治肺虚感寒，气逆膈热，而作哮喘。

麻黄三钱　杏仁钱半　苏子二钱　秦皮二钱　半夏　款冬花三钱　甘草一钱　白果三十一枚（炒黄）　黄芩钱半

加姜煎服。

又方：橘红二两（明矾五钱，炒香，去矾） 半夏二两 杏仁一两 麸炒蒌仁一两 炙草七钱 黄芩五钱（酒炒） 皂角三钱

焙存性为末，淡姜汤打，蒸饼为丸，绿豆大，每服一钱，食后白汤下，日二次。治稠痰壅盛，体肥而喘，五日后，下痰而愈。虚人减服。

人参清肺汤[6] 治肺胃虚寒，咳嗽喘急。

人参 阿胶 杏仁 桑皮 知母 地骨皮 炙草 乌梅 粟壳（蜜炙）

等分，加枣一枚煎，临卧服。

宁肺汤 治营卫俱虚，发热自汗，喘急咳嗽。

八珍汤等分，加麦冬、五味子、桑皮、阿胶，加生姜煎，食后服。（八珍汤见类症门）

保和汤[7] 治久嗽成劳。

知母（盐水炒）、贝母、天冬、麦冬、花粉、款冬花各一钱 苡仁、杏仁各五分 五味子十二粒 兜铃、紫菀、桔梗、百合、阿胶、当归、百部各六分 炙草、紫苏、薄荷各四分 生姜三片

水煎，入饴一匙，食后服。

吐血加炒蒲黄、生地、小蓟；痰多加橘红、茯苓、瓜蒌；喘去紫苏、薄荷，加苏子、桑皮、陈皮。

清音丸[8] 治火盛失音。

诃子肉、桔梗一两 甘草五钱 硼砂、青黛二钱 冰片三分

为细末，蜜丸龙眼大，每服一粒，食后噙化。

铁笛丸 治讴歌，动火失音，神效。

薄荷二两 连翘、桔梗、甘草各一两二钱 诃子、制军、砂仁各五钱 川芎七钱半 百药煎[9]一两

为细末，鸡子清或炼蜜丸，弹子大。临卧噙化一丸。

劫嗽丸[10] 治久嗽，失气失声，以此敛之，新咳者不宜用。

百药煎 诃子 荆芥穗

等分，蜜丸，噙化。

九仙散[11] 治一切咳嗽不已。

人参、款冬花、桔梗、桑皮、贝母、五味子、阿胶、乌梅各一钱 粟壳二钱（蜜炙）

姜枣煎，食远服。

紫菀散[12] 治嗽中有血，虚劳久嗽成痿，亦治肺伤气极，劳热吐痰吐血，肺痿变痈。

紫菀、阿胶、知母、贝母各钱半 人参、甘草、茯苓、桔梗各一钱 五味子十二粒

水煎，食后服。肺损加白及，最妙。

补肺阿胶散 治肺虚有火，嗽无津液而气哽者。

阿胶钱半 兜铃、甘草、牛蒡子各一钱 杏仁七分 糯米一钱

水煎，食后服。亦可作丸。

补肺汤 治肺虚咳嗽。

人参、黄芪、五味子、紫菀各一钱 桑皮、熟地各二钱

入蜜少许，和服。

百合固金汤[13] 治肺伤咽痛，喘急咳嗽，痰中有血。

生地、熟地各二钱 麦冬钱半 当归、白芍、贝母、甘草、百合各一钱 桔梗、元参各八分

水煎，食远服。

秦艽扶羸汤[14] 治肺痿骨蒸，或寒或热，成劳咳嗽，声哑不出，体虚自汗，四肢倦怠。

柴胡二钱 秦艽、人参、当归、鳖甲、地骨皮各钱半 紫菀、半夏、炙草各一钱

姜、枣煎服。

本方除人参、紫菀、半夏、甘草，加青蒿、知母、黄芪、乌梅煎服，名秦艽鳖甲散，治风劳骨热，午后壮热，咳嗽肌瘦，颊赤盗汗，脉虚细数。亦可作丸。鳖甲散除柴胡、当归、黄芪、乌梅，加银柴胡、胡黄连、甘草，名清骨散，治骨蒸劳热。

咳血方[15] 治咳嗽痰红。

青黛（水飞） 蒌仁（去油） 海石（去砂） 黑栀 杏仁（去皮）尖 诃子肉

等分，蜜丸，噙化。

独圣散 治多年咳嗽肺痿，咯血红痰。

白及，为细末，每服二钱，临卧，糯米汤下。

肺痈神汤 此症多因劳伤气血，内有积热，外感风寒，胸中满急，隐隐作痛，咽干口燥，浊唾腥臭，右胁按之必痛，脉滑数，或实大。服此，未成即消，已成即溃，已溃即愈，若吐脓如米粥者，不治。

桔梗二钱 银花一钱 苡仁五钱 甘草节钱二 炙芪一钱 贝母钱六 甜葶苈八分（炒） 陈皮钱二（去白） 白及一钱

加生姜煎，食后徐徐服。

新起加防风、去黄芪；溃后加人参；久不敛，加合欢皮（即槿树皮，一名夜合）一钱，即葶苈苡仁泻肺汤。

苇茎汤[16] 治肺痈初起，胸中甲错，服此，使湿瘀从溺孔而出。

芦管去节一升 苡仁三合 桃仁五十枚 甜瓜子半斤（如无，以瓜蒌代之）

以水一斗，先煮苇茎去滓，内诸药煮取二升，温服。当吐如脓。

皂荚丸 治肺痈咳逆上气，时时唾浊，但能坐，不得眠。

皂角去皮、弦、子，酥炙为末，蜜丸梧子大，以枣膏和汤，服三丸，日三夜一。

葶苈大枣泻肺汤[17] 治肺痈，喘不能卧；亦治支饮，喘不得息。

葶苈子（熬黄，捣丸，如弹子大） 大枣十二枚（去核）

以水三升，煮取一升，分温再服，则吐脓血。

桂枝去芍药加皂荚汤[18] 治肺痈初起，有表症者。

桂枝三钱 甘草二钱 生姜五片 大枣四枚 皂角一枚（去皮、弦、子，酥炙）

水煎服。

肺痈丹方 陈芥菜齑汁，温服，取吐。

一方：荷叶浓煎，入白蜜频服，不问已溃未溃，皆效。

又方：薏苡根捣汁，顿热服之，取效最速，下咽其臭即解，有虫者虫即死，出。薏苡为肺痈专药，然性燥气浓，恐其上壅，不若根汁之立能下夺，已溃未溃，俱可挽回，诸方皆不及也。

劫劳汤[19] **治男妇劳嗽，发热，盗汗，体瘦，唾中有血，或成肺痿。此救本之方，能用此者，庶可望生，此外恐非佳剂也。**

白芍（倍用） 当归 熟地 人参 茯苓 炙草 炙芪 阿胶 五味子 半夏

等分，姜、枣水煎，日三服。

【校注】

[1] 华盖散：出自《博济方》卷二，原名《王氏博济方》，由宋·王衮撰。有宣肺化痰、止咳平喘的功效。

[2] 越婢加半夏汤：出自《金匮要略·肺痿肺痈咳嗽上气病脉证治》。有宣肺泄热、降逆平喘的功效。

[3] 千缗汤：出自《校注妇人良方》卷六。有祛痰止咳的作用。

[4] 百花膏：出自《济生方》卷二。有润肺化痰止咳的作用。

[5] 定喘汤：出自《扶寿精方》。有宣肺平喘、清热化痰的功效。

[6] 人参清肺汤：出自《太平惠民和剂局方》卷四。有清热补肺、敛肺止咳的作用。

[7] 保和汤：出自《十药神书》。有养阴润肺、化痰止咳白功效。

[8] 清音丸：出自《证治准绳·类方》卷二引《医学统旨》方。《医学统旨》由明·叶文龄撰，此书辑录古方颇多。本方有清热利咽的作用。

[9] 百药煎：药名。出自《本草蒙筌》。为五倍子与茶叶等经发酵而制成。有润肺化痰、涩肠止泻、清热解毒的作用。

[10] 劫嗽丸：出自《医方考》卷二。书中选录历代常用医方700余首。本方有敛肺止咳的作用。

[11] 九仙散：出自《卫生宝鉴》卷十二引王子昭方。有益气养阴、敛肺止咳的功效。

[12] 紫菀散：出自元·王好古《医垒元戎》。本方加五味子、茯苓、阿

胶，有补肺清热、止咳化痰、止血的功效。

［13］百合固金汤：出自《慎斋遗书》卷七。有养阴清热、润肺化痰的功效。

［14］秦艽扶羸汤：出自《杨氏家藏方》卷十。有益气养血、清热除蒸的功效。

［15］咳血方：出自《丹溪心法》卷二。本方加杏仁，有清热化痰、止咳止血的功效。

［16］苇茎汤：出自《备急千金要方》卷十七。苇茎为芦茎，即芦管之别名。原方中有冬瓜仁，无甜瓜子。本方有清肺化痰、逐瘀排脓的作用。

［17］葶苈大枣泻肺汤：出自《金匮要略·肺痿肺痈咳嗽上气病脉证治》。有开肺逐饮的功效。

［18］桂枝去芍药加皂荚汤：出自《备急千金要方》卷十七。有解表祛痰活血的作用。

［19］劫劳汤：出自《云岐子保命集论类要》卷下。此书又名《伤寒保命集》，金元·张璧撰。本方有补气养血、化痰止血的作用。

首尾一经论

● 【原文】

三阳受病，元气素实，内不受邪传，外不得自解，邪在肌表，积而为热，首尾不传，六七日，或十二三日不解者。有表症，当汗则汗之；内热，当清则清之；实热，当下则下之。如太阳症，恶寒发热，头痛骨节疼，身体拘急者，双解散；口干舌燥，烦渴谵语，三黄石膏汤；内热入蒸，谵语烦渴，小便赤涩，解毒六一汤；扬手掷足，谵语狂乱，大便不通，表里热甚者，大柴胡汤；体痛骨节疼，恶寒拘急，而又躁乱谵语，便实大热，防风通圣散主之。故首尾一经，表症仍在，虽十二三日，勿谓日久而不可汗也。身热谵语内热，自觉蒸蒸然者，不可谓表症而禁芩、连也。药如对症，安可以日数拘哉，此节庵之心法也。

● 【评析】

三阳病属阳证，病人阳气较旺，病邪易化热入里，临床常可见到表寒、里热同时存在的情况，治疗当随证应变，或散表寒、清里热，或清解表里，或解毒攻下，不必拘泥传经日数。

附证治

● 【原文】

双解散[1]　见两感门

三黄石膏汤　见阳明经

解毒六一汤　治伤寒失于汗下，过经不解，怫郁于内，烦躁狂乱，谵语，渴欲饮水，扬手掷足，病人自觉内热如蒸者。

黄连　黄芩　黄柏　滑石　甘草

水煎服。

大便不通，加大黄、芒硝；小便不利，加猪苓、泽泻；表热，加柴胡、葛根；咽喉不利，加桔梗；渴加知母、花粉，渴甚加石膏；表虚自汗，加人参、黄芪、白术、芍药。

大柴胡汤[2]　**治伤寒发热，汗出不解，阳邪入里，热结在里，心下痞鞕，呕而下利；或往来寒热，烦渴谵妄，腹满便秘，表症未除，里症又急，脉洪或沉实弦数者；或潮热，手足汗出，面赤腹鞕痛，小便赤少，大便不通，内有燥屎者，服此通解表里。**

柴胡一钱二分　半夏八分　黄芩、芍药一钱　生姜三片　大枣二枚　枳实四分　大黄七分

水煎，热服。

虚人腹鞕不满，大便不实者，不可用。本方以前胡易柴胡，名大前胡汤，治同。

防风通圣散　见两感门。

【校注】

[1] 双解散：方剂名。本方有多种组方，《宣明论方》中所载是由益元散、防风通圣散合方加葱白、盐豆豉、生姜组成，功能解表清热、表里双解。《医方集解》中所载则是由防风通圣散去大黄、芒硝组成，亦有解表清里的作用。

[2] 大柴胡汤：出自《伤寒论》太阳病篇。有和解少阳、通下里实的功效。

过经不解论

● 【原文】

伤寒八九日，至十二三日不解，谓之过经不解。已经汗下后，其症未罢，胸胁痛而呕，日晡潮热，先以小柴胡汤和之；呕不止，谵语面赤，内有燥屎，心下郁郁微烦，潮热，脉洪数有力，以大柴胡汤下之；脉虚无力，虚烦不眠，以参胡三白汤，或参胡温胆汤、人参竹叶汤选用之。又有初起失于汗下，热邪怫郁，不得解散，至七八日，或十二三日，身热不退，烦渴引饮，躁乱谵语，内外热甚，用双解散以解表里；又有身热不退，揭去衣被，扬手掷足，渴欲饮水，烦躁不眠，狂言乱语，病人自觉烘烘内热如火者，解毒六一汤主之，内热一解，微汗出而自愈。

● 【评析】

伤寒一般六天为一经，因此《伤寒论》中说："太阳病，头痛至七日以上自愈者，以行其经尽故也。"又有："风家，表解而不了了者，十二日愈。"如伤寒八九日，甚至十二三日仍未愈，是为再经，或称过经，提示病证已发生传变，可根据临床表现而随证治之。这里所列举的是病邪化热传入少阳或阳明，其治疗除可用小柴胡汤、大柴胡汤等《伤寒论》方，对于虚重热轻者可选参胡三白汤，里热较盛者可用参胡温胆汤或人参竹叶汤，此三方均用人参、柴胡，或配白芍，或配竹茹、枣仁，或配麦冬，有扶正祛邪、和解少阳的功用，其扶正兼顾气阴，较小柴胡汤更胜一筹。

附证治

● 【原文】

小柴胡汤　见少阳经

大柴胡汤 见首尾一经

参胡三白汤 治过经不解，脉虚少气，虚烦不得眠。

人参二钱 柴胡一钱 白芍、白术、白茯苓各钱半

姜、枣煎，温服。

心烦加麦冬、五味子；渴加知母、花粉；阴火动加知母、黄柏；失精加牡蛎；心烦不眠加远志；口苦内热加黄连；虚烦不寐加竹茹、辰砂、麦冬、枣仁、远志，去柴胡。

参胡温胆汤 治过经不解，身热不眠。

陈皮 半夏 茯苓（或用茯神） 甘草 枳实 竹茹 人参 柴胡 远志 枣仁 山栀 黄连

水煎，温服。

渴去半夏，加麦冬、花粉；大便自利，去黄连，加白术；胃虚加粳米；表里俱热加石膏、知母；血虚去半夏，加当归、芍药、地黄；痰多加竹沥、姜汁。本方去后六味，加姜煎，名温胆汤，治胆虚，痰热不眠，虚烦惊悸，口吐呕涎。心虚，加人参、枣仁、远志；内热心烦，加黄连，麦冬；口燥舌干，去半夏，加麦冬、五味子、花粉；表热加柴胡；内虚大便自利，去枳实，加白术；内实心烦加山栀。温胆汤加人参、远志、枣仁、熟地，名十味温胆汤，治前症，兼梦遗惊惕。温胆汤加人参、枣仁，名加味温胆汤，治瘥后虚烦不眠，此胆寒也，加减如前。

人参竹叶汤 治过经不解，烦热不退者。

人参 竹叶 麦冬 柴胡 黄芩

水煎服。

口渴加石膏、知母；不燥渴而呕，加半夏；曰苦心烦加黄连；胃虚加粳米。

双解散 见两感门

解毒六一汤 见首尾一经门

越经症论

● 【原文】

伤寒心下不满，不鞕不痛，大小二便如常，身无寒热，渐变神昏不语，或睡中独语，目赤唇焦，渴不欲饮，与粥即咽，不与不思，形如醉人，此热邪传入手少阴心经，心火上逼于肺，故神昏如醉。因足经传入手经，乃名越经症，宜导赤各半汤主之。

● 【评析】

按照六经传变规律，三阳病的传变应是足太阳膀胱经传入足阳明胃经，再传入足少阳胆经。而本证的表现以热扰心神为主，而无腹胀满和大便闭，故何渊认为是热入手少阴心经，足经传入手经，故名越经，这亦是一种逆传，表邪很快化热入里，并侵入营血分，故见神昏、目赤唇焦、渴不欲饮，证属气血两燔。治以清热凉血解毒，方用导赤各半汤，此方出自《伤寒六书·杀车槌法》。

附证治

● 【原文】

导赤各半汤[1] **治越经症。乃导赤散、泻心汤合用，故名各半。**

黄连　黄芩　山栀　滑石　知母　甘草梢　犀角一钱　麦冬钱半　茯神（或用茯苓）　人参一钱

加灯心、姜、枣煎。一方无人参。

导赤散[2] **治小肠有火，便赤淋痛，狂躁面赤，口糜舌疮，咬牙口渴。**

生地　木通　甘草梢　淡竹叶

等分，煎服。一方加人参、麦冬。

导赤散又一方　治热蓄膀胱，便秘而渴。

五苓散加甘草、滑石、山栀、食盐、灯心煎。

水结胸加木通；发黄加茵陈。

【校注】

［1］导赤各半汤：出自《伤寒六书·杀车搥法》。又名导赤泻心汤。功能清心利尿。

［2］导赤散：出自《小儿药证直诀》。有清心火、利小便的功效。

三法失宜论

【原文】

夫伤寒之为病，得于外感风寒所凑，由表入里，在表者，可汗而散；在中者，可吐而越；在下者，可利而下，三者治伤寒之要法也。然人有虚实，邪有寒温，或汗或吐或下，一或不慎，变症错出。是故伤寒恶寒发热，头痛骨节疼，无汗脉浮；与夫当汗失汗，烦渴不眠，喘急躁乱；及汗后不解，一身疼痛拘急，一切表症见表脉者，并可汗而解之。若夫口燥咽干，吐衄失血，二便自利，内伤劳役，阴虚梦遗；及动气、风温、湿温、中暑；与夫妇人新产，淋沥、崩漏，经水适来适断，无表症表脉者，而可汗乎。伤寒胸腹满闷鞕痛，便实，热极发躁，谵语狂乱，便黑蓄血，一切里症得里脉者，下之固宜。若乃二便自利，呕吐腹中雷鸣，虚寒厥逆；以至内伤动气；及妇人新产，胎前崩漏，经水适来适断，无里实脉症者，而可下乎。伤寒邪热，及夹痰夹食，在胸膈之分，满闷胸痛拒按，欲食而不能下，痰涎上壅，喘促气急；及寒结胸中，咽喉痰涎作声；与夫干霍乱肚腹刺痛等症，吐之固宜。若乃虚气痞满，胸中可按可揉，元气不足，饥饿劳役内伤，以致阴虚遗失；及妇人胎前产后，崩中漏下，经水适来适断，脉症皆虚者，而可吐乎。至若面青足冷，恶寒蜷卧，二便自利，清谷不化，阴寒腹痛，口吐涎沫，或阴极发躁，及内伤生冷，夹阴、伏阴等症，脉沉无力者，温之可也。乃若咽干口燥，烦渴闷乱，身热便实，阳毒发癍，狂言谵语，一切郁热等症，而可温乎。

【评析】

汗、吐、下三法是治疗伤寒病的主要治法，每种治法有其适应病证和主要症状，如太阳病，症见发热恶寒，无汗脉浮，可用汗法。如无表证，或已成里热证，或里虚证，或劳伤体弱等，均不宜用汗法，或慎用汗法。又如阳明腑实证，症见身热、烦躁、腹胀满痛、大便闭结，或瘀热内结、脉实，可用下法。

如无实邪结聚，而见虚寒厥逆，或呕吐下利，或劳伤体弱，则不宜用下法。又如伤寒夹痰夹食，邪气上涌，或咽喉痰涎作声，或干霍乱肚腹刺痛，可用吐法。反之，病势无向上趋势，或虚证体弱者，不可妄用吐法。此外，温法亦是治疗伤寒病的重要治法，是针对阳虚寒盛者而施，一切热证均不可妄用。

【原文】

他如不欲发汗而自出者，自汗也，风伤卫则恶风自汗，桂枝汤、神术汤可用也；汗后表虚自汗不止，黄芪建中汤可用也；身重自汗，得之伤寒，白通汤加白术可也；烦躁自汗，伤暍，黄连香薷饮可用也；身热自汗，因于劳役，补中益气汤可用也；湿温则妄言自汗，苍术白虎汤加桂；湿甚，茵陈五苓散；脏虚自利而汗，附子理中汤；误汗亡阳，心悸不利，真武汤救之；霍乱吐利大汗，四逆汤主之；少阴格阳汗出，四逆加猪胆汁主之；搐逆自汗，柔痉症也，如圣散合桂枝汤主之；鼾睡灼热自汗，风温症也，葳蕤汤加桂枝主之；腹满便结自汗，脉数者下之自愈；阴症额上自汗，脉沉细者温之可安；吐利逆冷，脉伏身痛，大汗出者，温而补之可也。若睡则出，醒则止者，盗汗也。伤寒邪热入于半表半里，少阳经分，胆中有热，则盗汗自出，法当以小柴胡汤加减治之；至于阴虚火动，自汗，脉浮数无力，则以当归六黄汤主之；心惊盗汗，加辰砂、人参、白术、茯神、麦冬。

【评析】

汗出一症，病机多样，治法亦随之而变化多端。如太阳中风证，症见发热恶风而汗出，治当解肌祛风，调和营卫。气虚卫表不固，自汗不止，动辄尤甚，宜用益气固表法，甚则温阳固表。湿邪留恋，或湿热交结，汗出不畅，则宜开腠利湿，或清利湿热。如阴盛格阳，或阴不恋阳，虚阳外越，而见亡阳冷汗，则当急救回阳，益阴止汗。如里热迫津外出，身热汗出不恶寒，或阴虚内热盗汗，治当大清里热，或养阴清热。

【原文】

若当汗而汗出不彻，则邪热怫郁于表，烦躁不得眠而身痛者，热入阳明也，葛根汤主之；汗后往来寒热，一日二三发，面赤烦乱身痒者，邪在太阳也，麻黄桂枝各半汤主之；汗后邪热入里，胸胁满而呕逆，潮热者，热在少阳也，小柴胡汤治之。若或当汗失汗，邪热入里，结于膀胱，身热烦渴，小便不利者，五苓散可利也；小便自利，误利小便，引热入内，结于膀胱，燥热而渴，小便赤涩者，六一散加犀角、车前子可解也。又有当汗失汗，热与血搏，或吐衄不止，误投凉水，则血凝于内，而成蓄血之症，小便自利，大便黑，漱水不欲入咽，是其候也。蓄于上焦，则胸胁胀满鞕痛，喜妄如狂，以犀角地黄汤，加当归、红花治之；蓄于下焦，则脐腹胀满鞕痛，手不可近，桃仁承气汤主之；身目黄，茵陈蒿汤主之。

【评析】

伤寒初起，症见太阳表证，当用汗法，麻黄汤是代表方，可及时彻底地将外邪祛除出去，病可转愈。如当汗不汗，或汗出不彻，则病邪留恋，易化热入里，产生变证。一旦有化热入里趋势，亦当及时治疗，祛邪于外，如葛根汤、小柴胡汤均可善后。如出现严重变证，如蓄血、发黄等，则当随证治之。

【原文】

若太阳当汗而下之早，则邪热乘虚内陷；未曾经汗，不得汗解，则邪热必传于内，留滞胸中，瘀塞不通，而成痞气满闷，按之软者，虚气也，半夏泻心汤加柴胡、枳、桔主之；寒多热少，胸膈有痰，加橘红、瓜蒌、姜汁；恶寒自汗，乍温乍冷，寒气呕逆，加附子，或用附子泻心汤；下利日数十行，清谷不化，心烦呕吐，加甘草、干姜，如甘草泻心汤可用；虚气呕闷，加木香、砂仁、枳实、青皮；小便不利，加五苓散；渴加花粉；腹痛去黄连，加芍药。若太阳自汗而误下，热邪乘虚内陷，填塞胸腹，胀满鞕痛，按之手不可近者，为大结胸，大陷胸汤及陷胸丸可用也；心下胀满，按之方痛，为小结胸，小陷胸汤主之；不曾经下，而胸腹胀满，邪热传至胸中，小陷胸汤去半夏，加枳壳、桔梗如神；懊侬发热，烦闷作渴，大便秘结，而心下鞕痛者，邪热结于胸中，则以大陷胸汤加黄连主之；不热不渴，懊侬满闷，心下鞕痛者，寒邪结于胸中，枳实理中汤，或三物白散吐之。渴而多饮，心下怔忡，无热自汗，胸中满痛，揉之汩汩有声者，水结胸也，半夏茯苓汤或猪苓汤可用也。心烦口渴，喘嗽有痰，胸腹胀满闷痛，痰结胸也，加味二陈汤、导痰汤，或瓜蒂散，选用之。饮食停于胸膈间，胀满鞕痛，为食结胸，未入于胃者，瓜蒂散或三物白散探吐之。发热恶寒，肢节疼痛，呕逆而心下鞕痛者，为支结，加味柴胡桂枝汤主之。

【评析】

太阳病未解而过早攻下，致病邪内陷产生变证，或成痞证，如热痞、寒热夹杂痞；或成结胸，如大结胸、小结胸、水结胸、痰结胸、食结胸等。治疗当因证而施，何渊对主治方剂的加减变化、灵活运用甚为妥贴。

【原文】

若服麻黄汤，发汗太过，汗出不止，病名亡阳漏汗，术附汤可用也。若发汗不出，身痒如虫行皮肤中者，久虚无汗也，术附汤合建中汤主之。当汗失汗，则邪不得散，烦躁喘急，扰乱不眠，大青龙汤可散也；当汗失汗，邪热深入，逼血妄行，而成吐衄之症，犀角地黄汤主之；血色鲜红不止，或发热烦渴者，黄连解毒汤，加丹皮、茅花、生地黄汁治之；血结胸鞕满而痛，烦渴谵语者，桃仁承气汤下之；衄血成流不止，生地芩连汤、茅花汤主之。至若小便自利，而自汗者，误利小便，则津液耗去，胃腑干燥，咽干热结，吐衄狂乱之症生矣。热结狂乱，烦躁大渴者，三黄石膏汤主之；郁热衄血，犀角地黄汤主之。

若汗下太过，气血两虚，筋肉无所滋养，则筋惕而肉瞤；不因汗下，素本血虚，邪热陷于胸中，与阴火相搏，亦筋惕肉瞤，并以人参养荣汤治之；恶寒厥冷，加附子，则筋肉得补而安；瘦人去芍药、附子，恐其入荣助火也。故头痛而汗不止，加牡蛎、白术；心下满，加枳壳、桔梗；虚烦不眠，参胡三白汤、十味温胆汤。若发汗太过，或至吐衄下血后，则不能养筋肉，麻木不仁，痛痒不知，而成肉苛之症，当以人参养荣汤为主，或多服参、芪、芍、术、地之剂。又有汗下太过，以至表里俱虚，病人状若眩晕，昏沉迷闷，不知痛痒，移时方醒，必汗出而病已也，名曰郁冒，以人参白虎汤主之。或禀赋素虚，而寒气乘虚入里，以至郁冒昏沉，不知痛痒，面青厥冷者，四逆汤加人参、桂枝、黄芪治之。

【评析】

太阳病用汗法是为正治，但如发汗不当亦会造成诸多变证。如发汗太过则伤及阳气，导致阳虚汗出不止。当汗不汗，邪不能及时祛除出去，则郁而化热入里，产生诸多变证，或为外寒里热的大青龙汤证，或为热入血分的犀角地黄汤证，甚则成为血结胸证。

若误用汗、下两法，则不仅伤阳，还可伤及阴液，导致气阴两虚，或气血两虚。如素体虚弱者经误治或失治后，证情往往更为严重。此等情况宜扶阳益阴为主，兼以祛邪，或以人参养荣汤加减，或以四逆汤加味。

【原文】

又有伤寒发汗，汗出露风，则汗不得流通，而变筋脉拘急，手足牵引，伸缩不定，病名瘛疭，牛蒡根散治之。汗后日久不解，虚极生风，手足牵引抽掣者，危症也，宜小续命汤；有汗去麻黄，无汗去黄芩。不因汗而牵引者，火盛生风，风火相搏而然也，宜平肝降火，兼以和血，羌活定风汤，加归、芍、地黄、柴胡；有痰加半夏、南星；有风加全蝎、僵蚕。

又有发汗不出，医用温针，针处被寒起核，面赤者，必作奔豚，寒从脐下筑筑而动，上冲于膈而作痛者，是奔豚气也，手足逆冷，以当归四逆汤，加肉桂以泄奔豚，加茯苓以伐肾邪，则自愈矣。又有医用吐下，而使病人暴吐暴下；发汗不出，兼用温针火劫。夫暴吐暴下，则气血骤虚；针火惊恐，则心血暴乱，神志不安；以至惊悸而恐惕者，法当安神养血，调气生津，用生脉汤，加桂枝、当归、炙草、生地、茯神、枣仁、远志、辰砂之类；身热加柴胡，昏闷迷乱，加石菖蒲。若表热误下，邪热内陷于心胸，变为懊侬，心腹膜满，郁闷不舒，反复颠倒，虚烦不眠者，栀子豉汤；气少加炙甘草；干呕加生姜；满闷加厚朴。又有汗下太过，表里俱虚，元气欲绝，心无主张，而循衣摸床，撮空谵语，身寒逆冷，舌卷囊缩，急以人参附子汤救之。又有当汗失汗，热壅于内，身热烦渴，躁乱不宁，循衣摸床，撮空谵语者，小柴胡汤去半夏，合黄连解毒汤主之；大便不通，承气汤下之。阳症下之早，邪热内陷，变为下利不止之症，身热烦渴，小便不利，四苓散加芩、连；自汗小便清，人参白术散。阴症误下，或生冷内寒，下利不止，呕吐不渴，理中汤。更有腹痛厥冷，四逆汤加肉果、诃子、人参、白术之类。又有热利，昼夜偏剧者，热伤血分，则昼静夜剧，四物汤加芩、连、知、柏、山栀、柴胡、丹皮；热伤气分，则夜静而昼剧，小柴胡汤加山栀、黄连、知母、地骨皮；热伤气血二分，则荣卫俱受邪，而昼夜皆剧，小柴胡汤合四物加山栀、黄连主之。以上诸症，或过于汗下，或失于汗下，或失于吐，或因于素虚，变而为病者，变症见而原病愈，则当从变症主治，若变症见而原病犹在，则当以本病为主，而以变症之药佐之，斯尽善而兼美矣。

【评析】

伤寒发汗后如出现筋脉抽搐，或为外风所致，可用牛蒡根散祛风解痉；或为阳虚夹风，可用小续命汤温阳益气，祛风止痉；或因火盛生风，可用羌活定风汤柔肝降火，祛风止痉。这些汤方的应运，尤其是牛蒡根散、羌活定风汤，一治外风，一治内风，当是何渊的经验方。

若误用温针强发汗，可伤及阳气，气机逆乱则出现奔豚，或心阳受损而见惊悸、恐惕等症，治当扶阳益阴，养心安神。表证过早攻下，还可产生多种变证，如余热留扰胸膈、胃的栀子豉汤证；里热较盛的可用小柴胡汤合黄连解毒汤，或承气汤等。如阳气虚衰，可用人参附子汤益气回阳；虚寒下利，可用理中汤温中散寒化湿，甚则用四逆汤加肉果、诃子温阳止泻。对于热利，何渊将其分为热伤血分、热伤气分以及热伤气血二分三种，治疗上虽均不离用山栀、黄连等清泄湿热之品，但主方有别，邪入血分用四物汤，邪在气分用小柴胡汤，邪犯气血二分的则二方合用。

误用汗、吐、下三法而致变证者，病情复杂，如何治疗？何渊立有法则：变证见而原有病证已罢，则治从变证；变证见而原有病证仍在，则治以原有病证为主，治变证为次。

附证治

●【原文】

桂枝汤

神术汤

黄芪建中汤　并见太阳经

白通汤　见少阴经

黄连香薷饮[1]（即四味香薷饮）　治感冒暑气，皮肤蒸热，头痛眩晕，自汗体倦，烦渴吐泻。

黄连三钱　香薷一两　厚朴　扁豆五钱

水煎，冷服。

心烦大热，加六一散；夹风邪，加羌活、防风；手足搐逆，加钩藤、羚羊角；小便不利，加滑石、赤苓；转筋加木瓜；呕吐去香薷、黄连，加藿香、陈皮、姜汁；泻加白术、猪苓、泽泻。本方去扁豆，名黄连香薷饮，治前症兼下鲜血。本方除黄连，名三物香薷饮，治伤暑呕逆泄泻。加茯苓、甘草，名五物香薷饮，驱暑和中。再加木瓜，名六物香薷饮，治中暑热盛。再加人参、黄芪、白术、陈皮，名十味香薷饮，治暑湿内伤，体倦神昏，头重吐利。三物香薷饮加葛根，名香薷葛根汤，治伤暑泄泻，及暑月伤风咳嗽。本方加茯神，治瘴疟[2]。加木瓜，名五物香薷饮。加木瓜合香苏饮，名二香散，治外感内伤，身热腹胀。（香苏饮见两感门）

补中益气汤 见内伤门

苍术白虎汤 见阳明经

茵陈五苓散 见太阳经

附子理中汤 见太阴经

真武汤[3] 治伤寒，少阴症，腹痛下利，小便不利，四肢沉重疼痛，脉沉，停水，或咳或呕；及误发大汗，热仍不解，心悸头眩，筋惕肉瞤，气虚恶寒，振振欲擗地。

附子一枚 白术三两 茯苓三两 白芍三两 生姜三两

水煎，温服。

水寒相搏而咳，加五味子、细辛、干姜；小便利，去茯苓；下利不止，去芍药，加干姜；小便不利，加泽泻；呕去附子，倍生姜。

四逆汤

四逆加猪胆汁汤 并见少阴经

如圣散 治刚柔二痉，头摇口噤，角弓反张，手足搐搦，头面红赤，肢体强急。

羌活 防风 川芎 白芷 柴胡 芍药 甘草 当归 乌药 半夏 黄芩

水、姜煎服。

有汗为柔痉，加桂枝、白术；无汗为刚痉，加麻黄、苍术；口噤咬牙，大便实，加大黄。一方：有竹沥、姜汁。

葳蕤汤[4] 治风温病在少阴、厥阴者。

玉竹、石膏、葛根各一钱 杏仁、川芎、麻黄、羌活、白薇各六分 青木香五分

水、姜煎服。一方有甘草。

小柴胡汤 见少阳经

当归六黄汤[5] 治伤寒，阴虚有火，盗汗发热，夜卧不安。

当归 生地 熟地 黄连 黄芩 黄柏 等分 黄芪（倍用）

水、姜煎服。

盗汗不止，加辰砂、茯苓、麦冬、浮麦、牡蛎、龙骨、麻黄根。

葛根汤 见阳明经

麻黄桂枝各半汤 见太阳经

六一散[6]（又名天水散） 治伤寒中暑，表里俱热，烦躁口渴，小便不通，泻利热疟，霍乱吐逆；解酒食毒；偏主石淋；下乳滑胎。

滑石六两 甘草一两

为末，冷水或灯心汤调服。

中寒者，加硫黄少许。本方加辰砂，名益元散；加薄荷，名鸡苏散；加青黛，名碧玉散；治同。本方加红曲，名清六丸，治赤痢。本方加干姜，名温六丸，治白痢。本方加生柏叶、生车前、生藕节，名三生益元散，治血淋。本方除甘草，加吴萸一两，名茱萸六一散，治湿热吞酸。本方除滑石，加黄芪六两，大枣煎，热服，名黄芪六一散，治诸虚盗汗消渴。

犀角地黄汤

桃仁承气汤 并见太阳经

茵陈蒿汤 见阳明经

半夏泻心汤

附子泻心汤 并见太阳经

甘草泻心汤[7] 治伤寒中风，医反下之，利遂不止，完谷不化，腹中雷鸣，心下痞鞕，胀满干呕，心烦不眠，此非结热，但胃中虚，客气上逆，故鞕满也。

即半夏泻心汤去人参，再加甘草一两（合前共四两），水煎服。

大陷胸汤

大陷胸丸

小陷胸汤 并见太阳经

枳实理中汤 见太阴经

三物白散 见太阳经

半夏茯苓汤 见太阳经

猪苓汤 见阳明经

二陈汤 见太阳经

导痰汤[8] 治顽痰胶固，非二陈所能除者。

橘红一钱　半夏二钱　茯苓一钱　甘草五分　胆星五分　枳实一钱

加生姜煎服。

惊悸健忘，怔忡不寐，加石菖蒲、辰砂；食积痰嗽发热，加瓜蒌、莱菔子、山楂、神曲、麦芽；夹热加黄连、栀子、黄芩；嘈杂去生姜；气郁不畅，加砂仁、木香、枳壳；痰结胸满，喘咳气逆，加木香、香附；手臂重痛，麻木不仁，加苍术、枳壳、片子姜黄。本方再加桔梗、黄芩、瓜蒌、白术、人参、黄连，名加味导痰汤，治恶寒头痛，昏沉迷闷，有似伤寒，实由七情内伤，以致痰迷心窍，病名夹痰。本方加竹茹、菖蒲、人参，名涤痰汤，治中风痰迷心窍，舌强不能言。本方除甘草、胆星、枳实，加干姜、姜汁糊丸，名温中化痰丸，治寒痰胸膈不快。本方单用橘红、半夏，加黄连、曲糊丸，名三圣丸，治痰火嘈杂，心悬如饥。

瓜蒂散　见太阳经

柴胡桂枝汤　见少阳经

麻黄汤

术附汤

建中汤　并见太阳经

大青龙汤[9] 治太阳风寒两伤，营卫俱病，无少阴症，脉浮紧，发热恶寒，头疼身痛，无汗烦躁，扰乱。又治伤寒脉浮数，身重不痛，乍有轻时。

麻黄三钱　桂枝一钱　杏仁五枚　甘草一钱　石膏三钱　生姜一钱　大枣二枚

水煎，温服。得汗则止。

黄连解毒汤[10] 治一切火热表里俱盛，阳毒发癍，吐血衄血。

黄连　黄芩　黄柏　山栀

等分，煎服。

本方去芩、连，加甘草，名栀子柏皮汤，治发黄身热。本方去栀子，名柏皮汤，治三焦实热。粥丸，名三补丸，治三焦有火，二便秘结，及湿痰夜热。本方除栀、柏，加九制大黄，蜜丸，名三黄汤，治三焦结热，头项肿痛，目赤口疮，心膈烦躁，大便秘结，小便赤涩，及消渴羸瘦。本方水丸，名三黄金花丸，治中外诸热，寝汗咬牙，梦语惊悸，吐衄淋秘，劳嗽骨蒸。本方加大黄，名栀子金花丸；去栀子，加大黄，名大金花丸，治略同。

生地芩连汤　治鼻衄成流，久不止者，或热毒入深，吐血不止。

生地　黄连　黄芩　犀角　山栀　芍药　川芎　桔梗　柴胡　甘草

水煎服。

茅花汤[11]　治鼻衄不止。

茅花一握，水煎频服。如无花时，以根代之。

三黄石膏汤　见阳明经

人参养荣汤　见风寒症治门

参胡三白汤

十味温胆汤　见过经不解门

白虎化瘢汤　即人参白虎汤（见阳明经）去粳米。治胃热发瘢脉虚者。

牛蒡根散　治伤寒汗出露风，手足搐搦，筋急瘛疭。

牛蒡根　麻黄　南星　牛膝

等分细切，石臼捣之，用火烧赤地坑，入药于内，再以炭烘令黑，碾为细末，每服二钱，好酒温热调下，日三次。

小续命汤　见两感门

羌活定风汤　治因汗露风，或无汗搐搦，手足牵引瘛疭。

羌活　川芎　天麻　防风　甘草　当归　生地　芍药

入姜汁、竹沥冲服。

身热加柴胡；有汗加桂枝；无汗加麻黄、杏仁。本方单用上三味，加蔓荆子、陈皮，名天麻定眩汤，治风邪眩晕。

当归四逆汤　见厥阴经

生脉汤[12]　治热伤元气，神虚倦怠，口干作渴，多汗咳嗽。

人参二钱　麦冬三钱　五味子三分

水煎服。

本方加陈皮、炙草，名五味子汤；蒸饼为丸，名补气丸，治同。本方加黄芪为君，甘草、桔梗为佐，名补气汤，治前症，兼怔忡；再加茯神、远志、木通，名茯神汤，治脉虚，咳则心痛，喉中介介，或肿。

栀子豉汤 见阳明经

参附汤 治真阳不足，上气喘促，呃逆，神昏重语，自利厥冷，腹痛，自汗盗汗，眩晕。

人参（倍用） 熟附子（减半）

水煎温服。

气虚欲脱，加干姜，大剂服之。一方有丁香。

三承气汤 见阳明经

四苓散 见太阳经

人参白术散 即参苓白术散，治饮食不消，脾胃虚弱，或吐或泻。

人参 白术 茯苓 炙草 山药 薏苡仁 莲肉 扁豆 陈皮 砂仁 桔梗

为末，每服三钱，枣汤或米饮调下。

四物汤 治男妇一切血症。

地黄四钱 当归三钱 白芍二钱 川芎钱半

水煎服。

凡治血：通宜四物。如凉血：心加黄连、犀角；肝条芩；脾生地；肺枯芩；肾知、柏；胆黄连；胃大黄；大肠黄芩；小肠山栀、木通；三焦地骨皮、膀胱、黄柏；心包络丹皮。如清气：心与包络麦冬；肝柴胡、青皮；脾芍药；肺枳壳；胃干葛、石膏；大肠、三焦连翘；小肠赤苓；膀胱滑石、琥珀。血虚加龟版，血燥加人乳，瘀血加桃仁、红花、韭汁、童便行之，暴血加薄荷、元参散之，血不止加炒蒲黄、京墨，久不止，加升麻引血归经。妇人经血紫黑，脉数为热，加芩、连；色淡脉迟为寒，加桂、附；瘀滞加桃仁、红花、延胡、官桂；实加枳、朴，虚加参、芪。本方加知、柏蜜丸，名坎离丸，治阴虚血嗽；再加元参，名滋阴降火汤，治阴虚有火。本方加黄连、胡连，名二连四物汤，治虚劳血虚，五心烦热，热入血室，夜分发热。本方用生熟地，加黄芪、丹皮、升麻、柴胡，名三黄补血汤，治亡血血虚，六脉俱大，按之空虚。本方加羌活、防风，名治风六合汤，治风虚眩晕，风秘便难；蜜丸，名补肝丸。本方加木香、槟榔，名治气六合汤，治血虚气滞，或血气上冲。本方加羌活、天麻，蜜丸，名神应养真丹，治肝经风寒暑湿，瘫痪不遂，语言謇涩，及血虚脚气。本方加桃仁、红花、竹沥、姜汁，治半身不遂，在左者属瘀血。本方去白芍，加防风，名防风当归散，治汗多成痉。

【校注】

［1］黄连香薷饮：本方出自《类证活人书》，原方为香薷散加黄连而不用扁豆，适用于外有表寒，里湿化热者。香薷散出自《太平惠民和剂局方》，又名香薷饮。

［2］瘅疟：病证名。为疟疾之一，以但热不寒为主症。

［3］真武汤：出自《伤寒论》太阳病、少阴病篇。有温阳利水的功效。

［4］葳蕤汤：本方出自《类证活人书》。《千金要方》中亦有此方，但药物组成不同。葳蕤即玉竹。本方有解表清热养阴的作用。

［5］当归六黄汤：出自《兰室秘藏·自汗门》。有滋阴清热、固表止汗的功效。

［6］六一散：出自《宣明论方》卷十。又名益元散、天水散、太白散。方中滑石与甘草的剂量为6∶1，为细末，每服三钱，约9g，加蜜少许，温水调下。有清暑利湿的功效。

［7］甘草泻心汤：出自《伤寒论》。原方中虽无人参，但林亿等校注认为当有人参，是脱落之也。有补中和胃消痞的功效。

［8］导痰汤：出自《传信适用方》卷一引皇甫坦方，此书刊于1180年，由宋·吴彦夔所辑。书中选辑当时医案或民间所传效方，且多附医方的传者及验案。本方有祛痰降逆的功效。

［9］大青龙汤：出自《伤寒论》太阳病篇。有辛温发汗、兼清里热的功效。

［10］黄连解毒汤：出自《外台秘要》卷一引崔氏方。功能泻火解毒。

［11］茅花汤：出自《外台秘要》卷二引《小品方》方。茅花为禾本科植物白茅的花穗，又叫白茅花、茅针花，有止血功效。白茅的根茎为茅根，又称白茅根，有清热生津、凉血止血的功效。

［12］生脉汤：又名生脉散，出自《内外伤辨惑论》。有益气养阴、敛汗、

生脉的作用。

【评析】

如圣散方在《圣济总录》《卫生宝鉴》《普济方》《仙传外科集验方》等书中均有记载，但组方、主治均不同，且无一与本书所载相同，何渊出此方，主治痉病，功在祛风清热，和血止痉。生地芩连汤当是何渊所用验方，此方既能清气，又能凉血，并配以桔梗、柴胡引药上行，故能治疗鼻衄久不止者，或热毒入深，吐血不止的病证。参苓白术散与四物汤均出自《太平惠民和剂局方》，参苓白术散健脾补气，和胃渗湿；四物汤有活血、补血作用，亦为妇科调经所常用，对于血热、血瘀、血虚等均可随证加减变化而治之。

附备用诸方

【原文】

大秦艽汤[1]　治中风，手足不能运掉，舌强不能言语，风邪散见，不拘一经者。

秦艽、当归、川芎、白芍、生地、熟地、白术、茯苓、炙草、防风、羌活、独活、白芷各一钱　细辛五分　石膏、黄芩各一钱

姜、水煎服。痞满加枳壳。

三生饮　治中风，卒然昏愦，不省人事，痰涎壅盛，语言謇涩等症。

生南星一两　生川乌　生附子五钱　木香二钱

加人参煎服。

消风散[2]　治风热上攻，头昏目痛，项背拘急，鼻嚏声重，皮肤顽麻，瘾疹，妇人血风。

荆芥五钱　防风、羌活、川芎、蝉蜕、僵蚕、菊花、人参、茯苓各三两　炙草五钱　厚朴五钱　藿香二两　陈皮五钱

为末，每服三钱，茶汤和下。疮癣，酒下。

三痹汤[3] 治气血凝滞，手足拘挛，风寒湿三痹。

人参 炙草 茯苓 炙芪 干地黄 当归 白芍 川芎 杜仲 续断 川牛膝 桂心 独活 防风 细辛 秦艽 木瓜

等分，加姜、枣煎服。

凡苍耳、松节、枸杞、茄根、萆薢、蚕沙、蒺藜、菊花、蛇床子、玉竹之类，俱可选用。

清咽太平丸[4] 治膈上有火，早间咯血，两颊发赤，咽喉不清。

薄荷十两 川芎、防风、犀角、柿霜、甘草各二两 桔梗三两

蜜丸。

小蓟饮子[5] 治下焦结热，而成血淋。

小蓟 炒蒲黄 藕节 滑石 木通 生地 山栀 淡竹叶 当归 甘草

水煎服。

乌药顺气散[6] 治中风，遍身顽麻，骨节疼痛，步履艰难，语言謇涩，口眼㖞斜，喉中气急有痰。

台乌药 橘红二钱 麻黄 川芎 白芷 桔梗 枳壳一钱 僵蚕 炮姜 炙草五分

葱、姜煎服。

虚汗去麻黄，加黄芪；手足难举，加防风、续断、威灵仙；拘挛加木瓜、钩藤；脚气加牛膝、五加皮、独活。

苏子降气汤[7] 治虚阳上攻，气不升降，上盛下虚，痰涎壅闭，喘嗽有血；或大便不通。

苏子、半夏、前胡、橘红、厚朴、当归各一钱 炙草、肉桂各五分

姜、水煎服。一方无肉桂，有沉香。

本方单用半夏、厚朴，加茯苓、紫苏，名七气汤，治七情郁结，痰涎结聚，咯不出，咽不下，胸腹喘满，或咳或呕，或攻冲作痛。再加白芍、陈皮、人参、桂心，亦名七气汤，治前症，阴阳反戾，吐利交作，寒热眩晕，痞满噎塞。本方单用半夏、甘草，

加官桂、人参，名四七汤，治七情气郁，痰涎结聚，虚冷上气；或心腹绞痛，膨胀喘急。心腹痛甚，加延胡。

四磨饮[8] **治七情气逆，上气喘急，妨闷不食。**

槟榔　沉香　人参　乌药

等分，浓磨，煎三四沸，温服。

一方去人参，加枳壳或青皮。一方去一人参，加枳实、木香，白酒磨服，名五磨饮，治暴怒卒死，名曰气厥。

【校注】

[1] 大秦艽汤：出自《素问病机气宜保命集》卷中。有养血祛风荣筋的功效。

[2] 消风散：出自《太平惠民和剂局方》卷一。原方无菊花。本方有疏风祛湿止痛的功效。

[3] 三痹汤：出自《校注妇人良方》卷三。原方无木瓜。本方有补肝肾、祛风湿的功能。

[4] 清咽太平丸:《医方集解》有收录。有清热凉血利咽的作用。

[5] 小蓟饮子：出自《济生方》。有清热通淋、凉血止血的功能。

[6] 乌药顺气散：出自《太平惠民和剂局方》卷一。有理气化痰、祛风通络的作用。

[7] 苏子降气汤：出自《太平惠民和剂局方》卷三。有降气、平喘、化痰的功效。

[8] 四磨饮：出自《济生方》卷二。有行气降逆、宽胸散结的功效。

夹病兼治论

【原文】

本病芜杂，相夹而发者，始为夹病。然夹病有不必治，有必宜兼治，如阳症，热邪也，而有恶寒发热、头疼身痛、耳聋、烦躁喘渴、舌干口燥、谵语狂言等症者，因热而为病也，热去而病自已。阴症，寒邪也，而有呕吐下利、蜷卧厥冷、舌卷囊缩、胸腹绞痛者。因寒而为病也，寒去则病自已。所谓夹病不必治者此也。若夫不因本病寒热虚实之变者，如夹于风，夹于食，夹于痰，与夫下利脓血等症，若治本病，而不治所夹之病，则本病虽衰，而夹病未解，复生他病矣，所谓夹病宜兼治者此也。假令伤寒嗳气作酸，胃脘作痛者，夹于食也，治宜香砂平胃散，兼消导之剂，如肉食加山楂；谷食加曲、芽；生冷瓜果，加草果、干姜之类是也。胸膈闷满，喘急不得息，痰唾稠黏，吐咯不出，或喉中有声，口出妄言者，夹于痰也，加味二陈汤，或导痰汤，或瓜蒂散吐之。胸膈痞塞，胁痛身疼，上气喘急，郁闷不舒者，夹于气也，枳壳宽中汤、木香顺气汤选用之。或因跌仆闪挫，血瘀于胸胁之间，胀满而痛，痛有定处者，夹于血也，当归活血汤、复元活血汤；若在下焦，芍药导滞汤、桃仁承气汤。至于多饮水浆，停留心下，按之汩汩有声者，夹于水也，半夏茯苓汤、五苓散，或小半夏汤、真武汤酌用之。若有喘嗽，亦夹症也，有饮水过多，水气满闷而喘嗽者，用麻黄杏仁汤而可定；人参救虚急气喘之疴；承气下实热壅盛之喘，如此而夹于喘者，可无虑也。

【评析】

夹病，即原初发病证未愈，而发生演变的病证。何渊认为根据病情演变情况，夹病可分为两种，一种是因本病寒热虚实的演变而成的夹病，如外感病初起因感受寒邪而发病，随着病情的发展，病邪可化热入里而成阳证，或素体阳虚，或寒邪尤盛，进入三阴而成阴证。此种情况的治疗可循常规，即何渊所说的“不必治”，亦即治伤寒本病即可，不需兼顾治疗。如本病未愈，同时夹有其他病邪而演变形成的夹病，则不仅要按常规治疗伤寒本病，而且要兼治所夹病邪引起的病证，即何渊所说的“必宜兼治”，如不及时兼治，会产生其他变证。所夹病邪有多种，如风、食、痰、瘀血、水饮等等，当随证治之。

【原文】

又有汗下太过、失血太多，以致阴阳俱虚，而有头目眩晕之症，眼光撩乱，睹物旋转，卒然倒地者，以半夏天麻白术汤为主，随症加减：如阳虚脉弱，合参附汤；血虚合人参养荣汤；气虚合四君子汤；汗出不解，心下悸惕，合真武汤；胸满气促，痰涎壅盛，合二陈汤，加姜汁。劳役内伤者，则以补中益气汤为主，随症加减：如兼太阳症，合冲和汤、神术汤；阳明合葛根汤、五苓散；少阳合小柴胡汤。

若失于汗下，及汗下失宜，或误投热药，邪热不得解散，郁于胸中，发瘢疹，如蚊迹，如锦纹，或红赤而紧密，其出未透者，则以升麻葛根汤，以透其毒；其毒已出者，则以犀角元参汤，以化其瘢；误汗则瘢烂，误下则毒内陷，而成胃烂之祸矣。胃热甚，烦渴喘嗽，黄连解毒汤，合白虎化瘢汤；瘢退而潮热谵语便实，宜大柴胡汤；阴症身凉无热，瘢黑昏沉，四逆汤合大建中汤。若夫元气素虚，误服寒凉，致伏寒于内，逼浮游之火，蕴于胸中，而发瘢者，调中汤加芍药，或人参三白汤，选用之，则瘢自愈。

又若小便溲出不知者，为遗溺，阳症身重烦渴，谵语而遗溺者，属于热，人参白虎汤；阴症不热不渴，足冷而遗尿，属于寒，四逆汤加益智仁，甚则加吴萸；汗下后，热不解，火动而遗溺，参胡三白汤，加知母、麦冬、五味子、当归；肾虚小便不禁，而溲溺者，膀胱不约也，此为难治之症。

【评析】

阴阳俱虚，夹痰饮导致的头目眩晕，治疗此夹病，宜扶正化饮止晕，可用半夏天麻白术汤为主，根据阳虚、血虚、痰饮、邪热等的偏胜而变化用药，或合方。对于热入血分发瘢疹，可用透疹、凉血、解毒或扶正托毒等法治疗。如症见遗尿，或因热扰心神所致，或因阳虚失神，或因肾虚膀胱不约，总属病情危重，当及时治疗。

【原文】

又有伤寒下利脓血之变，法当清热固下，和血调气，清热如芩、连、知、柏；固下如阿胶、地黄、椿皮、乌梅、粟壳、诃子、龙骨之类；和血如归、芍、桃仁、红花；调气如香、砂、枳壳、青皮。至于热毒入胃，利下色如蟹红，或纯赤紫黑，或如鱼脑烂豆汁，或脓血变杂，则以黄连阿胶汤主之；脉沉迟者属于寒，宜桃花汤，加当归、阿胶、附子；在气分，宜赤石脂禹余粮汤，加参、附；又有归附阿胶汤，亦治阴症下利后重，加木香、槟榔；气虚加参、芪。

又有伤寒汗出不彻，或身热无汗，小便不利，则湿与热搏，郁蒸发黄，湿盛则面如熏黄，热盛则色如橘皮，或身目俱黄，小便下黄浓汁，及赤色，大便黑；与夫结胸、痞气、蓄血等症发黄者，并以得效茵陈汤主之；时气温疫发黄，茵陈犀角汤主之；内伤生冷胃寒发黄，茵陈理中汤主之，脉沉足冷加附子。

又如热毒郁结而不解，以致发狂，逾垣，登高，弃衣叫骂者，热极使然，经云“重阳者狂”是也，脉洪数者，三黄石膏汤主之；或因发汗不出，喘急发躁而狂者，表症在，脉浮数，六神通解散；热结于膀胱，小便不通而狂，猪苓汤加犀角渗之；热结于脏腑，大便秘结而狂，大承气汤下之；温热时疫，阳毒发狂，黄芩解毒汤，或人中黄丸、清热解毒汤、铁落饮选用之，热汗出而病自解矣。或有热极舌出不收，则用冰片、牛黄、麝香少许，点舌上如神；其阴症发狂，烦躁扰乱，欲坐卧于泥水井中，厥逆脉沉者，四逆汤、回阳汤、霹雳散选用之。

【评析】

下利便脓血，多夹有湿热、瘀血、热毒等，日久则兼有气血亏损，或气陷不固，当辨证兼治。如症见发黄，多为夹有湿邪，或为湿热，或为寒湿，或夹瘀血，甚则疫气，茵陈蒿汤是为主方，可随证加减。发狂症多属阳证，因夹有痰热所致，治以清热镇静为主。亦有属阴证者，治当温阳散寒。

【原文】

至于咳嗽为病，本属于肺，伤寒水停心下，上冲于肺，则咳嗽喘急，胸膈满闷是也，小青龙汤主之；内寒有水，真武汤。感冒风寒，内伤于肺，则咳嗽喘促，气壅痰多是也，麻黄杏仁汤；痰唾稠黏，金沸草散主之。

又有失于汗下，日久不解，食入无多，肠胃空虚，三虫求食，食其喉则声哑，而上唇生疮；食其脏则咽干，而下唇生疮。面色乍黑乍白，四肢沉重，上下唇生疮，默默欲睡，目闭舌白者，狐惑病也，内服甘草泻心汤，或赤豆当归散；食脏则用苦参汤蒸洗；再以雄黄散烧而熏之；蚀喉用雄黄、苦参、黄连为末吹之。若蛔厥之症，脏腑素寒，饥不能食，胃中空虚，虫不能安，烦躁呕吐，昏沉发厥，不省人事，六脉沉迟而吐蛔者，安蛔理中汤主之，脉沉加附子，身热加柴胡。盖蛔得热则静，得寒则动，见苦则伏，逢酸则安，宜川椒、乌梅、黄连、细辛、干姜、肉桂、苦楝根皮之类，而蛔自安也。以上数者，皆伤寒夹杂病也，夹各有因，而治亦各异，主之以本病之药，佐之以夹病之剂，则本病愈，而夹病亦安矣。

【评析】

咳嗽为病多夹有痰饮，治当化痰祛饮，或用温化，或用寒化，据证用之。至于狐惑病，蛔厥等病证，古人认为与虫邪有关，蛔厥因蛔虫窜动所致，治当安蛔驱虫。《金匮要略》中记载有狐惑病表现为喉部、阴部溃疡，甚者目睛受累，此病夹有湿热之邪是为主要，从治疗用甘草泻心汤、赤小豆当归散、苦参汤等清利湿热亦可知。总之，伤寒夹杂病，所夹病邪各有异，所犯病位亦不同，故表现各样，病证不一，临床当因证治宜。

附证治

【原文】

香砂平胃散 即平胃散加香附、砂仁。（方见少阳经附）

伤肉食加山楂；米麸食，加神曲、麦芽、莱菔子；生冷水果，加干姜、草果。本方加藿香、半夏，名不换金正气散，治胃寒腹痛呕吐，及瘴疫湿疟；再加人参、茯苓、草果、生姜、乌梅，名人参养胃汤，治外感风寒，内伤生冷，夹湿停痰，岚瘴瘟疫，或饮食伤脾，发为痎疟。本方合二陈，名除湿汤，治伤湿腹痛，身重足软，大便溏泄。本方加藁本、枳壳、桔梗，名和解散，治四时伤寒，头痛烦躁，自汗咳嗽吐利。本方一两，加桑皮一两，名对金饮子，治脾胃受湿，腹胀身重，饮食不进，肢酸肤肿。本方除苍术，加木香、草果、干姜、茯苓，名厚朴温中汤，治脾胃虚寒，心腹胀满；及秋冬客寒犯胃，时作疼痛。

加味二陈汤 见太阳经

导痰汤 见三法失宜门

瓜蒂散 见太阳经

枳壳宽中汤 治胸中胀满，胁痛身冷，上气喘急，郁闷不舒。

枳壳　陈皮　厚朴　苍术　香附砂仁　桔梗

水、姜煎服。

木香顺气散[1] 治气不舒，胸膈胀满，痞塞不通，郁及阴阳壅滞，大便不利等症。

木香、草果（炒）、益智各三分　陈皮二分　厚朴四分　苍术三分　半夏、吴茰（泡）、干姜、青皮、茯苓、泽泻各二分　当归五分　升麻、柴胡各一分

水、姜煎服。

当归活血汤 治无恶寒，头痛，惟身热发渴，小便利，大便黑，内夹瘀血，口出乱语。

当归　赤芍　桃仁　红花　生地　人参　干姜　桂心　枳壳　柴胡　甘草

水、姜煎服。

复元活血汤[2]　治从高坠下，恶血留于胁下，痛不可忍。

当归三钱　红花二钱　桃仁五十粒（去皮尖，研）　大黄一两（酒浸）　花粉、穿山甲各二钱（炙）　柴胡五钱　甘草三钱

加酒煎服，以利为度。

芍药导滞汤[3]　治下痢，脓血稠黏，腹痛后重。

芍药一两　归尾、黄芩、黄连各五钱　大黄三钱　木香、槟榔、炙草各二钱　桂钱半

水煎，温服。

利不减，加大黄。一方无桂，有枳壳。本方单用木香四两，黄连二十两，醋丸，米饮下，名香连丸，治下痢赤白，脓血夹杂，腹痛里急后重。

桃仁承气汤　见太阳经

半夏茯苓汤

五苓散

小半夏汤　并见太阳经

真武汤　见三法失宜门

麻黄杏仁汤　即三拗汤，见太阳附

承气汤　见阳明经

半夏天麻白术汤[4]　治脾胃内伤，眼黑头眩，头痛如裂，身重如山，恶心烦闷厥冷。

半夏钱半　天麻五分　白术一钱　苍术五分　人参、黄芪、陈皮各五分　神曲、麦芽各一钱　茯苓、泽泻各五分　干姜、黄柏各三分（酒洗）

水煎，每服五钱。

参附汤　见三法失宜门

人参养营汤　见风寒脉症门

四君子汤[5]　治一切阳虚气弱，脾弱肺损，饮食减少，面黄体瘦。

人参、白术、茯苓各二钱　炙草一钱

姜、枣煎服。

本方加陈皮，名异功散，调理脾胃；再加半夏，名六君子汤，治气虚有痰，脾虚鼓胀。六君子加乌梅、草果，名四兽饮，治五脏气虚，七情兼并，结聚痰饮，与卫气相搏，发为痁疾。本方加生姜汁、竹沥，治左体半身不遂，亦治痰厥暴死。本方去人参，加白芍，名三白汤，治虚烦，或泻或渴，为调理内伤外感之奇方。

补中益气汤 见内伤外感门

冲和汤

神术汤 并见太阳经

葛根汤 见阳明经

小柴胡汤 见少阳经

升麻葛根汤

犀角元参汤 并见阳明经

黄连解毒汤 见三法失宜门

白虎化癍汤 见阳明经

大柴胡汤 见首尾一经门

四逆汤 见少阴经

大建中汤[6] 治心中大寒痛，呕不能饮食，腹中寒气上冲，皮起出见有头足，上下痛不可触者。

蜀椒二合 干姜四两 人参二两

水煮，去滓；入饴一升，微煎，温服。

调中汤[7] 治中寒夹表，阴症发癍。

藿香一钱 苍术钱半 陈皮、半夏、甘草（炙）、砂仁、枳壳、桔梗各一钱 麻黄、桂枝各五分 羌活一钱 川芎七分 白芷、芍药各一钱

水、姜煎服。

人参三白汤 治阴症发癍，虚阳外越，但出胸背，手足头面稀少，淡红不赤，久则转黄；或误用苦寒凉药太过。

人参三钱 白术、白茯苓、白芍各二钱 生姜五片 大枣三枚

水煎温服。

若脉沉足冷，病关少阴，加附子二三钱，干姜二钱，则阳回瘢敛。

人参白虎汤 见阳明经

参胡三白汤 见过经不解门

黄连阿胶汤 见阳明经附

桃花汤[8] 治少阴病，腹痛，小便不利，下痢不止，便脓血者。

赤石脂一斤 干姜一两 粳米一升

水煎，候米熟，去滓温服。

赤石脂禹余粮汤[9] 治伤寒服汤药，下利不止，心下痞鞕，此利在下焦，非理中汤症，宜此汤主之；再不止，当利其小便。

赤石脂 禹余粮

等分，杵碎，煎服。

归附阿胶汤 治阴症下痢脓血

当归 川芎 熟地 白芍 阿胶 甘草 附子 干姜 地榆 乌梅 赤石脂

血块如豚肝，加红花；去血不止，加炒蒲黄、椿根皮、升麻；气虚合四君子汤，如黄连阿胶汤法。

得效茵陈汤 治伤寒汗出不彻，湿与热搏，蒸发为黄，及结胸痞满、蓄血等症。

茵陈 山栀 木通 甘草 黄芩 龙胆草

腹痛便实，合桃仁承气汤；胸膈满闷，加枳壳、桔梗、瓜蒌；心下痞满，加枳实、黄连；血蓄上焦，加犀角、丹皮、红花；目睛熏黄，加黄连；小便不利，合四苓散；便如脓柏汁，加黄柏；小便赤涩，加车前子、滑石；渴加花粉、知母；身热加柴胡；温瘟发热，身重不能转侧，加苍术、麻黄；烦渴合六一散。

茵陈犀角汤 治时疫发黄，瘢毒未散。

茵陈 犀角 黄连 黄柏 山栀 龙胆草 木通

加减照前汤法。

茵陈理中汤 见太阴经附，当与证辨参看。

六神通解散 治时邪晚发，头痛身热恶寒，脉洪数。

麻黄　苍术　黄芩　甘草　石膏　滑石

加羌活、川芎、细辛，煎服。三月前发，加葱白、豆豉。

三黄石膏汤

猪苓散

大承气汤　并见阳明经

人中黄丸[10]　治温疫里热诸毒证。

人中黄二两　大黄三两　黄连、黄芩各一两（酒浸）　苍术（麻油炒）　桔梗、滑石各二两　人参一两　防风五钱　香附一两五钱（姜汁拌，生用）

为末，神曲煮糊为丸，绿豆大。每服二三钱，清热解毒汤送下。

清热解毒汤　治温疫大实热症。

生地、黄连、黄芩、芍药、人参各三钱　石膏、知母各二钱　甘草钱半　羌活二钱　葛根、升麻各一钱　生姜一两

水一斗，煮取五升，每服一升，日三夜二服。

铁落饮　治痰火怒狂，坠痰镇心。

生铁落（先煮，以水煎药）　石膏三两　龙齿（研）、茯苓、防风各两半　元参、秦艽各一两

上㕮咀，用铁落水一斗，煮取五升，去渣；入竹沥一升，和匀温服，每次二合，不拘时，日五服。

回阳汤

霹雳散并见少阴经

小青龙汤[11]　治伤寒表不解，心下有水气，干呕发热而喘；或咳嗽短气，小便不利，或渴或利。

麻黄　桂枝　芍药　甘草　细辛　干姜　半夏　五味子

水煎服。

渴去半夏，加花粉；喘去麻黄，加杏仁；形肿亦去麻黄；噎去麻黄，加附子；小便秘，去麻黄，加茯苓。本方加石膏，治肺胀，咳而上气，烦躁而渴，喘急，心下有水，脉浮。

金沸草散　见肺经受邪门

甘草泻心汤　见三法失宜门

赤豆当归散[12]　治狐惑，三四日，目赤如鸠眼；七八日，眦黑；若能食者，脓已成也，所谓风湿流于肠，而为肠痈脏毒之症。

赤小豆　当归

同杵为末，浆水服方寸匕，日三次。

苦参汤[13]　治狐惑蚀肛。

苦参半斤　槐白皮[14]　狼牙根[15]四两

水煎，洗之。

雄黄熏法[16]　治症同上。

雄黄为末，用筒瓦二枚，合之，烧烟，向肛熏之。另以苦参煎汤洗之。

安蛔理中丸　见太阴经附。

【校注】

[1] 木香顺气散：又名木香顺气汤，出自李东垣《医学发明》卷四。有温化寒湿、行气消胀的作用。

[2] 复元活血汤：出自《医学发明》卷三。功能活血祛瘀、疏肝通络。

[3] 芍药导滞汤：此方的药物组成同出自《活法机要》的芍药汤。有清化湿热、行气血、导积滞的作用。

[4] 半夏天麻白术汤：出自《脾胃论》卷下。原方名半夏白术天麻汤。有益气健脾、化饮止晕的功效。

[5] 四君子汤：出自《太平惠民和剂局方》卷三。功能益气健脾。

[6] 大建中汤：出自《金匮要略·腹满寒疝宿食病脉证治》。有建立中气、温中散寒的功效。

[7] 调中汤：出自《丹溪心法》卷二。有发汗解表、祛湿和中的功效。

[8] 桃花汤：出自《伤寒论》少阴病篇。有温涩固脱的作用。

[9] 赤石脂禹余粮汤：出自《伤寒论》太阳病篇。有涩肠固脱止利的作用。

[10] 人中黄丸：本方收录于《医学入门》卷四。有清热解毒、补虚泻下

的作用。

［11］小青龙汤：出自《伤寒论》太阳病篇。有发汗解表、温肺化饮的功效。

［12］赤豆当归散：出自《金匮要略·百合狐惑阴阳毒病脉证治》。原方名赤小豆当归散。有渗湿清热、解毒祛瘀的作用。

［13］苦参汤：出自《金匮要略·百合狐惑阴阳毒病脉证治》。本方加入槐白皮、狼牙根，水煎外洗，有除湿热、治溃烂、杀虫的作用。

［14］槐白皮：即槐皮，为槐树的树皮或根皮的韧皮部。性平，味苦，有祛风除湿、消肿止痛的功能。

［15］狼牙根：又名狼牙草根芽，即仙鹤草根芽。毒性小，有杀虫的作用。可祛蛔虫、绦虫、滴虫等。

［16］雄黄熏法：此治法出自《金匮要略·百合狐惑阴阳毒病脉证治》。有解毒、杀虫的作用。

【评析】

平胃散出自《太平惠民和剂局方》，具有燥湿健脾的功效，加香附、砂仁，成香砂平胃散，不仅增强了化湿宽中的功能，还有疏肝理气的作用，对于夹食气滞而胃痛的病证疗效更佳。

伤寒同症误治论

● 【原文】

伤寒有症同而病异者，寒热虚实之变为之也。彼寒而此热，此实而彼虚，相去悬远，辨认不真，治或少差，鲜有不误。如内伤寒症，有因忍饥失饱，以致脾胃受伤，则荣卫无所滋养，元气虚弱，精神倦怠，懒言好睡，身发大热，间作而不齐者，此饮食内伤不足之症也。又有远行劳役，筋力受伤，则劳能损气，身发大热，腰脊疼而肢节痛，懒言嗜卧，心烦自汗者，此因劳役内伤不足之症也。二者并从补中益气汤治之。若认身热为外感，而误用麻黄、桂枝等汤，一切寒凉发散之剂；指腰脊强痛、肢节酸痛为伤寒，而用羌活克伐之剂，则虚虚实实之祸，有不免矣。又有内伤而兼外感者，如因饮食劳役内伤，又为寒邪感冒于外，在太阳，则恶寒头痛，身发大热；在阳明，则鼻干口燥不免；在少阳，则寒热往来，胸满口苦；精神倦怠，懒言好卧，声高气促，鼻息不调，外见三阳有余之症，内见气虚不足之象，当以补中益气汤为主，而佐以发散之剂，如冲和、桂枝、芎苏等汤治之可也。外感重则以发散药中兼补养，内伤重则以补养药中兼发散，随经加减，乃为得之。若只知攻表，而失补中，概以汗剂投之，克伐太过，元气损伤，汗出不止，肉瞤筋惕，亡阳虚怯之变生矣。

● 【评析】

外感病与内伤病在证候表现上会有相似之处，临证当注意辨别，如鉴别不清，发生误治，会产生不良后果。比如内伤病会出现发热，腰脊疼而肢节痛，酷似太阳伤寒证，其鉴别点是内伤发热不伴有恶寒，且反复缠绵，并伴有精神倦怠、纳呆自汗等症。然而内伤病人亦易感受外邪，而致内伤兼外感证，此时会出现外见三阳有余之症，内见气虚不足之象，治疗当补虚、祛邪兼顾，把握好孰轻孰重，以决定治疗的偏重。何渊的治疗经验是补虚以补中益气汤为主，发散以冲和汤、桂枝汤、芎苏饮为佳，而不主张峻剂发表，以免重伤正气。

【原文】

又有伤于饮食，停留不化，嗳气作酸，胸腹胀满，胃口疼痛，欲吐不吐，而头痛恶寒发热者，此内伤于食有余之症也，以香砂平胃散为主，各随所伤之物而消导之。又有多食寒冷汤水，生冷食物，脏腑受伤，胸腹䐜胀，胃口作痛，呕逆下利，厥冷脉沉，此则内伤寒凉有余之症，以理中汤为主，随所伤之物而温散之，寒甚加附子。又有内伤而兼外感者，如饮食过多，致伤脾胃，腹中胀急，胃口结满作痛，而有外感寒邪，恶寒发热，头痛鼻干口燥，寒热往来，胸满口苦，此名夹食伤寒，内伤外感之症也，如伤食重则以香砂平胃为主，而量佐以芎苏、冲和；外感重则以芎苏、冲和为主，而宜兼乎香砂平胃；或先解表，待外感平，然后用消导化食之法亦善，盖伤寒之病重，而伤食之病稍缓，故特先于解表也。若不问有无伤寒，误认发热为伤食，止知攻里而失解表，则外邪乘虚入内，而变症不可救矣。又有饮食生冷，脾胃受伤，腹中胀满，胃口作痛，结胸呕逆吐利，而复感外邪，发热恶寒头痛者，是内伤而兼外感，与夹阴伤寒同也，此当以温中而兼发散，以芎苏、冲和合理中治之，寒甚加附子可也。若只认为外感，而不知内伤寒为尤甚，误以寒凉解表之剂投之，则外邪虽已，而里寒告急，症变厥逆、囊缩而致毙矣。

【评析】

内伤饮食所致的胃脘气滞湿停，可见头痛恶寒发热，此时需与夹食伤寒鉴别，前者以嗳气作酸、腹胀胃痛为重，发热较轻；后者以恶寒发热或寒热往来、胸满口苦为主，伴腹胀胃痛。夹食伤寒需表里同治，或先解表，后治里。夹阴伤寒需与脾胃虚寒证鉴别，两者皆有脘腹胀满疼痛，下利呕逆等症，但前者有发热、恶寒、头痛等表症，治宜温中解表，如理中汤合冲和汤、芎苏饮等。

【原文】

至于暴寒衣薄，因而感冒寒邪者，其症鼻流清涕，口吐涎沫，喷嚏，恶寒发热，头疼身痛，咳嗽喘急，咽喉不利，声嘶不亮者，此夹寒伤风也，治宜温散，用麻黄杏仁汤，加半夏、川芎、细辛、枳壳之类，有汗去麻黄，加桂枝、芍药；若误以寒凉发散之剂，如升、柴、黄芩、荆芥之属投之，则风去而寒在矣。又有天时暴热，失于解脱，或带汗劳役，因而感冒风邪，其症则鼻干声重，痰吐稠黏，唇口生疮，咽干口燥，喘急咳嗽，或日晡潮热者，此夹热伤风也，治宜清解，以金沸草散去细辛，加柴胡、黄芩、桑、杏、茯苓、甘草之属，有汗加桂枝、芍药；若以辛热发散之剂，加麻黄、细辛等药投之，则风去而热不解矣。若夹痰伤寒，其症恶寒发热，头疼身痛，咳嗽烦闷，胸胁饱满，喘急发躁，右脉洪滑紧急，甚而昏迷，乱言错语，如见鬼神者，痰结胸膈故也，以二陈汤加枳、桔、黄连、贝母、瓜蒌、前胡、姜汁，更以发散之剂，如紫苏、羌活等药；其痰壅盛，胸膈满闷，喘急气促，咽梗不得息，以瓜蒂散吐之；若误指胸满为结胸，妄以陷胸投之，则痰愈急而告变矣。又有夹血伤寒，先因跌扑闪挫，血瘀胸胁小腹之间，痛有常处，按之不移，小便自利，六脉芤涩，而发热恶寒头痛者，血郁而兼外感伤寒也，当以发散药中加活血之品，如当归、红花、桃仁、苏木，分上中下三部治之。在上焦，四物汤加减；停胁下，复元活血汤加减；蓄下焦，大便黑，桃仁承气汤或芍药导滞汤加减选用之；胁痛加青皮；肢节痛加羌活；腰膝痛加牛膝；若不问有无瘀血，专于发散，误服寒凉，则瘀血冲心；或蓄久不散，血化为浊水，流散四肢胸胁，变为肿胀，胸腹胀满；或身目俱黄、血蛊等症出矣。若头痛发热恶寒，胸腹胀满，胁痛身痛，郁遏不通，上气喘促，心中窄狭不舒，左脉紧盛、右脉沉者，气郁伤寒也，当以发散药中加枳、桔以开之，青皮通其滞，香附散其郁，苍术宽其窄狭，助以木香，而使上下调顺之，则气利而邪自散矣；若只治外感，而不知气郁为病，则郁久而气不散，为痞塞噎膈，为关格呕逆、反胃之变症生矣。

【评析】

同为外感，亦要辨是夹寒伤风，还是夹热伤风，二者的区别可从以下两方面来把握。一是发病的时令不同，夹寒伤风多见冬令暴寒，或气候突然转凉，寒邪袭人所致；夹热伤风则多见于暑热之季，或伤于暑热，或身热汗出，风邪乘之入侵所致。二是症状有不同，夹寒者发热恶寒，恶寒明显，且鼻流清涕；夹热者发热重而恶寒不明显，鼻干咽燥，痰吐稠黏，甚者唇口生疮。治疗上寒者宜温散，如麻黄杏仁汤；热者宜清解，如金沸草散。此外还有夹痰伤寒、血郁伤寒、气郁伤寒等，均需与痰实内结、血瘀、气滞等内伤病鉴别，治疗上要在发散风寒的同时兼祛痰饮，或祛瘀，或理气。不能单治外感，而置夹邪不顾，亦不能单治内伤里邪，而置表邪于不顾，总之当辨别轻重而兼治之。

【原文】

至于夹阴伤寒，其症有五：或为色欲不节，真元耗散，因而感冒风寒，身热面赤，烦渴不欲饮食，四肢沉重，目昏吐利，六脉沉迟无力者，此因色欲内伤，乃夹阴伤寒也。用四逆汤加人参，再微加发散之剂；甚而舌卷囊缩，眼花晕眩，昏沉不省人事者，回阳救急汤主之。又有因食生冷，及多服寒冷，以致胃气受虚，因而感冒风寒，面赤身热，烦渴不能饮水，腹痛吐利，脉沉足冷，此生冷内伤，而成夹阴症也，理中汤主之；肚腹绞痛，口出冷气，附子理中汤主之；俟转出阳分，再兼发散之剂。斯二者，误认身热面赤为表热，烦渴为内热，恶寒头痛为表邪，昏沉不省人事为中风，为中气，而妄用白虎、解毒、柴胡、芩连、顺气等汤则危矣。若伤寒六七日后，传经已尽，因而内虚，忽见六脉沉细，手足厥冷，腹痛吐利，渴不能饮，此气虚变阴，而有阴经伤寒之象。是非夹阴与直中者可比，亦当以温中为急，虽或重加感冒，而有恶寒发热、面赤烦躁等症，法当温经散寒，如通脉四逆可用也。又有初起脐腹疼痛，呕吐涎沫，唇青厥冷，而又有头疼发热面赤者，乃直中阴经于内，复感寒邪于外，阴阳俱伤，亦名两感。然直中之势急，当以救里为先，攻表为轻，俾内气得温，则表亦自解矣，宜从四逆汤合解散主之；或干姜附子、麻黄附子细辛等汤亦可。盖直中阴寒，死在旦夕，不急于温经，若先治外感，则缓不及事矣。又有阳热传入阴症，热化为寒，不热不渴，脉沉足冷，而医者犹认阳热有余，重用寒剂，或误服解散之药，使阴经之汗大泄，因为恶寒蜷卧，呕吐下利，口出涎沫，心下胀满，小腹绞痛，昏迷不省人事，冷过肘膝，囊缩厥逆，此阳脱而纯阴之症也，急服回阳急救汤；仍灸关元、气海、丹田，则庶几或生也。若以昏迷不省人事为中痰中风，而误投牛黄、苏合等丸，服之立毙矣。又若脉沉足冷，身腹疼满，下利清谷，夫内寒下利者，症当面青恶寒，而反见面赤身热者，虚阳上浮也，是寒伏于内，逼迫无根之火上浮于面而赤也，当以四逆汤加人参、白术以补其虚；木香、砂仁以调其气；豆蔻、诃子以固其下；甚则用麻黄以提之可也。若误以身热面赤为阳热下利，而以寒凉药治之，如芩、连、柴胡之属，则必有下利不止、阴极发躁之变矣。又有四肢厥逆，冷过肘膝，脉沉无力者，阴寒之本病也；而见面赤身热，渴欲饮水，不能下咽，谵语烦躁，欲坐卧泥水中者，此阴极发躁也。脉沉细者，回阳返本汤；数大无力者，人参四逆汤。若误指身热面赤为表热，谵语烦躁为里热，欲坐卧泥水中，为阳急发躁，而用黄连解毒、三黄石膏等寒凉发散之药投之，则误矣。又有恶寒蜷卧，小便清白，大便自利，呕吐气逆，阴寒症也；而面赤身热，烦渴饮水，饮食不能入口，身重不能转侧，脉沉按之不鼓指者，此阴盛格阳，通脉四逆汤症也；数大无力者，人参四逆汤症也。若以身热面赤为阳热，身体不能转侧为湿热，恶寒吐利为热利，而投以除湿退热，如苍术、羌活、白术、防风、柴胡、芩、连之属，则误矣。

【评析】

夹阴伤寒乃特指因色欲不节，真元耗散的病人，感受风寒之邪所致的病证，其表现既有目昏、烦渴不欲饮食、六脉沉迟无力的虚象，又有外感病身热、四肢沉重、吐利等症。此种表现亦可见于素有脾胃虚寒而感受风寒外邪的病人，即外感夹阴症。这两种病况治疗上均应先治里虚寒证，待阳气回复，再用发散法治疗，如妄用祛邪，尤其是寒凉清热，则更伤阳气而致病重或危。类似此种情况还有如外感病已传入阴经，又复感外邪；或阳经病治疗不当，损伤阳气，又复感外邪；或素有少阴病，感受风寒之邪等，治疗时均不可只是祛外邪而不顾里阳虚，而是要根据里阳虚的轻重，或温中散寒，或急救回阳，或温阳解表。

对于阳气虚衰，阴寒内盛，阴盛格阳的病证，可见到面赤、身热等虚阳上浮的症状，千万不能误认为里热而用苦寒清热，治当急救回阳，用通脉四逆汤、人参四逆汤等，并灸关元、气海、丹田，或能转危为安。

【原文】

若夫身热恶热，揭去衣被，烦渴喜饮，此本阳症；而手足厥冷，脉见沉数无力者，为热厥，而非阴厥也，盖阳盛拒阴，阳热内热，法当以四逆散合白虎汤主之。若指脉沉厥冷，而不究恶热喜饮沉数为实热，误以寒厥之药投之，是以热助热，狂乱失血之变生矣。又有鼻如烟煤，额出冷汗，唇甲俱青，小腹绞痛，身如被杖，结硬如石，烦躁呕吐，咽喉不利，或肿痛不能咽唾，六脉沉数者，此为阴寒结毒，阴症也，急灸关元、气海。盖阴寒结毒，则四肢坚冷，鼻黑唇青，身痛如杖，脉沉为验。若认脉数为实热，而不究额汗唇青鼻黑为阴毒，投以芩连、解毒、升麻、元参，则误矣。至于多欲肾虚，或过服凉药，伏寒于内，逼火上聚于胸中，而发淡红点，脉沉足冷者，此阴症发癍也，调中汤主之。夫热症发红癍，则身热烦躁，渴欲饮水；阴症发淡红癍，则身凉烦躁，渴不能饮水，脉沉足冷，于此可辨。若不究其脉之沉微，渴不能饮，为内寒，而以芩连、化癍之剂投之，则误矣。又有汗下失宜，或因感冒暴热，及时行瘟疫暑邪，以致热毒郁遏于胸中，而发红赤癍点，烦躁狂乱，妄言叫骂；或咽喉痛，其赤如火；或兼下利，热极而厥，脉洪数者，此为阳毒发癍也，犀角元参汤主之；躁渴而不下利，三黄石膏汤之症。若指下利为虚寒，而不究阳狂躁乱，脉洪数为热极，而以阴癍阴厥之药治之，则误矣。不特此也，阳症变阴，与夫夹阴、伏阴、直中、内伤寒等症，恶寒蜷卧，腹痛吐利，唇甲青，脉沉

迟，两手厥冷者，此其常也；今阳热面赤，亦有手足厥冷者，虽冷过肘膝，未足为据，惟以外症烦躁狂乱，谵语发渴，喜冷恶热，扬手掷足，渴能饮水，脉数身热，于是可辨。若指厥逆为阴寒，而以热药投之，则热愈深，而狂叫、喘呼、失血等症出矣。

【评析】

厥证以手足厥冷为主症，然有寒厥、热厥之分，寒厥者畏寒，神萎，脉沉微或微细；热厥者身热，不恶寒，口渴喜饮，脉滑，或沉实有力，症见肢冷乃假热也。寒厥治当回阳救逆，用四逆汤；热厥治宜大清里热，用白虎汤，或加四逆散理气散热。临证需注意，不能一见肢冷就认为是寒证，同样亦不能一见小腹绞痛，结硬如石，烦躁呕吐，咽喉肿痛，就认为是热毒，要与阴毒作鉴别。阴毒者额出冷汗，四肢坚冷，鼻黑唇青，脉沉无力，治疗当温阳托毒，如急灸关元、气海，待阳气回复，病邪化热，才可清解毒邪。又如邪入血分，症见发瘢，然有阴证发瘢、阳证发瘢之分。阴证发淡红瘢，且伴有身凉、足冷、脉沉等症；阳证发红赤瘢点，并伴有身热、烦躁狂乱、脉洪数等症。阴证发瘢用温散理气活血法，方如调中汤；阳证发瘢用凉血解毒法，方如犀角元参汤。总之阴证、阳证的鉴别，以恶寒蜷卧还是恶热喜冷、神萎不渴还是谵语发渴、脉沉迟还是脉洪数为要点。

【原文】

又若脏寒则下利，里热则便实，此其常也。今阳症而亦有痢下者，其外症则身热面赤，内症则烦躁满闷，渴能饮水，脉洪数有力，利下热如汤火，白头翁汤之症也。若自利纯清水，内有燥屎者，下以承气汤；协热下利赤黄肠垢，黄芩汤治之；下利虚烦之极，而心下满者，栀子豉汤主之。又如身热发渴，小便不利者，五苓加芩、连症也；然亦有冷结膀胱者，不热不渴，足冷脉沉，小腹胀满，按之痛，而小便不利者，此寒气凝结于下焦，闭塞不通，是阴结，而非热结也，当以四逆、理中辈，加茴香、吴萸，佐以木香、灯心，仍用肉桂以引下焦，则气温而阴结自散。若以四苓、八正之属投之，则误矣。至于阳症失汗，邪热传于内，或当汗而反下，使热毒内陷于里，留滞胸中，痞塞满闷者，必有热盛心烦之症，宜大黄黄连泻心汤。若气滞于胸中，痞满不通，则有恶寒不渴、干呕气壅之症，理中汤加木香、砂仁、枳壳可也。若以为寒气结胸痞满之症，用黄连泻心辈，则误矣。至于伤寒呃逆，有因胃实失下者，有因邪客胸中者，有因痰饮结聚者，有因下焦虚寒者，有因误服凉药者。胃实失利，则当与承气汤；邪客胸中，则当与泻心汤、陷胸汤；痰饮结聚，则当与橘皮竹茹等汤；虚寒则当与理中汤、四逆汤；甚则丁附理中加吴萸；误服凉药者，亦用此法。夫阳症，病在胃，气从胃起，冲于胸臆之间，治宜寒凉，如芩、连之属；寒伏下焦，逼其相火从脐上冲于胸臆之间，治法用辛热，如姜、附之属。若一见呃忒，不问寒热之异，而概以芩连、陷胸一切治逆之剂投之，则误矣。凡实热呃忒者二三，虚寒呃忒者八九，病至呃忒则元气将尽，虚气上冲而然也，连声不绝，先重后轻者死。是知人之为病，有病同而症异，有症同而病异，故医者不难于治病而难于识病，不难于用药而难于对病，若病机不明，则用药不得合宜，药不合宜而不误杀人者，鲜矣。

【评析】

大凡脾胃虚寒，或脾肾阳虚则下利，里热亢盛，或肠胃实热则便秘，然亦有里实热而下利者，临证需辨别。如热利下重的白头翁汤证，热结旁流的承气汤证，肠胃湿热的黄芩汤证，或五苓散加芩、连汤证等等。同理，亦有里虚寒而见便秘者，如寒气凝结于下焦，闭塞不通，治当温通，用四逆、理中汤，加茴香、吴萸，佐以木香、灯心，并肉桂以引下焦，则气温而阴结自散。又有痞证，以心下痞为主症，但有热证、寒证之分，热盛心烦为热痞，恶寒不渴为寒痞。还有呃逆，即哕，《伤寒论》中有哕乃胃中寒冷之说，何渊将呃逆分为有因胃实失下者、有因邪客胸中者、有因痰饮结聚者、有因下焦虚寒者、有因误服凉药者等多种病机，但他亦认为实热者少而虚寒者多，甚则胃气衰败而不治，临证当辨证治之。

附证治

【原文】

补中益气汤 见内伤门

冲和汤

桂枝汤

芎苏饮 并见太阳经

香砂平胃散 见夹病兼治门

理中汤 见太阴经

麻黄杏仁汤 见夹病兼治门

金沸草散 见肺经受邪门

二陈汤

瓜蒂散 并见太阳经

四物汤 见三法失宜门

复元活血汤 见夹病兼治门

桃仁承气汤 见太阳经

芍药导滞汤 见夹病兼治门

四逆汤

回阳救急汤 并见少阴经

附子理中汤 见太阴经

通脉四逆汤

干姜附子汤

麻黄附子细辛汤

回阳返本汤

人参四逆汤 并见少阴经

黄连解毒汤 见三法失宜门

三黄石膏汤 见阳明经

四逆散 治伤寒少阴症，阳邪入里，四逆不温；或咳或悸，或小便不利，或腹中痛，或泄利下重。

柴胡　**芍药**　**枳实（麸炒）**　**炙草**

等分，为末，水调饮。

咳加五味子、干姜，并主下利；悸加桂枝；小便不利加茯苓；腹痛加附子；泄利下重加薤白。

白虎汤　见阳明经

调中汤　见夹病兼治

犀角地黄汤　见太阳经

白头翁汤

承气汤　并见阳明经

黄芩汤　见并病门

栀子豉汤　见阳明经

五苓散　见太阳经

大黄黄连泻心汤　见太阳经附

泻心汤

陷胸汤　并见太阳经

橘皮竹茹汤　治哕逆呃忒，吐利后胃虚膈热所致。

橘皮、竹茹各二升　人参一两　甘草五两　生姜半斤　大枣三十枚（擘）

本方加半夏、赤苓、枇杷叶，亦名橘皮竹茹汤，治久病虚羸呕逆。

丁附理中汤　见太阴经附

附备用诸方

【原文】

牛黄丸[1]　治风痫痰迷，涎潮抽搐。

胆星　全蝎（去足，焙）　蝉身二钱五分　白附子　僵蚕（洗，焙）　天麻　防风各一钱五分　麝香五分

煮枣肉，和水银五分，细研，入药末为丸。荆芥、姜汤下。

苏合丸[2]　治中气，或卒暴气逆、心痛、鬼魅恶气等症。

麝香、沉香、丁香、檀香、香附、青木香、荜茇、白术、诃子、犀角各二两　龙脑、熏陆香各一两　朱砂二两　安息香二两（另研，无灰酒熬膏）　苏合油二两（入息香内）

上为细末，用安息香膏，并炼蜜为丸，每丸一钱，熔蜡盛之。每服一丸，温汤化下。

八正散[3]　**治湿热下注，咽干口渴，少腹急满，小便不通；或淋痛尿血，因热为肿。**

车前　木通　瞿麦　萹蓄　滑石　甘草梢　栀子　大黄

加灯心煎服。一方有木香。

治呃逆法　用纸捻搅鼻，得嚏即止。

【校注】

[1] 牛黄丸：出自《婴童百问》卷二。功能祛风化痰、开窍止痉。方中水银有毒，不宜用。

[2] 苏合丸：又名苏合香丸，出自《太平惠民和剂局方》。有理气活血、开窍辟秽的功效。

[3] 八正散：出自《太平惠民和剂局方》。有清热泻火、利尿通淋的功效。

伤寒类证[1]治法论

【原文】

伤寒之为病，其症之见于表者虽同，而症之发于里者则有寒热虚实之异，此固然也。然又有杂病类于伤寒者，若以治伤寒之法治杂病，则其害有不可胜言者矣。如暑热之气，人感之为病，为中暑，为中暍，其症也，心烦自汗，口开齿燥，面垢，吐泻烦渴，眩晕郁冒，手足厥冷，是其候也。然头痛恶寒发热，俱与伤寒相类，但身体骨节不疼，脉虚无力为异耳。法当用香薷以消暑，黄连以清热，人参、黄芪以益气，如黄连香薷饮/清暑益气汤主之；烦渴热甚，白虎汤、竹叶石膏汤选用之；心烦气弱，生脉汤、益元散；吐泻胃苓汤、消暑丸；霍乱转筋，藿香正气散、不换金正气散、六和汤，皆加木香可也，因暑中有湿故耳。又有卒中厥冷，面青唇白，腹痛昏沉，人事不省，或由暴吐暴泻而起者，回阳急救汤、参附理中汤；甚则来复丹，急救阳气；暴泻如水，自汗身冷，脉弱气短，浆水散；或恣食生冷瓜果，吐泻腹痛者，大顺散可用。盖暑乃热中之寒邪，不可不知也。

【校注】

[1] 证：原为“症”。疑误。

【评析】

伤寒病以六经传变论之，有由表及里、寒热变化、虚实转变的发生发展规律，然亦有外感病不循常规发病和发展变化，而有其独特的演变情况，临证当辨别。此外，杂病亦有寒热虚实变化、在脏在腑的不同等情况，因此在临床上会有与伤寒证候表现相似的情况，亦当鉴别清楚，正确治疗。比如中暑，为感受暑邪而发，虽会出现头痛、恶寒、发热等与太阳伤寒证相类的症状，但其病属阳明热证，热郁于里，气机阻滞，故见心烦自汗，眩晕郁冒，手足厥冷，但胸腹部灼热，又暑热耗气，故脉虚无力。《金匮要略》中治以清热益气，用白虎加人参汤，何渊的治法相同，但用方更为灵活，如黄连香薷饮、清暑益气汤、竹叶石膏汤等。且重视暑中夹湿的特点，认为暑乃热中之寒邪，故治疗宜清热与温化相合。

【原文】

至于中脘停痰留饮，亦恶寒发热，状类伤寒，但头不疼，项不强，可辨也；伤寒之脉浮紧，而痰饮之脉洪滑或沉滑，可辨也。其痰流注于胸膈，则胀满喘急，或结痛，或咳嗽满闷，或咽喉不利；走注于周身，则牵引，或麻木，或背心一点其冷如冰；流注经络，则关节不利也。然热在心胸，则妄言见鬼，壅满喘嗽，吐咯不出者，痰结也；咽喉窒塞，吐不出，咽不下，时升时降者，梅核气也；喘急闷乱，坐卧不安者，痰躁也；胸膈痞满，为肿为块，为噎为塞，怔忡惊悸，健忘不语，走注疼痛。一切怪症，并以二陈汤，加竹沥、姜汁、木香、砂仁主之。盖怪症多痰，而痰之为病，皆滞于气，气顺则痰自行，竹沥能降，无姜汁不能通行关节；皮里膜外，非白芥子不达；凡痰症皆以二陈汤为主，合南星治风痰；半夏治湿痰；贝母清痰饮；瓜蒂滑痰开膈；苍术合枳壳，宽胸中之痰气；苍术合羌活，去周身之湿痰作痛；白术合半夏，去胃中湿痰；枳壳合半夏，开胸中痰结；枳实合半夏，开心下结痰；白芥子合青皮，理胁下气结痰痛；独活散痰饮走注；花粉清热痰；滑石利胃中火痰；青黛开胸膈郁痰；香附散气郁结痰；石膏坠膈上痰喘；海石、朴硝软顽痰肿块；芩、连清心膈热痰；金沸草去胶痰；桑、杏去上焦痰气喘促；麻黄散肺经风痰咳嗽，皆所以佐二陈治痰者也，但宜因病加减消息治之。与夫风痰壅盛，喘急有声，或不得息者，可吐而愈也。

【评析】

痰饮致病亦可见恶寒发热等状似太阳伤寒证，然伴有症不同，尤其是脉象，伤寒脉浮，痰饮脉滑。痰饮流窜，无处不到，故致病甚广，或流注胸膈与肺，症见咳喘胸闷；或流注经络骨节，致周身麻木，关节不利；或在心胸脑窍，则神蒙壅满，怔忡惊悸，健忘不语；或阻咽喉，发为梅核气，咽喉窒塞，吐不出，咽不下。何渊认为痰病的关键是气滞，气顺则痰自行而消。行气消痰，何渊首推二陈汤，加竹沥、姜汁、木香、砂仁等药物，并随证加减治之，如白芥子搜皮里膜外之痰；苍术合羌活，去周身之湿痰作痛；白术合半夏，去胃中湿痰；枳壳合半夏，开胸中痰结；海石、朴硝软顽痰肿块；麻黄散肺经风痰等等。

【原文】

又如脚气为病，恶寒发热，状类伤寒，然伤寒病不在足，而有足胫红肿，筋脉挛痛者，乃脚气，而非伤寒也。因伤于湿，郁而成热，湿与热搏，其病乃作，一身受湿，而足居下体，故先受病，挛痛而肿也。其症胸满喘急，咳嗽恶心，呕吐不利，睡卧不安，心神恍惚，妄言错语，膝骨肿痛，便溺阻隔，足胫红肿，其色或黄或白者，是其候也。凡足胫肿痛，焮红而赤，脉洪而数者，属于热；黄白肿痛，脉沉而迟者，属于寒；足胫沉重而痛，属于湿。热盛，治之芩、连；寒盛，治以桂枝；湿盛，治以苍术、防己。亦有虚寒拘挛，厥阴为病者，宜用附子八味汤，或茱萸木瓜汤；若初发一身尽痛，四肢肿痛者，看有便溺阻隔之症，先以羌活导滞汤下之，后以当归拈痛汤治之，热盛则以防己饮治之；初发肢节肿痛，无咳嗽喘满、谵语呕吐恍惚等症，但足肿如瓜，沉重而痛，用丹溪升提其气之法而汗之，使湿从汗散，后以当归拈痛汤或防己饮治之可也。然发湿家汗，恐成痉病，此又当消息处治者也。

【评析】

脚气病的特征是足胫红肿，筋脉挛痛，甚则胸满喘急，证属湿热，或寒湿。治疗先以祛湿为主，或从汗散，或利尿导下，如羌活导滞汤，然后散利相合，祛湿活血，用当归拈痛汤。

【原文】

又如食积发热，其恶寒头痛，亦类伤寒，但身体骨节不痛，为可辨也；左脉平和，右脉洪实，恶食或嗳气作酸，欲吐不吐；或恶心短气，痞满膜胀；或胃脘作痛，腹中硬满，手不可按，心下膈噎，见此数者，多食伤胃之候也，法当开郁行气，消食平胃而已。盖气郁则食不下，停积于胃，则胃气不和，而病乃作，治以香砂平胃散。肉食不化加山楂；麸食不化加莱菔、槟榔、神曲、麦芽；谷食不化，加谷芽；酒食不化，加葛根、黄连；果食不化加干姜、草果；寒气积滞，加木香、官桂；牛犬肉食不化，加杏仁、山楂、阿魏；鱼鳖不化，加紫苏、橘皮、木香、姜汁；蛋食不化，加白豆蔻、橘红、豆豉、姜汁；菜食不化，加丁香、肉桂；茶积不化，加姜黄、芝麻；饮水不化，加五苓散，随症加减，各从其类。外见发热头痛，则可加苏、防、川芎等药；呕吐吞酸，亦可加吴萸、干姜。食在膈上，未入于胃，欲吐不吐，则消导之，待其入胃化为糟粕，而后下之，此治伤食之大要也。

【评析】

食积内伤以胃胀恶食、嗳气作酸、欲吐不吐，甚则腹中硬满为主症。治当开郁行气，消食平胃，香砂平胃散是基本方，临证可据所伤食物随证加减，如肉食不化加山楂；酒食不化，加葛根、黄连；鱼鳖不化，加紫苏、橘皮、木香、姜汁；蛋食不化，加白豆蔻、橘红、豆豉、姜汁等，均为经验之谈。

【原文】

又有伤寒发汗太过，重感风寒，发而为痉，身热恶寒，头摇口噤，项强，腰背反张，手足挛搐，是其候也。凡痉多感于风，故治痉之法，当先祛风，以羌活、独活、防风主之。太阳无汗，脉浮紧，手足温，开目仰面，属于阳，为刚痉，独活、防风合麻黄汤；身热加柴胡、葛根；胸满加枳、桔、瓜蒌；口噤咬牙蜷卧，背不着席，脉实有力者，可下而愈，羌、独、防风，加大黄、枳实、杏仁，此下法也。太阳自汗，脉细，手足冷，合目闭面，属于阴，为柔痉，羌、独、防风合桂枝汤；胃弱加参、术；阳虚恶寒，手足厥冷，自汗不止，加附子、干姜，或术附汤亦可。寒热往来，乍静乍躁，脉弦数，病在少阳，羌、独、防风合小柴胡汤；胸满加枳、桔、瓜蒌，或小续命汤，有汗去麻黄，加桂枝；无热有寒，去黄芩、防己；有热无寒，去附子。新产血虚发痉，不可以风治，八珍汤加羌、独、防风可也。发湿家、疮家汗而发痉，并以本症加羌、独、防风，如圣散亦可选用。

【评析】

痉病以头摇口噤、项强、腰背反张、手足挛搐为主症，多因感受外邪所致，尤其是风邪。初起类似太阳病，无汗、脉浮紧为刚痉，汗出、脉细为柔痉，此时治疗以祛风散邪为主，可用羌活、独活、防风等药，刚痉合麻黄汤，柔痉合桂枝汤。病情进一步发展则进入阳明病，或少阳病，治疗宜祛风清热，以羌活、独活、防风合小柴胡汤或承气汤。亦可用小续命汤、如圣散加减治之。痉病夹虚者可用羌活、独活、防风合八珍汤。

【原文】

至于冬时感寒，伏藏于肌肤，至仲春天气温暖，其伏寒与春温相并，则变而为温，曰温症；发于三月为晚发[1]；至夏至以后，天道炎热，其伏寒随炎热而发，曰热病，热病比温病更加热也。温热二病，初起不恶寒，身即发热，头痛烦渴引饮，是其候也。盖病非即时感冒，故不恶寒，乃其怫郁之热，自内达外，故身热而口即渴。伤寒恶寒，有表症，得汗而解；温热二症，不恶寒，无表症，不当发汗，亦不可大下，宜辛凉之剂，随经解散而已，若误汗之，变症多矣。如发于太阳，脉浮紧，冲和汤，或芎苏散，无汗加苍术，有汗加桂枝、芍药。发于阳明，尺寸浮长，葛根解肌汤合芎苏散。发于少阳，尺寸弦数，小柴胡汤合芎苏散。若有里症，温热二病治法大抵相同，而其发表，自与伤寒异也，人虚脉弱，宜扶元气，不可峻攻。身热脉来洪大，或数而有力，脉症相应者，易治；细小无力，脉不对症，为难治。热病夹暑，加香薷、扁豆、黄连；

热渴，大便自利，小便不通，四苓散加干葛、黄连、香薷、滑石、甘草，热甚加柴胡，发黄加茵陈。一二日内，腹痛泻血，躁热脉大者，不治。七八日，发痉昏沉者，不治。得汗而热反盛，脉急者，不治。

【校注】

[1] 晚发：病名。伏气温病的别称。指冬令受寒，邪伏至“清明”后始发的温热病。

【评析】

此处温病即指春温，为伏气温病的一种，此温病概念与《伤寒论·太阳病脉证并治上》第六条的内容相合，并加以明确提出多发于春季，以初起不恶寒、身即发热、头痛烦渴引饮、小便黄赤、舌红为主症，治宜清泄里热，方如黄芩汤、葛根解肌汤、小柴胡汤等合芎苏散。由于春温里热较盛，易耗伤正气，如正虚邪盛，见脉细小无力，脉不对症；或腹痛泻血，躁热脉大；或发痉昏沉；或得汗而热反盛，脉急等症，均为病情危重，预后不良。这些对温病，即春温的论述，是何渊对《伤寒论》的阐释和发挥。

【原文】

若霍乱症，恶寒发热头疼，亦类伤寒，但霍乱则吐利交作，腹内搅痛，挥霍撩乱，或转筋，可辨也。然亦有不发热恶寒，而即腹痛吐利者；又有腹痛吐利止后，而又热盛头疼者，此为湿霍乱。又有不吐不利，但腹中急痛不可忍者，为干霍乱。此皆因暴伤寒暑，非常之气，阻塞正气，阴阳隔绝，不得升降而然也，若不急救，死在须臾，切不可与粥食饮之，食之即死，盖谷气反助邪气也。即用皂角、麝香少许，为末，盐汤调服；以鹅翎探吐，吐尽恶物即愈。又有暑热烦渴，恣饮凉水，以致寒气伤胃，正气溃乱而绞痛者，理苓汤可用也。冒暑劳役，暑气入胃，与正气相搏而绞痛者，舌燥自汗，黄连香薷饮合五苓散主之。寒多热少，吐利腹痛，手足厥冷，脉沉伏者，理中汤加附子；呕吐加藿香、陈皮、半夏、厚朴；脐上筑筑然而动，理中汤去术，加桂、苓；（此方考于证辨）用薷苓汤，加姜汁、黄连、干葛；泻不止，加苍术、白术、升麻、陈皮；脉虚加参、芪；转筋加木瓜；寒痛甚加吴萸。内寒外热，自利清水，恶寒，小腹急痛，自汗，四肢厥冷，脉沉伏者，四逆汤加猪胆汁。大抵多伤于寒者，理中汤、正气散为神药也。虽伤暑霍乱，亦当以正气散加香薷、黄连。若干霍乱，探吐之法甚良；或以麻[1]刮头项，血出而愈。

【校注】

［1］麻：是麻类植物的总名，有大麻、亚麻、苎麻等，古代专指大麻。大麻俗称“火麻”，茎梢及中部呈方形，基部圆形，皮粗糙、有钩纹，韧皮纤维多。

【评析】

霍乱病初起有恶寒发热头疼，类似伤寒，但其发展变化与伤寒不同。霍乱病的表现以剧烈的吐利交作为特征，此又称湿霍乱，又有不吐不利、腹中急痛者，为干霍乱。湿霍乱多因病邪导致脾胃功能严重失司，水湿留滞肠胃，升降逆乱，故呕吐、下利挥霍撩乱，初起发热而恶寒轻，治宜健脾通阳利水，用五苓散。如病进则脾阳受损，寒多热少，治以温中散寒化湿，用理中汤。严重者可致脾肾阳虚，阴液耗伤，症见自利清水、恶寒、小腹急痛、四肢厥冷、脉沉伏，治当急救回阳、益阴，用四逆汤加猪胆汁，或通脉四逆加猪胆汁汤。干霍乱则邪郁于内，阻塞正气，不得升降，宜急祛其邪，何渊提出即用皂角、麝香少许，为末，盐汤调服；以鹅翎探吐，吐尽恶物即愈，或以蔴刮头项，血出而愈，这些方法均是给邪以出路，邪去则气机通。

【原文】

又有天时不正之气，人感之而为病，或流行于一乡一方，互相传染者，天时疫病之症也；又有暑旱饥荒，沟渎秽气，感之而发者；又有山岚瘴气，感之而发者，均为疫气，皆能传染。其肾气素虚，胃气不足者，未有能免者也。非若湿热之病，人自感之，人自受之，为病而不相传染者也。其头痛发热恶寒，亦类伤寒，而治法则有不同，宜人参败毒散；散表不愈，羌活冲和汤合升麻葛根汤，加藿香以正时气，发汗加苏叶。如感山岚瘴气而发者，则以平胃散加藿香、石菖蒲。若感冬月非常之暖而病，名曰冬温，此亦时气也，若发瘢，曰温毒发瘢，乃冬月感受邪气，未至春而即发，表邪未散，故发红赤瘢也，亦有头疼发热，状类伤寒，但其症心烦呕逆，满闷咳嗽，后复下利，寸脉洪数，尺脉实大，可辨也。用升麻元参汤以透之，里热重，人参化瘢汤。又有伤寒坏症，因前症寒热不解，更成温热之症，而为重病。无汗，三黄石膏汤；有汗，人参白虎汤；烦渴谵语不眠，白虎合解毒汤；表热甚加柴胡；里热脉实，大便不通，则用大柴胡汤下之；瘢色如锦纹者，难治。

【评析】

疫病的特征是具有剧烈的流行性、传染性，大多从口鼻而入。包括时疫、瘟疫、疫疠、时毒、大头瘟、绞肠瘟、疙瘩瘟、杨梅瘟等病证。这里列举的冬温，温毒发瘢虽有头痛发热，状类伤寒，但初起即有心烦呕逆、寸脉洪数、尺脉实大，并见发瘢，提示病邪盛，发展快，治宜清热透邪，或清热凉血解毒，用升麻元参汤、人参化瘢汤等。

【原文】

若天时疫毒之气，人感之而为大头瘟者，发热恶寒，亦类伤寒，其症则头额、耳目、面部红肿，可辨也。法当清热、解毒、消肿三者而已。清热如芩、连、元参、犀角；解毒如连翘、独活、僵蚕、牛蒡；消肿如荆芥、薄荷之类，宜用荆防败毒散主之。若发于面部鼻额，及面目不开，肿起焮红者，毒在阳明，其症壮热气喘，舌燥咽喉肿痛，脉来数大者，普济消毒饮加白芷；内热甚，防风通圣散。若发于耳之上下前后，并额角红肿者，毒在少阳，其症肌热，日晡潮热往来，咽干口苦，目痛，胸胁满，脉弦数，小柴胡汤加花粉、羌活、荆芥、连翘、芩、连主之；内热甚，小柴胡合消毒饮。发于两腮耳下，名曰时毒，亦名蝦蟆瘟，其症少阳居多，治法亦不离消毒饮加减。发于脑后，并头上项下，及目赤肿者，病在太阳，荆防败毒散主之。若三阳俱受邪，并发头面、耳目、鼻额，通连焮肿，普济消毒散加羌活，并用皂角针以佐之；外用清凉救苦散敷之；或用双解散，毒热甚便实者，加硝、黄；如咽喉不利，加桔梗；渴加花粉；热甚加犀角；人虚脉渴，加人参；胃弱食少，倍加白术；呕加半夏、陈皮；血虚加归、芍。

【评析】

大头瘟为疫病的一种，以头额、耳目、面部红肿为主症。治当清热、解毒、消肿，荆防败毒散、普济消毒饮是为主方，并可辅以清凉救苦散外敷。何渊喜用的清热药如黄芩、黄连、元参、犀角；解毒药如连翘、独活、僵蚕、牛蒡；消肿药如荆芥、薄荷。且根据病发部位分属太阳、阳明抑或少阳，以选用相应的基本方，如发于脑后、项部，病在太阳，用荆防败毒散主之；发于面部鼻额，毒在阳明，用普济消毒饮主之；发于耳之上下前后，并额角红肿者，毒在少阳，用小柴胡汤主之。

【原文】

至于湿病，有伤湿，有风湿。伤湿者湿伤太阴脾经或少阴肾经也。风湿者，先伤湿而后伤风，风湿相搏。其症一身尽痛，重者不能转侧，头出微汗，恶风不欲去衣，喜向火，大便难，小便易，热极，日晡尤甚，治宜微汗解邪，羌活冲和汤，服后身出微汗者，风湿尽去也。不宜大汗，若大汗之，则风去而湿仍在，或汗出当风，反变为痉，所谓发湿家汗成痉者此也。凡湿病小便不利，大便反快者，宜利小便，使湿从小便去也，不可下。误下之，必致呕哕，或有下利不止之变。烦渴，小便不利，五苓散。若夫伤湿之病，湿多身重，不热不渴，小便不利，大便反快，五苓散加附子，倍白术；缓弱昏迷，腹满身重，自汗失音，下利不止，白通汤，或术附汤倍白术；身重满痛，微喘恶风，败毒散加杏仁；热而烦渴，栝楼根汤；一身尽痛，身如熏黄，小便不利，五苓散加茵陈、羌活；上身痛，烦热面黄而喘，鼻塞头重而痛，烦躁，其脉大，自能饮食，腹中无病，湿在头中，以瓜蒂散搐鼻中，黄水出而自愈。又有湿温为病，素伤于湿，因时中暑，热与湿相搏而成也。其症胸满身重，壮热多汗，恶寒头痛，妄言倦怠，其脉寸濡而弱，尺小而急，术附汤加人参、香薷、扁豆；大忌发汗，误汗之，令人不能言，耳聋，不知痛处，其身青白色而死。湿温在太阴，苍术白虎汤加桂枝；湿盛一身尽痛，发热身黄，小便不利，大便反快，茵陈五苓散；脏虚自利，术附汤；脉大有力，烦渴自汗，人参白虎汤，加香薷、扁豆、黄连。

【评析】

湿病是以湿邪为患的一类病证，具有头重、胸满、身重、舌苔腻等症。祛湿宜给出路，如发汗、利小便等。湿邪为阴邪，但可夹风而为风湿，夹热而成湿温，风湿的治疗宜微汗解邪，不可大汗，方如羌活冲和汤；湿温的治疗宜通阳化气，清热利湿，方如苍术白虎汤加桂枝，发黄者用茵陈五苓散。另有脾虚失运，湿从内生，当健脾化湿，用术附汤。

【原文】

又如风温为病，尺寸脉俱浮，素伤于风，因时伤热，风与热相搏而成之也。又有发汗之后身体灼热者，亦名风温。其症四肢不收，身热自汗，头痛喘急，发渴昏迷，鼻鼾语涩，体重不仁，亦不可汗。汗之则谵语躁乱，目睛无光，不能睹物。在少阴、厥阴，葳蕤汤；不省，柴胡桂枝汤；汗后灼热，知母葛根汤；大渴，栝楼根汤；脉浮身重，防己汤。

又有温疟者，伤寒坏症也，前症未除，重感风寒，亦为温疟。其脉三部俱盛，寒热往来，胸满口苦者，小柴胡汤加桂枝、芍药；寒多倍桂枝；热多倍柴胡；热甚烦渴，人参白虎汤；痰多热甚，小柴胡合二陈汤；食少胃虚，少加白术；心下痞满，加枳实、黄连；渴去半夏，加花粉；邪热内结，大便不通，大柴胡汤下之；待疟势减，又当补而截之，宜四兽饮、截疟饮之类，随症选用之。

又有夏令炎蒸之际，头痛腿酸，食少无力，身体发热者，名曰疰夏，非感冒暑热之邪也，宜补中益气汤主之。

【评析】

风温作为病名，一是指感受风热引起的温病；二是指太阳病发汗后，病邪很快化热，或温病误汗所致，可参见《伤寒论·太阳病脉证并治上》第六条所说。风温可症见发热、头痛、咳喘、口渴，甚则身灼热、神昏、谵语。在表者治宜辛凉透表，方如银翘散，入里者宜清热凉血，方如白虎汤、犀角地黄汤等。温疟是疟疾的一种，以寒热往来、热多寒少为主症，可用小柴胡汤加桂枝，或白虎汤加桂枝治疗。疰夏易在夏令季节发病，证属脾胃气虚，湿热内阻，治宜益气阴，消暑热，方以补中益气汤加减。

附证治

【原文】

清暑益气汤[1]　治长夏湿热炎蒸，四肢困倦，精神减少，胸满气促，身热心烦，口渴恶食，自汗身重，肢体疼痛，小便赤涩，大便溏黄，而脉虚者。

黄芪　人参　麦冬　五味子　白术　苍术　陈皮　炙草　当归（酒洗）　青皮（麸炒）　神曲　升麻　葛根　黄柏（酒炒）　泽泻

姜、枣煎服。

黄连香薷饮　见三法失宜门

白虎汤

竹叶石膏汤　并见阳明经

生脉汤

益元散　并见三法失宜门

胃苓汤[2] 治中湿伤暑，停痰夹食，腹痛泄泻，及口渴便秘。

猪苓 泽泻 茯苓 白术 桂枝 陈皮 厚朴 苍术 甘草

伤暑加朱砂灯心，煎服。

消暑丸[3] 治伏暑，烦渴发热，头痛，脾胃不利。

半夏一斤（醋五斤，煮干） 茯苓 生甘草半斤

姜汁糊丸，勿见生水。温汤服，有痰，姜汤服。

藿香正气散[4] 治感冒风寒，内伤饮食，憎寒壮热，头痛呕逆，胸膈满闷，咳嗽气喘；及伤冷，伤湿、疟疾、中暑、霍乱吐泻；凡感岚瘴不正之气者，并宜增减用之。虚人禁服。

藿香钱半 厚朴、半夏、陈皮各一钱 茯苓钱半 白术（一方用苍术）、紫苏、白芷、大腹皮各钱半 桔梗一钱 甘草五分

姜、枣煎服。

本方加香薷、扁豆、黄连、木瓜，名藿薷汤，治伏暑吐泻转筋。本方除茯苓、紫苏、白芷、大腹皮、桔梗，加桂枝、干姜、槟榔、枳壳各一钱，名大正气散，治脾胃不和，为风寒湿气所伤，心腹胀闷，妨碍饮食。徐氏正气散，藿香、草果各二钱，陈皮、半夏、厚朴、甘草、砂仁各一钱，主正胃气，进饮食，退寒疟、食疟、瘴气，脾胃滞者宜此。

不换金正气散[5] 治时行瘟疫，山岚瘴气，霍乱吐泻，远方不服水土；及脾气虚弱，寒邪相搏，痰停胸膈，致寒热作疟。

藿香 厚朴 半夏 陈皮 苍术倍用 甘草减半

姜、枣煎服。

又不换金正气散：藿香二钱，厚朴、苍术各四钱，半夏二钱，甘草二钱，人参、茯苓各一钱，橘红三钱，煨木香一钱，姜、枣煎服，治感冒风寒，伤于生冷；或瘴疟疫疠。

六和汤[6] 治夏月饮食不调，内伤生冷，外感暑气，寒热交作，霍乱吐泻；及伏暑烦闷，倦怠嗜卧，口渴便赤，中酒等症。

藿香 厚朴 半夏 人参 赤苓 甘草 香薷 扁豆 木瓜 砂仁 杏仁 白术

姜、枣煎服。

一方无白术。一方有苍术。伤冷加紫苏。

参附理中汤 即理中汤加人参、熟附子，方见太阴经

浆水散 见太阴经附

来复丹[7] 治上盛下虚，里寒外热，阴盛格阳，呕逆，不主吸纳，阴躁厥冷；及伏暑泄利。

硫黄（浮萍汤煮半日，去毒） 硝石（同硫黄共为末，瓷器内慢火炒化，以柳木槌搅之，不可太猛，恐伤药性，候冷凝，研细末） 太阴玄精石[8]（研末，水飞，如无真者，以青盐代之） 陈皮（去白） 青皮（去瓤） 五灵脂（水淘去沙，晒干用）

上二味取用各一两，后三味各二两，共研极细，用米醋糊为丸，如桐子大，每服三十丸，米汤送下。

大顺散[9] 治冒暑伏热，引饮过多，脾胃受湿，水谷不分，清浊相干，阴阳气逆，藏腑不调，霍乱吐泻，腹痛等症。

干姜 肉桂 杏仁（去皮尖） 甘草

等分，先将甘草用砂锅炒透；次入干姜，炒微焦；再入杏仁，炒去油；取起，入桂，共为细末。每服二钱，沸汤送下。

二陈汤 见太阳经

附子八味汤 见厥阴经附

茱萸木瓜汤 治脚气冲心，闷乱不识人，手足脉欲绝。

吴萸五钱 木瓜一两 槟榔二两

每服八钱，加生姜五片煎，不拘时，温服。

羌活导滞汤[10] 治风湿实滞脚气。

羌活、独活各一两半 防己、当归各三钱 枳实二钱 熟大黄一两

每服五七钱，水煎温服，量人虚实加减，微利则止。

当归拈痛汤[11] 治湿热相搏，肢节烦疼，肩背沉重；或遍身疼痛；或脚气肿痛，脚膝生疮，脓水淋漓；及湿热发黄，脉沉实紧数动滑者。

茵陈 羌活 防风 升麻 葛根 苍术 白术 黄芩 甘草 苦参 知母

当归　猪苓　泽泻

水煎，空心服。一方加人参。

防己饮[12]　治脚气，湿热俱盛，足胫腫痛，憎寒壮热。

防己　木通　槟榔　生地（酒炒）　川芎　焦白术　苍术（盐炒）　黄柏（酒炒）　甘草梢　犀角

等分，食前煎服。

热加黄芩；时令热，加石膏；有痰加竹沥、姜汁、南星；便秘加桃仁、红花；小便涩加牛膝、薏苡、木瓜。

香砂平胃散　见夹病兼治门

麻黄汤

桂枝汤

术附汤　并见太阳经

小柴胡汤　见少阳经

小续命汤　见两感症治门

八珍汤　（即四君子汤）见夹病兼治门、合四物汤见三法失宜门。

如圣散　见三法失宜门

羌活汤

芎苏散　并见太阳经

葛根解肌汤　见阳明经

小柴胡汤　见少阳经

四苓散　见阳明经

理苓汤　见太阴经

五苓散　见太阳经

理中汤　见太阴经

薷苓汤　治伤暑，泄泻，小便不利。

香薷　厚朴　扁豆　黄连　猪苓　泽泻　茯苓　白术　桂枝

水煎服。

四逆汤　见少阴经

人参败毒散　见合病门

升麻葛根汤　见阳明经

平胃散　见少阳经附

元参升麻汤　见阳明经

人参化瘢汤　（即白虎汤去粳米，加人参，治胃热发瘢脉虚）见阳明经

三黄石膏汤

人参白虎汤　见阳明经

解毒汤　见三法失宜门

大柴胡汤　见首尾一经门

荆防败毒散　见并病门

防风通圣散　见两感门

普济消毒饮[13]　治大头天行，初觉憎寒体重，次传头面肿盛，目不能开，喘逆，咽喉不利，口渴舌燥。

柴胡二钱　黄芩（酒炒）、黄连（酒炒）各五钱　甘草二钱　薄荷一钱　元参二钱　升麻七分　连翘一钱　僵蚕七分　牛蒡子、马勃、板蓝根各一钱　桔梗二钱　陈皮二钱

为末，汤调，时时服之。或蜜拌为丸，噙化。便秘加大黄。

清凉救苦散　治大头瘟肿甚者，此药敷之。

芙蓉叶　霜桑叶　白蔹　白及　大黄　黄连　黄芩　黄柏　白芷　雄黄　芒硝　山茨菇　南星　赤小豆　金线重楼

上等分为末，蜜水调匀，以翎毛频扫之。

双解散　见两感门附

白通汤　见少阴经

术附汤　见太阳经

栝楼根汤　治风温，灼热大渴。

花粉三钱　石膏、人参、葛根各二钱　知母、防风各钱半　甘草一钱

水煎服，滓再煎。

瓜蒂散　见太阳经

苍术白虎汤　见阳明经

茵陈五苓散　见太阳经

葳蕤汤　见三法失宜门

柴胡桂枝汤　见少阳经

知母葛根汤　治风温、发汗后，犹发热。

葛根钱半　知母、石膏、羌活、防风、川芎、杏仁、人参、葳蕤各一钱　升麻、黄芩、甘草、麻仁、南星、木香各七分

水、姜煎，温服。

防己汤　治风温，脉浮，多汗身重。

防己三钱　白术二钱　黄芪一钱　甘草五分（炙）　人参一钱　生姜二钱

水煎，温服。

四兽饮[14]　治五脏气虚，七情兼并，结聚痰饮，与卫气相搏，发为疟痰；及久疟正虚。

人参　白术　茯苓　炙草　陈皮　半夏　草果　乌梅

等分，姜、枣煎服。

截疟七宝饮[15]　治实疟，久发不止，寸口脉弦滑浮大者；不问寒疟、热疟、鬼疟、食疟，用此截之，并皆有效。

常山（酒炒）　草果（煨）　槟榔　青皮　陈皮　厚朴（姜汁炒）　甘草

等分，上用酒、水各一钟，共煎一钟，将渣如前再煎一钟，另放，以丝绵盖之，俱露一宿。当发日，清晨面东，温饮头服；少顷，再饮二服，其验如神。

补中益气汤　见内伤外感门

【校注】

[1] 清暑益气汤：出自《脾胃论》。有清暑益气的功效。

[2] 胃苓汤：出自《丹溪心法》卷四方。有健脾和中利湿的功效。

[3] 消暑丸：出自《太平惠民和剂局方》。有健脾化湿降逆的作用。

[4] 藿香正气散：出自《太平惠民和剂局方》卷二。有解表和中、理气化

湿的功效。

［5］不换金正气散：出自《太平惠民和剂局方》卷二。有解表散寒、化湿和中的作用。

［6］六和汤:《太平惠民和剂局方》中亦有此方，但方中无木瓜、白术。本方有健脾益气、化湿和中的功效。

［7］来复丹：出自《太平惠民和剂局方》卷五引杜先生方。又名正一丹。有救阴助阳的作用。

［8］玄精石：药名。又名阴精石、玄英石。为年久所结的小形片状石膏矿石，主含含水硫酸钙。有清热降火、祛痰的作用。

［9］大顺散：出自《太平惠民和剂局方》卷二。有温中、散寒、降逆的作用。

［10］羌活导滞汤：出自金·李杲《医学发明》卷八。有祛风湿、理气血的作用。

［11］当归拈痛汤：出自金·张元素《医学起源》卷下。有清热利湿、疏风止痛的功效。

［12］防己饮：出自《丹溪心法》卷三。有清热利湿的作用。

［13］普济消毒饮:《东垣试效方》卷九中亦有此方，但方中无薄荷，而有人参。本方有疏风、清热、解毒的功效。

［14］四兽饮：出自《三因极一病证方论》卷六。有健脾、和胃、消痰的作用。

［15］截疟七宝饮：出自《杨氏家藏方》卷三。又名七宝散、七宝饮。有燥湿、截疟、祛痰的功效。

附备用诸方

【原文】

芩连消毒饮　**治天行大头，发热恶寒，头项肿痛，脉洪，勿作痰火治。兼**

主喉痹。

黄芩　黄连　连翘　桔梗　甘草　射干　羌活　防风　荆芥　白芷　川芎　柴胡　枳壳　牛蒡子

先加大黄煎服，利后，依本方加当归、人参调理。

方药索引

四画

五画

六画

七画

八画

九画

十画

十一画

十二画

十三画

十四画以上

伤寒纂要

清·何汝阈撰

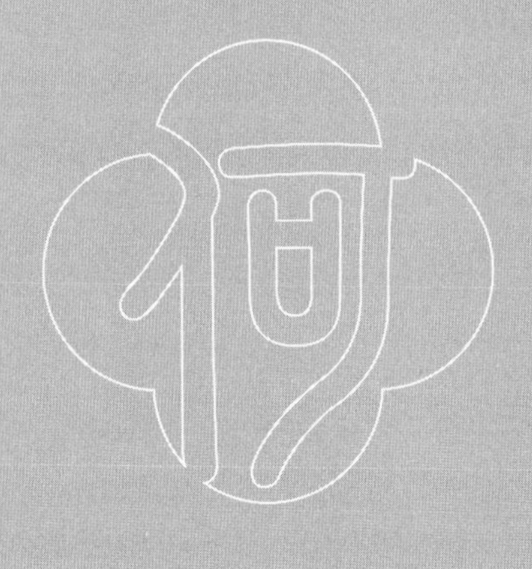

本书提要

本书作者何汝阈，江苏省奉贤县（今属上海市）人，生当明末清初之际，为何氏自南宋以来的十七代世医。他秉承家传治疗伤寒的经验，合以自己临床的体会，著成《伤寒纂要》一书。因为他所处的江南地区松江府为鱼米之乡，江河流洄，物候地气，与汉代张仲景著《伤寒论》的时代和环境有异，由此何汝阈对于伤寒有了不同的理解。差不多与何汝阈同时，苏州人吴又可在北京，对温病和伤寒也有了新的认识和治疗经验，于1642年著《温疫论》一书。

本书虽以伤寒为名，但实从温热立论，除首篇《伤寒赋》外，其他所论发热、发瘢、发狂、阴阳二厥、阴阳二毒的辨证、用药、方略等篇，几乎全属温热范围。附方74首，大都为近今治疗温热者少用之方，读此可以增广思路。

此书与吴又可的《温疫论》可并称是最早脱出《伤寒论》框框的温热病著作。

何汝阈生平传略

何汝阈（1618—1693），字宗台，江苏省奉贤县（今上海市奉贤区）人，是何氏自南宋以来的第17世医。《奉贤谱》记载说："应宰长子。品行高而德厚，有司延为乡饮介宾。康熙庚子九月二十日入乡贤祠，详载《省志》《奉贤县志》。精世业，著有《伤寒钞》行世。明万历四十六年戊午生，清康熙三十二年癸酉卒。"何氏世医至今已历870余年，世袭传承主要有五支，汝阈之父何应宰是奉贤支的始祖，《奉贤谱》说他"徙居庄行镇（属奉贤），医道盛行。品行卓绝，乐善不倦。有司高之，延为乡饮大宾"。何汝阈得父之传授，医术精湛，医德高尚，亦为一代名医，且乐于公益事务，深受民众爱戴而延为乡饮介宾。史料有诸多记载可参。

《江南通志》《江苏省志》载："世积医学，汝阈尤多秘方，活病者万计。"

《何氏世乘叙言》载："吾友宗台先生，圣朝之高士，今日之卢扁也。凡所诊疗，全活如恒河沙计，延者争以先顾从为快，四方之造庐就教者，舟车鳞集。先生不惮劳，不计酬，不先富贵、后贫贱，以平等心行利济事，历久如一日。前汤公抚吴时，有'德深望重'一匾赠焉，诚纪实也。余抑又闻之，仁者寿而后，今先生碧瞳丹辅，逍遥于青松白石间，知其算无尽，阴功亦无尽也（节）。王周[1]撰。"

《祝宗翁先生大寿诗》载："济世高名七十春，三何旧望嗣徽音，上池到处称须达，岐伯从来并甫申。洛社岁华如晓日，杏林勋业已贞珉，蓬莱清浅殊非昔，松柏千秋好结邻。韩菼[2]。"

《赠宗台老先生》载："和缓名天下，行年七十过，无营忘奥灶，有乐寄槃阿。古道嗟萧索，耆英作楷模。庭荪（原注：冢孙炫也）能继武，闭户只高歌。彭宁求[3]。"

《行述》载："公见里中鳏寡孤独、疾病颠连者，隐痛如切身，岁岁捐资庋治药饵，普施远迩，凡赖以拯救者无数。又夏施蚊帐，冬给棉衣，毫无德色，故昭武将军杨公有‘活万人命’之旌。公为前抚军汤公斌所赏识。汤公，当代名贤也，治病必敦请人品方正者，叶文敏[4]公以公名荐，及见公，曰：‘此医中君子也。’遂与之定交。病愈，公归，以‘德高望重[5]’四字为赠。公居海滨，目睹塘坏叵测，日夜焦思。适族侄孝廉何刚[6]奉郡侯方公命修筑，公遂与之筹画，倾家相助。越五十年，何家塘独坚，而他处塘俱坏矣。会汤抚军召公，问之曰：‘子从海上来，患若何？’公对以：‘非石工不固，非发帑[7]金不能，非宪裁不成。若言佥义户[8]，只殃民，无益也。义户若何，盖松之有恒产者，胥吏举其名以告，当事发柬邀之，称为义户。甫至塘，贿胥吏，结当事，而家已荡然矣。于是人畏佥义户如虎。’抚军曰：‘果如是耶。’既廉核得实，严禁之。

公早奉庭训，严取与，慎交游，专精家学。非其人召之往，弗往也，如提宪马某横行松郡，尝以重币聘公，辞以疾，却其币弗往，复惧不免，徙居西湖以避之。故吴郡彭宁求赠公诗，有‘无营忘奥灶，有乐寄槃阿’之句。后马帅伏诛，人始服公有先机之哲云。公善与人交，久而弥敬，方少时，与同郡陈卧子[9]、夏彝仲[10]、李舒章[11]、宋辕文[12]、吴日千[13]相友善，有《东皋唱和诗》行世。暮年，尤为当代名公所重。年七十，王司农日藻、许观察缵曾[14]、叶宗伯方霭、徐司寇乾学[15]、尤太史侗[16]、盛给谏符升[17]、孙太史勷[18]、家学宪棅，与公举‘九老会’于秦望山庄，公赋诗有‘累世通家古道存，独怜野老漫相亲，花前共叹头如雪，扶杖空怀报国心’之句。公初随父读书柘湖，海滨多隐君子相亲善，倡和勿辍，故当时谓‘东海王家尊二美[19]，柘湖何氏重三高[20]’，盖实录也。复徙居章溪，又有‘浦南七子’之誉，谓何竹、何汝阈、曹千里[21]、沈劭六、谢祯、卢元昌[22]、茅旦弋是也，各有集行世。公之随处得名也如此。公秉性勤敏，方总角时，即谙练经史，与族伯士抑[23]著《何氏类镕》行世。后因屡试不售，遂专心家学，以济人为急，不先富贵、后贫贱，富贵人酬之不辞，即以与患难者，全活无算，郡人德之，咸称为‘济世公’云（节）。孙炫[24]百拜谨述。”

有关何汝阈“崇祀乡贤”的文牍：

《松江府属六学廪增附生员黄遵路等为何汝阈崇祀乡贤呈文》载：兹有松

江府华亭县已故乡饮宾何汝阈者，诗礼承家，清标素守，林泉养志，懋绩常昭。探得青囊，无异圯桥之授，裁成白璧，岂贪文绮之荣。济人偏急于孤茕，弗遑寝处，造化能回于呼吸，真若神仙（节）。

《生员陆最等又呈》载：夺神功于造化，人知黍谷阳春，登寿域于泰阶，世仰佛心圣手。尘视金玉，未尝计及于报施，劳辄晨昏，不啻身同夫饥溺（节）。

《县学牒文》载：借百草为治安，功同良相，济四民于惸独，泽遍阳春（节）。（华亭县教谕俞阶、训导饶元珍同牒）

《县申文》载：读书明大义，不为无用之文章，济世有深心，能作中流之砥障。名医比相，同范正之宅衷，至诚感神，广龙宫之秘笈（节）。（署华亭县知县高永安）

《府批详》载：云间望族，江左名流；业精肘后之奇，勋同良相，躬负越人之望，泽遍阳春。行表言坊，博施济众（节）。（松江府知府王廷实）

《杨藩司详语》载：仁施泽物，孝友宜家。本经术而探青囊，勋同相业，倾素蓄以赠宗族，德溥义庄（节）。

《三院批语》吴抚军批：德望仪型，惠施泽溥。舆论既孚，如详崇祀（节）。

《常督台批》载：德冠一时，祀应千禩（节）。

《谢学院批》载：望重当时，品隆奕世。既无愧于先贤，又何惭乎俎豆（节）。

何汝阈著作，据《奉贤县志·艺文》记有《何氏伤寒纂要》（一名《伤寒钞》）二卷行世。另著有《何氏伤寒家课》。

——何新慧编写

【校注】

［1］王周：字日藻，曾官司农卿。

［2］韩菼：字元少，长洲人。康熙间，由修撰累官礼部尚书。以文章名世，著有《有怀堂诗文稿》。

［3］彭宁求：字文洽，康熙进士，由编修历侍读。著有《历代山泽征税记》。

［4］叶文敏：指叶方霭，字子吉，顺治进士。卒谥文敏。

［5］德高望重:《何氏世乘叙言》作“德深望重”。

［6］何刚：字慤人，上海人。崇祯间，佐史可法守扬州，死于事。

［7］帑（tǎng）：国库；国库所藏的金帛。

［8］佥义户：是名义上自愿为海塘工程出钱出力，实际是当官的借此敲诈勒索，弊病百出。

［9］陈卧子：指陈子龙，字大樽，号卧子，华亭人。崇祯进士。明亡，结太湖兵欲举事，被擒，投水死。其《陈忠裕公全集》三十二卷，系何汝阈裔孙何书田辑刊。

［10］夏彝仲：指夏允彝，字彝仲，华亭人。崇祯进士，尝与陈子龙结“几社”，以气节相尚。明亡，自投深渊以死。其《夏忠愍集》三卷，亦系何书田所搜辑。

［11］李舒章：指李雯，字舒章，上海人。与陈子龙齐名，有《陈李唱和集》。

［12］宋辕文：指宋征舆，字辕文，华亭人。与陈、李倡“几社”，砥砺古学，著有《林屋诗文稿》。

［13］吴日千：指吴骐，字日千，华亭人。著有《颟颔集》。

［14］许观察缵曾：指许缵曾，字孝修，华亭人。顺治进士，官至云南按察使。著有《宝纶堂集》。

［15］徐司寇乾学：指徐乾学，号健庵，昆山人。康熙进士，著有《憺园集》。

［16］尤太史侗：指尤侗，号悔庵、艮斋、西堂老人。历官侍讲，当时号为“真才子”。著有《鹤栖堂集》。

［17］盛给谏符升：指盛符升，字珍示，昆山人。康熙进士，著有《诚斋集》。

［18］孙太史勷：指孙勷，号莪山，德州人。康熙进士，著有《鹤侣

斋集》。

［19］东海王家尊二美：东海二王，谓王玠右、王名世。

［20］柘湖何氏重三高：柘湖三何，谓何竹、何汝阈、何友晏。何竹名琪藻，字琬珠，杨阁学煊，王相国顼龄昆季皆尝受业，为汝阈之族叔。何友晏为汝阈之族子，字九陛，工书画，能诗，兼精医术，著有《南北游草》。

［21］曹千里：指曹重，字千里，号南陔，娄县人。工诗文，好度曲，著有《濯锦词》。

［22］卢元昌：字子文，华亭人。著有《杜诗阐》《半林词》等。

［23］士抑：指何三畏，字士抑，著有《何氏类镕》三十六卷，《松江府志·艺文》著录。

［24］孙炫：何汝阈之孙何炫，字嗣宗，一字令昭，著有《虚劳心传》《何嗣宗医案》等。

目录

何汝阈温热学说的成就

（一）

汉代张仲景《伤寒卒病论》（简称《伤寒论》），为治疗外感疾病的专书。中医学所谓“方书”二字，是指内有方药，可凭以治病的书籍。自仲景始，才有罗列证象、理论、治法、方药的方书（同为经典著作的《素问》以内科理论为主，《灵枢》以经络、藏象、针灸为主，《神农本草经》则专论药物），而《伤寒卒病论》号为方书之祖，位列四部经典之中，其中113方亦号为“经方”。

但是，《素问·评热病论》中明指：“热病者皆伤寒之类也。”《难经·五十八难》云：“伤寒有五：有中风、有伤寒、有湿温、有热病、有温病。”热病的涵义是如此之广，所以我们治疗发热诸病，根据天时、地气、和病人体质的差异（包括东南人和西北人生活不同所致的影响），必须在仲景经方之内和经方之外，另辟温热蹊径，才能适应。

（二）

明末《温疫论》（“疫”指夏日时行暑气的传染病，与“暍”稍有异）的作者吴又可说：“是以业医者所记所诵，连篇累牍，俱系伤寒。及其临证，悉见瘟疫，求其真伤寒，百无一二。不知屠龙之艺虽成，而无所施，未免指鹿为马矣。”这是指用仲景法治温热病的扞格处。吴又说：“守古法不合今病，以今病简（按：指简选之意）古书，不无明论，是以投剂不效。”他在明崇祯辛巳（1641）发明与《伤寒论》不同的治疗热病方法，实践于北京地区，取得很好的疗效。吴氏是江苏省吴县人，其生存年代则略后于本书作者何汝阈。

（三）

何氏行医于东海之滨的奉贤县，治疗温热病的方法，他脱出《伤寒论》的旧框，而取得了很好的经验。写为本书，虽以《伤寒纂要》为名，而实际上论治处方，大都属于温热范畴。他与吴又可同是江南人，二人间是否有学说上的相互影响，则没有找到佐证。

本书对发热的真伪、阴阳，瘢疹的轻重、虚实，厥逆的属阴、属阳，和阳毒、阴毒的区别等篇，论述皆极精当明白，足为热病鉴别诊断的一助。

所以《伤寒纂要》与《温疫论》二书，可以认为是温热病的兄弟著作，下以开后来温热学说的先河。

何时希

1983年2月于东湖

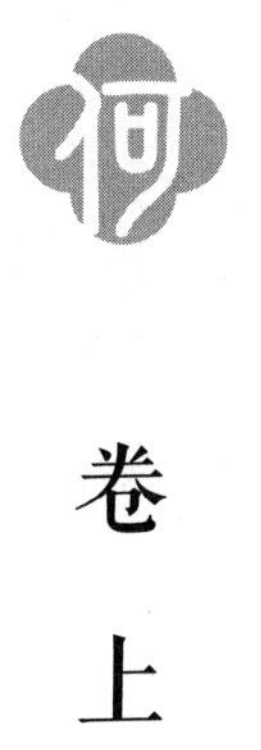

卷上

伤寒赋第一

【原文】

伤寒为病，反复变迁。太阳：则身热，头疼、脊强；阳明：则目痛、鼻干、不眠；少阳：耳聋、胁痛、寒热、呕而口为之苦；太阴：腹满、自利、尺寸沉而津不到咽；少阴：舌干、口燥；厥阴：烦满囊缩。一二日，可发表而散；三四日，宜和解而痊；五六日，便实方可议下。七八日不解，又复再传；日传二经，病名两感；经传六日，应无一痊。太阳无汗，麻黄为最；太阳有汗，桂枝可先；小柴胡为少阳之要领；大柴胡行阳明之秘坚；至三阴则难拘定式，或可温，而或可下焉。

【评析】

本篇以“赋”名，即用对仗、排列的文体，将《伤寒论》六经病的主证、治法、方药，以及传变、误治、变证的辨治等内容，简单、明了地表达出来，读来朗朗上口，便于记忆。本段首先点明伤寒之病，既有六经传变规律可循，又有诸多不可预测的因素影响而出现千变万化的病况，临证当随证治之。

【原文】

且如阳证下之早者，乃为结胸；阴证下之早者，乃成痞气。发狂为血蓄于内，又大便之极实；发黄乃热积于中，兼小便之不利。微喘缘表之未解，喘满而不恶寒者，当下而痊；微烦为阳之相胜，烦极而反发厥者，乃阴所致。狐惑盖缘失汗，虫食脏及食肚；蛔厥却缘多饥，虫攻咽及攻胃。渴乃烦多，癍为热炽。阳明内实，则为寒热往来；太阳中风，因作刚柔二痓。衄血虽为欲解，动阴血为厥竭之忧；厥利虽若寻常，反能食有除中之忌。厥有二端，治非一类，阴厥脉沉而细，初缘利过；阳厥脉滑而沉，始因便秘；治阳则芒硝、大黄；治阴则附子、姜、桂。风温汗不休，当用汉防己；胸痞利不止，宜服禹余粮。并病归于一经，邪不传兮，表解即愈；战汗分为四症，阳胜阴兮，热退身凉。咳逆者羌活、附子；腹痛者桂枝、大黄。微虚相搏，则为短气；劳食再复，乃成内伤。

【评析】

本段叙述了一些病证或症状的病因病机、治法、方药、预后等，两两对仗，具有鉴别诊断的作用。如结胸与痞证、狐惑与蛔厥、渴与瘫等病，或证的病因病机的区别。发狂与发黄、阳明内实与太阳中风等证候的病机和表现的不同。指出微喘与喘满、微烦与烦极、阳厥与阴厥的轻重不同及治疗有别。衄血者阳气旺，预后好；动阴血则正气衰，预后堪忧。肢厥、下利者多不能食，如反欲食，恐为除中，乃胃气衰败之兆。

【原文】

阳明：背恶寒而唇口燥，故知白虎为最；少阴：身体痛而筋肉惕，乃闻真武至强。将欲发黄，而先出头汗，始因火迫，终至亡阳。渴欲饮水，水入即吐者，五苓散；燥欲漱水，水入不下者，犀角汤。大青龙兼理风寒；小承气正蠲潮热。不得眠而烦躁甚，鸡子入于黄连；但有热而呕哕频，姜汁加于竹叶。一匕瓜蒂散，吐伤寒中脘痰涎，三物桃花汤，理少阴下利脓血。厚朴半夏，治腹胀为偏宜；葱白麻黄，理头疼为至捷。温毒可用黑膏散[1]，黑瘢当行紫雪丹[2]。吐血者，须煎黄连、柏皮；咽痛者，通用猪肤、甘、桔。三物白虽云颇峻，散结胸寒实中焦；十枣汤固非泛常，治痞满痛连两胁。如大热错语呻吟，干呕者黄连解毒；脉迟热少寒多，血弱者黄芪建中。汗之过多，动悸而惕；下之先时，懊憹在胸。旋覆代赭，理心痞而喘不息；桂麻各半，疗身痒而汗不通。劳复身热，汤名猳[3]鼠粪；肠垢脐热，药用白头翁。

【校注】

［1］黑膏散：又名黑膏。出自《肘后备急方》卷二方。方由生地黄、豆豉、猪膏、雄黄、麝香组成。功效为凉血解毒，治温毒发瘢如锦纹、呕逆等症。

［2］紫雪丹：又名紫雪，出自《千金翼方》卷十八。方由黄金、石膏、寒水石、磁石、羚羊角、青木香、犀角、沉香、丁香、升麻、玄参、炙甘草、朴硝、硝石、朱砂、麝香组成。功效为清热解毒、镇痉开窍。《太平惠民和剂局方》有本方，但组成中有滑石。《温病条辨》有本方，但无黄金。

［3］豭（jiā 家）：指公猪。

【评析】

白虎汤是阳明病里热亢盛的主方，热盛易耗气伤津，如出现背微恶寒、时时恶风、大烦渴不解等症，宜用白虎加人参汤，以大清里热，益气生津。真武汤可治疗少阴病阳虚水泛，症见四肢沉重疼痛、筋剔肉瞤等。但头汗出，身无汗，乃湿热内蒸之象，可导致发黄，然之所以湿热内郁，与病初起误用火法，促使病邪化热有关，如不及时纠正，一误再误，可伤及正气而不治。阴虚内热所致心烦、不得眠，治用黄连阿胶汤，方中鸡子黄养心滋肾，黄连清心火。此外，如五苓散通阳利水，治水气内停；大青龙汤发散风寒，兼清里热；小承气汤治阳明腑实，症见潮热，腹胀满；瓜蒂散涌吐痰涎，或食积；桃花汤温摄止利；厚朴生姜半夏甘草人参汤治腹胀满，消补兼施；三物白散温下，治寒实结胸；十枣汤峻下逐水，治水停胸胁；咽痛属阴虚者用猪肤汤，属热毒者用甘草汤或桔梗汤；旋覆代赭汤和胃降逆，治心下痞，噫气不除；桂枝麻黄各半汤微发汗，治太阳病轻证；湿热下注大肠，下利便脓血，里急后重，用白头翁汤等，均为《伤寒论》中的内容。

对于温热病，何汝阈提出一些诊治方法，如患者口渴，但欲嗽水而不欲咽，提示热入血分，治当清热凉血，宜用犀角地黄汤；温毒发瘢疹，宜凉血解毒，可用黑膏散；重证邪陷，症见黑瘢、神昏、抽搐者则用紫雪丹解毒、开窍、镇痉。

【原文】

疫疠[1]者，春、夏、秋、冬各有法，用须十全九症；百合者，行、住、坐、卧皆不定，号为百脉一宗。多眠身有灼热，风温可用玉竹；不眠心蕴虚烦，敛汗必须酸枣。手足挛搐，当服牛蒡根；咳嗽生痰，宜用金沸草。不可汗本有数种，动气与风温脉虚；不可下自非一端，动气与阳浮在表。湿症不可汗伤，霍乱多缘热恼。温病发于春夏，要须葛根以解肌；奔豚协逐寒邪，多用桂苓为可保。乍寒微热名似疟，不呕清便必自愈。脐痛引阴为脏结，下利白胎不可医。口燥咽干，虽少阴下不可缓；肉瞤筋惕，发动气汗以致羸。阳明与少阳合病，脉弦者名为负；伤寒与热病将痊，食多者号曰遗[2]。自汗有风温、湿温，若亡阳则术附可用；身痛有表证、里证，若阴毒则四逆休迟。脾约者，大便难而小便数，治用大黄、枳壳；协热者，大便利而小便涩，用须黄连、当归。呕吐有寒有热，寒则当温，热则当以解；谵语有虚有实，实则可下，虚则不可为。阳毒则狂癍烦乱，以大青、升麻可回困笃；阴毒则唇青厥逆，以正阳、甘草或拯颠危。发厥时胸痞尤甚，此脏气结而精神散；大汗后身热愈甚，如阴阳交[2]而魂魄离也。夫生死之关，阴阳是主：阳脉见于阴经，其生也可知；阴脉见于阳经，其死也可许。土衰木旺则为贼，能克无制之灾。水升火降则为和，会见欢忻之举。

【校注】

[1] 疫疠：病名。指具有强烈传染性，可导致一时一地流行的疾病。

[2] 遗：遗留不清之意。《素问·热论》曰："热病已愈，时有所遗者……病热少愈，食肉则复，多食则遗。"

【评析】

疫疠之气一年四季均可发生，故又称时气，表现各异，临证当辨证施治。百合病出自《金匮要略》，证属心肺阴虚内热，因心主血脉，肺主治节而朝百脉，是以心肺成病则百脉俱受其累，症状百出，故称“百脉一宗，悉致其病”，从而出现欲食不能食、欲卧不能卧、欲行不能行等神志恍惚颠倒的症状，治宜养阴清热，用百合知母汤、百合地黄汤等。

风温与温病的概念出自《伤寒论》第六条的内容，但何汝阈拓展了关于临床表现、治法方药以及预后与对策的论述。如温病发于春夏，不可用辛温发汗，宜用升麻葛根汤类解肌祛风。风温是温病误汗所致，可用葳蕤汤解表清热养阴，方由玉竹、石膏、葛根、杏仁、川芎、麻黄、羌活、白薇、青木香等组成。风温或湿温汗出过多，或误汗亡阳，需温阳固表，用术附汤。阳毒、阴毒概念虽出自《金匮要略·百合狐惑阴阳毒病脉证治》，但何汝阈拓展了临床表现、治法方药，并明确阴毒、阳毒的虚实不同以及治疗的区别。如阳毒发瘢疹，可用大青四物汤或犀角大青汤凉血解毒。阴毒则唇青厥逆，脉沉细而疾，证属毒气内攻，阳气虚衰，治当回阳救逆、解毒祛邪，用正阳散、阴毒甘草汤等。这些认识，治疗方剂与应用在六世何渊《伤寒海底眼》中均有记载。另外，外感风寒，手足挛搐，用牛蒡根散治疗，此方在《伤寒海底眼》有载，何汝阈则是继承祖方。咳嗽生痰，用金沸草散，此方出自《太平惠民和剂局方》，亦为何渊所常用。

此外，如心阳虚，气机逆乱，欲作奔豚，用茯苓桂枝甘草大枣汤宁心安神；脾约大便难，治宜清热润肠通便，用麻子仁丸；脏结属阴证，邪实正虚，不可攻下，预后不良；少阴病症见口燥咽干、腹胀、不大便，或下利热结旁流，需急下之，用大承气汤等，均为《伤寒论》中内容。何汝阈认为，人体的阳气盛衰决定疾病的预后，大凡阴经病只要阳气存，则可转危为安；阳经病如阳气衰，则病转阴证而危重。他还十分重视五脏相互协调的平衡关系，如脾虚、肝火旺则于病不利；肾水充盈上济于心，心火下降于肾，水火既济则平和安康。

十六证论歌第二

【原文】

一、伤寒

脉浮紧涩如何断？紧是伤寒涩无汗，忽然有汗是伤风，其脉必定浮而缓。

二、伤风

伤寒恶寒不恶风，伤风与此不相同：伤风面色光不惨，若是伤寒惨在容。

三、伤寒见风

外症寒多还少热，不烦手足微微厥，此是伤寒复见风，脉缓而浮无别说。

四、伤风见寒

手足微温莫误看，恶风发热更多烦，若还脉得浮而紧，便是伤风复见寒。

五、风湿

风湿[1]相搏脉须浮，额上微微汗欲流，身重喜衣难转侧，此名风湿是因由。

六、中湿

其脉浮缓为中湿[2]，只缘风湿蒸气袭，一身尽痛及身黄，大便反快小便涩。

七、湿温

其人湿气素来伤，暑气重伤病愈猖，多汗妄言身胫冷，湿温[3]当辨脉阴

阳。（湿温不可发汗，发汗则死，名曰重暍）

八、风温

风温[4]为病古今传，喘息昏昏但欲眠，身重脉浮常汗出，再加发汗必谵言。（发汗后，身犹灼热，名曰风温，不可发汗，发汗者死）

九、温毒

温毒[5]浑身似锦文，发狂瘾疹呕频频，或时咳逆心烦闷，冬感于寒发在春。

十、中暍

夏月自汗名中暍[6]，脉虚微弱多烦渴，面垢背寒身不疼，外症大纲同病热。（问：中暑何故洒然毛耸，口开？腠理司开阖，寒则皮肤急，腠理闭；热则皮肤缓，腠理开。开则洒然寒，闭则热而闷。中暑有四症：自汗一、烦渴二、脉虚三、面垢四，但不恶寒、不身痛为中暍）

十一、热病

夏月得病为热病，本与伤寒同一证，恶寒身热及头疼，发热乃兼脉洪盛。

十二、温病

温病[7]须当夏至前，先因冬月中于寒，头痛发热脉洪紧，按法调停克日安。

十三、晚发

三月至夏谓晚发[8]，（下缺）

十四、痓病

原来痓病[9]属膀胱，口禁如痫身反张，此是伤风感寒湿，故分两痓有柔

刚。（无汗曰刚，有汗曰柔。刚为阳，柔为阴。阳痓易瘥，阴痓难愈）

十五、温疟[10]

尺寸俱盛名曰疟，先寒后热相击搏，多汗必定脉弦迟，多热自然脉洪数。

十六、疫疠

四时疫疠会应难，老幼相传总一般，夏责于心冬责肾，季脾秋肺与春肝。

（疫病又非温病之比，皆由寒暑不调，四时不正之气。是以一方之内，长幼相似，谓之天行时气。治法与治伤寒不同，又不可拘于日数，仲景曰：疫气之行，无以脉诊，盖以随时施治也）

【校注】

［1］风湿：病名。泛指感受风湿而致的多种病证。

［2］中（zhòng 众）湿：病证名。一指湿痹。《金匮要略·痓湿暍病脉证治》曰："太阳病，关节疼痛而烦，脉沉细者，此名湿痹。湿痹之候，小便不利，大便反快……"二指外感或内伤湿邪引起的疾患。《金匮要略·痓湿暍病脉证治》曰："湿家之为病，一身尽疼，发热，身色如熏黄也。"

［3］湿温：病名。出《难经·五十八难》。指好发于夏秋季的一种热性病。《普济本事方·伤寒时疫》记载，本病可见头痛、胸腹满、妄言、多汗、两胫逆冷等症。

［4］风温：病名。一指感受风热引起的温病。二指温病误汗的变证。《伤寒论·辨太阳病脉证并治（上）》曰："太阳病，发热而渴，不恶寒者，为温病。若发汗已，身灼热者，名风温。"

［5］温毒：病名。见《肘后备急方》卷二。一指春温发斑的病证。二指感受温邪热毒疾患的总称。一般发生于冬春二季。

［6］中暍：古病名。即中暑、中热。

［7］温病：病名。出《素问·六元正纪大论》。一指多种外感急性热病的总称。二指伤寒病五种疾患之一。《难经·五十八难》曰："伤寒有五，有中风，

有伤寒，有湿温，有热病，有温病。”三指春季发生的热性病。《素问·热论》曰：“凡病伤寒而成温者，先夏至日者为病温……”

［8］晚发：病名。伏气温病的别称。指冬令受寒，邪伏至“清明”后始发的温热病。

［9］痓病：“痓”亦作“痉”。痓病即痉病。《圣济总录》曰：“痉痓一类，古人特以强直名之。”痉病的主症有项背强直、口噤、角弓反张、脚挛急等。

［10］温疟：原为“瘟疟”，从目录改。病证名。一指疟疾之一。《素问·疟论》曰：“此先伤于风，而后伤于寒，故先热而后寒也，亦以时作，名曰温疟。”二指疫病的一种。《温疫论·温疟》曰：“……设传胃者，必现里证，名为温疟，以疫法治者生，以疟法治者死。”

【评析】

本篇以诗歌文体对伤寒、温病等外感病证的诊断和鉴别诊断作了言简意赅的表达。如伤寒与中风的各自主证与区别。风湿、中湿皆有湿邪为患，然症状有不同。湿温、风温、温毒、中暍、热病、温病均属温热病范畴，此处的风温主要指温病误汗的变证；温毒、温病此处指发生于春季的疾病，与冬伤于寒有关；中暍与热病为夏季感受暑热之邪而得；温疟此处是指感受疟邪而发的疾患。痓病亦是外感病之一，初起如足太阳膀胱经受邪，有刚痓、柔痓之分，疾病发展则传入阳明经。疫疠乃属传染病、流行病。

热论第三

● 【原文】

经曰：人伤于寒，则为热病。热虽甚，不死，盖寒毒藏于肌肤，阳气怫郁于内，而不得散泄，故伤于寒者反为热病。论注云：多热者易已，多寒者难已，是热虽甚，不死也。经云：阳加于阴谓之汗。盖阳在下，阴在上，阳气上转，阴能同之，则蒸为汗。谚曰：不怕热如火，只怕热不过，不怕热得骤，只怕热不透。热极自然生出实证，如气短狂妄谵语、踰墙上屋、骂詈不避亲疏等证，皆为热蒸透极而发。此时用药，宁迟毋速，经云：下无太晚。故当轻治，必须辛凉、辛寒，渐至甘寒、苦寒，而渐至咸寒，如双解、凉膈、竹茹、白虎、大小柴胡、三黄石膏、生地黄诸汤为治，捱次[1]而尽其所有之实，此正宁可不及之意也。若欲正下，而其功归于三承气，成氏云：大热大结者大承气，小热小结者小承气。以热不太甚，于大承气中去芒硝；又以结不坚，减厚朴枳实，加甘草，为轻缓之剂，名调胃承气。设大承气证而用小承气，则邪气内伏；小承气证而用大承气，则正气过伤，必至中满不能食矣。故调胃承气轻缓而居二剂之先，正疏理解热、导下之剂也。

一二日间，头疼身热，恶寒无汗，其脉右手浮缓大虚，左手浮弦而散，或微自汗，或作恶心。乃内伤生冷，身虽有热，未作渴。寒多热少五积散，热多寒少香苏散，寒热各半人参养胃汤。若初起不甚恶心，验胸以下、右腹间虚软不痛，又不可作伤生冷调治，乃内伤劳倦。虽有外邪，其脉必按之不鼓，当于补中益气汤内加发表药。

热病，不审平时饥饱，劳役不均，便作外感，用小柴胡并白虎、三黄石膏、生地、黄连等汤。其热不退，直至七八日，或十日之外，当看脉之虚实：若脉虚者，是药劫散正气而虚；脉实者，是药霸住邪气而实，皆宜用温补之剂。

【校注】

[1] 捱（ái 皑）次：捱，通“挨”。捱次，即依次之意。

【评析】

人体受风寒侵袭，正气奋起抗邪，因而发热，凡以发热为主症的一类疾病，即称为外感热病。发热甚表示正邪抗争激烈，正气能祛邪外出，则病愈。如阳气虚衰，不能与邪抗争，则但寒不热，病情危重。人体阳气旺则病邪易化热，如不能由表尽解，则入里而成里实热证，热盛则迫津外泄而汗出，热扰心神则狂躁。对于外感热病的治疗，需按疾病发展规律来辨证施治，初起病邪在表，宜用汗法，辛温或辛凉之剂，如麻黄汤、双解散；病邪化热入里，则用辛寒、苦寒之剂，如白虎汤、凉膈散、承气汤；病如不解，进一步深入，损伤阴液，则宜用甘寒、咸寒之剂，如生地黄诸汤。如表证未解，过早用苦寒之剂，可致病邪内陷，导致变证。此外，外感病需与内伤病鉴别，每有内伤病兼外感者，治疗当兼顾。如误将内伤病作外感治，发汗、攻下法可致正气受损，脉显虚象；或脾胃受损，加重邪气内结，脉呈实象，此二种皆宜扶正补虚，或兼以祛邪。

【原文】

热病：恶寒，其身已不疼，头痛恶寒亦退，而反恶热，其脉弦滑而数，口干引饮，口中和而无苔，宜小柴胡汤。

热病：五六月间，民多病疫，身大热后发黄而死者甚众。诊其脉细疾无力，或浮缓而虚，热极垂死，舌黑谵语，不省人事，不饮食者，以理中加人参、陈皮水煎，候冷服之，甚者加附子二三片；渴者加茯苓、白术，百发百中。盖冬温为证，非其时而有其气者，君子当闭藏，而多泄于外，专用补药带表。倘发狂痴，用此治之，不退，其脉滑数，宜益元散，新汲井水调服五钱。

热病：始得之，多气高而喘，身热而烦，其脉缓大而虚，或头疼，渴或不止，皮肤不耐风寒而生寒热，此乃劳役损伤，自表之里，宜补中益气汤。

热病：有因房劳失精，虚火浮焰，自里之表，始得之头面傴傴然热，两太阳两目角痛，唇掀[1]齿干，舌焦苔黑，腰重酸痛，微微恶风，其脉涩数，寸大于尺，五六日间不退，或病后行房太早，复发者。宜十四味建中汤去半夏。

热病：初起似疟，医以香燥冲动痰火，数日后并服凉药，下血五六日，约斗余，再数日，气息恹恹，四肢厥逆，但当胸热烘，鼻如煤烟，齿掀唇燥，其脉在中部滑软无力。此乃气血俱虚，用生脉散。若服后咽中郁闷，可与煨姜嚼之自解。

热病：初起因惊而作寒热，误用人参养胃汤燥剂。后变坏症，手足口眼牵掣，不省人事，独言郑语，神昏如梦；右手之脉，皆沉虚而滑，左独弦小。其症牵掣者，肝风也；不省人事者，痰郁中焦也；神昏如睡者，虚极无所知也；有时独语者，因惊而神乱也。用人参一两，煎取浓汁半茶盏以补虚。却入竹沥半杯以清痰，研细朱砂三钱以安神，捣生姜汁一呷[2]以开膈。

热病：日数虽多，初起头痛、身热、恶寒，症一向不退，始终只在太阳一经，不恶心，腹中亦无结痛，神色比未病之时雄壮，大便如常，口干欲饮凉水，其脉两手皆弦浮数实。当从外感用柴胡桂枝汤。

【校注】

[1] 掀：此处有激荡、翻腾之意。表示因里热盛而致口唇或齿龈红肿。

[2] 呷（xiā 瞎）：吸饮之意。

【评析】

本段论述了热病的多种表现与治法方药。如表现为往来寒热，脉弦滑而数，或日数虽多，但未见严重变证，可以用小柴胡汤为基本方治疗。发热、身黄，可能类似于现代医学的传染性肝炎，当时死者甚众，对于重证患者，症见神昏、不饮食、舌黑、脉细疾无力或浮缓而虚，何汝阈认为当以扶正为主，以理中汤加人参、陈皮，甚者加附子以急救回阳。对外感热病的诊治，辨别虚实尤为重要。实证以祛邪为主，一旦正气虚极，则要及时扶正，脉象是辨证的重要依据。如发狂痴，其脉滑数，宜清利，用益元散；身热，心烦，气逆而喘，其脉缓大而虚，宜补中益气汤。又如热病，见脉涩数，尺脉弱，或脉在中部滑软无力，或右手之脉皆沉虚而滑，左独弦小等等，皆提示正气亏虚，治疗则应不忘扶正气，或用建中汤，或用生脉散，或用人参合竹沥、生姜汁。

【原文】

声促而气促者，必内有宿食及痰，或兼内伤劳役，致气高而喘。当审其脉，及按胸肚间有痛处，或跌蹼死血，或挫气胁痛，或旧有哮喘，细辨其虚实，攻补治之。至于日久，劳役食复，调理未中，气血羸弱，若见短气，一语而引三呼吸，俱为难治。虽有余结，按之痛甚，曾经汗下变症，而为气急者，用药亦无功，必致喘息奔急而死。

凡脉已危笃，忽变上气喘急，乃阳气上升，熏炙于肺，故令喘急。若两足厥冷，乃阴气下降，皆垂死之兆。

凡伤寒热甚，渴欲饮水，不与，必鼻衄；多与，恐致水结胸，能饮一斗，只以五升与之。如饮即呕者，此心下有水气，利之呕自止。如渴饮水而不呕者，其热不解，仲景曰：先渴后呕者，水停心下，先呕后渴，急与水解。又曰：热甚，致衄血成流者，其热必解，滴点不尽者，热即霸住也。小柴胡汤加生地主之。

热病：欲饮水者，脉数实，大便硬，热症也。当下之。若渴欲饮沸汤，入口不觉热，腹中肠鸣，皆中气不足，乃阴盛格阳之症，须温补之。如腹中汩汩有声，乃内虚也，断不可攻，攻之则稀屎直流。

热病：口吐白沫，或多唾，或多冷涎。纵有大热，还是膈上有寒饮，当温之，用吴萸理中之剂。切忌凉药，杂病亦然。

热病：烦燥不得眠者，用大黄二两研末，以鸡子清二个，调稀围乳中，效。

【评析】

外感病症见短气喘息，此乃肺气受损的危笃之象，当审其因，或旧有哮喘，或有内伤劳役，如脉象亦虚，且四肢厥冷，是阳气衰微的表现，预后不佳。

外感病发热多伴口渴，当给予饮水，于病有利。但有水气内停者，饮水则吐，此当利水，水去则病愈。热盛入血分可致衄血，热随血去则病愈，如血出不畅，热不能尽祛，则需加用药物治疗。热病见大便硬是顺证，用苦寒攻下即可。如腹中肠鸣，大便溏薄，或多唾涎水是夹有脾虚，治当温中补虚。

【原文】

热病有吐蛔者，虽有大热，切忌凉药，盖胃中有寒，则蛔上入膈，大凶之兆也。急用理中汤加乌梅煎服，盖蛔闻酸则静，见苦则安也。

热病：两寸脉实，而大便滑利者，必上焦有积痰，宜乎大肠之不固。法当治痰，不当治泄。若尺脉大，乃阳气郁于下焦，宜升举之。寸脉弱者，凉剂亦可用。

凡天时行疫，老弱病同，不可下，急宜发散。

凡脉濡滑，或沉缓，或细软，外症见霍乱吐下，泄泻腹痛，小便不通，身重骨节疼，汗出如油，四肢厥冷，是为湿症。宜用五苓散、胃苓汤、苍术白虎汤、理中汤、香薷汤、术附汤等，以利水除湿。

凡脉大数实，外症喘呕吐酸，发热引饮，发癍狂言，暴注下血，大小便秘涩，或成阳厥，是为热症。当用黄连解毒汤、酒蒸黄连丸、凉膈、白虎、导赤、竹叶石膏、调胃承气、益元散等剂，以清热爽心。

热病：五七日，胸以下、右腹中结硬，轻按之则叫疼；大便或时微溏，或不去；精气不甚雄壮，面色不甚光泽。乃内伤劳役，及生冷结胸。此症极难治，若误用陷胸汤剂，必至危殆，止用攻补兼施，枳实理中汤。

热病：误下，结胸不散，大便稀屎直流，其脉飘散，或细疾无力，气促色黑，厥冷自汗，下泄，皆为不治之症。

热病：外热将退，内热郁结，大便闭涩，小便黄赤，引饮凉水，神色不怡，时发谵语，其脉滑数而实。乃知内真受邪热，轻则四清汤、大柴胡汤、破

棺丹；其脉滑数而实，为蓄血也，宜桃仁承气汤。

热病：未尽，虽吐衄血，法当凉热，不宜止血。少阴下利脓血，或小便短少。宜调水火，不宜止利。

妊妇劳伤，或下血如脑漏，胎动不安，小便痛涩。只宜疏气，不宜止血。

大抵病在表者，虽烈日流金之时，不避司气之热，亦必以热药散其表。病在里者，虽坚冰积雪之候，不避司气之寒，亦必以寒药攻其内，经云：有假反常，故不禁也。

【评析】

胆道蛔虫症多因胃寒所致，故虽有发热等似伤寒症，不可用寒凉药，宜温中安蛔。痰饮所致泄泻，治宜祛痰，不需治泻。时气疫疠，初起急宜发散，不可攻下，以免病邪内陷。霍乱病肠胃湿邪停滞，升降失司是病变关键，初宜利水，如五苓散，后当温中祛湿，甚则回阳救逆，散寒化湿，如理中汤、术附汤之类。阳厥，发瘢疹，暴注下血，似肠道急性重证外感病，急当清热凉血解毒，如黄连解毒汤、凉膈散等；如病邪未尽，阳气损伤，出现神萎、四肢厥冷，或自汗下泄、脉细疾无力等症，是为危证，预后不良。

妇人妊娠，劳伤胎动不安，或下血，治宜疏气，不宜止血，瘀血去则血自止。

伤寒歌第四

伤寒

【原文】

脉浮紧涩是伤寒，热少寒多不躁烦，头痛无汗身拘急，微厥之时在指端。腰脊疼痛色多惨，惟宜发汗与通关。大青龙症及麻黄，热多寒少亦是常，热多寒少不烦躁，亦宜汗解自相当。微弱无阳桂枝越，尺迟血少建中汤。淋家衄家不可汗，小柴胡解自安康。

【评析】

太阳伤寒证初起多表现为恶寒重而发热轻，头痛，无汗，脉浮紧。由于经脉受邪，不能畅行，故身体拘急、疼痛，面色苍白，手指端冷。阳气较旺之人亦可表现为发热较重而恶寒较轻，这些描述基于临床，是对《伤寒论》的补充。治法是辛温发汗，疏通经脉，麻黄汤是主方。如有热象者，可用大青龙汤兼清里热；如阳气不足，脉见微弱者，不可峻剂发汗，可用桂枝二越婢一汤，解肌祛风，轻清里热；如尺脉迟，血虚者，宜用小建中汤建立中气，以祛其邪；如患有淋证、衄血，素有里热者，宜用小柴胡汤清解表里。

中风

【原文】

恶风自汗是伤风，体热头疼病势浓，手足不冷心烦躁，面色如常无惨容。脉浮而缓是本虚，寸大尺弱有时逢，桂枝败毒独活辈，皆宜选用在其中。项强桂枝加干葛，漏风加附可收功。伤风伤寒何以判，寒脉紧涩风浮缓，寒必恶寒

风恶风，伤风有汗寒无汗。

【评析】

太阳中风证的风寒外束情况较轻，经脉阻滞亦轻，故手足不冷，面色如常。治用桂枝汤解肌祛风，调和营卫。其他如防风败毒散、人参败毒散亦可选用。如有项背强，可用桂枝加葛根汤；卫表阳虚，汗出不止，可用桂枝加附子汤。

伤寒见风脉，中风见寒脉

【原文】

恶寒不躁微四逆，脉浮而缓来无力，恶风烦躁手足温，诊脉紧浮来又疾。寒脉反得伤风症，中风却见伤寒脉，大青龙症是为宜，和卫调营斯两得。要知其病加烦躁，方可服之为最的，脉寒自汗又恶风，误用肉瞤并筋惕。

【评析】

大青龙汤证见脉浮紧、身疼痛等伤寒症为多，但亦可见脉浮缓，身不疼但重。证属风寒外束，内有郁热，故见烦躁。方中有麻黄汤组成，且麻黄用量较大，故误用易伤阳气、阴液，而致变证。

伤寒死脉

【原文】

伤寒死脉定难痊，阳病见阴端可怜，上气脉散为形损，耳聋浮涩命难全。谵言身热宜洪大，沉细而微寿不延，腹大泄利当微细，紧大而滑归黄泉。吐衄若得沉细吉，浮大而牢叹逝川。阴阳俱虚热不止，乍疏乍数命归天。脉如屋

漏[1]如雀啄[2]，来如弹石[3]去解索[4]，虾游[5]鱼翔[6]脉证乖，转豆[7]循刀[8]形候恶。下不至关阳气绝，上不至关阴气索，代脉[9]来时不用医，必定倾危难救药。

【校注】

[1] 屋漏：指屋漏脉，十怪脉之一。脉在筋肉之间，如屋漏残滴，良久一滴，迟而无力。为胃气营卫将绝之象。

[2] 雀啄：指雀啄脉，十怪脉之一。脉在筋肉间，三五不调，止而复作，如雀啄食之状。此为脾无谷气，已绝于内之象。

[3] 弹石：指弹石脉，十怪脉之一。脉在筋肉之下，如指弹石，毫无柔和软缓之象。为肾气竭绝之象。

[4] 解索：指解索脉，十怪脉之一。脉在筋肉之间，乍疏乍密，如解乱绳状，时快时慢，散乱无序。为肾与命门之气皆亡之象。

[5] 虾游：指虾游脉，十怪脉之一。脉在皮肤，如虾游水，时而跃然而去，须臾又来，急促躁动。为孤阳无依，主大肠气绝。

[6] 鱼翔：指鱼翔脉，十怪脉之一。脉在皮肤，头定而尾摇，似有似无，如鱼在水中游动。此为三阴寒极，阳亡于外之象。

[7] 转豆：指转豆脉，十怪脉之一。脉来去捉摸不定，如豆之旋转状。

[8] 循刀：指偃刀脉，十怪脉之一。脉象弦细而劲急，如用手摸在刀刃上的感觉。

[9] 代脉：脉律有规则的歇止，且歇止时间较长。

【评析】

大凡伤寒证候正虚邪实，则病危重而预后不佳，见诸于脉有这么几种，一是脉证不合，如阳病见阴脉，说明病属实证，但正气已虚；下利而脉实，吐衄而脉浮大，提示正气虽因吐利、血去而虚，但邪气未去。二是真脏脉现，又称怪脉，元代危亦林《世医得效方》列怪脉十种，称“十怪脉”，多见于疾病后期，脏腑阳气衰竭，胃气败绝的病证。当然，随着医学的发展，十怪脉所示的病证，有不少可经治疗而转危为安。

伤寒死候

【原文】

伤寒死候要须知，泄而腹满大难医，舌本烂伤热不已，汗后脉躁亦倾危，汗出虽多不至足，手循衣缝更何为，囊缩舌卷症候恶，口张目陷不多时。紫癍五死一生在，黑癍十死更何疑。两感伤寒最大忌，死期六日命难追。

【评析】

这里罗列的伤寒不治证候，究其病机亦是邪气亢盛，正气虚衰。正气不敌邪气，致邪气横行，如腑气闭阻，腹胀满甚；或热盛，舌本烂伤；或热扰神明，循衣摸床；或邪陷血分，癍色紫黑等等。阳衰阴竭，阴盛格阳，可见冷汗出，囊缩舌卷，口张目陷，脉躁急，或微细，或沉微。两感伤寒是指太阳、少阴两经同病，少阴病阳气虚衰，再加寒邪侵犯，更致阳气伤伐，故病情危重。

伤寒五脏绝

【原文】

水浆不下汗如油，形体不仁喘不休，此为命绝终难治，更看何脏绝中求：汗出发润为肺绝，唇吻反青肝绝忧，脾绝口黑并黄色，肾绝便失与遗溲，心绝身似烟熏黑，更兼直视与摇头，五脏皆绝无可疗，纵逢和缓亦难瘳。

【评析】

本段所述五脏死证与临床颇合，亦有中医理论依据，如肺主皮毛，司开阖，肺气绝，故临终前多见水浆不下汗如油，即一身冷汗出。肾在窍为耳及二阴，肾气绝，故便失遗尿。

四证似伤寒

【原文】

食积虚烦并有痰，更兼脚气[1]似伤寒，四般病证虽云异，发热憎寒却一般。中脘寒痰胸痞满，脉浮自汗体难干，食积令人头必痛，身不疼兮积症端，气口紧盛伤于食，心烦脉数呕吞酸。虚烦之脉不紧实，但觉身热与心烦，身不疼兮头不痛，惟宜竹叶便须安。又有脚气之为病，大便坚硬足难行，两胫肿满或枯细，莫与伤寒一例看。

【校注】

[1] 脚气：病名。见《肘后备急方》卷三。多因外感湿邪风毒，或饮食厚味所伤，积湿生热，流注腿脚所致。症见腿脚麻木，酸痛无力，或肿胀，或枯萎，进而可入腹攻心。

【评析】

本段列举食积、虚烦、痰饮、脚气等四病证与伤寒鉴别，以免误治。此四个病证表现各异，但均可见发热恶寒，而此症又易与伤寒病相混淆，因此把握好每个病证的特征，区别主次，就能作出正确诊断，而施以相应治疗。

伤寒治病总论

【原文】

伤寒中风与温湿，热病痉暍并时疫，症候阴阳虽则同，别为调治难专一。一则桂枝二麻黄，三则青龙如鼎立，精对无差立便安，何须更数交传日。发热

恶寒发于阳，无热恶汗自阴出，阳盛热多内外热，白虎相当兼竹叶。阴盛寒多脉沉弦，四逆理中为最捷，热邪入胃结成毒，大小承气宜疏泄。胸满宜用泻心药，结胸痞气当分别，按之不痛为虚脉，按之若痛为实结。浅深大小陷胸先，仲景方中不徒析，茵陈可治发黄症，柏皮治利兼下血。小便不利更喘满，烦渴五苓安可缺。半在里兮半在表，加减小柴胡有法。夜中得脉日中愈，阴得阳兮灾必脱。日中得脉夜中安，阳得阴兮自相悦，阴阳调顺自和同，不须攻治反为孽。

● 【评析】

何汝阈认为不管是伤寒还是温病，甚至时疫，临床辨证总是分阴阳两类，仲景的六经辨治都是适用的，治疗的最终目的是要达到人体阴阳调顺，阴阳自和。

表证

● 【原文】

身热恶寒脉又浮，偏宜发汗更何求，须要手足俱周遍，不欲淋漓似水流，轻则随时与和解，重须正发病当瘳，初春阳弱阴尚胜，不可急汗使阳泄，夏时暑月脉洪大，玄府开时汗易出。不可汗脉微而弱，更兼尺中脉迟缓，微弱无阳迟少血，安可麻黄求散发。更有衄血并下血，风湿湿温如何发，坏病虚烦且顺之，腹间动气宜区别。妇人经水适来时，此是小柴胡证决，忽然误汗表里虚，郁冒不知人作孽。

● 【评析】

治疗表证用汗法要注意的事项：首先发汗要透，即全身有汗，微微汗出而持续，不可如水流离。其二，发汗的力度要随季节变化而不同，如冬令、初春人体阳气弱，不可过汗伤阳；夏暑时节腠理常开，汗易出，亦不可发汗过猛。其三，有里虚脉微弱者，不可峻汗，甚者不可发汗；有里热者，不宜单用辛温发汗。其四，妇人月经期用汗法要谨慎，唯恐伤正气，导致热入血室、郁冒等证。

里证

【原文】

不恶寒兮反恶热，胃中干燥并潮热，手心腋下汗常滋，小便如常大便结，腹满而喘或谵语，脉浮而滑里证决，阳盛阴虚速下之，安可日数拘屑屑。

失下心胸皆痞闷，冒郁不安成热厥，庸医不晓疑是阴，误服热药精魂绝。三阴大约可温之，积症见时方发泄。太阴腹满或时痛，少阴口燥心下渴，积热悉具更何疑，要在安详加审别。病犹在表不可下，脉浮更兼虚与细，恶寒呕吐小便清，不转矢气应难泻。大便坚硬小便数，阳明自汗精液枯，如斯之类下为难，莫便参差翻成误。

【评析】

里证分阴阳，阳热亢盛为阳明病，阳衰阴盛为三阴病，如太阴病、少阴病，阴阳两端要明辨。阳明病的特征是身热，汗自出，不恶寒反恶热。如有邪热结聚肠胃，可见腹满，大便闭结，此时如身热，或发热不明显，需与太阴腹满，大便初硬后溏相鉴别，不可妄用攻下，可用小承气汤少许试探，如转矢气，说明药证相合，则可攻下，否则不可泻下。阳明热厥，虽四肢厥冷，但胸腹部灼热，脉滑，或浮滑，需与少阴寒厥辨别。阳明病热盛伤及阴液，并见大便难，腹满痛，可与急下，以保存阴液，防止变证。阳明病恢复期，气机通，故小便数，即小便通畅，但尚有余热，阴液损伤未复，故肠胃干燥，症见大便硬，此又称脾约证，治当轻泄润肠通便，如麻子仁丸。

表里虚实

● 【原文】

脉浮而缓表中虚，有汗恶风腠理疏；浮紧而滑表邪实，恶寒无汗体焚如。脉浮无力里证虚，四逆理中为对病；脉浮有力紧且实，柴胡承气宜相订。又有表和而里病，下之则愈斯为正，里和表病汗为宜，忽然误下应难拯。虚则温之实泻之，病形脉症要相宜，更兼药饵如精对，立便安康待甚时。

● 【评析】

一般认为太阳伤寒证为表实，太阳中风证为表虚，治以解表为大法。病邪入里，阳气旺者邪易化热成实证，泻热去实之品，如白虎汤、承气汤、小柴胡汤等可随证选用。阳气虚者邪易寒化成虚症，温补散寒之类，如理中汤、四逆汤等可对应用之。

表里两证俱见

● 【原文】

脉来浮大表证兮，便赤烦渴却在里，表里两证俱见时，当用五苓与调理。又如大便数且结，头痛又兼身有热，其人小便却又清，亦是两证当区别：大便坚硬脉沉细，里证当下分明谛，头汗出时微恶寒，手足兼冷却非是，仲景著论非一端，要在详审而已矣。

● 【评析】

表里同病的证候，当辨主次与轻重，或先表后里，或先里后表，或表里同治，仲景《伤寒论》中论述颇详。此处何汝阈列举二例，如太阳蓄水证，既有发热、脉浮等表证，又有小便不利、烦渴不欲饮等里证，此证三焦气化失司，水气内停为主要，用五苓散通阳利水，水去则气机通，里和表亦和，表证自解。又如太阳伤寒头痛发热，同时腑气不通，大便秘结，此为表里同病，但小便清，说明里热不甚，治当先解表，表和里亦和，腑气得通，大便自解。如果此证小便短赤，脉沉，里热较甚，则当先用攻下去实；如见汗出恶寒，手足冷，需防阳气不固。

三阴三阳传入

【原文】

尺脉候浮属巨阳[1]，一二日内病如常，经络上连风府穴，头项痛兮腰脊强。脉长阳明为受病，二三日内斯为应，挟鼻络目是其经，咽痛鼻干眠不稳。少阳经络贯耳中，脉弦胁痛应耳聋，四日以前皆在腑，汗之即退易为功。四五日中传太阴，太阴之脉细而沉，布胃络嗌咽干燥，脾宫腹满病难禁。少阴传到脉沉紧，贯肾络肺系舌本，口燥舌干渴不休，五六日中病有准。七八日至厥阴经，烦满囊缩可忧惊。三阴受邪传入脏，却宜泻下自和平。六经已尽传亦遍，土不受邪脉来缓，水火相交气已和，云兴雨至斯为汗。

【校注】

[1] 巨阳：巨阳与太阳同义，指手、足太阳经脉。《素问·热论》曰：“巨阳者，诸阳之属也。”《类经·疾病三十九》曰：“巨，大也。太阳为六经之长，统摄阳分，故诸阳皆其所属。”

【评析】

六经病各有主症、主脉。其主症与经脉循行部位、所络属的脏腑相关。六经病有传变规律，这里所说的一二日、二三日，与《伤寒论》中“伤寒二三日，阳明、少阳证不见者，为不传也”义同，日数当活看，只是表示疾病的发展阶段。

阳证阳毒

【原文】

太阳阳明与少阳，三阳传入是其常，太阳脉浮恶寒气，阳明恶热脉来长，少阳口苦胁下满，往来寒热脉弦长。阳若独盛阴暴绝，变为阳毒[1]必发狂，内外热结舌又卷，鼻中煤烟不可当。或应洪实或滑促，宜用升麻栀子汤。

【校注】

[1] 阳毒：病名。感受疫毒所致的一种疾患。《金匮要略·百合狐惑阴阳毒病脉证治》曰："阳毒之为病，面赤斑斑如锦文，咽喉痛，唾脓血。"类似后世所称的温疫、温毒发瘢。以其面赤，故称"阳毒"。

【评析】

太阳病不愈，邪入阳明。阳明病阳热亢盛，阴液损伤，更使阳毒内盛，热扰神明，故发狂，脉洪大，或滑数，治宜清热解毒，白虎汤、三黄石膏汤、升麻栀子汤皆可选用。

阴证阴毒

【原文】

饮食不节阴受之，太阴腹满病在脾。少阴肾病脉微细，心烦但寐渴无时。厥阴气上冲心下，饥不欲食食吐蛔。阴病若深阳濒绝，变成阴毒[1]更何疑，四肢通冷脐筑痛，身如被杖疼可知。或因冷物伤脾胃，或因欲事肾经衰，内感伏阴外寒气，腰重头疼身倦疲，额上手背皆冷汗，二三日内尚支持。六脉沉细来又疾，尺部短小力还微，寸口有时或来大，误经转泻若何医。阴病渐深腹转痛，心胸膜胀郑声随，虚汗渐深咽不利，指甲青黑面色黧。一息七至沉细疾，

连灸关元不可迟，更兼津液来复并，庶得阳回命可追。

【校注】

［1］阴毒：病名。感受疫毒所致的一种疾患。《金匮要略·百合狐惑阴阳毒病脉证治》曰："阴毒之为病，面目青，身痛如被杖，咽喉痛。"其证类似后世所称之温疫、温毒发癍。因其面目青，身痛，故称"阴毒"。

【评析】

三阴病阳气虚衰，阴寒内盛，故称阴证阴毒。太阴脾胃阳虚，症见腹满䐜胀；少阴心肾阳虚但欲寐，脉微细，或沉细疾；厥阴肝经虚寒，厥热胜复，饥不欲食，食则吐蛔。此外，冷汗、虚汗、面色黧黑、四肢厥冷等症均可出现。治当温阳散寒，如理中汤、四逆汤等，亦可灸关元。

阴证似阳

【原文】

面赤烦躁身微热，脉至沉微似作厥，阴证似阳医者疑，但以脉凭为要诀，身热里寒阴躁盛，面戴阳兮下虚证，阴发躁兮热发厥。物极则反皆理性。

【评析】

阳衰阴盛，阴盛格阳，虚阳外越，则出现戴阳证，如面赤、烦躁、身微热等，此乃假热症。同样，里热盛极，阻遏阳气的流行，可出现四肢厥冷、面色苍白等假寒症。辨别证候的真假，脉象是重要依据，真寒假热证，脉象微细，或沉微；真热假寒则脉滑，或洪实。

阳证似阴

【原文】

小便赤色大便秘，其脉沉滑阳证是，四肢逆冷伏热深，阳证似阴当审谛。

轻者且宜服白虎，重者须当用承气。重阳如阴理宜然，寒暑之变亦如是。

【评析】

此段所论为热厥，即真热假寒证，治当用白虎汤大清里热，或用承气汤攻下实热。

五种温

【原文】

伤寒春月为温病，脉来浮数是其症，发热头疼又恶寒，冬月比之轻不甚。升麻解肌为最良，小柴竹叶斯相称。尺寸盛兮更弦数，重感于寒变温疟，先热后寒小柴胡，但热不寒白虎药。濡弱阴脉浮滑阳，此是风温证候当，头疼身热常自汗，四肢不收汗睡长，当治少阴厥阴病，误汗黄芪防己汤。阳脉濡兮阴脉紧，更遇温气来行令，变成温疫作天行，少长皆同无异病。热清寒温顺时宜，以平为期如斯正。最重阴毒为可怪，阳脉洪数阴实大，发瘢瘾疹如锦纹，咳兼心闷何由快，宜用元参升麻汤，长沙仲景分明载。

【评析】

本段论述了五种温，即温病、温疟、风温、温疫、温毒的诊断、治疗以及与他证的辨别。温病发于春季，来势较重，如冬季感寒即发者，病势较轻，治疗可用升麻葛根汤、小柴胡汤等。素有伏热，复感疟邪成温疟，先热后寒者，宜用小柴胡汤，但热不寒者用白虎汤。风温是温病误汗所致的变证，如阳气未伤，其症如《伤寒论·太阳病脉证并治（上）》所说："风温为病，脉阴阳俱浮，自汗出，身重，多眠睡，鼻息必鼾，语言难出。"如误汗致气虚，可用黄芪防己汤，甚者阳气虚衰，症见脉沉微，但欲寐，四肢厥冷，当治从少阴、厥阴病。温疫又称时气病，乃属传染病、流行病，故老少长幼皆可受染而得病，治疗当顺时制宜。阳毒、阴毒均为感受疫毒所致的温毒证，然一为阳热实证，一为阴寒虚证，《金匮要略·百合狐惑阴阳毒病脉证治》说："阳毒之为病，面赤斑斑如锦文，咽喉痛，唾脓血……升麻鳖甲汤主之。"仲景治阴毒为病亦用此方，但去雄黄、蜀椒，有清解、滋阴、散瘀作用。何汝阈诊治分阴证、阳证，阳毒治宜清热解毒，可用白虎汤、三黄石膏汤、升麻栀子汤等；阴毒治当温阳散寒，如理中汤、四逆汤等。元参升麻汤由元参、升麻、甘草三味组成，有清解滋阴功效，治疗阴阳毒，有效仿仲景之意。

三种湿

【原文】

湿温中湿并风湿，三者名同而实异，暑湿相搏成湿温，胸间多汗头如劈，两胫逆冷若妄言，阳濡而弱阴小急。第二中湿之为病，脉来沉缓其名的，一身尽痛兼发黄，大便反快小便涩，本是风雨山泽气，中之令人成此疾。第三风湿脉俱浮，体肿病重难转侧，额上微汗身微肿，不欲去被憎寒慄，发汗戢戢身如润，风湿俱去为良策，防己黄芪术附汤，对病用之医可必。

【评析】

湿温、中湿、风湿三病证虽均有湿邪为患，但从发病、表现而言，各有特征。湿温好发于夏秋季，暑湿相搏是为特点，《普济本事方·伤寒时疫》记载本病可见头痛、胸腹满、妄言、多汗、两胫逆冷等症。中湿是外感湿邪或内伤湿邪引起的疾患，其表现如《金匮要略·痉湿暍病脉证治》所说："太阳病，关节疼痛而烦，脉沉细者，此名湿痹。湿痹之候，小便不利，大便反快……""湿家之为病，一身尽疼，发热，身色如熏黄也。"治疗以利小便为基本法则，方如麻黄加术汤。风湿泛指感受风湿之邪而致的多种病证，其特点是风邪、湿邪相搏致病，初感风湿症如太阳病，可发汗治疗，但不可大汗，当微微似欲汗出，才可使风湿俱去，方如《金匮要略·痉湿暍病脉证治》中的麻黄杏仁薏苡甘草汤、防己黄芪汤等。中湿或风湿，均可引起邪犯筋脉骨节而致关节疼痛，甚者活动不利，并可夹热或夹寒，治当辨证施之。

阴阳两感

● 【原文】

伤寒热甚虽不死，两感伤寒漫料理，一日太阳少阴病，腹痛[1]口干烦饮水；二日阳明合太阴，腹痛身热如火炽，不欲饮食口舌干，妄言谵语终难睡；三日少阳合厥阴，耳聋囊缩不知人，厥逆水浆不入口，六日为期是死辰。

● 【校注】

［1］腹痛：当为头痛。《素问·热论》曰："两感于寒者，病一日则巨阳与少阴俱病，则头痛，口干而烦满。"

● 【评析】

两感伤寒是指阳经病与阴经病同时感受寒邪而致病。《素问·热论》曰："人之伤于寒也，则为病热，热虽甚不死；其两感于寒而病者，必不免于死。"本段所说两感伤寒的表现亦出自《素问·热论》。

太阳阳明合病

● 【原文】

太阳阳明同合病，仲景法中有三证：自利宜服葛根汤，但呕却将半夏应，喘而烦满属麻黄，慎勿下之轻性命，循规守矩治为宜，要使冲和自安静。

● 【评析】

本段所说太阳阳明合病的仲景治法三证，出自《伤寒论·辨太阳病脉证并治（中）》："太阳与阳明合病者，必自下利，葛根汤主之。""太阳与阳明合病，不下利，但呕者，葛根加半夏汤主之。""太阳与阳明合病，喘而胸满者，不可下，宜麻黄汤。"此三证皆以太阳病为主，故治以辛温解表发汗为主，或兼以升清止利，或降逆止呕。

太阳少阳合病

【原文】

太阳少阳合病时，亦须下利宜何疑，不利黄芩汤可用，若呕还加半夏奇。

【评析】

《伤寒论·辨太阳病脉证并治（下）》说："太阳与少阳合病，自下利者，与黄芩汤。若呕者，黄芩加半夏生姜汤主之。"此证以少阳里热为主，故治以清热为主，或兼以降逆止呕。何汝阈认为太阳与少阳合并，即使不下利，亦可用黄芩汤，乃取其清热养阴的功效，这对临床的扩大应用有指导价值。

三阳合病

【原文】

腹满身重难转侧，面垢遗尿谵语极，三阳合病口不仁，白虎汤攻更奇特。

【评析】

本证出自《伤寒论·辨阳明病脉证并治》白虎汤证条，句首虽冠以三阳合病，实则以阳明病为主，属里热证，故用白虎汤大清里热。

太阳少阳并病

【原文】

太少并病证有二：汗下差之皆致毙，头目眩冒如结胸，若恶寒时谵语至。肺俞肝俞皆可刺，谵语却刺期门是，颈项强时刺大椎，此候在心当切记。

【评析】

本段所述如《伤寒论·辨太阳病脉证并治（下）》所说："太阳与少阳并病，头项强痛，或眩冒，时如结胸，心下痞硬者，当刺大椎第一间、肺俞、肝俞，慎不可发汗。发汗则讝语，脉弦。五日讝语不止，当刺期门。"此证的关键是不能误用辛温发汗法或下法，以免热邪更甚，或病邪内陷。

两种痉

【原文】

发热恶寒头项强，腰脊分明似反张，瘛疭口噤如痫状，此名痉病是其常。先感风寒后感湿，沉迟弦细症相当，有汗恶风名柔痉，无汗恶风名曰刚。无汗葛根有汗桂，二痉皆宜续命汤；脚挛[1]蚧齿[2]皆阳热，承气汤宜下最良。亦名阳痉并阴痉，名异实同安可忘。

【校注】

[1] 脚挛：指下肢拘挛。

[2] 蚧（xiè 械）齿：即磨牙。

【评析】

痉病出自《金匮要略·痉湿暍病脉证治》，初起发热恶寒、无汗为刚痉，治用葛根汤；发热恶风、汗出为柔痉，治用桂枝加葛根汤。如病邪化热传入阳明，症见胸满、口噤、卧不着席、脚挛急、龂齿等，可用承气汤攻下。刚痉、柔痉皆可用小续命汤治疗，此在何渊《伤寒海底眼》两感论中亦有记载，小续命汤出自《备急千金要方》，有温阳益气、祛风通络的作用。

热病中暍

【原文】

身热恶寒头痛楚，心烦燥渴如何御，脉洪紧盛为热病，脉虚细弱为伤暑。伤暑面垢并背寒，四肢倦怠汗无度。口噤五苓白虎佳，痰逆橘皮汤可愈。皮肤既缓腠理开，洒然毛悚[1]反恶寒，谬加热药发癍黄，可怪庸医心术误。

【校注】

[1] 毛悚（sǒng 耸）：指感觉形寒毛耸。

【评析】

中暍与热病均为夏季感受暑热之邪而得。中暍，即伤暑，暑多夹湿，故初起可见发热恶寒，身重疼痛；由于暑天腠理开，易出汗，多呈气阴两伤现象，故脉虚细弱或弦细芤迟；一时阳气虚羸，可见洒然毛耸，恶寒肢冷。本证属因虚所致之疾病，热不甚高，虚象却很突出，治以清热益气生津，用白虎加人参汤。

厥证

【原文】

厥证有冷又有热，脉症须当仔细别：冷厥为病四肢冷，脉但微沉身不热，足多挛卧并恶寒，引衣自覆仍不渴，热厥身热头又痛，三四日内厥方发，半日之间热复来，扬手掷足烦躁烈。要知热深厥亦深，热微厥亦微相侵。血气不通

手足冷，医人不识却疑阴，其脉沉伏而更滑，头面有汗指爪温，急便下之安可慢，不然疑似祸相仍。又有正汗来相逼，两手一手忽无脉，手足厥冷面不泽，细辛甘草汤危脱。心下怔忡厥有水，脉紧决时邪在里，发热七八日身冷，此名脏厥为难治。

● 【评析】

厥证分寒热两端。寒厥，即冷厥，症见无热恶寒，四肢厥冷，脉沉微，治当回阳救逆，用四逆汤。热厥身热，不恶寒，心烦，四肢厥冷，但胸腹部灼热，脉滑，或沉实，治当大清里热，用白虎汤。如热厥者症见汗出如油，面色苍白，手足厥冷，脉忽沉微，是阳气虚脱，急当温阳复脉。此外还有水饮致厥，治当去水；五脏衰竭而致厥，此为难治，预后不良。

可汗不可汗

● 【原文】

脉浮惟宜以汗解，春夏用之何足怪，风若伤时属桂枝，寒伤营血麻黄快，项强几几葛根汤，心间水气青龙对。少阴亦可微发汗，附子麻黄泄其外，风湿发汗恶淋漓，风气去兮湿气在，惟宜浥润[1]遍周身：湿气风邪俱已退。大抵尺迟汗为逆，微弦濡弱斯为害，少阴沉细病在里，少阳弦细却主内，两厥若汗必舌萎，四动汗之还窒碍。疮家汗之必成痓，淋家汗之便血炽，衄家汗之额上陷，咽干汗之咽却隘，亡血汗之必寒慄，汗家汗之精神惫，少阴强汗动经血，虚烦坏病尤须戒。月经适断适来时，切莫动经成冒昧。

● 【校注】

［1］浥（yì 邑）润：浥，湿润之意。形容微微汗出，身体湿润。

● 【评析】

太阳病治当用汗法，伤寒证用麻黄汤，兼项背强几几用葛根汤，兼心下有水气用小青龙汤，兼里有郁热用大青龙汤；中风证用桂枝汤，兼项背强几几用桂枝加葛根汤。太阳、少阴两感伤寒，症见发热、脉沉，可微发汗，用麻黄细辛附子汤。风湿初起可发汗，但宜微汗，使遍身湿润为佳，不可令如水流离，以免风去湿仍在。

不可发汗的证候，大致有以下几种，一是有里虚，如气虚、血虚、阴虚、阳虚等证，可症见失血多、汗出多、四肢厥冷、尺脉迟、脉濡弱、脉沉细等。二是有里热，如患有热厥、疮疡、淋证、衄血等诸疾。此外，妇人月经期，宜慎用汗法，恐伤正气，引邪入内。当然，不可发汗，主要是指不可用辛温发汗法，临床上可据病情选用补虚发汗、清热发汗等多种治法。

可灸不可灸

【原文】

少阴吐利时加呕，手足不冷是其候，心中虽和背恶寒，脉来微温皆须灸。阴毒阳虚汗不止，腹胀肠鸣若雷吼，面黑更兼指甲青，速灸关元应不谬。微数之脉却慎之，因火为邪恐难救，脉浮热甚灸为难，唾血咽干灸尤谬。

【评析】

灸法具有温通经脉、调和气血的作用，适用于阳虚不运，寒凝血滞的证候。如少阴病阳虚寒凝，气血不和，症见呕吐、下利、面黑甲青、脉沉微等，可速灸关元穴。对于有火热之邪，阴虚动血之证，则不可用灸法，以免灼伤津液，助火增热。

可下不可下

【原文】

宿食不消当下之，寸口浮大尺中微，阳明瘀热茵陈证，谵语柴胡汤最宜，

结胸大陷胸为对，瘀血抵当不可迟，大便坚硬惟承气，痞气泻心汤勿疑。脉弱阳微下则痞，或兼虚细更难之，结胸浮大下之死，或逆若下命倾危。恶寒自是有表证，呕吐仍兼胃气亏，不转矢气便溏利，阳明自汗下为难。咽中闭塞尤须忌，趺阳[1]浮数已脾虚，左右上下有动气，更在调和仔细医。

【校注】

［1］趺阳：指趺阳脉。又称冲阳脉。三部九候诊法切脉部位之一，位在足背胫前动脉搏动处。属足阳明胃经的经脉，主要用于候脾胃。

【评析】

凡有实邪结聚于里，可用下法去之。如宿食不消，大便坚硬，可用大承气汤攻积导滞；湿热郁结，腹满便闭，身黄如橘子色，可用茵陈蒿汤通腑泄浊，利湿退黄；少阳邪热，更兼阳明里实，可用大柴胡汤和解泻下；结胸热实，或水停胸胁，可用大陷胸汤峻下逐水；瘀热互结于下焦，蓄血发狂，身黄，可用抵当汤泻下逐瘀；热痞邪甚，可用泻心汤泄热于下。

不可下的情况大凡有几种：邪盛正虚，如结胸脉浮大者；病势向上，病位较高者，如呕吐，咽部疾患；脾胃虚寒，如腹满不转矢气，大便初硬后溏；邪热外达，不结于里，如身热自汗出；大肠津液亏损而致的便秘，如趺阳脉浮数，小便利，大便硬。

汗之而热不退

【原文】

已汗复下脉加躁，不食狂言漫祈祷，此病谓之阴阳交[1]，死候难医不可道。得汗脉静自然生，汗后复热命难保，脉若浮数可再汗，沉实之时下为好。风湿之候属玉竹，虚烦竹叶汤为宝，更看虚实治为宜，可细酌量休草草。

● 【校注】

［1］阴阳交：病证名。出自《素问·评热病论》。指热性病阳邪入于阴分，交结不解。症见出汗后仍发热，狂言，不能食，脉躁急。

● 【评析】

发汗后热不退，脉躁急，提示邪热仍盛，如正气未虚，则可用清法或下法治疗；如正气已虚，则病情危重。发汗后脉静身凉，则邪去病愈，如留有余邪，可再作治疗，如竹叶石膏汤清热养阴益气，常可选用。

下之而仍发汗

● 【原文】

病人脉微来又涩，误汗误下皆为失（后阙）。

发热方略第五

【原文】

九味羌活汤：但有头疼骨节痛，发热恶寒无汗，脉浮紧者，宜用此汤代麻黄为稳。羌活（治太阳，肢骨关节痛，非此不除）、防风（治一身尽痛）、生地（治少阴，心热在内）、黄芩（治太阴，肺热在胸）、细辛（治足少阴肾）、川芎（治厥阴，头痛在脑）、甘草（调和诸药）、苍术（雄壮上行，能除湿，下安太阴脾，使邪气不内传足太阴）、白芷（治阳明，头痛在额）。

水煎。若急欲汗者，热服，以热汤助之。若缓欲汗者，温服。

十味芎苏散：治伤寒发热头痛。

川芎　紫苏　葛根　柴胡　茯苓　半夏　陈皮　枳壳　桔梗　甘草　姜　枣

水煎服。

【评析】

此二方在何渊所著《伤寒海底眼》太阳病证治部分有载，并标有剂量。九味羌活汤又名羌活冲和汤，出自王好古《此事难知》卷上引张洁古方，组方具有温散兼清、燥湿兼滋、功能平和的特点，何渊喜用此方治疗表证，无论有汗无汗，四时皆可选用。何汝阈继承祖辈经验，并对每味药物的作用加以阐述。十味芎苏散是何渊在《太平惠民和剂局方》参苏饮基础上变化而成，有解表、和胃、化痰功能。

【原文】

养胃汤[1]：治外感风寒，内伤生冷，憎寒壮热，及夹食停痰，但感风邪，以微汗为妙。

甘草　厚朴　苍术　橘红　藿香　草果　茯苓　人参　半夏

水煎，加姜三片，乌梅一个。

兼治饮食伤脾，发为痎疟，寒多加附子为十味，名不换金散。

五积散[2]：治阴经伤寒，脾胃不和，及感寒邪。

白芷　川芎　甘草　茯苓　当归　肉桂　芍药　半夏　陈皮　枳壳　麻黄　厚朴　干姜　苍术　桔梗

水煎，加姜三片，葱白二枚。

胃寒用煨姜，夹气加茱萸，调经催生加艾、醋。若脾胃不和，内伤冷物，浑身疼痛，头昏胸膈不利，饮食不下，气脉不和，四肢觉冷，或睡里虚惊，即入盐少许同煎。如阴经伤寒，肢冷虚汗，脉细而疾，面青而呕，加熟附子煎。

人参败毒散：治伤寒头痛，壮热恶寒，及风痰咳嗽，鼻塞身重，风湿身肿体痛。

羌活　独活　前胡　柴胡　川芎　枳壳　茯苓　桔梗　人参　甘草

水煎，加姜三片，薄荷少许。

参苏散：治内外感一切发热。

木香　紫苏　干葛　半夏　前胡　人参　茯苓　枳壳　桔梗　陈皮　甘草

水煎，加姜七片，枣一枚。

若素有痰者，候热退，以二陈、六君子汤间服。一法：用此药合四物汤，名茯苓补心汤，大治男妇虚劳发热，五心烦躁；或因用心太过而发虚热；或妇人下血多而发虚热，并皆神效。

加味香苏饮：

香附　紫苏　桔梗　陈皮　甘草

水煎，加姜三片、连根葱白三根。

头痛加川芎、白芷；头痛如斧劈加石膏、莲须；头风加细辛、薄荷、石膏；太阳穴痛加荆芥、石膏；妇人经水将行，先作寒热，加苏木、红花；产后虚热不退，烦渴加人参、麻黄，或加参、芪。

十神汤：治四时不正，瘟疫妄行，感冒发热。

川芎　麻黄　甘草　葛根　紫苏　升麻　赤芍　白芷　陈皮　香附

水煎，加姜、葱。

此汤用升麻、葛根解利阳明经，瘟疫时气，发散之药，非正伤寒药也。若太阳经伤寒发热用之，则引邪入阳明经，传变发狂矣，慎之。

藿香正气散：治伤寒头痛，壮热憎寒，或感湿气，或霍乱吐泻转筋。加香薷、扁豆、川连，治伏暑吐泻，名藿薷汤。

白芷　大腹皮　茯苓　紫苏茎叶　藿香　厚朴　半夏曲　白术　陈皮　甘草

水煎，加姜二片，枣二枚。

此方治内伤外感，憎寒拘急，头痛呕逆，胸满寒热作疟，然非正伤寒药。苟病在太阳经，头痛发热，骨节痛者，全无相干。如妄用，先虚正气，逆其经络，虽出汗亦不解，变成坏症者多。凡伤寒发热，脉沉与元气虚者，并夹阴伤寒发热者，皆禁用之。

大白术汤：解和四时伤寒，混解六经，不犯禁忌。

白术　石膏　防风　羌活　甘草　川芎　黄芩　枳实　知母　白芷　细辛

水煎服。

春倍防风、羌活，夏倍黄芩、知母，季夏倍白芷、白术，秋加桂枝五分。以上诸方皆为元气不虚者设也，大抵症兼表里，邪由错杂，似伤寒而非正伤寒，乃可于诸方斟酌选用。若脉症与麻黄桂枝[3]吻合，自当遵仲景治之。即元气素虚，或平素有热，不宜麻桂者，亦必如洁古[4]、海藏[5]法，缓缓少减，庶无误耳。

凉膈散：治伤寒半表半里，及胃热发狂。

连翘　山栀　甘草　黄芩　大黄　朴硝

加竹叶三十片，薄荷少许，煎八分，去渣，用生姜少许服。加黄连五钱，名清心汤。

天水散：治伤寒表里俱热，烦渴口干，小便不通。

滑石六两　甘草一两

为极细末，服三钱，白汤调下，新汲水亦好。加薄荷末少许，名鸡苏散。加青黛末少许，名碧玉散。治疗并同。

黄芪建中汤加当归：治发热头痛，脉浮数而尺中迟弱者，宜先服此药补血，却与麻黄桂枝辈。

黄芪　当归　白芍　桂枝　甘草

水煎，加姜三片，枣一枚，日三夜二服。如脉沉迟，再一服。

黄芪散：治伤寒两感，拘急三焦，气虚自汗，及手足汗出，两手脉浮沉不一，浮之损小，沉之亦损小，一切阴盛阳虚之候。

人参　生姜　黄芪　茯苓　白术　白芍　甘草

呕者加藿香、陈皮，甚者加煨干姜煎服。如大便秘结者，调中丸主之。

调中丸：

人参　茯苓　白术　甘草　干姜

上药为末，炼蜜为丸，每两作十丸或五丸，每服一二丸，用水少许煎服。若病急者，黄芪汤加干姜一钱。

补养兼发散例：

丹溪云：伤寒为病，有卒中天地之寒气者，有口食生冷之物者，所感不同，然邪之所凑，其气必虚，其属内伤者，十居八九，只用补中益气汤，方中随所见证加减。气虚甚者，少用附子，以行参术之气。

【校注】

[1] 养胃汤：出自《证治准绳·幼科》卷九。有温中辟瘴作用。

[2] 五积散：出自《仙授理伤续断秘方》，有调中顺气、散寒化痰的作用。

[3] 麻黄桂枝：指麻黄汤、桂枝汤。

[4] 洁古：指张洁古。名张元素，字洁古，金代著名医学家。主张“运气不齐，古今异轨，古方新病不相能也”。著有《医学启源》《珍珠囊》等书。

[5] 海藏：指王海藏。名王好古，号海藏。元代著名医学家。主张温补脾肾。著有《阴证略例》《汤液本草》《医垒元戎》《此事难知》《癍疹论》等书。

【评析】

参苏散当是何汝阈治疗虚人外感发热所用，兼有化痰作用，性味平和。加味香苏饮是在香苏饮中加桔梗，以助开肺利咽作用，方后加味如薄荷、石膏等，对于病邪化热尤为适用。对于藿香正气散，何汝阈提出了使用注意要点，尤其是阳虚者慎用，值得借鉴。大白术汤有散风寒、清里热的表里同治功效，方后列有根据四时而加味变化用药，甚合临床实际。他还指出，如证候与太阳伤寒相合，则当用麻黄汤，或桂枝汤。黄芪建中汤出自《金匮要略·血痹虚劳病脉证并治》，何汝阈加入当归，使补血作用增强。黄芪散即四君子汤加黄芪、白芍、生姜，对于气虚自汗者尤为适用。调中丸即四君子汤加干姜，增强了温中作用，有理中丸之意。

发热发散兼补治验第六

【原文】

一男子素嗜酒，因感暴风寒，衣薄觉倦，不思饮食，大发遍身疼痛，如被杖，微恶寒；六脉浮大，按之豁然[1]，左为甚。予作极虚受风寒治之，人参为君，芪、术、归身为臣，苍术、甘草、木通、葛根为佐使，大剂与之。至五帖后，通身汗如雨，凡三易被，得睡，觉来诸症悉愈。

一卢友：年四十九岁，自来大便下血，脉沉迟而涩，面黄神倦者二年矣。九月间，因劳倦发热，自服参苏饮二帖。热退，早起小劳，遇寒，两手背与面紫黑，昏仆少时，醒来身大热，妄言，口干，身痛至不可眠。脉之，三部不调，微带数，重取虚豁，左大于右。遂以人参二钱五分，带节麻黄、黄芪各一钱，白术二钱，当归五分，与三五帖，得睡，醒来大汗如雨，即愈。二日后，发胁痛，咳嗽，睡时妄言，且微恶寒，诊其脉似前，而左略带紧，此体虚再感寒也。仍以前方加半夏、茯苓，十余剂，再得大汗而安。后身倦不可久坐，不思饮食，用补中益气，加神曲、半夏、砂仁，五七十剂而安。

一杭州黄卓君：因斋素中饥，冒寒作劳，遂患发热头痛。医与小柴胡汤，遂自汗，神昏耳聋，目不见物。诊其脉大如指，似有力，热不退。与参、芪、白术、熟附子、炙甘草，作大剂服，一日而汗少，二日而减半，耳微有闻，目能视物。初用药四帖，又以前药中加苍术，二服，再得汗而热除。遂去苍术、附子，以前药作小剂服，三日而安。

一吕仲修，年六十六岁。因忍饥冒寒作劳，头痛、恶寒、发热，骨节皆痛，无汗；至次日妄语，仍热。自服参苏饮二帖，汗不出；又服一帖，以衣覆取汗大出，而热不退；至第四日，诊其脉，两手皆洪数，而右手尤甚。此因饥而冒寒，加之作劳，阳明经虽受寒气，不可击攻，急以大剂补之，以回其虚，候胃气充实，自能汗出而解。遂以参、芪、白术、归身、炙甘草、陈皮，每帖加熟附子一片，昼夜共服五帖；又三日，口稍干，言语有次，诸症解而热未退，遂去附子，加白芍；又二日，思食作肉羹，间与之。再三日，精神全，自汗出而热退。诊其脉不数而洪却在，洪脉作大脉论，年高而无汗，此候必有虚症见，仍与前药。至次日，言大便自病来不曾更衣，谷道逼痛，虚坐努责，医遂投大黄、巴豆等剂。余谓大便非实秘，为气因误汗而虚，不得充腹，无力可努，又与前药，以肉粥及苁蓉与之。煎浓葱椒汤浸下体，下大便软块者六七枚。诊其脉仍大未敛，此因气血未复，又与前药二帖。后小便不通，小腹下妨闷，颇为所苦，但仰卧则点滴而出，此补药服之未尽也。于前药内倍加参、芪，大剂服二日，小便自利而安。

一汪机[2]治一人，年三十余岁。因冒寒发热，医用发表不愈；继用小柴胡汤，热炽汗多，遂昏愦不知身之所在，卧则如云之停止，行则如风之飘毛，兼有积劳善饥、梦遗诸症，观其形则类肥者。此内火燔灼而然，虚极矣。诊其脉皆浮洪，《脉经》云：脉不为表衰者死。在法不治，所幸者，脉虽大按之不鼓，形虽肥而色尚苍，可救也。经云：邪之所凑，其气必虚。宜以内伤为重。遂用参、芪、归、术大剂，少佐桂、附，服十余贴，病减十之二三，再减桂、附，加芍药、黄芩，十余帖，病者始知身卧于床，足履于地，喜曰：可不死矣。服久果愈。

【校注】

[1] 豁然：豁，疏散义。形容脉象散开似无。

[2] 汪机：人名。明代医家。字省之，别号石山。强调治病以调补气血为主。著有《石山医案》《医学原理》《读素问钞》等书。

【评析】

以上病例均属体虚而外感风寒，虽有发热、恶寒、头痛、身痛等症，但脉象不浮紧，而呈虚象，或六脉浮大似无；或三部不调，微带数而重取虚弱似无；或脉大，似有力，但神昏耳聋目不明；或洪数，有正气不敌邪气之兆，有的经过发表治疗，而病仍在。此等证候不宜峻剂发汗，分别给予益气养血，如人参、黄芪、白术、当归等药，佐以发散，如葛根或麻黄之品，或用温阳益气法，即加入附子、肉桂等药，使汗出邪去而病愈。至于表解后体虚不复，如症见乏力、不思饮食、大便难下等，则再作善后治疗而愈。

【原文】

一薛院使[1]治一人，年七十九岁。因少妾入房，头痛发热眩晕，喘急痰雍盛，小便频数，口干引饮，遍舌生刺，缩敛如荔枝，下唇黑裂，面目俱赤，烦躁不寐，或时喉间如烟火上冲，急饮凉茶少解，已濒于死。脉洪大而无伦，且有力，扪其身烙手。此肾经虚火浮行于外。投以十全大补汤加山茱萸、泽泻、丹皮、山药、五味、附子，一服，熟寐良久，脉症各减三四；再与八味丸服之，诸症悉退。后畏食冷物而安。

絜矩新书谓：有杂合邪者，当以杂合邪治之，譬如恶寒发热，得之感冒，明知外邪之来，已得浮数之脉，乃气口紧盛，似为食所伤，病者又倦怠，脉按俱有豁意，而胸膈痞满，间引两胁；其脉轻取又似乎弦，此又平昔多怒，肝邪之所为也。细审左脉，尺又细而沉弱，此人平昔房劳之过也。治法宜以感冒一节且放后，只以补中化食行滞，清凉胃火，而以姜辣行之，则中气稍回，伤滞稍行，津液得和，通体得汗，外感之邪自解。若只顾表邪外邪，不推究兼见之邪脉，不穷问所得之病因，巧施杂合治法，将见正气一虚，邪气愈固，皆拙工之过矣。

余尝治一人，新婚。冬月冒寒，表里悉具。令以人参、苏叶、苏梗各一两，煎汤饮之，汗出而愈。

一孕妇：春夏之交，患瘟病头痛，发热不恶寒而渴，未及治疗，胎堕；去血无算，昏眩欲绝。令以麦冬斤许，入淡竹叶、香豉，频频饮之，亦汗出而愈。盖用劳复法治之，自可十全耳。

以上，乃海藏、丹溪[2]诸贤治伤寒，皆以补养兼发散法。盖人必内伤体虚，然后外邪得入，故伤寒属内伤者居多。后学皆谓伤寒无补法，但见发热，不分虚实，一例汗下，以致夭横者，滔滔皆是。故王公述此法于仲景后，使人遵之，不犯虚虚实实之戒云。

【校注】

[1] 薛院使：指薛己，字新甫，号立斋。明代医家。先后任御医及太医院使。主张治病必求其本源，提倡用补真阴真阳的方剂。著有《薛氏医案二十四种》，此书系薛己与其父薛铠所撰集校注的医书24种合刊而成。

[2] 丹溪：指朱丹溪，名朱震亨，字彦修，又称丹溪。元代著名医学家。提倡“阳有余，阴不足”论，治疗善用滋阴降火药，故后世称其学术派别为“养阴派”。著有《格致余论》《丹溪心法》《局方发挥》《本草衍义补遗》等书。

附：和解因时法

【原文】

一病人，两手脉浮数而紧，名曰伤寒。若寸脉小，尺脉大，虽不恶风，不自汗，乃阴气已盛，先见于脉也。若不投药和之，清明以后，至芒种以前，宜葛根柴胡汤主之。芒种以后，至立秋以前，宜人参桔梗汤主之。若不投药和之，后必恶风及自汗出。立春以后，至清明以前，宜调脉汤主之。

调脉汤：

葛根　前胡　防风　甘草

加姜一片。如寸脉仍小，加枣三枚煎。

柴胡葛根汤[1]：

葛根　柴胡　芍药　桔梗　甘草　厚朴

加姜三片。如寸脉仍小，加葱白三寸煎。

人参桔梗汤：

人参　桔梗　麻黄　石膏　甘草

加荆芥穗煎，热服。如寸脉仍小，加麻黄二分。

一病人，两手脉浮数而缓，名曰中风。如寸脉小，尺脉大，虽不恶风，不自汗，乃阴气已盛，先见于脉也。若不投药和之，后必恶风自汗出。若立春以后，清明以前，宜薄荷汤主之。清明以后，芒种以前，宜防风汤主之。芒种以后，至立秋以前，宜香芎汤主之。

薄荷汤：

薄荷　防风　人参　葛根　甘草

水煎，热服。如三五服，寸脉尚小，再加薄荷煎。

防风汤：

防风　桔梗　全福子[2]　厚朴　甘草

加姜煎。如三五服，寸脉尚小，加荆芥穗煎。

香芎汤：

川芎　石膏　升麻　甘草　厚朴

水煎。如三五服，寸脉尚小，加细辛二分同煎。

（上二条，盖谓初病三日以前，或因中风脉缓，或伤寒脉紧，脉虽先见，而症犹未见，尚可以药解之，故立方耳）

【校注】

[1] 柴胡葛根汤：当为葛根柴胡汤，以与文中相合。

[2] 全福子：即旋覆子。

【评析】

太阳病，寸口脉当三部皆浮数，如寸脉小、尺脉大，提示饮冷雾露所伤，胃不和，治疗当轻解表邪，兼以和胃。具体用药需顾及二方面：一是要辨伤寒抑或中风，二是要随节气变化而有不同。

从上述6张方子看，伤寒、中风证所用的药物，在立春后、清明前均用防风、葛根、甘草，伤寒加前胡、生姜，中风加薄荷、人参；清明后、芒种前均用桔梗、厚朴、甘草、生姜，伤寒加葛根、柴胡、芍药，中风加防风、全福子；在芒种后、立秋前均用石膏、甘草，伤寒加人参、桔梗、荆芥、麻黄，中风加川芎、升麻、厚朴。可见，治伤寒证的发表力稍强于治中风证，治中风证的扶正和胃药力稍强于治伤寒证。气候由凉转热，药物药性由温转寒。

需注意的是，如寸口脉举按全无，乃阴气盛，阳气不能升越，则不可解表，只宜温中。

【原文】

一病人，两手脉浮数，或缓或紧，寸脉短，反力小于关尺，此名阴盛阳虚也。若自汗出，恶风，是邪气在表，阴气有余也。《素问》云：阴气有余，为多汗身寒[1]。即投消阴助阳表剂。若立春以后，清明以前，宜六物麻黄汤主之。清明以后，芒种以前，宜七物柴胡汤主之。芒种以后，立秋以前，宜发表汤主之。

六物麻黄汤：

麻黄（去节） 葛根 苍术 人参 甘草

加枣二枚，煎。三五服后，汗未止、恶风者，加荆芥。不恶风、有汗者，加丁香。

七物柴胡汤：

柴胡 苍术 荆芥 麻黄 甘草

加姜一块，枣三枚，煎服。如三五服后，汗未止、犹恶风者，加葱白。汗未止，加当归。

发表散：

麻黄（去节） 苍术 人参 当归 炙甘草 丁香皮

加姜一块，枣三枚，煎服。如三五服后，汗未止、犹恶风者加桂枝。如汗未止，更加细辛，以汗止为度。（时希按：文中为发表汤，待考）

一病人，脉浮数，或紧或缓，其脉上出鱼际，寸脉大于关尺，此名阳盛阴虚也。若发冒闷、口燥咽干者，乃是邪气在表，阳气有余也。《素问》云：阳气有余，为身热无汗是也[1]。可投消阳助阴药以解表。若立春以后，清明以前，宜人参汤主之。清明以后，芒种以前，宜前胡汤主之。芒种以后，立秋以前，宜石膏汤主之。

人参汤：

人参 前胡 芍药 炙甘草 石膏

加姜一块，煎。如三五服后，热不解者，入豆豉三十粒。

前胡汤：

前胡　石膏　甘草　桔梗　豆豉

加姜五片，煎。如三五服，热不解者，加豆豉三十粒。

石膏汤：

石膏　芍药　柴胡　升麻　黄芩　炙甘草

加豆豉，煎。如三五服后，热未解，加知母。又未解，加大黄。

一病人，脉浮数，或紧，或缓，三部皆有力；无汗恶风，此阴阳俱有余也。《素问》云：阴阳有余，则无汗而寒是也[1]。可用药平之。若立春以后，清明以前，宜以解肌汤主之。清明以后，芒种以前，宜芍药汤主之。芒种以后，立秋以前，宜知母汤主之。

解肌汤：

石膏　麻黄　甘草　升麻

加豆豉，煎。如三五服后，犹恶风者，倍麻黄、石膏。

芍药汤：

芍药　甘草　石膏　荆芥穗

加姜一块，煎。如五服后，犹恶风者，再加姜一块。

知母汤：

知母　石膏　麻黄　升麻　炙甘草

加姜一块，煎。如三五服后，犹恶风者，加麻黄、升麻。

（上三条，言中风伤寒，脉症俱见，若投解剂，则必不能愈，故立方以治之）

论伤寒寸口脉小，与饮冷雾露所伤，而寸脉小则不同，盖饮冷雾露所伤，寸口举按全无，乃阴气在胃不和，阳气不能升越也。伤寒寸口小者，只是举之微小，沉取之有也。若果举、按全无，即不可解表，只宜温中，不可不知之。

【校注】

[1]《素问》云……为多汗身寒：语出《素问·脉要精微论》：“阳气有余

为身热无汗，阴气有余为多汗身寒，阴阳有余则无汗而寒。”

【评析】

三案例均脉浮数，或缓或紧，属邪气在表，但虚实不一，有属阴盛阳虚，症见自汗出，恶风，寸脉小于关、尺脉，治宜消阴助阳；有阳盛阴虚，症见头目昏眩，口燥咽干，寸脉大于关、尺脉，治宜消阳助阴；有阴阳俱有余，症见无汗恶风，脉三部皆有力，治宜用药平之。从所用方药看，阴盛阳虚者多用麻黄、苍术、甘草、大枣、人参、生姜；阳盛阴虚者，多用石膏、甘草、芍药、前胡、豆豉、生姜；阴阳俱有余者，多用石膏、甘草、麻黄、升麻、生姜。可见三者的辨治特点是：阴寒重者以温散补虚为主，阳气亢者以清热滋阴为主，外寒内热者则温散、清热兼顾。

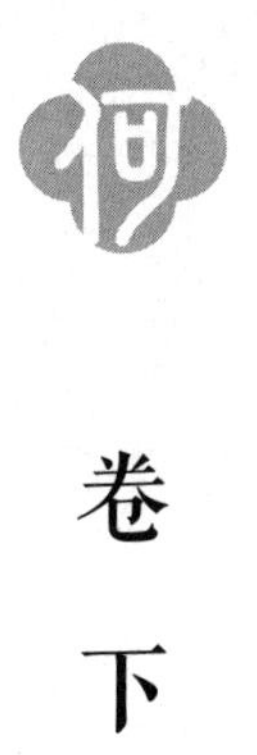

卷下

发热辨第七

● 【原文】

发热者，无休止时也；寒热者，寒已而热，热已而寒，相继而发也；潮热者，有时热，有时止，如潮汛之不失其期也。若发热不恶寒而渴，为温病；发汗已，身体内灼热者，为风温。若发热，手足或微厥，下利清谷者，为阴证；失下血气不通，四肢逆冷，却发热，此热深厥亦深也。头痛发热恶寒，身疼痛者，为伤寒证；不恶寒，身不痛，知非伤寒；头不痛、脉不紧，知非里实；但烦热者虚烦也。

● 【评析】

发热的表现有多种。发热恶寒，此属太阳表证；发热不恶寒，或潮热，属阳明里热证；往来寒热属正邪分争之少阳证。阳证多发热，阴证多但寒不热，然阳证转为阴证时，可见发热，但不甚，同时伴有里虚寒症，如下利清谷、四肢厥冷、脉微细等。阳明里热盛，气机阻滞，亦可见四肢厥冷，然胸腹部灼热，脉滑。此外，里实热不甚者发热，亦称虚烦发热。

● 【原文】

风寒客于皮肤，阳气怫郁于外，翕翕发热，是表热而里不热也。脉浮紧无汗，为表实，乃寒伤营血，宜麻黄汤以取汗。脉浮缓有汗，为表虚，乃风伤卫气，宜桂枝汤以解肌。脉浮紧，反烦躁，脉浮缓，反无汗，宜用桂麻各半汤，或大青龙汤以和营卫。然此惟冬月可用，余时俱用羌活汤。若小便色黄，非属表也。

阳邪下陷入阴分，蒸蒸发热，是里热而表不热也，脉必沉实而渴，用诸承气汤、大小陷胸汤，量人虚实下之。若小便色清，非属里也。

表邪未罢，邪气传里，里未作实，则表里俱热，脉必弦数，宜小柴胡汤加减治之。或脉浮大而渴，或汗后脉浮，小便赤涩者，用五苓散以解表里。若阳明脉症，表里俱热，烦渴汗出，微恶寒者，用白虎汤以清热。若表证未除，里证已急，用大柴胡汤，双解表里耳。

发汗后，只恶寒者为虚，虚乃表虚。发汗后，只发热者为实，实乃里虚。只恶寒者：是发其汗，或汗出太过，所谓阳微则恶寒，宜芍药甘草附子汤。只发热者，是表已解，而里不消，所谓阴微则发热，宜大柴胡汤，或小承气汤。

发热，汗出不解，心下痞鞕，呕吐而利，大柴胡汤。

汗后，仍发热，心悸头眩，身瞤动，振振欲擗地者，真武汤。

汗后仍发热，内拘急，四肢疼，下利厥逆恶寒者，四逆汤。

大汗出，脉躁疾，阴阳俱盛，不为汗衰，狂言不能食，谓之阴阳交，必死。

汗后身热脉静，只宜补中益气汤，加麦冬、五味、白芍，以生津养血。

大下后，身热不去，心中结痛者，栀子豉汤主之。微烦者，栀子干姜汤。

太阳病，汗不解而复下之，脉浮者不愈，浮为在表，而反下之，故不愈，惟当辨其外，桂枝汤主之。

阳明经病，下之，其外发热，手足温，心中懊憹，饥不能食，但头汗出，栀子豉汤。

太阳病，当恶寒发热，今自汗出，不恶寒，不发热，关上脉细数者，以医吐之过也。盖太阳表病，吐之则重伤胃气，表邪乘虚传于阳明，病一二日，表邪尚寒而未传，乘热吐之，则表寒传于胃，胃中虚寒，故腹中饥，而口不食。病三四日，则表已传，乘热吐之，则表热乘虚入胃，胃中虚热，故不喜糜粥，欲食冷物；朝食入胃，胃中不能克化，停久而后吐也。此虽阳邪入腑，犹是阳经，不为大逆。

诸阳发热，阴不发热，惟少阴有发热者，亦属表，但脉沉足冷为异。用麻黄附子细辛汤。若下利清谷，身热躁扰，里寒外热，仲景谓之反发热，此阴盛格阳，宜四逆汤，或附子理中汤。盖阳经传阴经而下利者，乃是热利，阳陷入里，外所以无热；阴气入阴经而下利者，乃是里寒自利，寒既在里为主，则阳气必客于外，所以反热。要知阴证发热，自是不同，发于阳而发热者，头必

痛；发于阴而发热者，头不疼，此为验也。

又有汗下后，阴阳不相入，水火不相济，致余热未退，不可更用凉药，宜小建中汤。若其人已虚，虚能生热，宜小建中汤加当归，或四君加黄芪，或十全大补调其营卫。若审之，果邪热未解，岂可畏虚而养病，宜竹叶石膏汤。

大凡见表证而脉沉微者，为因虚寒之甚，急宜温经以救里。初病发热，脉沉者，必先因欲事而后伤寒，精虚内弱，所以脉沉也。

凡发热下利厥逆，躁不得卧者死。发热而利，汗不止者死。汗下后复发大热，脉躁下利，热不止者，皆为死候。

【评析】

表证发热，一般小便色清，如病邪化热入里，则小便短赤。风寒在表者，据脉浮紧，无汗为太阳伤寒证，治用麻黄汤；脉浮缓，有汗为太阳中风证，治用桂枝汤。如兼有里热，症见烦躁、无汗，轻者用桂枝麻黄各半汤，重者用大青龙汤。何汝阈认为辛温发汗法宜冬令应运，其他季节因气候较热，病邪易从热化，宜用九味羌活汤。如表邪不去，悉化热入里，则病传阳明，如证属无形邪热充斥阳明经，宜用清法，如白虎汤；如腑实已成，可用下法，如大承气汤、小承气汤、调胃承气汤、大陷胸汤等。如表证未罢，病邪传里，则可根据病况治疗，如寒热往来，脉弦数，可用小柴胡汤清解祛邪，兼有里实者，可用大柴胡汤。如三焦气机失司，水气停留，小便不利，宜用五苓散通阳利水，里气和则表亦和。

如患者阳气有虚，表邪不解而传里，则成阴证。轻者传入太阴，脾胃虚寒，宜温中健脾，如理中汤、小建中汤等；重者传入少阴，治宜回阳救逆，如四逆汤；或脾肾阳虚，水气泛滥，治宜温阳利水，用真武汤。或有太阳少阳两感于寒，治宜温阳解表，用麻黄细辛附子汤。如病情经治不愈，阳气、阴液不复，邪气尤甚，症见大汗出、脉躁疾、狂言不能食、下利、厥逆等，则病情危重，预后不良。

表证经发汗，或攻下后，邪气基本去除，正气尚未恢复，症见身微热、脉静，宜补中益气汤，加麦冬、五味、白芍，以生津养血，或竹叶石膏汤清热益气生津，或栀子豉汤清热和胃，经调理善后，可望痊愈。

用药法第八

● 【原文】

表汗：用麻黄，无葱白不发；吐痰：用瓜蒂，无豆豉不涌。去实：用大黄，无枳实不通；温经：用附子，无干姜不热，甚则以泥清水加葱白煎之。竹沥：无姜汁，不能行经络；开导：无皂角，不能通结秘。非半夏、姜汁不能止呕恶；非人参、竹叶不能止虚烦。无小柴胡不能和表里；非五苓散不能通利小便。非天花粉、葛根，不能消渴解肌；非人参、麦冬、五味，不能生脉补元。非犀角、地黄，不能止上焦之吐衄；非桃仁、承气，不能破下焦之瘀血。非黄芪、桂枝，不能实表里虚汗；非茯苓、白术，不能去湿补脾。非茵陈，不能除黄疸；非承气，不能制发狂。非枳实，不能除痞满；非陷胸，不能除结胸。非羌活、冲和，不能治四时之感冒身痛；非人参败毒不能治春温。非四逆不能治阴厥；非人参白虎不能化瘢。非理中、乌梅不能治蛔厥；非桂枝、麻黄不能除冬月之恶寒，热随汗解。非姜、附不能止阴寒之泄利；非大柴胡不能去实热之妄言。阴阳咳嗽，上气喘急，用加减小青龙。分表里而可汗下，此伤寒用药大法也。

● 【评析】

药物或汤方均有其主治、功效，临证需辨证用之。然药物在应用时常需配以他药，可使药效增强，这方面何汝阈有不少经验，如麻黄发汗，需配以葱白；大黄攻下，需合用枳实；附子温阳，需配干姜等等。某些汤方有独到的适应病证，如羌活冲和汤可治四时感冒，茵陈蒿汤治湿热黄疸，寒热咳喘用加减小青龙汤等等。

结胸辨第九

【原文】

结者，谓脏气闭结，而不能流布也。大热大渴，不按自痛，连脐腹手不近者，为大结胸，用大陷胸汤。

心下满闷，按之则痛，脉浮滑者，为小结胸，用小陷胸汤。若发热潮热、寒热往来，合小柴胡汤加减服之。

心下满闷，身无大热，口不渴，或因伤生冷而结，为寒结胸，用枳实理中汤。寒甚者，加熟附子，重者三物白散。

潮热，脉沉，汗出烦渴，心下硬痛，短气便闭者，为热结胸。先与小承气汤，腹中转矢气者，为有燥屎也，再用大承气汤。

身无大热，心下怔忡，头汗自出，揉之汩汩有声，为水结胸，用半夏茯苓汤。

有因吐衄不尽，蓄在上中二焦，发热满闷，大便黑，小[1]便利者，为血结胸，轻则犀角地黄汤，重则桃仁承气汤。

发热微恶寒，心中满闷，肢节烦疼，微呕者，为支结，乃表邪未去耳，用柴胡桂枝汤。

若喘急咳嗽，胸胁满痛，口渴心烦，脉洪滑者，为痰结，用小陷胸汤或竹茹温胆汤，加姜汁、竹沥。

妇人胸胁满如结胸，身冷谵语，为热入血室，用小柴胡汤，加破血活血药。

若结胸脉浮大，犹带表证，未可下。或加烦躁、发癍、发黄、发狂、呃逆等症，皆死候也。

大抵太阳证，发热恶寒，头痛无汗，此寒伤营也，当用麻黄汤发散。误下之，则营血重伤，而成痞满。

太阳证，发热恶寒，头痛有汗，此风伤卫也，当服桂枝汤散邪实表。误下

之，则卫气重伤，而成结胸。

故曰：下早而成者为结胸，未经下者，非结胸也，乃表邪传至胸中，未入于腑也，虽满闷，犹属半表半里部分，用小柴胡汤加枳壳。如未效，即将本方对小陷胸汤，一服豁然，其效如神。

【校注】

［1］小：原为“水”，据文义当为“小”。疑误。

【评析】

结胸是指因实邪结聚胸腹部所引起的，以胸腹部，尤其是腹部的胀满、疼痛为主症的病证。《伤寒论》中将结胸分为热实结胸，如大结胸、小结胸、水结胸等，治用大陷胸汤、小陷胸汤；寒实结胸，治用三物白散。何汝阈对结胸的辨治尤为仔细，增加了一些汤方，如小结胸，或虽有满闷，但表邪未尽，或痰热结胸，可用小柴胡汤、柴胡桂枝汤、竹茹温胆汤等。大结胸或水结胸，除治用大陷胸汤外，还可用大承气汤、半夏茯苓汤。寒实结胸可用枳实理中汤。并增加了血结胸，如见吐衄、黑大便等出血症，可用犀角地黄汤或桃仁承气汤治疗。

结胸证如邪气亢盛，极易损伤正气，而呈邪实正虚的危重证。《伤寒论》有载，症见脉浮大，或烦躁者为死证，何汝阈增加了发癍、发黄、发狂、呃逆等症，临证见此，当重视。

发癍辨第十

●【原文】

邪热伤血，血热不散，里实表虚，热气乘虚发于皮肤，而为癍也。轻则如疹子，重则如锦纹，有六症焉：一曰伤寒，二曰时气，三曰温毒，四曰阳毒，五曰内伤寒，六曰阴证。

伤寒发癍者：因当汗不汗，当下不下，热毒蕴于胃中而发。《千金方》曰：红赤者为胃热，紫赤者为热甚，紫黑者为胃烂。故赤癍出者，五死一生；黑癍出者，十死一生。大抵鲜红起发者吉，虽大而亦不妨，但忌密稠成片。紫黑者为难治，杂黑者为尤难也。凡癍既出，脉洪数有力，身暖足温，易治。若脉沉小，足冷，元气弱者，多难治。故癍于欲出未出之际，先与葛根升麻汤，以透其毒。脉虚者，加人参。食少而大便不实者，加白术。若癍已见，即不宜再升发也。又不可发汗，汗之更增癍烂；亦不宜早下，下之则癍毒内陷。如脉洪数，热甚烦渴者，以人参化癍汤主之。癍消陷毒，或以犀角元参汤、大青四物汤之类。如热毒内甚，心烦不得眠，错语呻吟者，以黄连解毒汤加元参、升麻、大青、犀角之类。热甚烦渴、喘咳者，解毒合化癍汤主之。若癍势稍退，内实不大便，谵语潮热者，大柴胡汤加芒硝，或调胃承气汤下之。如不可下，有潮热烦渴者，且与小柴胡汤，去半夏，加连、栀、黄柏、花粉，或加大青，如无，以青黛代之亦可。大解胃热、胃烂之毒，必用黄连、犀角、大青、元参、升麻、青黛、石膏、知母、黄芩、山栀、黄柏之类，要在合宜而用也。

时气发癍者：乃天行时疫之气，人感之则憎寒壮热，身体拘急；或呕逆喘嗽，或胸烦躁热，起卧不安；或头痛鼻干，呻吟不眠，皆为癍候。先用纸拈灯照看病人面部、胸膛、四肢、背心，有红点起者，乃发癍也，易老[1]云：大红点发于皮肤上者，谓之癍；小红靥发于皮中不出起者，谓之疹，盖疹轻癍重也。大抵一发鲜红稀明者吉，若发如针头、稠密紫赤者凶，杂黑者难治，有来势急者，发热一二日便出癍，来势缓者，发热三四日而癍出。治者须察人之元气虚实，脉之有力无力，若脉微弱、元气虚者，必先以三白汤倍加人参，以助真气；次察癍出未透者，以升麻葛根汤主之。如胃弱人虚者，以四君子汤合用之，名曰升君汤也。若癍不透，加紫草茸亦佳。若癍疹初出，有表证憎寒壮热、头痛、骨节疼，四肢拘急、胸中满闷者，加味羌活散主之，或加紫草亦可。若癍出稠密，或咽喉不利，犀角消毒散、元参升麻汤之类主之。癍出脉数，大烦渴者，人参化癍汤主之。若发热，或潮热不解者，或加减小柴胡汤，或人参败毒散，皆可选用。若癍出而呕逆者，必用陈皮、生姜、半夏、川连之类。咳嗽不止者，必用知母、贝母、栝楼、黄芩、石膏之类。咽痛者，必用连翘、牛蒡、升麻、元参、桔梗、甘草之类。若癍出而毒盛者，必用犀角、大青、元参、黄连、黄柏、山栀、知母、石膏之类。毋论癍之已出未出，切不可便投寒凉之剂，以攻其热；并饮凉水等物，恐伤胃气，先作呕吐也。又不可发汗、攻下，虚其表里之气，其害尤甚。若脉沉弱，必先有房事而然，如有夹阴者，当助其真气也，至要。

温毒发癍者：冬应大寒，而反大温，人感此不正之气而为病，名曰冬温。若发癍，名曰温毒。治例与时气同，但温毒尤甚耳，以黑膏主之，或元参升麻汤、犀角大青汤、人参化癍汤、青黛一物汤，皆可选用。

阳毒发癍者：其候狂言下利，咽痛面赤，癍出如锦纹，以阳毒升麻汤、四物汤、大青汤、人参化癍汤选用。

内伤寒者：因暑月得之，先因伤暑，次食冷物，并卧凉处，内外皆寒，逼其暑火浮游于表，而发癍也。海藏治完颜小将军寒热间作，有癍三五点，鼻中微血出，两手脉沉涩，皮肤按之殊无大热，此内伤寒也。与调中汤数服而愈。凡夹暑，加香薷、扁豆主之。

阴证发癍者：亦多见于胸腹，手足稀少，红色、淡色。其人元气素虚，又因欲事伤肾，或误服凉药，伏寒于下，逼其无根失守之火，聚于胸中，而得熏肺，传于皮肤，而见癍点。宜调中汤。寒甚脉微者，大建中汤。庶得真阳自回，阴火自降，而病可愈。

一人伤寒七八日，因服凉药太过，遍身遂冷，手足厥冷，通身黑癍，惟心头温暖，乃伏火也。诊其脉六部沉细，不知人事，亦不能言语，状似尸厥。遂用人参三白，加熟附子半枚，干姜二钱，水煎与服。瘢色渐红，手足渐暖而甦。复又余热不清，此复作伏火也。以黄连解毒、竹叶石膏汤调之而愈。

发瘢属阳，见脉弦者不治；大便自利不治；先赤后黯，面色黧黑不治。

【校注】

［1］易老：指张元素，字洁古，金代著名医学家。

【评析】

瘢疹一症总由病邪入血分所致，血热乘虚发于皮肤，或如疹子，多责之于肺热；或呈瘢如锦纹，多责之于胃热。大凡瘢疹鲜红透发，脉洪数有力者，说明正气抗邪有力，预后较佳；如瘢疹紫暗、密稠成片，脉沉小而弱者，则正气虚衰，无力抗邪，预后不良。瘢疹的治疗以清热凉血解毒为大法，然何汝阈认为尚有正气不足的一面，即所说血热乘虚发于皮肤，故主张用人参化瘢汤、犀角黄连汤等祛邪佐以扶正来治疗。瘢疹多见于外感病中，故何汝阈又将其分为伤寒发瘢、时气发瘢、温毒发瘢、阳毒发瘢、内伤寒发瘢及阴证发瘢等六种。

伤寒发瘢与汗、下失误导致热毒蕴结于胃有关，如有腑实内结，可用承气汤攻下。时气发瘢因时疫之气所致，具有起病急、进展快、有传染性等特点。此二者均有病邪由表入里、由气分入血分的过程，当瘢疹欲出未出，出而不透之际，需用葛根升麻汤来透发，以引邪外出，防止热毒内陷。如有正气不足，不能达邪，可合以四君子汤。温毒发瘢多见于冬季天气不寒反温的时候，因温毒甚而易伤及阴液，可选用黑膏、元参升麻汤、犀角大青汤等治疗，以养阴清热，凉血解毒。阳毒发瘢以头面部为甚，咽痛面赤。内伤寒发瘢多因伤暑受冷所致，暑火郁结，浮游于表而发。阴证发瘢与此类同，瘢发较少，色淡，可用调中汤治疗，以化湿达邪。阳虚寒甚者可用大建中汤，待阳气来复，病邪化热，瘢色可由黑转红，再施以解毒凉血法，如案例所示。

瘢症方略第十一

【原文】

升麻葛根汤：治瘢欲出未出，以此汤升发之。

升麻　葛根　白芍　甘草　紫草茸

水煎服。

若瘢未透，脉或弱者加人参。胃虚少食加白术。

加味羌活散：治瘢初出，憎寒壮热，或头疼身痛，胸中不利。

羌活　独活　柴胡　前胡　桔梗　枳壳　人参　茯苓　川芎　升麻　白芍　生姜　甘草

如瘢未透，加紫草茸；脉虚，倍加人参；食少胃弱，加白术；大便自利，亦加术，去枳壳。若瘢出烦热，或咽痛，加防风、薄荷、牛蒡、连翘。内热口渴，加黄芩。舌燥，烦渴，加石膏、知母。若有痰热，胸中烦闷，加栝楼仁。瘢毒盛出，或加玄参、犀角以清其毒。

犀角黄连汤：治毒盛发瘢，烦渴狂言，或咽痛。

犀角　升麻　射干　人参　黄连　元参　甘草

水煎，温服。

人参化瘢汤

人参　石膏　知母　甘草

水煎，加糯米。

当归丸：治发瘢，内实不大便。

当归五钱　甘草　川连　大黄各一钱五分

上将当归用水半碗煎成浓膏；以三味为细末，和匀为丸，如梧桐子大，每服五十丸，温白汤下，以利为度。

漏芦连翘汤：治热毒发瘢，无汗，大便实。

漏芦　连翘　黄芩　麻黄　白及　升麻　甘草　大黄　枳实

热甚加芒硝。水二盏，煎八分，下芒硝；再煎一二滚出渣，温服。如人行五里，不动再服，以利为度。

犀角大青汤：治瘢盛心烦大热，错语呻吟不眠，咽痛。

犀角　大青　元参　甘草　升麻　黄连　黄芩　黄柏　山栀

水煎服。

黑膏：治温毒时气发瘢如锦纹。

生地四两　淡豆豉八两

上二味，以猪油一斤，合煎浓汁；再入雄黄五分，麝香一分，搅匀，和丸如弹子大，白汤化下，不效再服。

防风解毒汤：治发瘢，瘾疹痒痛。

防风　地骨皮　黄芪　赤芍　荆芥　枳壳　牛蒡

或加当归、元参，水煎服。

加减三黄石膏汤：治发瘢紫赤，烦渴，脉洪数。

黄连　黄芩　黄柏　山栀　石膏　知母　升麻　赤芍　元参　甘草

水煎。加糯米三撮。

如瘢毒盛，加大青、犀角。

猪胆鸡子汤：治发瘢，咽痛，或声不清，或心烦不眠。

猪胆、米醋各三钱　鸡子清一枚

上三味，合煎三四沸，人壮者尽服之；弱者须煎六七沸，分为三次服之。汗出而愈。

孙兆山栀散[1]：治热毒炎盛，遍身发瘢，甚者发疮如豌豆。

牡丹皮　山栀仁　黄芩　大黄　麻黄　木香

水二盏，煎一盏，去渣，温服。

一方：时行发瘢疮。以好蜜煎升麻，煎汤涂之。（升麻涂瘢方）

通脉四逆汤：治阴瘢身冷无脉，瘢黑，昏沉厥逆，不知人事。

干姜二钱　附子五钱　人参二钱五分　甘草一钱五分

上用水煎，入猪胆汁、童便各一小钟，煎至半钟，去渣服。

如干呕烦躁，欲饮水者，并以此汤投冷水中浸冷服之。

调中汤：治内伤寒，及阴证发癍。

苍术　陈皮　砂仁　藿香　白芍　甘草　桔梗　白芷　半夏　羌活　枳壳　川芎　麻黄　桂枝

加姜三片，水煎服。

大建中汤：

当归　白芍　白术　麦冬　黄芪　甘草　肉桂　苁蓉　人参　川芎　附子　半夏　熟地　茯苓

加姜、枣，水煎服。

人参三白汤：

白术　茯苓　白芍　人参

加姜、枣煎。

如脉沉足冷，加熟附子。

【校注】

[1] 孙兆山栀散：出自《证治准绳·伤寒》帙六方。有凉血解毒功效。

【评析】

治癍诸方中有不少在《伤寒海底眼》中亦有记载，如升麻葛根汤、人参化癍汤、黑膏、调中汤、人参三白汤等。犀角大青汤、大建中汤的药物组成，两书所载有所不同，《伤寒海底眼》中犀角大青汤是在栀子豉汤基础上加犀角、大青叶；大建中汤则同《金匮要略》方。本书中的犀角大青汤清热解毒力较强，大建中汤则有温阳益气、滋阴养血、活血的功用。还增加创制了不少汤方，如加味羌活散、犀角黄连汤、当归丸、漏芦连翘汤、防风解毒汤、加减三黄石膏汤、猪胆鸡子汤等，以随证选用。

发狂第十二

【原文】

经曰：重阳者狂。热毒并入于心，遂使神不宁，志不定，少卧不饥，谵语妄笑，甚则登高而歌，弃衣而走，踰垣上屋，骂詈不避亲疏，大渴饮水，势不可遏。皆独阳亢盛，不可即下之，必先用止狂法，然后察其阳狂、阴躁，方可下药。若表未解，发热脉浮数者，用六神通解散汗之。有汗则生，无汗则死。若表证悉除，邪热传里，大渴目赤，唇焦口燥，狂妄不宁，脉来洪数有力。内实者，必用大承气汤。如热势稍轻，未可下者，用三黄石膏汤。

阴证发躁如狂者，初起无头痛，无身热，但心烦闷，欲坐泥水井中，手足冷，脉沉细，虽烦渴不能饮水者，用霹雳散。甚则身微热，面赤而躁，脉大无力，此为阳虚伏阴也，用四逆汤加人参。

又有太阳病，六七日表证仍在，脉沉微，不结胸，其人发狂者，以热在下焦，少腹硬满，小便自利，下血乃愈。又曰：太阳病不解，热结膀胱，其人如狂，倘表证未解者不可攻，必外解也。惟少腹急结，乃可攻，桃仁承气汤主之。（此上二条皆蓄血症）

《活人》[1]云：凡病人烦躁，狂走妄言，叫骂，面赤咽痛，鼻如烟煤，或身癍如锦纹；或下利赤黄；此阳毒也。表者：阳毒升麻汤、黑奴丸；里者：大黄散；狂走者：水调瓜蒂散以吐痰。

或病发于少阴，不当发汗，医见其恶寒，遂强发之，汗因漏不止，其人亡阳狂发，与阴极发躁同。当用阴躁之药，加以收汗之剂。玉屏风散入熟附子一钱，仍外以温粉扑之，或冷汗出，手足冷，其人狂不止，以四逆汤冷进。

发狂而肌表虽热，以手按之则冷透手，或肩、背、胸、膈有癍十数点，脉极沉细。用干姜附子汤，以人参冷进。

【校注】

[1]《活人》：指《类证活人书》。又名《南阳活人书》。宋·朱肱撰，刊于

1108年。22卷，全书分四部分，分别论述伤寒各证及一些杂病。是研究《伤寒论》较早的著作。

【评析】

狂躁一证当分阴阳，关键在于病人阳气的盛衰。阳气旺者复感邪热而发狂，此属阳证、热证，即所谓重阳者狂，热毒乘心，神志为之不宁而躁狂，治当泄热宁神。如有血热互结扰乱心神，即《伤寒论》所说的蓄血证，治当活血化瘀、泻热宁神。阳气虚者复感外邪，或因病而阳气损耗，导致阳衰阴盛而躁动不安，症见肢冷，脉大无力，或脉沉、微、细，治当急救回阳，四逆汤主之。

发狂方略第十三

●【原文】

止狂法：于病人处置炭火一盆，滴醋一碗，倾于火上，烟入鼻中，即安。

六神通解散：治脉洪发狂。

麻黄　苍术　滑石　石膏　黄芩　甘草

水、姜煎服。

三黄石膏汤：治阳毒狂乱，表里烦热，面目如火，鼻干口燥。

黄连　黄芩　黄柏　石膏　山栀　麻黄（冬倍）　香豆豉　甘草

水煎，温服，盖被取汗。

硝水浸法：治热极发狂。净朴硝一斤，新汲水一桶，将硝研细末和水中，以真青布方一尺，三五块，浸水中，微搅半干，搭胸并后背心上，频易冷者搭之，如得汗出即愈也。凡热甚者以此不解，可与地龙水。

地龙水：取白颈地龙四条洗净，入砂盆内，研如泥；入生姜自然汁一匙，以干姜煎浓汁，入冰片一匙，研匀，徐徐饮之。如不应，再服。

元明粉法：治热甚心神错乱。元明粉二钱，寒水石一钱，黄连末一钱，真朱粉五分，鸡子清一枚，白蜜一匙，新汲水调服。

加味升麻汤：治发狂不得汗，心烦不眠。

升麻　麦冬　麻黄　苍术　大青　黄芩　石膏　淡竹叶

水煎服，取汗为度。

黑奴丸：治伤寒五六日不解，热在胸中，口噤不能言，或阳毒狂言不能汗，医所不能治。

釜底墨、灶突中墨、梁上倒挂尘、黄柏、大黄各一两　麻黄二两　小麦奴一两

为末，蜜丸如弹子大，以新汲水研下一丸。

渴者以冷水饮尽之，须臾当寒，寒竟汗者即瘥。无汗者再服一丸。须微利，效。

（小麦奴，即小麦未熟时，丛中不成麦，捻之成黑勃是也。此药须大渴倍常，躁盛者，乃可与之。不渴者反为祸）

【评析】

发狂诸方在《伤寒海底眼》中有记载的，如三黄石膏汤、黑奴丸；六神通解散略有变化，即不加羌活、川芎、细辛。何汝阈增加了加味升麻汤，以及诸多验法、验方，如止狂法、硝水浸法以及地龙水、元明粉方等。

阴阳二厥辨第十四

【原文】

陶节庵[1]先生曰：阴阳二厥，治之一差，死证立见。夫阳厥者，先是三阳经气分因感寒邪，起于头疼发热恶寒，后传至三阴经血分，变出四肢乍冷乍温，便实谵语，手扬足掷，不恶寒，反怕热，脉有力而沉，此之谓阳厥，即所谓阳证似阴。外虽有厥冷，内实有热邪，盖因便结失下，使血气不通，故手足乍冷乍温，如火之炼金，热极则金反化成水。厥微热亦微，宜四逆散。厥深热亦深，宜大承气汤。正所谓亢则害其物，承乃制其极也。或者不识，疑是阴证，进热药，是抱薪救火矣。

阴厥者：因三阴经血分自受寒邪，初病无身热头疼，就便恶寒，四肢厥冷，直至臂胫以上，上过乎肘，下过乎膝，引衣蜷卧，腹痛吐泻，不渴而战慄，面如刀刮，口吐涎沫，脉沉迟无力。此谓阴经直入真寒症，不从阳经传入，谓之阴厥也。轻则理中汤，重则四逆汤以治之。

或曰：二症本殊，所以使人疑者，为其脉皆沉也。阳厥脉沉而滑，阴厥脉沉迟而弱，若是阳厥，便当见热症，阴厥则不发热矣。

凡看伤寒，不可以厥逆便为寒，如手足厥冷，兼腹中痛满，泻痢青白，便清不渴，寒慄面白，皆寒证也。若腹痛后重，泻痢稠黏，小便赤涩，渴而好饮，皆热症也。刘河间[2]谓：四肢厥冷，惟心胸有热，大便秘者，以凉膈散养阴退阳，不宜速下。若大便不秘者，以黄连解毒汤主之。凡厥症可下，必内有燥屎也，以手摩病人脐腹，或硬满、或痛是也。若腹中转矢气，气出极臭，或绕脐刺痛，以有燥屎也。轻者调胃承气，重者大承气，或用凉水调下元明粉一钱，或用鸡子清入蜜水，调入好芒硝末一二钱，极效。

阴厥者：必先因肾气虚寒，或复着外寒，或误服寒药，或误下之，则积阴盛于下，微阳衰于上，遂发厥逆，其脉沉细而微，按之全无者是也。宜四逆汤急温之，冷甚者，治例与阴毒同也。

又有所谓尸厥者，少阴脉不至，肾气微少，精血衰，气促迫，上入胸膈，荣气反聚，血结心下，阳气退下，热归于阴脉，与阴相动，令身不仁，此谓尸厥。当刺期门、巨阙。昔扁鹊治虢太子尸厥，针三阳、五会穴而愈。盖以阳脉坠下，阴脉上争，宗气聚而不通，上有绝阳之络，下有破阴之纽，破阴绝阳，故脉乱形静，厥冷、昏沉如死人之状，宜于阴毒例中求之。

凡伤寒，寒热而厥，面色不泽，两手无脉，或一手无脉，此将有好汗出，如亢阳欲雨之状。多用绵衣包暖手足，急用五味子汤，或兼与桂麻各半汤，汗之而愈。若脉不至，汗不出者死。（时希按："战汗"先兆，均有此象）

一云：四逆者，四肢不温，厥者手足冷，言四肢者，自指至肘，足至膝也，其邪为深。言手足者，自指至腕，足至踝而已，其邪为浅。热厥虽手足冷而指甲却暖，寒厥指甲俱冷，便是。并近有阳病，自腰以上极热，两脚常冷，盖三阴脉上不至头，故头不痛；三阳脉下不至足，故冷也。

【校注】

［1］陶节庵：人名。明代医家，名陶华，字尚文，号节庵。浙江余姚人，生活于15世纪。撰《伤寒六书》，流行较广。

［2］刘河间：人名。金代医家。名刘完素，字守真，河间（今河北河间）人，因称刘河间。生活于1120—1200年。精研《素问》，主张火热致病理论，治病多以降心火、益肾水为主。因善用寒凉药物，后世称之为寒凉派，是金元四大家之一。撰《素问玄机原病式》《素问病机气宜保命集》《宣明论方》《三消论》《伤寒直格》《伤寒标本心法类萃》等书。

【评析】

此论厥证，乃从《伤寒论》，是指以四肢厥冷为主症的病证。厥证的基本病机，《伤寒论》中说是"凡厥者，阴阳气不相顺接，便为厥"。何汝阈的解释是血气不通，此有阴阳两端，亦即引起血气不通的病因有二：一是内实有热，阻滞气血流通而致厥，此属阳厥，或称热厥；二是阳气虚衰，阴寒内盛，气血运行乏力，阴寒阻滞脉络而致厥，此属阴厥，或称寒厥。阳厥者治当清热去实，阴厥者治当温阳散寒。两者的表现虽均有四肢厥冷，但热厥虽手足冷，而指甲却暖，脉有力而沉；寒厥指甲俱冷，脉沉细而微，按之全无。又有阳厥者，自腰以上极热，两脚常冷，这些均是何汝阈的经验之谈。

阳毒第十五

【原文】

阳毒者：初受病时，所感邪毒深重，加以当汗失汗，当下失下；或吐下后，邪热乘虚而入，误服热药，使热毒散漫，如抱薪救火，无不延燎。其人舌卷焦黑，鼻中如烟煤，二便秘涩，渴欲饮水，揭去衣被，扬手掷足，狂烦、目赤、谵语，脉法大而实，如鼓击于指下者，皆阳毒也。五日可治，六七日不治。

时或厥冷，神昏，状似阴证，即阳证似阴矣。用大青阿胶汤、青黛一物汤、阳毒升麻汤。

阳毒歌曰：

阳毒健乱四肢烦，面赤生花作点瘢，狂言妄语如神鬼，下利频多喉不安，汗出遍身应大瘥，鱼口开张命开翻，有药不辜但与服，能过七日便康安。

阳证似阴歌：

阳证似阴何所别？四肢逆冷小便赤，大便或闭或黑时，此脉沉滑君须识。

阳毒伤寒服药不效，瘢烂皮肤，手足皮俱脱，身如涂朱，眼珠如火，躁渴欲死，脉洪大而有力，昏不知人。宜三黄石膏汤，或升麻栀子汤主之。

若热盛发狂时，口噤咬牙，药不可下者，用水渍法：候牙宽狂乱稍定，投药乃良。如黑奴丸不可轻用。

【评析】

阳毒一证在本书卷上《伤寒歌第四》中有论述，可参。此篇论述更详，不仅叙述了阳毒实热内盛的种种表现，还提示有阳证似阴，即真热假寒的证候，临证当仔细辨别。治疗上除可用升麻栀子汤外，还可选用阳毒升麻汤、大青阿胶汤、三黄石膏汤等。

阳毒方略第十六

【原文】

阳毒升麻汤：治伤寒一二日，便成阳毒，或吐下后变成阳毒，腰痛，烦闷不安，面赤，狂言妄走，或见鬼，或下利，脉浮大数，咽喉痛，下脓血。

升麻　犀角　射干　黄芩　甘草　人参

水煎服。食顷再服，温覆，手足出汗而解。

阳毒栀子汤[1]：治发热百节疼痛。

升麻　黄芩　杏仁　石膏　山栀　赤芍　知母　大青　甘草　柴胡

水煎，加姜五片，豆豉百粒。

大黄散[2]：治阳毒未解，热在内，恍惚如狂。

大黄　桂心　甘草　芒硝　大腹皮　木通　桃仁

水煎服，以利为度。

葛根散：治阳毒身热如火，头痛躁渴，咽喉干痛。

葛根　黄芩　大黄（醋炒）　山栀　朴硝

水煎服。

青黛一物汤：青黛如枣大一块，新汲水研服。

元参升麻汤：

元参　升麻　甘草

水煎服。

丹砂丸：治阴阳二毒，危恶形症。

硫黄、水银、太阴元精石、太阳石各一两　硝石五钱，为末，以铫子[3]文、武火炒令匀，如灰色，研细。生姜自然汁浸炊饼，丸如绿豆大，每服五丸。阳毒枣汤下，阴毒白汤下，不许于锅[4]底炒。

水渍法：治脉洪大，内外结热，舌卷焦黑，鼻中如烟煤。

以布数重，用新汲水渍之，挼[5]搭于胸；须臾蒸热，又渍冷，如前挼之，乃换新汲水，数十易。热甚，置病人于水中，势退则已。

【校注】

[1] 阳毒栀子汤：又名栀子仁汤。出自《类证活人书》卷十六。有清热解毒功效。

[2] 大黄散：出自《类证活人书》卷十六。治阳毒伤寒未解，热结在里。有攻下泻热去瘀作用。

[3] 铫（diào 掉）子：一种有柄有流的小烹器。

[4] 锅：原为屋，疑误。

[5] 挼（ruó 若，阳平）：揉搓。

【评析】

阳毒升麻汤、元参升麻汤在《伤寒海底眼》中有载，何汝阈继承了祖辈验方，同时又有一些自己的验方、验法，如葛根汤、青黛一物汤以及水渍去热等方法。

阴毒第十七

【原文】

阴毒者：因肾气虚冷，而有欲事，或食冷物后伤风，内既伏阴，外又感寒，内外皆阴，则阳气不守。遂头痛发热腰重，额上手背冷汗自出，目痛懒张，小腹里急，脐上绞痛，或咽喉不利，或呃逆不止，甚则唇青厥逆，舌卷囊缩，鼻如烟煤，舌上黑苔而滑，脉沉细而迟，或伏而不出者，皆阴毒也。或时阴火攻冲，面赤烦躁，状似阳证，即阴证似阳矣。用正阳散、霹雳散、阴毒甘草汤。

又曰：始得阴毒，脉沉细而疾，尺脉短小，寸口脉俱无，六脉俱浮大，沉取之大，而不甚疾者，非阴证也。若服凉药过多，则渴转甚，躁转急。有此证者，急服还阳退阴之药，惟补虚和气而已。宜服正元散、退阴散、五胜散。

阴证不宜发汗，如气正脉大，身热未瘥，用药发汗无妨。

阴毒歌曰：

阴毒伤寒身体重，背强眼痛不堪任，小腹急痛口青黑，毒气冲心转不禁，四肢厥冷惟思吐，咽喉不利脉细沉。若能速灸脐轮下，六日过后见喜欣。

阴证似阳歌：

阴证似阳当辨别，烦躁面赤身微热，盛阴发躁药宜温，尺寸微沉为君说。

又歌曰：

阴毒四肢逆，脉沉细而疾，心腹痛渴烦，吐利冷汗出，一身如被杖，恍惚如有失；尺小寸或大，沉取看消息，俱洪则非稳，甚者一息七。

凡阴毒渐深，六脉沉细，而一息七至者，盖因积阴感于下，则微阳消于上。如外症四肢沉重，逆冷腹痛，或咽喉不利，或心下胀满，燥渴，虚汗不止，爪甲、面色青黑。速宜于气海、关元二穴灸二三百壮，以手足温暖为效。仍服还阳、退阴等散。

凡阴毒沉困，六脉附骨取之方有，按之即无；一息八至，或不可数，即药饵难攻矣。惟于脐下灼艾火如枣大三百壮，手足不和暖者，不可治也。若复和暖，阴气散，阳气来，即渐减，热药而治之，可取瘥也。

凡阴虚阳脱，体冷无脉，气息欲绝。用葱，以索缠如臂大，切去根叶惟存白，长二寸许，如大饼样，先以火烘一面，令通热，置病人脐上，又以熨斗贮火熨之，令葱饼中热气冲入肌肉内。连易三四饼，良久甦，手足温，有汗即瘥。更服四逆汤，以温其内。

又曰：阴证诸药不效，并汤水不下，身冷脉绝。用葱白熨法，不若用酽醋拌麸皮炒热，贮布袋中蒸熨之，比上法尤速。凡逆冷囊缩者，以炒豆投热醋中，如法熏之。

或问阴毒伤寒，用附子汤冷服，何也？此盖阴极于下，阳浮于上，故用附子大者一枚，以生姜自然汁和白面包裹煨熟，去面，取附子，去皮尖，切作八片；又以人参三钱，干姜三钱，水二盏，煎一盏，浸冷水中。待药冷与服，即愈。盖冷服则在上浮阳之火消，下咽之后，热性即发，自然病气随愈，呕烦即除，此至理也。

【评析】

阴毒一证在本书卷上《伤寒歌第四》中有论述，可参。此篇对阴毒的表现、病因病机等论述较详，并提出了治法和方药。如正阳散、霹雳散、阴毒甘草汤等，均有温阳散寒辟邪的功效。还可用灸法，如速灸气海、关元二穴，灸二三百壮，以回阳救逆。

阴毒方略第十八

【原文】

正阳散：

附子一枚　牙皂一挺　干姜二钱五分　甘草一钱　麝香五分

为细末，每服五钱，水一盏，煎半盏，温服。

霹雳散：治阴证似阳脉，身冷、烦躁、不饮水。

附子一枚，烧灰，存性，为末，蜜水调服。须臾，躁止得睡，一汗而愈。

阴毒甘草汤：治阴毒背强身重，腹中绞痛，咽喉不利，毒气攻心，心下坚硬，短气不得息，呕逆、唇青、面黑、四肢厥冷，其脉沉细而疾，身如被杖。

甘草　桂枝　升麻　当归　雄黄　蜀椒　鳖甲（酥炙）

水煎服。如人行五里，再进一服；覆取汗，毒从汗出即愈；若未汗，再服。

正元散：治伤寒如觉风寒吹着，四肢、头、目、骨节疼痛，急服此药。如人行五里，再服；连进三服，出汗立瘥。若阴毒，加退阴散五分同煎。或伤冷伤食，头昏气满，心腹诸疾，无有不效。

麻黄（去节）　生地　大黄　陈皮　芍药　附子　甘草　干姜　肉桂　吴茱萸　半夏

水一盏，姜三片，枣一枚，煎热服，复以衣被取汗，候汗干，去之。如阴毒，不可用麻黄，免更出汗。

退阴散：治阴毒咳逆：细细热呷，病止。

川乌　干姜

为粗末，炒令转色，放冷，再研为细末。水一盏，盐一撮，煎半盏，温服。

五胜散：

白术　甘草　五味子　石膏　干姜

加艾叶煎服。

来苏散：

川乌（去皮脐，冷水浸七日，薄切，晒干，研末），每用一钱，入盐少许，水一盏，煎服。压下阴毒，所注如猪血。未已，再进一服。

还阳散：治阴毒，面青、四肢逆冷，心躁腹痛。

用硫黄末，新汲水调下二钱；良久，或寒一起，或热一起，更看其紧慢，再服。汗出而愈。

附子回阳散：治阴毒面青，四逆，及脐腹疼痛，身冷如冰。并一切卒暴冷气。

附子一枚（去皮尖，炮）为细末，每服三钱，取生姜自然汁半盏、冷酒搅匀，共一盏，调服，更以冷清酒一盏送下。相次更进一服。良久，脐下如火，遍身和暖为度。

返阴丹：治阴毒心神烦躁，头痛逆冷。

硫黄五钱（另研）　附子（去皮尖，炮）、干姜（炮）、桂枝各半两　硝石（另研）、太阴元精石（另研）各二两

上用铁铫，先铺元精石末一半，中间下硫黄末，又将硝石一半盖硫黄，却以元精石盖上，用小盏合之。以三斤炭火，烧令得所，勿令烟出，细研似面。以后三味捣箩[1]为末，同研令匀，软饭和丸，如梧桐子大。每服十五丸至二十丸，煎艾汤下，频服，汗出为度。重者三十丸。此方甚验，喘促无与；吐逆者，入口便住。若三五服不退者，更于脐下一寸灸之，须昼夜不住手灸，不限壮数多少，艾炷不令小，小则不得力。其人手足冷，小腹鞕，即于脐下两边各开一寸、各安一道，三处齐下灸之。仍与当归四逆汤并返阴丹，内外通透，方得解也。

代灸涂脐膏：治阴虚阳脱。

附子、马蔺子[2]、蛇床子、吴茱萸、肉桂各等分

为细末。可用白面一匙。生姜自然汁煨成膏，摊纸上，贴脐下关元穴、气海穴，自晚至晓，火力可代灸百壮。腰痛，亦可贴之。

又方：

用丁香、荜茇、牡蛎、干姜烧灰，放手心中，以唾津调和，以手掩其阴至暖，汗出为度。

遇生神膏：治阴毒外罨[3]法。

牡蛎蛤粉、干姜（炮）各一钱，为细末。男病用女唾调，手内擦热，紧掩两卵上，得汗出而愈。女病用男唾调，手内擦热，紧掩两乳上，得汗出愈。盖卵与乳，男女之根蒂也。阴证大小便不通，及杂症大小便不通者，并用此法。必数日不通为急，非急者不用。

又方：治阴证四肢逆冷。

用吴茱萸，不拘多少，为细末，温酒和匀，生绢袋盛之，热熨脚心，令其通畅。或以汤煎，温药溧洗四肢亦可。

【校注】

［1］箩：原为罗，疑误。指用箩捣筛药末。

［2］马蔺（lìn吝）子：药名。出《新修本草》。又名蠡实、马莲子、马楝子。味甘，性平。有清热利湿、止血解毒的作用。

［3］罨（yǎn掩）：原为掩，疑误。罨法，外治法之一。罨，掩盖之意，用水或药物掩覆局部的方法。罨时不断更换，以达到治疗效果。

【评析】

正阳散、霹雳散、阴毒甘草汤、退阴散、返阴丹等治疗阴毒的汤方在《伤寒海底眼》中有载。本节增加了正元散，此方有温阳散寒、发表攻下等表里虚实兼治的功效。五胜散有清热散寒、健脾敛阴的作用。来苏散、还阳散、附子回阳散等有散寒益阳的作用。此外还有代灸涂脐膏、遇生神膏等外治法，这些均为何汝阈之经验记载。

辨舌法第十九

【原文】

舌者心之官，应南方火，本红而泽。伤寒四五日后，舌上有白膜滑如苔，甚燥、涩、黄、黑，是数者，热气浅深故也。盖邪在表则无苔；及邪传里，津液结搏，则生苔矣；寒邪初传，未全成热，或在半表半里，或客于胸中，舌苔皆白而滑。经云：丹田有热，胸中有寒是也。又曰：阳明病胁下鞕满，不大便而呕，舌上白苔者，可与小柴胡汤[1]。正谓邪在半表半里也。太阳病，若下之，则胃中空虚，客气动膈，心中懊侬，舌生苔者，栀子豉汤主之。是邪客胸中也。若苔白而滑者，可知是邪未全成热，犹带表寒故也。及其邪传为热，则舌上之苔不滑而涩矣。经云：伤寒七八日不解，热结在里，表里俱热，时时恶风，大渴，舌上干燥而烦，欲饮水数升者，白虎加人参汤主之[2]。是热耗津液而滑者已干也。若热聚于胃，则舌黄，是热已深矣。下之，黄自去。至于黑苔，如芒刺，热毒入深，肾水上克心火，故知其必死也。

附治法：凡伤寒舌上生苔，不拘滑、白、黄、黑，用井水浸青布片，洗净，后用生姜片，时时浸水刮擦之，其苔自退。

凡舌燥涩，如杨梅刺者，用生姜切厚片，蘸蜜揩之，其刺立消。

又云：舌上白苔干涩，语言不正者：先用生姜切厚片，蘸蜜揩洗；次用薄荷自然汁，与白蜜等分，调匀敷之。至或舌吐不收，用冰片少许掺上，无有不效。

【校注】

[1] 阳明病胁下鞕满……可与小柴胡汤：出自《伤寒论·辨阳明病脉证并治》。

[2] 伤寒七八日不解……白虎加人参汤主之：出自《伤寒论·辨太阳病脉证并治（下）》。

● 【评析】

正常的舌象当为淡红舌、薄白苔，即舌体柔软，运动灵活自如，颜色淡红而红活鲜明；舌苔薄白而揩之不去，其下有根，干湿适中，不黏不腻。大凡表证初起，舌象尚无明显变化，待病邪传里，则舌象就会显示病理变化。舌红、苔黄是病邪化热入里的标志；如苔黑、芒刺，说明热毒深重；舌苔干燥，是热伤津液的表现。舌苔白滑，多为寒象，但并非绝对，当表邪初入于里，尚未全部化热时可见白苔，此时不可过早大清里热或苦寒攻下，宜用小柴胡汤和解表里，既清解热邪，又辛温散寒。如里热已盛，且伤津耗气，则宜用白虎加人参汤清热生津益气。

方药索引

何氏伤寒家课

清·何汝阈 著

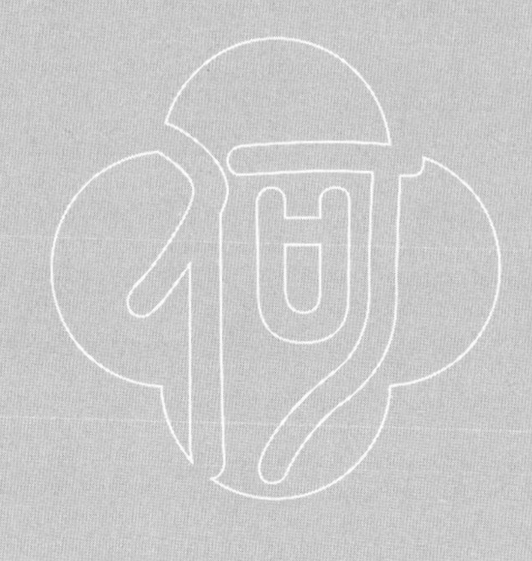

本书提要

作者何汝阈（1618—1693），何氏十七世医。明、清间奉贤县（今属上海市）人，其生平传略见其另著《伤寒纂要》书中。

《何氏伤寒家课》一书，浅近简约，可谓《纂要》之约编，盖为教子课徒而设。其“审订三十二坏证”，有些属于《金匮要略》，大都不属于伤寒范围，而涉于温热之域，可以见出何汝阈治学之一贯性。当学者们徘徊于仲景伤寒、吴叶温热两派学说的分歧，或致于困惑时，本书与《伤寒纂要》两书不失为有参考价值的重要著作。

校评说明

《何氏伤寒家课》为二十八世何时希校编的抄本，于1989年8月由上海学林出版社出版。本次编撰对原著中存在的问题、舛误等做了修正，需特别说明的有如下方面：

1. 目录标题与正文不合，从正文改。如目录标题“阳明经证脉”，正文中无此标题与内容，故删除。

2. 目录标题与正文标题一致，但与正文内容不合，据正文内容纠正。如标题“少阳经证脉”下，有标题“治三阴经总义”，正文内容所述当指三阳经，故目录标题与正文标题均改为“治三阳经总义”。

3. 目录标题“审订三十二坏证”下未列出病证名，据正文病证名次序补列。

4. 书中“症”“证”不分，全用“症”，据文义改。如“太阳经症脉”，改为“太阳经证脉”；“三阴症之脉治”，改为“三阴证之脉治；“明坏病须分三十二症”改为“明坏病须分三十二证”。诸如此类均予以纠正。

目录

伤寒原始论

●【原文】

天地交而生我蒸民，性命立而成兹今古，是皆有以参两仪之化，太极之元，其生也得气之常，其逝也值气之变，调其阴阳，病何从来。虽然，阳和自春生，阴寒从冬降，剥复之理，生死之关，古今所传，不可诬也。长沙公[1]曰：谨避天地肃杀之气。是气也，始伏于姤[2]剥之月，上逆于葭灰[3]初动之时。卒然遇之，始皇丧于沙邱，明祖悲于漠北，宋相致叹于朝闻，三老同哀于冬夕，是孰使之然哉？其必有感风而变，得食而传，化火而热，入脏而亡者矣。故在腑为三阳，在脏为三阴，三阳则五法须详，三阴则温下宜别。治而当，复为人；不当，则为变。人事之不齐，致死生之反掌。有足痛者矣，至人忧之，故曰：冬时严寒，万类深藏，君子固密，毋伤于寒。起居必时，饮食必节，保精养神，远邪卫正，寒又何伤？历观古之刘苏韩范远谪[4]海滨之地，奔走冱寒[5]之时，而皤皤[6]黄发，劲质如初，虽曰天命，慎疾之道得也。今时之人不然，以酒为浆，以妄为常，以欲竭其精，以耗散其真。富贵者不知持满，恣其嗜好；贫贱者但思糊口，敝其筋骨。百忧感心，万事劳形，脏腑日以亏，风寒易以入。七情交动乎中，六气相荡于外，若国空虚，若厦将倾，一旦风雨骤至，其何以堪。嗟嗟，是纵不能绸缪于未雨，犹可补救于履霜。择善而图，简能而任，毋藉寇，毋饵盗，贞正清净，六经不淆，桑榆之收，犹未晚也。而乃周师已至，犹怜玉体之横陈。铁骑临郊，翻望金杯之满酌。土崩瓦解，寄命草根，嗟何及矣。即或良言甫信，谬说更新，多歧亡羊，终成画饼。世子不尝，徒虚语耳。圣人未达，伊谁念之？以父母之遗体，委付庸流。一旦填沟壑而不慎，岂不痛哉。呜呼。自秦劫以来，道丧法乖，贱儒术，贵货财，昧医理，忽生命。历汉高、文景之盛，辅以良平董贾而不能救。独长沙公起汉守，悲悯而挽之，天下晓然从公，盖千余年于此矣。义究阴阳之奥，理穷性命之微，详三阴三阳之大法，明五脏六腑之根源，立三百九十七法，定一百一十三方，分表里如日月，晰疑似于毫厘，传与中判然，真与类各别，体五行造化之理，以拯斯民于寿域，此岂非参天地，赞阴阳，昭然而独存者乎？盖尝读公之书，浩乎其备标本也，沛乎其合内外也，若烛照数计而常变咸晰也。独以世远编残，文辞奥古，苟非好学深思，心知其意，鲜能自得？若无已[7]、叔和[8]，尚乖撰次，矧予小子，又何赘焉？故念古人殷殷告诫：一则曰伤寒偏死下虚人；再则曰伤寒尽死庸医手；又曰一逆尚引日，再逆促命期。即水火刀兵不若此烈也，噫伤已。用是不揣固陋，竭其驽钝，思维日与学问相参，精气冀与《灵》《素》相遇。庶几或于伤寒一道，不至万古如长夜乎。故首述轩岐之要旨，次集长沙之至论，参以先王父之遗训，穷源溯流，条分缕析，以课我儿孙。其高深者引之易明，毋令守陈言而寡当；易简者使之深详，毋令循俗尚而昧正义。夫如是，道即不行，亦可以事亲教子矣。顾或者曰：叔和之言不息，则长沙之道不彰。子盍辩诸，嗟乎。叔和之误，难逃万劫，正学之驳，足昭千古，尤而效之，愈驳愈晦，既无益于人世，又不能问罪于故妖，我以醒后死者之聋瞶耳，何辨为？虽然，慎思明辨，昔贤所尚，守约施博，至道斯存，如之何其勿辩也，因以是名编，藏诸家塾，得明三阴三阳之义。庶几对症施治，万不至茫然无据耳。

【校注】

［1］长沙公：指张机。相传曾任长沙太守。字仲景，南郡涅阳（今河南南阳）人，是东汉时期杰出医学家。著《伤寒杂病论》，后人整理成《伤寒论》及《金匮要略》二书。首创六经辨证的辨证论治原则与方法，奠定了中医学术沿着辨证论治原则发展的基础。他的治学态度、学术思想和成就在中医学术发展上有很大影响。他创立的不少治法、方药至今仍然行之有效。被后代尊为“医圣”“医方之祖”。

［2］姤（gòu 垢）：六十四卦之一，巽下乾上。《易·姤》：“象曰：天下有风，姤。”孔颖达疏：“风行天下，则无物不遇，故为遇象。”

［3］葭（jiā 家）灰：葭，指初生的芦苇。葭灰是古代为预测节气用，将苇膜烧成灰，放在律管内，到某一节气，相应律管内的灰就会自行飞出。

[4] 谪（zhé 哲）：指古代官吏因罪而被降职或流放。

[5] 沍（hù 互）寒：沍，冻结义。沍寒指天气严寒，结冻不开。

[6] 皤皤（pó 婆）：皤，素白之色。皤皤指白首貌。

[7] 无己：指成无己。金代医学家，聊摄（今山东聊城西）人。出身于世医家庭，精研《伤寒论》，根据《内经》《难经》理论对《伤寒论》作注解，于1144年著《注解伤寒论》十卷，为现存全面注解《伤寒论》最早的著作。另著有《伤寒明理论》三卷、《伤寒论方》一卷。

[8] 叔和：指王叔和，名熙。高平（今山西高平，一说山东济宁）人。西晋时期著名医家。曾任太医令。他将《伤寒杂病论》加以整理编次，对保存古籍有一定贡献。对脉学有研究，著《脉经》10卷，是我国现存最早的一部脉学专著。

【评析】

何汝阈引用《易经》《伤寒论》等理论，来说明虽然风寒之气常随节气变化而伺机伤害人体，尤其是不知保养、素体亏虚的人，更易受外邪侵袭而得病，风寒之邪或伤人阳气，或化火为热，但只要正确辨证施治，则可祛病复元。因此，作为医者要提高自己的医学水平，练就精良的医术，才能不贻误病机。要使医术精良，何汝阈认为首先要学好《伤寒论》，明辨三阳三阴病，这是临证的辨证依据。有鉴于此，他集自己的学习心得，临床经验，汇同何氏先辈的遗训，深入浅出，写成本书，以传授子孙，培养后辈，使何氏医学代代相传，造福人类。

明六经伤邪之浅深

【原文】

三阳者，足太阳膀胱经、足阳明胃经、足少阳胆经也。三阴者，足太阴脾经、足少阴肾经、足厥阴肝经也。是六经者，实体天地升降卑高之理，以喻人身表里次第上下之用也。

太阳证者，乃邪气伤于皮肤之间也，腑症也。而在外为标为表焉，法宜汗。

阳明证者，谓邪气伤于肌肉之际也，腑症也。而当分经焉，分腑焉，经则解肌，腑则疏通。

少阳证者，谓邪在半表半里胸内至高之分也，腑症也。而表轻里重焉，法当和解。

太阴证者，谓邪传于内，在胸之下至中之部也，脏症也。为里为热深，法宜下。

少阴证者，谓邪在中之下，里之深，阴之重也，脏症也。为里为热极，法宜清、宜下。

厥阴证者，在下之极，厥者，阴之尽，里之至，阳之绝也。多不治，审脉详下、详温。

【评析】

三阳病、三阴病的辨证论治出自《伤寒论》。一般而言，三阳病属阳证，病在腑，病较浅；三阴病属阴证，病在脏，病较深重。何汝阈对六经病的论述，尤其是对三阴病性质与治法的论述，沿袭了六世祖何渊的观点，即将六经病分为标病和本病，此在《伤寒海底眼》中有详尽的论述。如太阳标病即后世所称的太阳病经证，宜用汗法；太阳本病即后世所称的太阳病腑证。阳明病初浅阶段，称为标病，类同太阳阳明合病，治用葛根汤解肌散邪。阳明本病即为后世所说的阳明病经证和腑证。太阴标病可看作是少阳病向太阴病传变阶段，病邪从少阳胆经传入太阴脾胃，何渊用桂枝汤与小柴胡汤的合方治疗，意在清热。太阴本病身热已除，据症可分为脾胃实证和虚证；少阴标病表现为恶寒厥冷，引衣踡卧，此与《伤寒论》少阴寒化证的表现雷同。少阴本病则可分为热化证和寒化证；厥阴标病阳气来复，能与邪抗争，故见发热、胸腹胀满等症，如正气最后战胜邪气，则病可愈。厥阴本病分阳回热证和阳衰寒证。阳回热证基本同少阴热化证，可用承气汤攻下祛邪；阳衰寒证同少阴寒化证，治当回阳救逆。

明三阴三阳总议

●【原文】

上三阴三阳，虽设部位次第之分，实由邪传浅深轻重之意。亦非邪有所居而有定时也，先伤于腑，后贻于脏耳。伤腑则狂言雄壮，而神不失；伤脏则言语不真，神失其守。伤腑者生，伤脏者死矣。此由汗、吐、和解失其宜，或先时，或后时，或应表而反补，或应禁而失禁，从表而入里，从阳而入阴也。故曰：凡事皆当谨之于始，而虑其所终，盍慎诸。

●【评析】

六经病以阴阳分，可归为两大阶段，即三阳病和三阴病。大凡疾病均由阳入阴，即由表入里，由腑入脏，病情由浅到深、由轻到重地发展。辨别病在腑、在脏的表现是患者有神还是失神。有神说明病尚未涉及心肾，病轻而预后好；失神则提示心肾受累，病重而预后差。要避免病情恶化，关键在于早期及时、正确的治疗，即在三阳病阶段及时祛除病邪，保存正气，使三阴不受邪。

太阳经证[1]脉

●【原文】

此邪伤于皮肤，则恶寒恶风、头疼体痛、脊强发热等症，此乃表中正气为邪气所遏，未得发越运行，故至此也。其脉，伤寒则浮弦数涩而实，伤风则浮缓滑数而实。宜汗宜散，即中有实邪里邪，不可效俗见，便用山楂、麦芽、黄芩、山栀等药，此太阳之症与脉，宜与禁也。

此邪伤于肌肉之部，前症稍退，渐渐发热，微微恶寒，目痛鼻干不眠，此乃邪气略侵于内，肌肉之分，寒化微热，故不甚恶寒也，其脉浮洪滑数而实。

【校注】

[1] 证：原为“症”，据文义改。下同。

【评析】

太阳病是外感病早期，风寒病邪侵犯肌表营卫，卫阳被遏郁，故腠理闭塞，治当发汗解表。不宜过早使用黄芩、山栀等苦寒药物，以免凉遏冰伏，有碍发散。如症见目痛、鼻干、不眠，热重而恶寒轻，提示病邪有化热转属阳明的趋势。

少阳经证脉

【原文】

此邪伤于半表半里，则寒热往来而胸胁作痛。设邪气与表气争，则为寒；邪气与里气争，则为热。入胸至高之分，故有呕吐及胸胁作痛，其脉微浮弦数滑而实。

【评析】

寒热往来、心烦喜呕、胸胁苦满等均是少阳病的症状，尤其是寒热往来甚为重要。恶寒说明病邪占上风，遏郁卫表之阳气；发热说明正气奋起抗邪，与邪气作斗争。然病在少阳阶段，正气略有不足，不能一鼓足气将病邪全部祛除出去，因此恶寒、发热反复交替出现，此即仲景所说的正邪分争。

治三阳[1]经总议

【原文】

此三者，乃邪伤于表，渐进于里，虽寒微热，故辛热辛凉审时而用。在冬

月则辛热宜早宜重，亦须量人之厚与薄；在夏月则辛凉宜早宜透，亦须审感之轻与重。合色脉症分别而用之。故汗、吐、和解三法，对一症，用一法而愈，毋容混也。混则坏证继之矣，可不慎诸。

【校注】

［1］阳：原为“阴”。疑误。

【评析】

上述三阳病证，缺“阳明经证脉”，可能传抄遗漏。本节论述重在对外邪侵犯人体初期的辨治。病邪在表，当以发汗为治疗大法，但要因时治宜，冬季治宜辛温发汗，夏日治宜辛凉透表。同时还要因人治宜，体强者，邪气盛者，宜用重剂，体弱者，或邪气不盛者，宜用轻剂。并强调外感病治疗宜早，否则病邪入里，或治疗不当则坏病随至。

太阴经证脉

【原文】

此邪伤传于中部，寒侵乎里，化而为热，故有口渴喜冷，腹满，舌上微苔，大小便少利，其脉微沉滑数而实。

【评析】

这里所说的太阴病，类似何渊所述的太阴本病，据症可分为脾胃实证和虚证。脾胃实证可见腹满咽干、大便不通、小便赤涩、口干欲饮、脉沉有力等症，治取攻下，用小承气汤。此证类同阳明本证，但此证以胃肠实邪结聚为主，邪热不明显，而阳明本证邪热尤甚，其病变不局限于胃肠，可因其他脏腑病变所致。

少阴经证脉

● 【原文】

此邪传于中，伤于中下，寒化为热，则腹满，里热盛，四肢厥逆，舌黑狂言，烦躁渴饮，其脉沉滑而实。

● 【评析】

此述少阴病的表现，基本同何渊所述的少阴本病。少阴本病可分为热化证和寒化证。热化证表现为舌干口燥，烦躁谵语，小便赤少，大便不通，腹满甚则伴有绕脐鞕痛，脉沉实；手足厥冷者，此乃邪热郁阻而致厥；舌黑，亦提示热毒重。此属少阴热化重证，当急袪其邪，以保存正气，用大承气汤下之。

厥阴经证脉

● 【原文】

此邪传于里之深，伤于极下，则小腹满、囊缩、厥冷、狂言，其脉沉涩数而实。

● 【评析】

这里所论厥阴病脉症，类同何渊所述厥阴本病。厥阴本病分阳回热证和阳衰寒证，阳回热证基本同少阴热化证，症见腹胀消渴、四肢厥逆、乍温乍冷、舌卷囊缩、谵语躁乱、大便不通、脉沉有力，法当大承气汤下之。

治三阴经总议

● 【原文】

此三者，邪气传里，寒化为热，故经云[1]：热深厥亦深[2]也。其在三阴，

犹云邪深热亦深耳。故曰：厥有二端，治非一法。今厥见于三阴之经，是必夹食，感寒而不化寒，夹食而益化成热，热得垢而愈炽耳。悉用苦寒之剂，酌轻重之别，下之而愈。

【校注】

[1] 经云：指《伤寒论》所说。

[2] 热深厥亦深：出自《伤寒论·辨厥阴病脉证并治》。335 条说："伤寒，一二日至四五日，厥者必发热。前热者后必厥，厥深者热亦深，厥微者热亦微。厥应下之，而反发汗者，必口伤烂赤。"

【评析】

上述太阴、少阴、厥阴三者的证候，均属各自本病中的热化证。实热证亦可见四肢厥冷，此属热厥，治当大清里热，或攻下实热。另有寒厥，乃阳气虚衰，阴寒内盛所致，治当温阳散寒。

明三阴三阳传经总议

【原文】

此以上所论六经之伤，乃传经之邪所作也，且三阳者乃表寒也，而三阴者繇[1]里热也，悉寒化为火也，此其表里甚不可失，故长沙既分表里之证，又叮咛告诫曰：桂枝下咽，阳盛则毙，承气入胃，阴盛乃亡[2]。此所谓阳者乃里热也，阴者繇表寒也，阳盛者应治以寒凉，如用温热，助其阳邪之盛，烁其真阴之气，故曰阳盛则毙也。阴盛者应急温之，复其真阳，以去阴邪，如用苦寒，益其阴邪，以绝一线之阳，故曰阴盛乃亡也。

【校注】

[1] 繇（yóu 尤）：通"由"。义为"从、自"。

［2］桂枝下咽……阴盛乃亡：语出《伤寒论·伤寒例》："桂枝下咽，阳盛即毙，承气入胃，阴盛乃以亡。"

【评析】

风寒病邪侵袭人体，由表入里，由寒化热，如阳气受损，则病邪寒化，此亦为传经变化的规律，临证当随证治之。桂枝汤辛温，热实证用之则邪热更盛，阴液耗损；承气汤寒凉，虚寒证用之则更伤其阳，阴寒加重。

三阴直中之证

● 【原文】

直中三阴之证者，因元气素虚之人，邪气径侵于内也。或食生冷，或过忧思，或素房劳，内外两伤之故也。

中太阴经者，谓寒毒直中，伤于中部也。症则呕吐腹痛，自利不渴者是。

中少阴经者，谓寒毒直中，伤于中下也。症则四肢厥冷，面色惨凄，精神短少，大小便自利，身如被杖，欲寐者是。

中厥阴经者，谓寒毒直中，伤于极下也。症则四肢厥冷，小腹阴子痛，吐蛔吐沫色青，少神昏沉者是。

● 【评析】

寒邪不经三阳经而径直侵入三阴经，是谓直中，此多见于素体虚弱或邪气强盛等情况。临床尤为多见的是直中少阴，以精神萎靡、面色苍白、四肢厥冷、脉微细或沉微等为主症。治当急救回阳，主方是四逆汤。

三阴之证仍兼带表之别

● 【原文】

以上三阴之证，虽皆主于内寒，而无表热，然亦有带表证者，恶寒头疼身热外见，当此之时，证须分轻重后先，药亦如之，不可执一。正不得云阳经多体热、阴证少头疼也，当于后两感证条及阴证似阳门细心参治，疑似可辨矣。

● 【评析】

素体阳虚之人感受外邪，可见直中三阴之证，亦可见太阳病与少阴病同见之两感证，即既有发热、恶寒等表证，又有肢冷、脉沉等里虚寒症。还要注意辨别真寒假热证，即阴证似阳等。

三阴证之脉治

【原文】

三阴之脉，沉迟弦滑，无力而虚，三脏皆然，实大者非。

三阴主药，悉用辛热逐散寒邪，危者可活。误用寒凉，生机立绝。临证须别，尚慎旃[1]哉。

【校注】

[1] 旃（zhān 毡）：义犹“之”。

【评析】

三阴病里虚寒证，脉多见沉迟无力，如实大有力则为实热之象。里虚寒证治当温阳散寒，如误用寒凉药，则更伤阳气，于病不利，临证当辨明。

明传经直中之别

【原文】

传经之邪，必先表寒而后次第化为里热，以至发厥也，所谓内真热而外假寒者是也。如直中三阴之邪，必先内有寒，后至表热而发躁也。故经云：阳极发厥，阴极发躁者是也。

【评析】

外感病由表入里，由寒化热，由腑至脏，由实转虚，此乃循经传变。病传阳明时，可因邪热亢盛，郁遏气机畅行而致四肢厥冷，此谓热厥，乃真热假寒之症。直中三阴者，总有里虚寒证，当阳气虚衰、阴寒内盛时，心不主血脉，神明失守，故而病人躁扰不安，此谓阴躁，提示病情危重。

明两感伤寒说

【原文】

两感伤寒者，既感于阴，复感于阳，既伤于外，复中于里，症皆内热外寒，其脉必乱而死。经云：不治。洵然[1]哉。又有如不忍坐视，有发表攻里之言，而却不立方，至活人[2]云：救里用四逆，攻表宜桂枝。又赵嗣真[3]云：攻救有差，不得轻用。虽有此辨，亦无定见。盖仲景不治者，有谓外表有寒，内热太盛，如逐表上之寒，必用辛热之药，恐助内热，以火济火矣。欲泄内热，必用苦寒之剂，表寒何繇得出，故不治也。论虽如此，倘其形脉尚未大惫[4]，感邪不重，酌量辛温苦寒药两解其邪，百救一二，仁人之用心也。医铭有曰：病若不治，必当不药。毋得徇情以咨口角，其斯之谓欤。

【校注】

[1] 洵然：义诚然，实在。

[2] 活人：指《类证活人书》，又名《南阳活人书》。宋·朱肱撰，刊于1108年。22卷，全书分四部分，分别论述伤寒各证及一些杂病。是研究《伤寒论》较早的著作。

[3] 赵嗣真：元代医家。著《活人释疑》，以辨《活人书》两感伤寒治法之误。又论合病、并病、伤寒变温热病等。书佚，其说可见于刘宗厚《玉机微义》。

[4] 惫（bèi 备）：疲乏。

【评析】

此两感伤寒，当是指表里同病之证，表为太阳伤寒或中风，里可以是阳明实热，亦可以是少阴虚寒。治疗当分表里轻重缓急，如表证为主，里证轻缓，应先表后里；如表证兼里虚寒证，且里虚较重，或兼严重的里实热证，治当先里后表；如表里二证互为影响，当表里双解。总之，表里同病，证情较为复杂，尤其是患者阳气已虚，邪气不去，预后不佳。此等危重病证，在《伤寒论》中称为不治或死证，仲景多不出方，究其原因，可能即如何汝阈所说不必曲从，以免产生纠纷。

明坏病须分三十二证

● 【原文】

坏病者，谓三阳经证，汗吐下和解五法失宜，及瘥后不谨，变为坏证，不止一条，须分三十二证，不必求于何经之名，但当察其虚实寒热气血而已，其脉随证而现，其治亦当随证而药，不得徒执坏证之一小柴胡也。

● 【评析】

坏病是指误治后造成的变证，无规律可循。因此，何汝阈认为，坏病不必求于何经之名，只要辨明其寒热、虚实，在气分抑或血分，随证治之即可。并将坏病归为三十二证来论述。

审订三十二坏证

● 【原文】

昔张仲景立法之后，其书年远，兵火遗失，后人虽补其缺略，岂能尽如仲景之严且备？故反多繁乱，不得径捷，使初学之士莫测其妙，不敢顾而问焉，有足悲者。盖仲景立法处方，辞简意尽，色脉合参，生死易辨，其理甚玄，万法归一，何有于多歧哉。证分三十二，皆坏病也。溯流穷源，何可勿详乎，审订于后。

● 【评析】

仲景所著《伤寒杂病论》，成书不久，因兵火战乱，原书散佚不全，后经西晋太医令王叔和整理编次得以幸存，以后又经北宋林亿等人奉朝廷之命校正，而成《伤寒论》《金匮要略》二书。再加上年代久远，文字古奥，对初学者确有难度。有鉴于此，何汝阈将《伤寒论》《金匮要略》中所论的诸多变证，选择归为32证，多为临床常见病证，尤其是温热病证，有所增列，较为详尽。对这些病证的表现、病因病机、治法方药等作了阐述，且治疗不限于仲景书，进行了有益的补充，值得学习参考。

汗漏不止

【原文】

如汗漏不止，谓不当汗而汗之，或劳力内伤，或虚弱之人，或表邪轻而用重剂，或里证内热，或内受其寒，不当汗而汗之。如劳力内伤，发汗而汗出不止，其脉豁大而虚，补中益气汤去升、柴，倍黄芪。

如老年之人汗出不止，其脉虚微而弱，止[1]用补中益气汤去升、柴，倍黄芪。

如表邪感轻而用重剂，汗不止，其脉浮大而滑，桂枝附子汤。如里证内热，发汗不止，小柴胡汤加桂枝。

【校注】

[1] 止：仅，只。

【评析】

汗出不止的原因有多种，一是气虚，卫表不固；二是里热，迫津外出；三是表证发汗太过，营卫不和。从《伤寒论》看，营卫不和，病常自汗出，宜用桂枝汤，以调和营卫；如发汗太过，损伤阳气，宜加附子，以温阳固表。里热所致汗出，宜清解除热，白虎汤、小柴胡汤可酌情选用。气虚汗出者，可用补中益气汤，何汝阈的经验是重用黄芪，益气固表，去升麻、柴胡，以除发散之弊。

汗后恶寒

【原文】

如人本虚，谓邪轻汗重，其脉必微弦而迟，用四君子汤加黄芪、附子。

【评析】

体弱者经解表发汗后，易致阳气受损，卫阳失于温煦而恶寒，治以益气，佐以温阳即可。

结胸

【原文】

结胸者，谓表中邪气，传里未尽，医者不察，而施下药，里之元气受亏，邪气乘虚而入，结于心胸之下，胀满而痛，有大小[1]、寒热、虚实之分。

如心下[2]高起而痛，手不可近，口渴烦躁，大小便不利，大陷胸汤。如表上寒郁，身不甚热，心胸不高，口不渴，按之微痛，理中汤。

如医用苦寒之剂，而邪气乘虚而入，结于心下，高起，按之稍痛，其症不渴，人事分明，身无太热，枳实理中汤，甚加附子。

如胸腹结痛，口不渴而大小便自利，身不热，脉弦滑而虚迟，理中汤加砂仁、木香、二陈汤，甚则加附子。

【校注】

[1] 大小：指《伤寒论》所述的大结胸，即热实结胸、小结胸等病证。治疗可分别选用大陷胸汤、小陷胸汤。

[2] 心下：指中上腹部，又称胃脘部。

【评析】

结胸是指病邪结聚于胸腹部，以胀满疼痛为主症的病证。病邪可以是热邪，也可以是痰热，或水饮，或寒邪等。可因治疗失误，如表证过早攻下，致病邪内陷入里而成。大陷胸汤是热实结胸的代表方，症见心下甚则整个腹部疼痛拒按，不大便，小有潮热，口渴，脉沉紧。如病证为里虚夹寒或夹寒痰之结胸，则不发热，或微发热，口不渴，大小便自利，脉虚。治疗当扶正祛邪兼顾，如枳实理中汤或理中汤合二陈汤等可酌情选用。此亦是何汝阈所增补的治疗经验。

痞气

【原文】

痞气者，亦谓邪气在表，因下微传于里，邪气结于心胸，痞满按之如软，不痛，有寒热、虚实之分。

如痞气口渴烦躁，而不欲食，大小便少利，其脉沉数而实，黄连泻心汤。

如咳逆，其脉沉弦数而实，生姜泻心汤。

如呕者，半夏泻心汤。

如心下痞满，口不渴，大小便自利，身无大热，其脉沉数滑而虚，宜理中丸。

如痞满，表恶寒者，其脉浮弦而滑，桂姜汤。

如痞闷，口不渴，大小便自利，形体萎弱，其脉沉弦而微，理中汤配四逆汤。

【评析】

痞气，又称痞证，是指以心下痞（即胃脘部胀满）、按之濡为主症的病证。其基本病机为邪气入里，气机阻滞，然根据邪气性质、有无脾虚，可分为热痞及寒热夹杂痞，前者治以泄热消痞，大黄黄连泻心汤为代表方；后者治以健脾益气，清热散寒消痞，半夏泻心汤为代表方。何汝阈补充了中焦虚寒痞，治以温中散寒，方用理中汤，如阳气虚甚者，可合用四逆汤。

发黄

【原文】

发黄，当汗而不汗，邪气郁于中焦脾胃之分，有湿热、阴寒、瘀血之证，有虚实之分。

如发黄，口渴烦躁，小便不利，其脉沈[1]数而滑，宜茵陈栀子柏皮汤。

如发黄，表上有微热而微恶寒，口微渴，小便不利，其脉微浮滑数而实，茵陈五苓散。

如发黄，腹痛烦躁，大小便闭结，其脉沈[1]数而实，茵陈汤。

如发黄，形气虚弱，饮食少进，小便不利，大便反快，其脉豁大而虚，理中汤加砂仁、泽泻、茯苓。

如发黄，头疼鼻塞，小便少利，此谓邪中在下而不下，瓜蒂散畜[2]鼻取黄水。

如发黄，喜妄喜狂，小腹满，反小便自利，此为血症，法载蓄血[3]门。

【校注】

[1] 沈（chén）：同“沉”。

[2] 畜（xù）：容留。指将药物留于鼻中。

[3] 蓄血：病证名。出自《伤寒论·辨阳明病脉证并治》。指外感病过程中，邪热入里，与血相搏，而致瘀热互结于内的病证。

【评析】

发黄，即黄疸，是指以目黄、身黄、小便黄为主症的病证。病机是邪气郁于脾胃、肝胆，胆液被阻，溢于肌肤而发黄，邪气可以是湿热，或寒湿，或瘀血。临床以湿热发黄为常见，症见身黄如橘子色、发热、腹满、小便不利，治以清热利湿退黄，茵陈蒿汤是代表方；寒湿发黄，则黄色晦暗，大便不实，小便不利，治宜温中健脾化湿，茵陈五苓散或合理中汤可酌情选用；瘀热互结而发黄，症见喜忘发狂、出血等症，治疗等可参照蓄血门。何汝阈还提出如症见发黄、头疼鼻塞，可用瓜蒂散畜鼻祛邪治疗。

刚柔二痓

【原文】

刚柔二痓[1]，乃邪气所郁，正气不得舒泄所致，故头摇口噤，角弓反张是也。

如兼表上恶寒发热，其脉浮数而滑，桂枝葛根汤。

如伤风反发汗，身恶寒，汗出痓者，其脉浮豁大而虚，桂枝附子汤。

如身热头疼不甚，兼恶寒，无里证者，其脉数滑而实，葛根汤主之。

如发湿家汗，或产后虚热而发黄者，亦为痓，乃恶候也，不治。

如发痓大小便不通，其脉沉数而实，大柴胡汤。

【校注】

[1] 痓：病名，同痉。出自《素问·五常政大论》。《圣济总录》卷二十八说："痓又谓之痉者，盖痉、痓一类，古人特以强直名之。"

【评析】

痉病即以项背强急、四肢抽搐、口噤、角弓反张为主要表现的病证。可分虚实二证，实证乃邪气壅滞经络而成；虚证多因气虚血少，筋失濡养，虚风内动所致。痉病感邪初起兼有太阳病症，《金匮要略·痉湿暍病脉证治》中据有汗、无汗，分为柔痉与刚痉。柔痉发热、汗出、不恶寒，治用栝楼桂枝汤，或桂枝加葛根汤；刚痉发热、无汗、恶寒，治用葛根汤。痉病邪气化热成实，传入阳明，则用大承气汤。何汝阈对于柔痉而兼卫表阳虚者，症见脉浮大而虚，用桂枝加附子汤治疗。对于痉病化热成实者，症见大小便不通，其脉沉数而实，用大柴胡汤治疗。对于痉病发生于湿病过汗后，或产后，兼有虚热、发黄者，是为危候，预后不良。这些均为临证的经验之谈。

战栗

【原文】

战栗症，谓身首动而战摇。栗谓上下颔鼓动而身不动，有内外虚实之分。

如战栗之时，用生姜自然汁灌半小盏，如正气盛，得汗而解。且栗者为寒邪伤内，或医寒药误下，急用霹雳散救之。如人事不醒，面色不转红活，必死之症。

【评析】

战栗是指身体抖动并有怕冷感觉的症状。多因暴感寒邪，或火热内盛，阳气被遏所致。有虚实之分，实热多因心火亢盛，虚寒多为肾阳虚衰。何汝阈对于暴感寒邪，正气不虚而战栗者，用生姜汁发汗祛邪而愈。对于阳气虚衰者，急用霹雳散，方用附子一枚，研末，蜜汤调下，此方见于《伤寒海底眼》。战栗而阳虚不复者，则证情危重，预后不良。

懊侬

【原文】

懊侬者，谓汗、吐后余热未尽，心中郁闷而不得越也。

如热结心胸，口渴烦躁，其脉沉数而滑实，栀子豆豉汤。如发黄，懊侬者，茵陈汤。

【评析】

懊侬，又称心中懊侬，指心胸烦热，闷乱不宁之状。多因外感病误治，邪热留于胸膈，扰及胃腑，或因湿热内蕴所致。余热未尽者，宜用栀子豉汤清热除烦；湿热发黄者，宜用茵陈蒿汤清热利湿退黄。

心悸

● 【原文】

心悸者，谓心下筑筑然动，悸惊不能自安，有气虚及水停心下。

如心悸脉虚弱者，宜四君子汤加茯神。

如形气不弱，大半夏汤。

● 【评析】

心悸，俗称心跳，指不因惊吓而自己心跳不宁的病证。多由气血虚弱、痰饮内停、气郁血瘀等所致。气虚血亏者，可用四君子汤或归脾汤，加茯神可宁心安神。兼有痰饮者，可用《金匮要略·呕吐哕下利病脉证治》中的大半夏汤，以健脾燥湿化饮。

衄血　下血　吐血

● 【原文】

衄血、下血、吐血，此三者皆邪热所致，而有虚实、表里、上下之分。

如衄血，表上发热、恶寒、头疼，其脉浮弦数涩而实，见衄自愈，如不愈，柴胡葛根汤。

如表证已去，衄者，其脉不浮而数，黄芩芍药汤，如甚，加生地黄。

如衄不止，茅花汤。

如吐血，内热盛，其脉沉数滑而实，犀角地黄汤。

如吐血，内热烦躁，大便闭而不行，小便自利，喜妄如狂，色黄[1]，其脉弦细涩数而实，桃仁承气汤。如前症而小腹满，烦躁发狂，小便自利，其脉沉数而实，抵当汤。

如前症见血后，其病人清爽，病症已退，脉静身凉而自愈矣，且不可用药。

如去血过多而血不止者，宜凉血地黄汤。

【校注】

[1] 色黄：指身黄、目黄、小便黄的发黄证。此证当由瘀热所致。

【评析】

衄血，指非外伤所致的头部诸窍及肌表出血，如齿衄、鼻衄、肌衄等，尤多指鼻出血。下血，指便血。《伤寒论》中主要指大便出血和阴道出血。吐血，指血从口吐出，无明显呕恶及咳嗽，包括上消化道出血之呕血及呼吸系统出血。大凡出血多因血热妄行，或血失统御，或瘀血阻滞所致。衄血常见于太阳表证，因衄而邪去，则病愈；如不愈，则仍当发散透表，可用柴胡葛根汤；如表已解，衄不止，治当清肺凉血，如黄芩芍药汤、茅花汤，甚者加生地黄。吐血属血热者，可用犀角地黄汤，属瘀血者，宜用桃核承气汤，甚者用抵当汤。血证病人出血后，如热退、神清、脉静，症状渐退，说明邪随血去，病将愈，可不必再用药。如出血多而不止，当凉血、祛瘀止血或益气摄血，凉血地黄汤、犀角地黄汤、归脾汤等均可选用。

蓄血

【原文】

蓄血，谓上下不见其血，而喜妄喜狂，小腹满，漱水不欲咽，小便自利，大便反黑，其脉沉滑数而实，此谓蓄血症也。

如小腹不满，言语颠倒，喜妄喜狂，小便自利，当用犀角地黄汤。

如小腹满，发狂，时有谵语，大便闭或黑，桃仁承气汤。

如发狂，小便自利，小腹不满，或医用大承气汤下过，人事依然发狂，其脉沉数而实，此谓浮脉已去，乃气分之热尚存，宜抵当汤下之，仔细用药，十有一生也。

【评析】

蓄血证在《伤寒论》中可分为太阳蓄血与阳明蓄血。太阳蓄血证发于外感病早期，病邪很快化热而入血分，可见如狂，或发狂，小腹急结，或硬满、下血等症，治宜通下瘀热，用桃核承气汤；证情严重者可见发黄，宜用抵当汤破血逐瘀，泻热除实。此证危重，故何汝阈说要仔细用药，或可有救。阳明蓄血证可见喜忘、黑大便，此多见于病人素有宿疾瘀血，因外感而诱发上消化道出血所致，治宜通下瘀热，用桃核承气汤或抵当汤。何汝阈治疗蓄血，增加了犀角地黄汤，此法可参。

热入血室

【原文】

热入血室[1]，谓妇人经水适来未尽，而遇邪热，其血即止者。又有邪气在身，经水适来，被邪气所滞而止者。其症喜妄发狂，小腹满，小便自利，其脉沉数滑实。

如有寒热往来，小柴胡汤配四物加生地黄，又法，刺期门穴。如前症悉具，轻则凉血地黄汤，重则桃仁承气汤。

【校注】

［1］血室：出自《伤寒论》。一指子宫，如《类经附翼》：“故子宫者，医家以冲任之脉盛于此，则月经以时下，故名曰血室。”二指冲脉，如《女科经纶》：“王太仆曰：冲为血海，诸经朝会，男子则运而行之，女子则停而止之，谓之血室。”三指肝脏，如《伤寒来苏集·阳明脉证（上）》：“血室者，肝也。肝为藏血之脏，故称血室。”

【评析】

热入血室，是指妇女在经期或产后，感受外邪，邪热乘虚侵入血室，与血相搏而出现的病证，以月经适来适断、发热恶寒、小腹胀满、谵语烦躁为主症。《伤寒论》所用的治疗是刺期门穴，或用小柴胡汤。何汝阈认为可合用四物汤或凉血地黄汤，甚则桃核承气汤，以增强凉血祛瘀、泻热去实的作用。

劳复食复

●【原文】

劳复食复，劳者谓差后余热未尽而作劳，动其余热；复者谓差后感风寒；食复谓差后多食而作痛病也。如劳动而复发其势者，其脉沉数而滑，栀子豆豉汤。

如差后复感风寒，其症恶风恶寒，头疼身热，宜补中益气汤加发表之药。

如食复，有虚实之分，如虚而多食发热者，其脉虚大，宜四君子汤加消导之药。如食多而发热者，如不虚，脉实，轻则四青汤，重则黄连汤，泻心配四青汤。

如无热症，只胸腹胀满而痛，其脉迟滑而虚，宜治中汤。

●【评析】

劳复指外感病瘥后，余邪未清，过度劳累而病复发者。劳复又可分房劳复、食劳复、温病劳复、气虚劳复、阴虚劳复等。何汝阈治疗劳复有诸多方法和经验，如病瘥后气虚，复感风寒，不宜单治表，需补中益气汤加发表药。食劳复属虚者，宜健脾消导；属实者，宜清热消导。

郑声

●【原文】

郑声，谓汗吐下太过，或服凉药过甚，此为虚之极也。其声萎弱，或一言不能转声，其症必虚，补中益气汤中加附子，去升麻。

●【评析】

郑声指病人语言重复，语声低弱，若断若续的危重症状。多见于疾病晚期，因正气虚衰，精神散乱，神志不清所致。治以补气温阳。

动气

● 【原文】

动气，谓汗吐下，腹内正气虚极，或当脐及脐上下左右五处有动，当作虚治，宜四君子汤。

● 【评析】

动气可指脉搏跳动时的动态、气势，如《素问·至真要大论》："所谓动气，知其脏也。"然此处是指脐周的搏动，出自《难经·十六难》。此症多由气血亏虚，肾气不纳所致。故何汝阈说当作虚治，用四君子汤。

咽喉痛

● 【原文】

如咽喉痛，无表证者，且不宜药。

如咽痛，身热口渴，其脉沉数而大，甘桔汤。

如阴寒所遏，其气不行，如症有恶寒，大小便自利，其脉沉迟而滑，宜四逆汤。

● 【评析】

咽喉痛常见于外感病中，或表证初起，或里有热，轻者可不用药而自愈。治疗可宗《伤寒论》。热毒者，宜用甘草汤、桔梗汤；阴虚者，用猪肤汤；有溃疡者，用苦酒汤；湿浊者，用半夏汤。或有阳衰阴盛而见咽痛者，有认为是虚阳外越，是谓假热，治当回阳救逆，用四逆汤。

发癍

● 【原文】

发癍，谓身面点红如云气之状，红者热轻，紫黑者热盛也，有虚实表里之分。

如口微渴烦躁，身大热，大小便利，其脉浮洪而数，宜升麻元参汤。

如口渴甚，烦躁，身微热，脉洪数，化癍汤。

如表证而有微热，口不甚渴者，其脉微数而滑，消毒饮。

如湿家发癍，其脉虚迟而滑，大建中汤。

如发癍红色不甚大，形色萎弱，其脉滑大而虚，宜四君子汤加附子。

● 【评析】

发癍，又称癍疹，指热病过程中发于肌表的癍和疹。点大成片，斑斑如锦文，抚之不碍手的称为癍；形如粟米，高出于皮肤上，抚之碍手的名为疹。癍和疹虽为两症，然亦有癍疹同见者。癍疹以松浮、稀疏、红活，即点红如云气之状为邪浅病轻；以紧束有根，稠密、色深紫或黑为邪毒深重。癍疹为邪气外露之象，发出后神气清爽，为外解里和之佳象；如癍疹出而神昏，正气不胜邪气，内陷为患，或津液竭，阳气虚，则症情危重。何汝阈治癍疹分表里虚实。初起在表者，宜透发，用升麻元参汤；里实热盛，宜凉血化癍，用化癍汤；虚寒湿甚，用大建中汤；正气虚弱，癍发不达者，用四君子汤加附子。

阴阳易

● 【原文】

阴阳易，谓病差后男女交合，其症头重难举，眼花，小腹痛，四肢拘急，足不能立，百节解散，亦有手足拳挛，如脉乱，不治。

如口渴，形萎弱，头重，或头不甚重，形色不弱，其脉数滑而实，宜竹茹汤加烧裈[1]散。

如口不渴，形色萎弱，头重眼花，其脉虚大，宜当归四逆汤加烧裈散。

如中脘痛，宜理中汤加烧裈散。

如虚极，宜独参汤。

【校注】

［1］裈（kūn 坤）：指有裆的裤子，以别于无裆的套裤。

【评析】

阴阳易是指外感病后余热未尽，由房事而传于对方者。又有认为是健康者与新瘥病人房事后产生的心理障碍，故《伤寒论》中的治疗用烧裈散，即妇人病取男子裈烧灰服，男子病取妇人裈烧灰服，此乃安慰疗法。何汝阈针对临床表现增补了汤方，如口渴有热、头重、脉不虚者，用竹茹汤加烧裈散；热不甚，脉虚者，用当归四逆汤，或理中汤加烧裈散；虚甚者，用独参汤。

筋惕肉瞤

【原文】

筋惕肉瞤，谓下、汗太过所致，其症遍身筋跳而肉动也，其脉必虚，宜真武汤。

如有汗，用小建中汤。

【评析】

筋惕肉瞤是指筋肉惊惕跳动的症状，多因汗多伤阳，津血耗伤，筋脉失养所致。阳气虚者宜用真武汤，气血亏虚者宜用小建中汤。

百合证

【原文】

百合证，欲食不食，欲卧不卧，欲行不行，或食美味不以为美。

如有汗，宜百合知母汤。

如下后，宜百合滑石代赭石汤。

如吐后，宜百合鸡子黄汤。

如不经汗、吐、下后，宜百合地黄汤。

● 【评析】

百合病出自《金匮要略·百合狐惑阴阳毒病脉证治》，是一种心肺阴虚内热的病证，治宜用百合养肺阴而清气热，用生地黄益心营而清血热，故百合地黄汤是主方。百合病误汗后更伤津液，虚热加重，故用百合知母汤养肺阴、清肺热。百合病误下后不仅伤津液，还伤胃气，可出现胃气上逆症，故用百合滑石代赭汤养阴、清热、降逆。如误吐后肺胃阴伤，宜用百合鸡子黄汤，以养肺润胃。

狐惑

● 【原文】

狐惑，其症多眠，目不闭，声哑，食臭，面色乍赤乍黑乍白。此为失治郁久而生虫，蚀上部则声哑，上唇有疮；蚀下部则下唇有疮。

如蚀上部则声嗄，宜甘草泻心汤。

如蚀下部则咽干，宜苦参汤。

如妇人病狐惑半月，与竹沥。

● 【评析】

狐惑病出自《金匮要略·百合狐惑阴阳毒病脉证治》，本病是因湿热诱发而起，其主要病变为喉部及前阴、后阴（肛门）腐蚀溃烂。蚀于喉为惑，蚀于前阴或后阴为狐，故统称为狐惑病。腐蚀喉部，故声音嘶哑，可用甘草泻心汤治疗，以健运中焦，清化湿热。如蚀于下部前阴，因足厥阴肝经绕阴器，抵少腹，上通于咽喉，故下部热邪循经上冲而症见咽干，用苦参汤熏洗前阴病处，除湿热以治其本，则咽干自愈。何汝阈补充了诊治妇人病狐惑的方法，可用竹沥，以清热化痰湿。

直视

【原文】

直视，谓视物目睛不转动也。此乃元气已绝，神不守舍，乃不治之症。如脉细涩脱而乱者，死。

如脉大滑而虚者，用独参汤，或四逆汤。

如脉大滑数而实，用承气汤。

【评析】

直视指两眼眼球直望前方，不能正常转动，多因津血耗损或肝风内动，导致筋脉失养，拘急不舒而引起，为病情危重的征兆。其预后取决于正气的存亡，如脉实有力，则可祛邪而愈，如脉虚无力，则当扶正以固脱。

瘈疭

【原文】

瘈疭者，瘈谓缩而不能伸也，疭谓伸而不能缩也。大势危急，如脉大滑而实者，以驱风涤热之剂治之，百有一二可生也。

【评析】

瘈疭，又称抽搐、搐搦、抽风等，指手足伸缩交替，抽动不已的症状。多因热盛伤阴、风火相煽、痰火壅滞等所致，治宜平肝息风、清心泻火、祛风涤痰等法。亦有热伤正气，或失血之后，气血耗伤所致，治当益气养血。

循衣摸床

【原文】

循衣摸床者，因失治所致，其症手摸衣被与床，有寒热虚实之分，此为急证。

如口中狂乱，言语明白，脉洪数而实者，用大承气汤。

如郑声，言语明白，其脉大而滑，宜独参汤。

如语言不明，萎言糊涂，脉细涩而脱，不治。

【评析】

循衣摸床是指患者神昏时，二手不自主地抚摸衣被或床缘的动作，多见于邪盛正虚或元气将脱的证候。邪气盛者，可急祛其邪，以保存正气，正气衰者，则急当大补阳气。其预后的推断，何汝阈认为言语是否明白，即神昏的轻重是关键，神昏轻者，言语尚明，可治，反之则预后不良。

内伤

【原文】

内伤者，谓辛苦劳役之人，动作而伤其气，因而发热，头痛体痛而恶风恶寒，非比真伤之恶[1]，且得温热处则不恶矣，而手心热，手背不热，四肢解散，少气不足以息，其脉右大于左，浮虚而豁大，用补中益气汤，甚则去升麻，加附子二三片。

如劳伤，又感风寒，其症如前，为恶风寒，微甚不同，其脉如前，微浮，寒见弦脉，风见缓脉，有汗恶风，用补中益气汤去升、柴，加桂枝、川芎、白芷、防风选用。

如无汗，补中益气汤加麻黄、苍术亦可。

如身大热，头痛体痛，加羌活、紫苏。

如里证口渴烦躁，宜麦门冬饮子，或生脉散加减。

如口渴烦躁，大小便不利，用独参汤加生甘草汤。

如大便闭结，不狂，用蜜煎导法，通后消息用药。

【校注】

［1］真伤之恶：真伤，指太阳伤寒证或太阳中风证。恶，指恶寒或恶风。此句指太阳病感受风寒，而症见恶寒或恶风。

【评析】

内伤发热者亦可见头痛体痛而恶风恶寒，但得温热保暖，则不再恶寒，此与表证恶寒而不随得温解除是有区别的。内伤发热者常伴有手足心热、乏力短气、脉虚弱等症，治当补中益气，阳气虚甚者加附子；兼感外邪者，可益气解表；兼阴虚者，可合用养阴滋液等法。

温病

【原文】

温病，谓冬时感寒，藏蓄于内，至春生发之气感动，故为温也。其症身热口渴，头痛不恶寒，而脉右大于左，表热而浮，里热而沉，皆数滑而实。

如表热多，用败毒散加减。

如里热多，用九味羌活汤。

【评析】

温病，作为病名可有三种解释。一指多种外感急性热病的总称。二指伤寒病五种疾患之一，如《难经·五十八难》:“伤寒有五，有中风，有伤寒，有湿温，有热病，有温病。”三指春季发生的热性病，如《素问·热论》:“凡病伤寒而成温者，先夏至日者为病温……”何汝阈这里显然是指发于春季的热病，且与冬伤于寒有关，是属伏气温病，故初起热象明显，何汝阈的经验是表热多，用败毒散，以解表祛风散热；里热多，用九味羌活汤，以解表祛湿，兼清里热。

风温

●【原文】

风温，谓温病将发，又感于风。其症身热口渴，恶风头疼，自汗，其脉浮数而滑，用败毒散加减。

●【评析】

风温，作为病名，其义有二：一指感受风热引起的温病，二指温病误汗的变证。如《伤寒论·辨太阳病脉证并治（上）》："太阳病，发热而渴，不恶寒者，为温病。若发汗已，身灼热者，名风温。"何汝阈认为风温乃风热病邪为患，故治当祛风清热解表，宜败毒散加减。

湿温

●【原文】

湿温，亦为温病将发，复感地之湿气，其症身热头疼，口渴体重，其脉浮缓而数，用败毒散加减。

●【评析】

湿温，指好发于夏秋季的一种热性病。因湿性重着，故可见胸腹满、肢体沉重等症。何汝阈亦用败毒散加减，有清热祛湿、解表止痛的功能。

风湿

●【原文】

风湿，谓感天地之湿，又重冒于风，其症身热头痛，体重恶寒，四肢沉重不能转侧，大小便自利，其脉浮迟缓而涩，用白术防风汤。

● 【评析】

风湿，泛指感受风湿之邪而致的多种病证。这里所述病证当是风湿初起，表证未罢，故用白术防风汤，以祛风除湿。

中湿

● 【原文】

中湿，谓感天地湿气，其症恶寒头疼，体重四肢不举，身微热，大小便自利，其脉沉迟缓而涩，用五苓散与苍术防风汤。

● 【评析】

中湿，作为病证名，一指湿痹，以关节疼痛沉重，甚则活动不利为主症。二指外感或内伤湿邪引起的疾患。这里何汝阈所指当为外感湿邪，初起有表证，同时有肢体沉重、活动不利的症状，治以通阳利湿为主，五苓散、苍术防风汤可酌情选用。

热病

● 【原文】

热病，谓冬蓄于寒，至夏感发，变为热病，亦有长夏人受天地之热气。至于其症，烦躁身热，口渴头痛，不恶寒，有表多者，用升麻葛根汤。

● 【评析】

热病，作为病名，其义有五。一是泛指一切外感热性病，意同广义伤寒。如《素问·热论》:“今夫热病者，皆伤寒之类也。”二指伤寒病五种之一。如《难经·五十八难》:“伤寒有五：有中风，有伤寒，有湿温，有热病，有温病。”三指夏季伏气所发的暑病。四指五脏热病。如《素问·刺热》所论心热病、肝热病、脾热病、肺热病、肾热病等。何汝阈这里的热病是指第二或第三种，即外感热邪，或冬伤于寒，至夏乃发。初起有表证者，宜用升麻葛根汤，以解表散热。

暑病

【原文】

暑病，谓夏令天气盛热，人气虚弱，被火所盗其气，其症身不热，四肢萎弱少力，面垢，少食，其热或作或止，其脉缓而濡微，热少用生脉散，内热盛者，宜用滋阴降火汤。

【评析】

暑病作病名解，其义有二：一指邪伏于内，至夏而发的多种热性病；二指感受暑邪，随即发生的热性病证。何汝阈所述为第二种，古称中暍，后世有中暑、伤暑、阳暑、阴暑之分。还包括暑风、暑厥、暑瘵、疰夏、伏暑等多种病证。暑邪热盛，易伤津耗气，故见肢体乏力、脉濡微等症，治当清暑益气养阴，何汝阈的经验是热轻而正气虚者，用生脉散；热重阴伤者，用滋阴降火汤。

伤寒辨类

清·何元长 著
男 书田 手录　孙 鸿舫 校字

本书提要

本书作者何元长，系清代乾隆时江苏省青浦县（今上海市青浦区）名医，为何氏自南宋以来的二十二代世医。著有《伤寒辨类》《何元长医案》《治病要言》，后二种编入本套丛书《何元长医著两种校评》。

本书分上、下两卷，共分为188类证候（另附中风），包括若干诊法，如看目、察鼻、察耳等，对每一类证候，引证经文和各家学说，合以自已深湛的临床经验，做辨治论述；对可治、不可治，生死危绝，下了有理论根据、令人可以信服的诊断。此外，还有几个特点：一是不尽从六经立论，而是以证或症分类，以证或症寻经，特别是以阴阳、虚实、表里、寒热的对举、对比来辨论，可为临床家鉴别诊断之一助。二是不限经方，配合明人陶节庵及清初医家等常用的方法，在仲景113方之外，增补了两倍半的方药，全书约近400方，可称丰富。同时也拓宽了读者的思维领域，对伤寒的治疗方法，可不囿于南阳一家。三是提出每方主药及加减法，使人于仲景法外，有可学、可选的条件。偶附方论，大都以《内经》气、味配合为主，颇可启发。

何元长生平考略

何元长（1752 — 1806），名世仁，是何氏自南宋以来的第二十二代世医。《青浦谱》载："云翔长子，字元长，号澹安。嘉庆初年，由两湖总督经略毕沅[1]以军营文案，保举布政使司理问，签掣湖南，授宣德郎。医术盛行，性豪迈，喜宾客，尤好施与。晚年迁居福泉山重固镇，自号福泉山人。乾隆十七年壬申生，嘉庆十一年丙寅卒，葬父茔昭位。"

《吴江县续志·游寓》："何氏之医，自南宋至今，代有闻人。何元长，以字行，青浦北竿山人，以医名苏松嘉湖间，少时尝寓居莘塔。"

何氏自南宋以来，世业为医，主要分为五支：镇江、松江、奉贤庄行、青浦北竿山和重固，何元长是青浦重固支的始祖，也是朱孔阳在《中华医史杂志》（1954 年 1 期）上所刊《历宋元明清二十余代重固名医何氏世系考》一文中"重固"二字的来历。

史料中对何元长精湛医术、高尚医德的记载颇多，如王芑孙[2]《何元长传》（节）："君貌修伟，盎背赤髭，目闪闪有光。为人多嗜好，初喜书画篆刻，不肯为医。然少孤，大父王模方以医致盛名，卒以其术授元长，元长卒继之为医逾三十年。自节钺[3]大府，衣冠胜流，下至皂隶牧圉[4]，日夜争辏[5]其门。所得四方酬币累巨万，而殁[6]无余财，其意气恢如也。元长为医，尤善望闻之法，决生死无不中……其处方好参错今古，不专一家，一日，门人疑某方非古，元长曰：见某书某卷。复之果然，其强记又若此。生平视金钱如泥沙，遇窭[7]者施钱市药，宗党丐贷罔弗应。独力刊行其乡先生《陈忠裕公遗集》[8]。所居北竿山，在松江九峰[9]之外，荒僻世莫闻，自元长祖孙再世居之，遂著远迩。"

《松江府志》："何氏累世名医，世仁尤神望闻之术。有金山某求诊者，曰：'尔曾溺于水乎？'其人曰然。与方即愈。人问何以知其溺，曰：'色黑脉沉，故知之。'嘉兴沈某妻求治瘕，世仁曰：'是妊也，可勿药。'沈固无恙，请按脉，曰：‘尔胃气已绝，不久且死。’沈大怒去，即死，其妻果产一子。病者集其门，舟车杂遝，至塞衢道[10]。不以贵贱贫富异视，务得其受病之由，故所治皆应手而愈。”

秦瀛[11]撰《何君墓表》(节)：“君以医名于吴中者逾三十年，人比之吴郡叶天士、薛生白两君。方余之识君也，余权臬事于浙，而前按察陆君璞堂病剧未归，璞堂与君同里闬[12]，延君治之。余问曰：‘璞堂病何如？’君曰：‘无妨。但气已索，尚可活四五年耳。’时余患肝疾气逆，内自危，并属诊视，则曰：‘公命脉甚长，非陆公比。’璞堂归，果逾四年而没，而余至今无恙。其后余里居，闻君名益噪。有族母病，请他医治不效，君为处方，辄效。余以是益服君术之神。”

石韫玉[13]撰《何君墓志铭》(节)：“崇明何氏子病瘵甚，来诊，君曰：‘脉虽危，神色未衰，尚可治。’与一方，平平无奇，其药大半他医所经用，其父未之信。他日复来，君仍与前方，服之竟愈。君和易近人，病者自远方来，虽危不治，必婉言以慰之；俟其出，密告其从者以不治状，而反其币，曰：‘彼不远千里而来，生死视我一言，质言之，是趣[14]其死也。’窭人来诊，辄助以药饵资，恐其不能自给也，其仁心爱物如此……人求诊者平旦即集，相延者不远千里而至，穷日力应接不暇，寝食且不得以时，安能一日息也。”

吴去疾《医史一斑》(节)：“城中徐、顾两姓同舟就诊，顾极豺棘[15]，徐只微咳，元长乃谓徐不治，顾可旬余愈。未半月，语皆应。元长性豪侠好义，有所得，辄散诸贫困，不以自私。”

《春园吟草》诗注：“李湘帆病笃，邀元长大兄治之，立愈，赠诗有‘死中得遇回春手，讵是寻常药石缘’之句。”

《中国人名大辞典》：“自号福泉山人。初嗜书画篆刻，后精医，所治辄应手愈，尤精望闻之法，决生死无不中。”

何元长多才好学，史料亦有记载，如石韫玉《何君墓志铭》：“君性通敏，喜读书，以其余力游于艺，书画篆刻诸事无所不精。少承祖父绪论，究心《灵》《素》之术，考张刘李朱[16]四家之说。仲景伤寒一百一十三方，其法大备，然古今人禀赋不同，今用之，虑其攻伐太峻；刘完素撰述六书，发明亢制之理，而偏于用热，不尽六气之变；东垣以土为万物之母，一意扶脾，学者不察，往往以峻补而遏其邪；丹溪谓阳易动、阴易亏，独主滋阴降火，守其说者亦致寒凉损真。比非四家之过，不善学者误用其术而不知也，君参其异同，究其得失。”

陆以湉《冷庐医话》引《瘦吟医赘》[17]：“青浦何元长以《临证指南》为枕中秘，可见心得处不在多也。”

《景岳全书发挥》[18]张肇辰序：“元和张蔚园[19]好景岳书，与青浦何元长反复讲究有年。”

何元长的著书据《松江府续志·艺文》：著《治证要言》(即《治病要言》)四卷、《竿山草堂医案》十六卷、《福泉山房医案》十卷（现存八卷）。《中医图书联合目录》：著《伤寒辨类》二卷、《何元长医案》二卷、《重固三何医案》三卷（上卷属何元长）。

——何新慧编写

【校注】

［1］毕沅：号秋帆，镇洋人。官至湖广总督，通经史小学地理之学，著有《续资治通鉴》《灵岩山人集》等。

［2］王芑孙：字念丰，号楞伽山人，长洲人。乾隆举人，性傲简，诗文清瘦，书学刘石庵，尤负盛名，有《渊雅堂集》。

［3］钺（yuè 阅）：义指车铃声。

［4］圉（yǔ 语）：此处指养马。

［5］辏（còu 凑）：义指聚集。

［6］殁（mò）：同殁。死亡。

［7］窭（jù）：贫寒。

［8］《陈忠裕公遗集》：陈子龙，谥忠裕，明末筹划起义，乃不屈而死的松江府人。由王昶倡议，为之刊集、建祠。1803 年，元长之子何书田与庄泖客分任《陈忠裕公遗集》编订，何元长出资付刊。

［9］九峰：旧属松江府，也统称华亭、云间。与三泖同为青浦的有名胜

景。三泖之一的“长泖”，横亘在重固镇中，何氏聚族而居，都在长泖的西岸。重固镇在竿山之北约九里，“福泉山”在镇西咫尺。

[10] 衢（qú）道：歧路。指河的小弯道，多用来停船，以上下岸。

[11] 秦瀛：字凌沧。乾隆举人，著有《小岘山人诗文集》。

[12] 闬（hàn）：指巷门。

[13] 石韫玉：字执如，丹阳人，乾隆状元，著有《独学庐诗文集》。

[14] 趣（qū）：通趋。义奔赴。

[15] 豺棘：比喻症势凶险。

[16] 张刘李朱：指张仲景、刘完素、李东垣、朱丹溪四医家。

[17]《瘦吟医赘》：作者薛福，字瘦吟，清代人。

[18]《景岳全书发挥》：此书题名清·叶桂撰（一作姚球撰）。刊于1844年。作者对张景岳提出的温补学说有不少评论，为不同学派的辩论之作。

[19] 张蔚园：清代医家，元和人，张肇辰之祖。

校评说明

《伤寒辨类》二卷为二十八世何时希校编的抄本，于1984年2月由上海学林出版社出版。本次编撰对原著中存在的问题、舛误等做了修正，需特别说明的有如下方面。

1. 目录标题正确，正文标题有误，从目录改。如上卷中目录标题“太阳脉似少阴 少阴脉似太阳”，正文标题“少阴脉”误为“少阴症”；目录标题“脉知可解不可解”，正文标题误为“脉知可解知不可解”。

2. 正文标题正确，目录标题有误，从正文改。如上卷中正文标题“时行（一名时疫，一名时气）”，目录标题仅“时行”；正文标题“中风（附）”，目录标题误为“附中风”。下卷中正文标题“自汗”，目录标题误为“有汗”；正文标题“短气”，目录标题误为“气短”；正文标题“痓病”，目录标题误为“痉病”；正文标题“百合病”，目录标题误为“百合”。

3. 书中“症”“证”不分，全用“症”，据文义予以纠正。如上卷中标题“血风症”，纠正为“血风证”；“足太阳膀胱经症”，纠正为“足太阳膀胱经证”，诸如此类均予以纠正。

目录

伤寒辨类序

重固何氏，松之世医也，元长[1]传书田，书田传鸿舫，鸿舫传虚白，代有著述，其后不祧[2]，遂至湮没。辛亥，余馆汇西，见方子策卿珍藏鸿方[3]，爱逾垂璧，并要仪鄦[4]跋其后，始知何以伤寒名于世，究不知伤寒之心传何在。越十年余，设肆沪渎，虚白女嗣持《伤寒辨类》二卷稿来展之，见附签宛然鸿舫书也，首更冠以元长等字，乃恍然于何氏伤寒之学燥湿、阴阳辨尽毫芒，迥非世比。重览仪鄦手跋，益叹鸿舫工书善诗，虽参戎幕，然牢落半生，终以医显。可惜孰甚，或谓元长之学、鸿舫之书尚有人焉。藏以待时，今之类于斯者何限？又安知己之必传于久远哉？余抚然乃志之以著于首。

岁在甲子三月，古邗刘铁冷叙

【校注】

[1] 长：原文为“常”，疑误。

[2] 祧（tiāo 佻）：意指承继。

[3] 鸿方：指何鸿舫的处方笺。

[4] 鄦（xǔ）：许的古称。

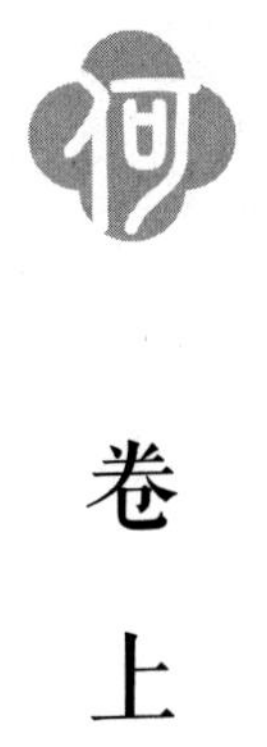

卷上

伤寒统辨　第一

●【原文】

凡霜降后春分前，天令严寒，人感之即时病者，为正伤寒。若不即病，至春而始发者，为温病。至夏而始发者，为热病。若冬月有非时温暖，人感之而病者，为冬温。若春夏秋有非时暴寒，人感之而病者，为感冒伤寒。若四时天令不正，人感之而互相传染，长幼率皆相似者，为时气，亦为时疫。又有前热未除，重感寒邪，变为温疟；更遇风邪，变为风温；更遇温热，变为温毒；更感时行疫气，变为温疫。又有风湿相持而为风湿；又有湿热相持而为湿温；又有中湿、中风、中暑、中暍；又有痰症、食积、虚烦、脚气、类伤寒诸症。发热虽与伤寒相似，不可概作伤寒治也。

●【评析】

外感病总以发热为主症，但因气候节气的变化，人感之后发病的不同，非时之气的存在，疫疠之气的流行等情况的各异，临床表现会有不同，故冠以不同的病证名，但总体可分为伤寒和温病两大类。何元长在这里阐述了各病证的发病特点，告诫医者要注意鉴别，以正确治疗，还要与杂病（即类伤寒证）作辨别，以免误治。

治伤寒勿拘日数　第二

●【原文】

治伤寒者，辄谓一二日发表，三四日和解，五六日议下，嗟乎，此亦陈其大概云耳，岂谓伤寒必拘日数哉？盖伤寒之中人无常，或入于阴，或入于阳，皆无定体，非但始太阳，终厥阴，或自太阳传至厥阴。邪气衰，不传而愈者，亦有不罢再传者，或有间经而传者，或有传至二三经而止者，或有始终只在一经者，或有越经而传者，或有初入太阳，不作郁热，便入少阴，而成真阴证

者，或有直中阴经而成寒证者。若拘定日数，则桂麻承气[1]不尽为杀人之物哉？是故仲景治伤寒，日数虽多，但见表证而脉浮者，犹宜汗之。日数虽少，但见里证而脉沉者，宜下之。至其处方立论，曰可温，曰可下，曰急温，曰急下，曰少与，与夫先温其里，乃攻其表，先解其表，乃攻其里，皆活法也。日数多少可勿拘也。

【校注】

［1］桂麻承气：此指桂枝汤、麻黄汤、承气汤等汤方。

【评析】

伤寒六经病传变虽有规律可循，即由表入里，三阳病不愈，则传入三阴病，但临床上变化多端，因人、因病而异。仲景《伤寒论》中就有许多关于变证，即不按照六经病传变规律而发生性质变化的病证的论述，治疗亦随证变化而无定论。何元长作为临床大家，深谙仲景之法，认识透彻。

治伤寒要识先后　第三

【原文】

发表以温，攻里以寒，温里以热，此成法也，而用法之妙，全在先后一着。盖伤寒为病，传变不一，先后失序，将温凉寒热逆其用，攻发温补违其制矣，妄治之祸，可胜道哉。是故汗不嫌早，下不嫌迟，此言乎先后之序耳，而且有先发表、后攻里者，而且有先攻里、后温表者，而且有急温者、急下者，临证观变，先后恰中其窍，乃为善治伤寒者也。

【评析】

何元长以治疗大法来代表外感病发生发展的主要病变过程，即首先是太阳表证阶段，风寒侵袭人体肌表，卫阳被遏郁，当用辛温发汗治法；如病邪不尽，化热入里，正邪抗争，则转为阳明实热证，宜用寒凉清里攻邪；如病未愈，而人体阳气受损，无力抗邪，病邪寒化，则传入少阴，治当温热助阳散寒。此病变的三个阶段，以表里分，无非是表证、里证两端，然里证有虚实之分。临床又有表里同病者，一般而言，治当先表后里，但如里证急而重，可先治里，如急用苦寒药攻下，或急用温热药回阳救逆。

阴阳　第四

【原文】

治伤寒须辨阴阳，如病在太阳，则热在皮肤之分，便有发热、恶寒、头疼、体痛等症，其脉必浮而紧。病在阳明，则热在肌肤之分，或壮热，或蒸蒸发热，或熇熇[1]发热，或潮热自汗等症，其脉必浮而洪。病在少阳，则半表半里热，或往来寒热。便有耳聋、口苦、胁痛等症，其脉必弦而数。病在太阴，手足温而微冷，脉息渐沉，或呕吐不渴，或自利腹满。病在少阴，虽则发热，手足自冷，脉必沉细。病在厥阴，则手足厥冷，脉微而缓，甚则唇青舌卷囊缩。大抵阳证面唇红活光彩，口舌干燥，能饮水浆，其人身轻，易以转动，常欲开目见人，喜言语而声响亮，口鼻之气往来自温，手足温暖，爪甲红活，小便或赤或黄，大便或秘或硬。若阴证面色青黑，或有虚阳泛上，面虽赤色而不红活光彩，唇口或青或紫或白，苔铺满而滑，不见红色，或时燥渴，不能饮水，其人身重，难以转侧，或向壁卧，或蜷卧欲寐，或闭目不欲见人，懒言语而声不响亮，或气少而难以布息，口鼻之气往来自冷，手足厥冷，爪甲青紫，小便清白或淡黄，大便不实或泻利，或热在肌表，以手按之，殊无大热，阴盛者，则冷透手也。

凡阴证不分身热与不热，面赤与不赤，亦不拘脉之浮沉大小，但脉来指下无力，重按全无，便是阴证。虽有身热，不可与凉药，服之则渴甚而急死，当服五积散（苍术、陈皮、枳壳、桔梗、白芷、茯苓、干姜、麻黄、半夏、厚朴、甘草、官桂、当归、川芎、芍药、人参）温解表里之寒，随手而愈。若虚寒内盛，必须姜、附以温之，切忌发泄。按：服姜、附有二法，身表寒甚，内

火少也，热服，以接心火。身表热甚，内水少也，冷服，以煦肾水。

【校注】

［1］熇熇（hè 贺）：火势炽盛貌。

【评析】

大凡阳证与阴证的辨证要点是有无发热，如《伤寒论》所说：发热恶寒者发于阳也，无热恶寒者发于阴也。何元长补充了诸多症状以作鉴别，如阳证面唇红活光彩，口鼻之气往来自温；阴证面虽赤色而不红活光彩，唇口或青或紫或白，口鼻之气往来自冷。尤其是脉象，他认为不拘脉之浮沉大小，但脉来指下无力，重按全无，便是阴证。虚寒证轻者，可服五积散，此方在《伤寒海底眼》中亦有记载，重者用干姜附子汤。

阳证似阴　第五

【原文】

阳证似阴者，乃火极似水也。盖伤寒热甚，失于汗、下，阳气亢极，郁伏于内，反见胜己之化于外，故其身凉，手足逆冷而乍温，状若阴证，大抵唇焦舌燥，能饮水浆，小便赤涩，大便秘硬，设有稀粪水利出，此内有燥屎结聚，乃旁流汤药之物，非冷利也。再审有屁极臭者是也，其脉虽沉，切之必滑数有力，或时躁热不欲衣被，或扬手掷足，或谵语有力，此阳证也。轻则四逆散合小柴，渴用白虎合解毒；潮热便实，用大柴胡；燥实、坚硬、痞满全具，用大承气。经曰：身寒厥冷，其脉滑数，按之鼓击于指下者，非寒，此则阳盛拒阴也。(四逆散：柴胡、枳实、甘草、芍药)

【评析】

阳证似阴是指真热假寒证，因邪热盛，郁伏于里，气机阻滞，故见手足逆冷等寒象，但其脉不虚而有力，且伴有一些里实热证，临证当可辨别。治疗方面，何元长认为轻证可用四逆散合小柴胡汤，重证可用白虎汤、大承气汤等。

阴证似阳　第六

【原文】

阴证似阳者，乃水极似火也。盖伤寒传变，或误服凉药，攻热太速，其人素本肾虚受寒，遂变阴证，冷极于内，逼其浮阳之火于外，其人面赤烦躁，欲坐井中，身有微热，渴欲饮水，又不能饮，大便闭结不通，或自利，小水淡黄，或呕逆，或气促，或郑声，或咽痛，其脉沉细迟微。通脉四逆汤（附子、干姜、甘草、葱白）倍加参、附，以接真阳之气。经曰：身热脉数，按不鼓击于指下者，此乃阴盛格阳，非热也。又曰：面赤目赤，烦渴引饮，脉来七八至，而按之则散者，此无根之脉也。人参四逆汤（四逆汤加参）。凡阴证面赤戴阳者，乃虚阳泛上，下虚故也；身微热者，里寒故也；烦躁者，阴盛故也，此当取脉不取症也。戴阳证，节庵[1]用益元汤（熟附、干姜、人参、甘草、黄连、知母、麦冬、五味、葱、艾、姜、枣）。

【校注】

[1] 节庵：指陶节庵，名陶华，字尚文，号节庵。明代医家，浙江余杭人，生活于15世纪。撰《伤寒六书》流行较广，颇有影响。

【评析】

阴证似阳是指真寒假热证，因阳衰阴盛，格阳于外，虚阳浮越，故见面赤、身微热、咽痛等热象，然其脉象虚而无力，同时伴有神萎、郑声等阳虚证。治当回阳救逆，可用通脉四逆汤、人参四逆汤等。益元汤亦可用，此方于《伤寒海底眼》中称为温经益元汤。

三阴无传经　第七

● 【原文】

伤寒邪热自三阳传至三阴，入里为尽，无所复传，故言无传经也。如再传者，足传手经也。三阴直中真寒，一身受邪，无分经络，亦不再传也。

● 【评析】

病至三阴，尤其是少阴病、厥阴病，是疾病的终末期，证情危重，如阳气不复，则为死证，如阳气来复，则病可阴证回阳，证情向好。

阳毒　阴毒　第八

● 【原文】

伤寒有一二日便成阳毒、阴毒者，或服药后便成阳毒、阴毒者。阳毒之症，舌卷焦黑，鼻中如烟煤，身面锦斑，咽喉痛，吐脓血，或下痢赤黄，甚者狂言直走，踰垣上屋，其脉洪大而数，五日可治，六七日不可治。阳毒升麻汤（升麻、射干、犀角、人参、黄芩、甘草）。咽痛，玄参升麻汤（玄参、升麻、甘草）。若热甚者，时狂时昏，口噤咬牙，药不可下者，用水渍法（青布尺许，三五块浸入硝水中，微搅半干，搭在病人胸膛，频易，冷者搭之）。候牙宽、狂乱稍定，投药如黑奴丸（黄芩、釜底煤、芒硝、灶突墨、麻黄、梁上尘、大黄、小麦奴）蜜丸，水化服。阴毒之症，身重背强，腹中绞痛，咽喉不利，毒气攻心，心下胀满硬如石，短气不息，呕逆，唇青面黑，四肢如冰，身如被杖，其脉沉细而疾，或伏绝，五日可治，六七日不可治。阴毒甘草汤（甘草、蜀椒、升麻、当归、桂枝、雄黄、鳖甲），真武汤（茯苓、芍药、生姜、附子、白术），附子汤（附子、茯苓、芍药、人参、白术），水煎服，温覆取汗，灸关元、气海二三百壮，或葱熨脐（以索缠葱白如臂大，切，去根及青，留白二三寸，先以火烤一面热，以热处着病人脐下，上以熨斗置火熨之，令葱饼热气透入肌内，更做三四饼，坏则频易之)。手足温暖，脉息渐应为效。阴独盛而阳暴绝，则为阴毒。阳独盛而阴暴绝，则为阳毒。阴阳离决，非大汗不能复其正气也。阳毒其脉数而洪且弦，阴毒其脉疾而细且沉。阳病则身热而无汗，阴病则身冷而有汗。《金匮》论阳毒为病，面赤斑斑如锦纹，咽喉痛，吐脓血，五日可治，七日不可治。阴毒为病，面目青，身疼状如被杖，咽喉痛，死生与阳毒同。

【评析】

阳毒、阴毒均是指感受疫毒所致的一种疾患。出自《金匮要略·百合狐惑阴阳毒病脉证治》:“阳毒之为病，面赤斑斑如锦文，咽喉痛，唾脓血。”“阴毒之为病，面目青，身痛如被杖，咽喉痛。”类似后世所称的温疫、温毒发瘢。以其面赤故称“阳毒”；其面目青，身痛，而称“阴毒”。仲景治疗阳毒用升麻鳖甲汤（升麻、当归、蜀椒、鳖甲、甘草、雄黄），治阴毒用升麻鳖甲汤去雄黄、蜀椒。然何氏治阳毒用阳毒升麻汤、玄参升麻汤、黑奴丸等，治阴毒用阴毒甘草汤、附子汤等，这些方法在《伤寒海底眼》《伤寒纂要》中均有载，何元长有沿袭，并有拓展，如灸关元、气海二三百壮，葱熨脐等法。

标本　第九

【原文】

六气为本，三阴三阳经为标。病气为本，脏腑经络受病为标。先受病为本，次受病为标。又脉之标本，假如浮沉为本，虚实为标，此脉之标本也。凡治病急则治其标，缓则治其本。

【评析】

《素问·阴阳应象大论》说:“治病必求于本。”治病求本，就是寻找出疾病的根本原因，并针对根本原因治疗。“标”和“本”是一个相对的概念，有多种含义，用以说明病变过程中各种矛盾的主次关系。何元长将六气、病气看作“本”，将六经、脏腑经络受病看作“标”，说明他认为外感病的发生、发展与气候、六淫关系密切，因此治疗中祛除邪气是解决问题的根本。

表里　第十

【原文】

太阳，阳证之表；阳明，阳证之里；少阳，二阳三阴之间；太阴、少阴、厥阴又居于里，总谓之阴证。凡在表者汗之，半表半里者和解之，直中阴经者温之。若无表里证者，无可汗亦无可攻，用小柴胡和解治之。

【评析】

表里是辨别疾病病位内外和病势深浅的两个纲领，它是一个相对的概念，如三阳经为表，三阴经为里；太阳病病在表，阳明病病在里。三阳病阳气较盛，病势较浅，治宜祛邪；三阴病阳气虚衰，病势较深，治宜温补。太阳表证，治当发汗；阳明里证，治当清、下；如表证已去，里热未尽，但邪热不甚，同时正气尚能抗邪，但略有不足，处于正邪分争状况，此属少阳病，治疗上既不能发汗，又不能峻剂攻邪，更不需大剂温补，宜用小柴胡汤和解表里，以扶助正气而达邪外出。

表热里寒　表寒里热　第十一

【原文】

虚弱素寒之人，感邪发热，热邪浮浅，不胜沉寒，故外怯而欲得近衣，此所谓热在皮肤，寒在骨髓，药用辛温。至于壮盛之人，素禀本热，或酒客，感

邪之初，寒未变热，阴邪闭其伏热，阴凝于外，热蓄于内，故烦而不欲近衣，此所谓寒在皮肤，热在骨髓，药用温凉必矣，一发之余，表解里和，此仲圣不言之妙也。论[1]曰：病人身大热，反欲近衣者，热在皮肤，寒在骨髓也。病人身大寒，反不欲近衣者，寒在皮肤，热在骨髓也[2]。

伤寒身疼，伤风身重，此一定之证验也，太阳身疼，但拘急耳。中湿身痛，不可转侧，三阳合病，身亦不可转侧，阴毒身痛，体势沉重，宛如被刑，须细别之。又寒在三阴，则脉沉、身痛；风在三阳，则肢节烦疼。四逆、柴胡之剂，宜审而用之。又汗后身体痛者，按脉浮盛，则表邪未尽；若脉沉迟，则营血不足。故表邪盛则身疼，血虚则亦身疼。又中暍亦有身疼之症，霍乱吐利亦有身体疼痛之症，若风湿相搏，则一身尽痛矣。

【校注】

[1] 论：指《伤寒论》。

[2] 病人身大热……热在骨髓也：语出《伤寒论·辨太阳病脉证并治（上）》。

【评析】

阳虚体寒之人感受风寒外邪后会出现虽体肤发热，但欲得近衣，此乃热在皮肤，寒在骨髓；而阳盛体热之人，受风寒后会症见虽体肤冷，但不欲近衣，此乃寒在皮肤，热在骨髓。此处皮肤代表浅层、表象，骨髓代表深层、本质，临床辨证当分清病性寒热的真假，治病当治本。何元长对《伤寒论》认识颇深，临床辨治准确，尤其是对皮肤代表的表象之阐述，有独到之处，即表象不一定是假象，如病例中患者发热，皮肤热是真热，而不是虚阳外越的假热，故可用辛温发汗；患者感邪之初皮肤冷，是寒邪遏郁所致，是真冷，而非热郁气滞所致的假寒，故可以辛温发汗、寒凉清热而表解里和。

对于身疼痛、身重，甚者活动不利等症，其病因病机多有不同，临证当仔细辨别，以随证治之。

伤寒脉候　第十二

【原文】

凡伤寒由浅入深，先中于皮肤肌肉，次入于筋骨肠胃，专以脉之浮沉迟数辨其阴阳，审其寒热及表里虚实而断焉。夫浮脉在表，表属阳；沉脉在里，里属阴；中为半表半里，则阴阳各半。迟脉在脏，属寒；数脉在腑，属热；若数大无力，为阳中伏阴，理当温补。浮数有力为纯阳，当助阴抑阳；浮紧有力为寒邪在表，当发散。沉实有力为阴中伏阳，当攻下；沉细无力为纯阴，当退阴助阳；沉数有力为热邪传里，当清解热邪。浮而迟涩软散为虚；浮而紧数洪滑为实。沉而细弱迟伏为虚；沉而滑数实大为实。左手脉来紧盛，右手平和，为外感伤寒；右手脉来紧盛，左手平和，为内伤饮食。左右手脉俱紧盛，即是夹食伤寒；左手脉来紧盛，右手空大无力，即是劳力伤寒。左手脉来紧盛，右手洪滑或寸脉沉伏，一般身热恶寒，隐隐头痛，喘咳，烦闷，胸胁体痛，为夹食伤寒。左手脉来紧盛，右手脉沉，一般身热恶寒，头疼体痛，胁满胀痛，气郁不舒，为夹气伤寒。左手脉来紧涩，右手沉数，一般身热恶寒，头痛烦渴，两胁小腹内痛，为血郁伤寒。左右手脉来沉细，或沉伏，面色青，手足冷，小腹绞痛，甚则吐利，舌卷囊缩，为夹阴中寒。左右手脉来沉细，身热面赤足冷，为夹阴伤寒。若加烦渴欲饮，为阴极发躁，左右手脉来数大无力，身热足冷，烦躁，为虚阳伏阴。

凡脉大浮数动滑为阳，沉涩弱弦微为阴，阴病见阳脉者生，阳病见阴脉者死，若退热见阴脉者瘥也。初按来疾去迟，名曰内虚外实；去疾来迟，名曰内实外虚。寸口脉弱无力，切忌发吐；尺中脉弱无力，切忌汗下。大则病进，小则病退，指阳证言；沉伏病进，迟缓病退，指阴证言。凡伤寒脉先在尺寸断之，若过经元气虚者，在关部以取胃气。伤寒入里，见标脉则生，假如胃病下之，脉浮而汗出是也；杂病出表，见标脉则死。假如脾病补之，脉弦而面青是也。杂病以弦为阳；伤寒以弦为阴。杂病以缓为弱；伤寒以缓为和。盖缓为胃气，有胃气者生，无胃气者死。脉来乍大、乍小、乍疾、乍疏者死。汗下后脉当安静，反身热躁乱者死。温后脉当渐出，反歇止者死，反暴出者亦凶。有得病之初，或发狂，或谵语，六部无脉，大指之下，寸口之上有动脉者，名鬼脉。有病人六部无脉，而掌后脉动者，名反关脉。

【评析】

伤寒六经病证以阴阳为纲，有表里、寒热、虚实之分。脉之浮沉迟数，有力、无力等种种症象，均代表了阴阳、寒热及表里、虚实。脉象是辨证的依据之一，有是证，即有是脉。何元长对凭脉辨证深有感悟，诸如大则病进，小则病退，指阳证言；沉伏病进，迟缓病退，指阴证言。杂病以弦为阳，伤寒以弦为阴；杂病以缓为弱，伤寒以缓为和等，均是经验之谈，颇有参考价值。

伤风见寒脉　伤寒见风脉　第十三

【原文】

热盛而烦，手足自温，脉当浮缓，而反浮紧，此伤风见寒脉也。伤风见寒脉为传，羌活冲和汤（羌活、防风、黄芩、苍术、川芎、白芷、甘草、细辛、生地。羌活治太阳肢节痛，君主之药也，乃拨乱反正之主，故大无不通，小无不入，关节非此不治也。防风治一身尽痛，乃军中卑下之职，随所使引之而至者也。苍术别有雄壮上行之气，能尽除湿气，下安太阴，使邪气不传于足太阴脾经。细辛治少阴肾经头痛，白芷治阳明头痛在巅，生地治少阴心热在内，黄芩治太阴脾热有神，甘草能缓里急、调和诸药。上九味，姜、枣煎，急汗热服，缓汗温服）。

六经皆有伤风伤寒，其脉各异。太阳脉浮、有汗为伤风，脉紧、无汗为伤寒。阳明善饥为伤风，不食为伤寒。少阳两耳聋、目赤、胸满而烦为伤风，口苦、咽干、目眩为伤寒。若三阴伤风，无变异形症，但四肢烦疼，症同三阳也。（准绳）不烦少热，手足微厥，脉当浮紧而反浮缓，此伤寒见风脉也。伤寒见风脉为虚，冲和汤加人参；若风寒俱盛，又加烦躁，大青龙汤（麻黄、石膏、杏仁、甘草）四味发散营中之寒（桂枝、姜枣），除卫中之风。

【评析】

太阳伤寒证，脉浮紧；太阳中风证，脉浮缓。这是指典型证候，临床亦有太阳伤寒证见脉浮缓，或太阳中风证见脉浮紧。何元长认为中风证见伤寒脉为传，宜用羌活冲和汤治疗，功效为解表祛湿，兼清里热，以防病邪传入他经，此方出自南宋医家王好古《此事难知》卷上引张洁古方，何渊《伤寒海底眼》亦喜用此方。如伤寒证见中风脉为虚，宜用冲和汤加人参，若风寒俱盛，又加烦躁，则用大青龙汤。

太阳脉似少阴　少阴脉似太阳　第十四

【原文】

均是脉沉发热，以其有头疼，故为太阳病，无头疼故为少阴证。阳证当脉浮，今反沉者，以里虚久寒，正气衰微所致，故宜救里，使正气内强，逼邪外出，则干姜、生附亦能出汗而解。假使里不虚寒，则见脉浮，而属太阳麻黄症也。阴证当无热，今反热者，寒邪在表，未传于里，但皮毛腠理郁闭，为热在里，无热，故用麻黄、细辛以发表间之热，兼之熟附以温少阴之经，假使寒邪入里，则外必无热，当见吐利、厥逆等症，而属少阴四逆症也。由此观之，表邪肤浅，发热之反为轻，正气衰微，脉沉之反为重，此四逆之剂不为不重于麻黄附子细辛汤也。又可见熟附配麻黄，发中有补；生附配干姜，补中有发。仲景之旨微矣。

论[1]曰：病发热头疼，脉反沉，若不瘥，身体疼痛者，当救其里，宜四逆汤[2]。少阴病，始得之，反发热，脉沉者，麻黄附子细辛汤主之[3]。

【校注】

[1] 论：指《伤寒论》。

[2] 病发热头疼……宜四逆汤：语出《伤寒论·辨太阳病脉证并治（上）》。

[3] 少阴病……麻黄附子细辛汤主之：语出《伤寒论·辨少阴病脉证并治》。

● 【评析】

症见发热、恶寒之太阳表证，但脉沉而不浮，此乃太阳、少阴同病，即表证兼里虚寒证。治疗一般有两法：一是先治里虚寒，正气内强，邪气自去；二是表里同治，用麻黄细辛附子汤温阳解表，即如何元长所说发中有补，补中有发。两种治法如何取舍？主要看里虚寒的轻重，重者当急救回阳治其里，轻者可补中有发兼治之。

脉浮可下　脉沉可汗　第十五

● 【原文】

脉浮当汗，脉沉当下，固其宜也，然其脉虽浮，亦有可下者，谓邪热入腑，大便难也，若大便不难，岂敢下乎？其脉虽沉，亦有可汗者，谓少阴病身有热也，若身不发热，岂敢汗乎？此取症不取脉也。

● 【评析】

表里同病的治疗原则，一般取先表后里，特殊情况下可先里后表，如里证重而急时。此处所举二例，一是里实热证十分严重，如腹满痛，大便闭，故先取攻下去实；二是里虚寒证较轻，表证发热，恶寒明显，当可先发汗解表。

凭症不凭脉　凭脉不凭症　第十六

● 【原文】

凡脉浮为在表，若脉浮大而心下硬，有热属脏者，攻之，此又非脉浮可汗

之法也。脉沉为在里，若脉沉而面赤身热者，又宜麻黄附子细辛汤微汗之，此又非脉沉在里之法也。脉促为阳盛，若脉促而厥冷，则为虚脱，又宜温之，此又非阳盛之脉也。脉迟为寒，若脉迟不恶寒，身体濈濈然汗出，又宜下之，此又非诸迟为寒之法也。仲景所谓凭症不凭脉者此也。凡发热恶寒为宜汗，若脉微弱或尺中迟者，俱不可汗，此又非在表宜汗之法也。凡结胸俱应下，若脉浮大者不可下，此又非发热七八日，虽脉数者可下之症也。凡阳入腹中，转矢气者，可与大承气。若谵语潮热，脉滑疾者可与小承气。不大便，脉反微涩者，不可与大承气，此又非阳入腹中转矢气者乃可攻之之法也。仲景所谓凭脉不凭症者，此也。

【评析】

舍脉从症，或舍症从脉，是辨证论治过程中的常见问题，此取决于医者对患者疾病的正确认识和判断，从而采取有效的治疗方法，其中蕴含了医者的学术思想和临床经验。从何元长的这些论述可见其高深的理论水平和丰富的临床经验。如认为浮脉不全主表，可主热、主虚，促脉可主阳虚，迟脉亦可见于邪结于内者，阳明腑实见脉滑疾或微涩者，提示里虚，不可峻下等等。

伏脉　第十七

【原文】

头疼发热恶寒，或一手无脉，或两手全无者，此因寒邪不得发越，便为伏阴，故脉伏必有邪汗也，当攻之，冬用麻黄汤（麻黄、桂枝、甘草、杏仁），三时羌活冲和汤（羌活、防风、白芷、甘草、黄芩、苍术、川芎、细辛、生地、姜、枣）。又有伤寒六七日以来，别无刑克症候，或昏沉冒昧不知人事，六脉俱静，或至无脉，此正欲汗也，勿攻之，当用五味子汤（人参、麦冬、五味子、杏仁、陈皮、姜、枣），以生脉补元，元气来复，一汗而凉也，二者俱重阴欲雨之意。伤寒腹痛，脉必伏，或吐泻脱元而无脉者，随病而施，将姜汁磨木香，调麝香半分，入独参汤服下，脉至者生，不来者死。按脉一手无脉，诚伏脉也，两手全无者须重按，全无方是伏脉，若有而似无者，则又为阳证见阴脉矣，慎之。

● 【评析】

伏脉是指重手推筋按骨始得，甚者伏而不得。或因邪气内伏，脉气不得宣通所致，或因阳气虚极，无以推动脉气所致。前者可祛邪宣通，后者宜补气生脉。

脉知可解不可解　第十八

● 【原文】

可解之脉浮而虚，不可解之脉浮而实，浮而虚者只在表，浮而实者知入里也，汗多不可解者，转入阳明也。伤寒三日，脉浮数而微，病人身凉和者，此为欲解也，解以夜半。寸关尺三处大小、浮沉、迟数同等，虽有寒热不解，此脉阴阳为和平，虽剧当愈（脉浮而不解者，先急而后缓，脉沉而不解者，先缓而后急）。凡冬间正伤寒，看脉用药，无有不应，若温疫时证，不须论脉，但无怪脉则不妨。又不可发汗，汗之热仍不退，且重其虚，只须小柴胡，见热甚，合解毒，扶之使正，或一七日，或二三七日，自然汗出身凉而愈也。

● 【评析】

表证发汗后，病邪是否随汗而解，何元长的经验是可从脉象得知。如汗后脉浮而虚，或脉浮数而微，乃邪去正虚之象；如脉浮而实者，是为邪气入里，转入阳明。对于温疫时病，只要没有怪脉，则病情可控。

看症大略　第十九

【原文】

凡伤寒先看两目，或赤或黄；次看口舌，有无状苔；次以手按其胸心、两胁及小腹，有无痛处；再问其口渴与不渴，大小便通与不通，服过何药，或久或新。察其病之端的，脉症相对，亦可以断其吉凶。

【评析】

何元长诊病全面仔细，四诊合参，望闻问切井然有序，尤其是切诊，不仅按脉，还按胸腹、两胁，以知有无病况。如此才能辨证论治，推断预后。

风寒辨　第二十

【原文】

一般头疼身热，头项强，腰背强，恶心拘急，身体痛，骨节疼，但恶寒无汗，脉浮紧有力，为伤寒，治宜发表散邪，冬月麻黄汤（麻黄、桂枝、杏仁、甘草），三时芎苏散（川芎、陈皮、苏叶、柴胡、干葛、桔梗、姜半夏、茯苓、枳壳、甘草、枣）、冲和汤（羌活、防风、黄芩、苍术、川芎、甘草、白芷、细辛、地黄、姜、枣）。恶风有汗，脉浮缓无力，为伤风，治宜实表散邪，冬月桂枝汤（桂枝、芍药、甘草、姜、枣），三时参苏饮（人参、苏叶、桔梗、前胡、半夏、葛根、茯苓、枳壳、陈皮、白术、木香、甘草、姜、枣）、加减冲和汤（冲和汤去苍术，加白术），腹痛小建中汤（即桂枝汤重用芍药，加饴糖），痛甚桂枝大黄汤（桂枝汤加大黄）。此太阳初病伤寒伤风，如此分治，若传进诸经，当同治也。

伤风者，先咳嗽，鼻塞声重者是也，《内经》风论分属五脏，毕竟属肺者多，治用辛温或辛凉之剂以散之，大要风寒用辛温，风热用辛凉，伤风咳嗽，鼻塞声重，不头疼体痛者，只用参苏饮加减治之。

【评析】

《伤寒论》中太阳伤寒证治用麻黄汤，太阳中风证治用桂枝汤，对于此法，何氏医家既有沿袭，又有发展，认为此法于冬季尤为适用，而对四时外感则常用羌活冲和汤，其温散兼清，燥湿兼滋，功能平和，故无论有汗无汗，只要是太阳表证，四时皆可选用。芎苏散、参苏饮亦可选用之。

内伤外感辨　第二十一

【原文】

内伤外感俱有寒热，不得概作伤寒，妄施汗吐下温之法也。夫外感有余者，寒热齐作而无间；外感恶寒，虽近烈火不除；外感恶风，乃禁一切之风。外感显在鼻，鼻息不利，擁盛有力；外感则邪气有余，发言壮厉，且先轻后重；外感则手背热而手心不热。左手脉来紧盛，右手平和，此是外感伤寒也，当作正伤寒治之可也。内伤不足者，则寒热间作而不齐；内伤恶寒，得温暖即解；内伤恶风，惟恶些少诸风。内伤显在口，故口不知味，而腹中不和；内伤则元气不足，微言懒语，且先重后轻；内伤则手心热而手背不热。右手脉来空大无力，左手脉来或微或滞，此内伤不足也，当用补中益气法治之必矣。若内伤外感兼病，内症多则是内伤重，外感轻，当以补养为先，解表为次。外症多则是外感重，内伤轻，当以发表为先，补养为次。

【评析】

外感、内伤都可见发热，恶寒，辨别主要有二：一是外感病发热，恶寒同见，且恶寒得温不减，内伤病发热，恶寒不一定同存，且恶寒得温则减。二是外感病常伴有鼻塞流涕，内伤病则常伴有纳呆、乏力。至于脉象的差异，何元长叙述了他的经验，可作参考。内伤兼外感，当分主次治疗，亦可参考“太阳脉似少阴，少阴证似太阳”和“脉浮可下，脉沉可汗”两节。

劳力伤寒　第二十二

【原文】

劳力者内伤血气，又兼外感寒邪，头痛身热，恶寒微渴，濈然汗出，身体痛，脚腿酸疼，沉倦无力，脉左手紧盛，右手空大无力，治以补兼散发，调营养气汤（人参、黄芪、当归、白术、地黄、陈皮、川芎、柴胡、羌活、防风、细辛、甘草、姜、枣、葱白）。有下症者，宜缓下之，大柴胡汤（柴胡、黄芩、芍药、半夏、枳实、大黄、姜、枣）。

【评析】

气血亏虚者兼外感，治以补虚解表，调营养气汤是在补中益气汤去升麻的基础上加羌活、防风、细辛、川芎、地黄而成。在《伤寒海底眼》中有调荣养卫汤，与此方基本相同，只是有升麻而无地黄，亦治劳力伤寒。里虚者即使要攻下也不可峻下，而宜缓下，可用大柴胡汤。

夹食伤寒　第二十三

【原文】

内伤食结，又兼外感寒邪，头疼身热，恶寒拘急，恶心痞满，或呕或吐，或腹痛或泻，脉左右手俱紧盛有力，治以解表为先，消食为次。未发热，藿香正气散（二陈[1]、藿香、紫苏、厚朴、桔梗、枳壳、大腹皮、姜、枣，加白术）；已发热，芎苏散；消食，大柴胡汤。

【校注】

［1］二陈：指二陈汤，出自《太平惠民和剂局方》。方由半夏、陈皮、茯苓、甘草组成。有燥湿化痰、理气和中的功效。

● 【评析】

内伤食结兼外感，一般宜先解表，尤其是发热、恶寒明显者，可用芎苏散，有解表理气和中的作用。六世何渊认为夹食伤寒需表里同治，或先解表，后治里。

夹痰伤寒　第二十四

● 【原文】

内伤痰郁，又兼外感寒邪，身热恶寒，隐隐头痛，喘咳烦闷，胸胁体痛，脉左手紧盛，右关洪滑，或寸脉沉伏，治以痰药兼发散寒邪，金沸草散（前胡、半夏、旋覆梗[1]、甘草、芍药、荆芥、麻黄、生姜），大半夏汤（半夏、茯苓、姜）。后以消痰兼降火，柴胡半夏汤[2]（柴胡、半夏、人参、白术、甘草、麦冬、黄芩、姜、枣）。有憎寒壮热，头痛昏沉，迷闷，上气喘急，口吐涎沫，此内伤七情，以致痰迷心窍，神不守舍，神出舍空，空则痰生，名挟痰，如见祟，与痰症同治法，加味导痰汤（二陈[3]、人参、白术、茯苓、黄连、南星、枳实、蒌仁、桔梗、姜、枣），临服入姜汁、竹沥。

● 【校注】

[1] 旋覆梗：又叫金沸草。即旋覆花的全草。功同旋覆花。

[2] 柴胡半夏汤：出自《类证活人书》卷十七。有化痰降逆、疏风清热的功效。

[3] 二陈：指二陈汤。

● 【评析】

夹痰伤寒，痰郁虽为内伤，但与表证关连较大，如不治痰，则表证咳嗽，痰喘不得愈，故治当兼顾。如金沸草散、柴胡半夏汤可选用之。六世何渊认为夹于痰，用加味二陈汤，或导痰汤，或瓜蒂散吐之，此治痰选方对何元长颇有影响。

夹气伤寒　第二十五

● 【原文】

内伤气郁，又兼外感寒邪，头痛身热，恶寒身疼，胁痛胀满，气郁不舒，左手脉紧盛，右手脉沉，治以气药，兼发散寒邪。

● 【评析】

内伤气郁兼外感，治以理气解表，可用柴胡桂枝汤。六世何渊认为胸膈痞塞，胁痛身疼，上气喘急，郁闷不舒者，夹于气也，枳壳宽中汤、木香顺气汤选用之，何元长之意与之同。

夹血伤寒　第二十六

● 【原文】

内伤血郁，又兼外感寒邪，头疼身热，恶寒烦渴，胸胁小腹痛，左手脉紧涩，右手脉沉数。治以解表为先，桂枝汤。下瘀血为次，轻则犀角地黄汤（犀角、地黄、芍药、丹皮），重则桃仁承气汤（桃仁、甘草、桂枝、芒硝、大黄）。有不头痛，不恶寒，止身热而渴，小水利，大便黑，口出无伦语，此内传心脾二经，使人昏迷沉重，名夹血，如见祟，当归活血汤（当归、芍药、地黄、人参、柴胡、甘草、红花、炮姜、桂心、枳壳、桃仁、生姜）。

● 【评析】

内伤血郁兼外感，或外邪入血分，瘀热互结而成夹血伤寒。治疗当辨主次，里证轻者，宜先解表，里证重者当先治里，桃仁承气汤是为常用，犀角地黄汤、当归活血汤亦可选用，后者在《伤寒海底眼》亦有记载。

内伤似外感始为热中[1]病　第二十七

【原文】

气高而喘，身热而烦，气短上逆，鼻息不调，偷惰嗜卧，四肢困倦不收，无气以言，动或大热，闷乱心烦，或渴，若病久则必不渴（病久则邪气在血脉中，有湿故不渴，如病渴是心火炎上，克肺金也），或表虚而恶风寒，慎不可投以凉药，推补中益气补其元气，而泻其火邪。东垣曰：火与元气不两立，脾胃气虚则流于肾，阴火得以乘其土位，故脾症始得，气高而喘，身热而烦，其脉洪大而头痛，或渴不止，其皮肤不任风寒而生寒热，则阴火上冲，则气喘而烦热，为头痛，为口渴而脉洪。脾胃之气下流使谷气不得上浮，是春升之令不行，无阳以护其营卫，则不任风寒，乃生寒热，此皆脾胃不足所致，与外感风寒似同而实异。

内伤不足之中，又当分饮食伤为有余，劳倦伤为不足。凡饮食不节，劳役过甚，则心脉之变见于气口，是心火刑肺，其肝木挟心火之势，亦来迫肺。经云：侮所不胜，寡于畏者是也，故气口急大而数，时一代而涩也，涩者肺之本，代者元气不相接，脾胃不足之脉。洪大而数者，心脉刑肺也，急者肝木挟心火而反克肺金也。若不甚劳役，惟右关脾脉大而数，谓独大于五脉，数中显缓，时一代也，宿食不消，则右关脉沉而滑。

补中益气汤（黄芪、白术、陈皮、升麻、柴胡、人参、甘草、归身），夫脾胃虚者，因饮食劳倦，心火亢甚而乘其土位。其次，肺气受邪，须用黄芪最多，甘草、人参次之，脾胃一虚，肺气先绝，故用参、芪以益皮毛而闭腠理，不令自汗损其元气。上喘气促，须人参以补之，心火乘脾，须炙甘草之甘以泻火热，而补脾胃中之元气，若脾胃急痛，腹中急缩者，宜多用之。白术苦甘温，除胃中热，利腰脐间血。胃中清气在下，必加升、柴以引之，引芪、草甘温之气味上升，能补胃气之散解而实其表，又缓带脉之束急，二味若平味之薄者，阴中之阳，引清气上升也。气乱于胸中，为清浊相干，用去白陈皮以理之，又能助阳气上升，以散滞气，助诸甘辛为用。口干嗌干，加葛根。脾胃气虚，不能升浮，为阴火伤其升发之气，营血大亏，营气不荣，阴火炽甚，是血中伏火，日渐煎熬，血气日减，心包与心主血，血减则心无所养，致使心乱而烦，病名曰悗。悗者心惑而烦闷不安也，故加辛甘微温之剂，以生阳气，阳升则阴长。或曰：甘温何能生血？曰：仲景之法，血虚以人参补之，阳旺则能生阴血，更以当归和之，少加黄柏以救肾水，能泻阴中之伏火，如烦犹不止，少加生地以补肾水，水旺则心火自降，如气浮心乱，以朱砂安神丸镇固之则愈。

【校注】

［1］热中：病证名。指由于饮食劳倦等损伤脾胃而致气虚火旺的病证，症见身热而烦、气喘、头痛、恶寒或口渴，脉洪大无力。治宜补中益气。参见《脾胃论》。

【评析】

内伤气虚火旺的热中证可见身热、恶寒，此与外感发热、恶寒有相似之处，临证需辨别。前者伴有乏力、短气等气虚证，起病缓而长，治取甘温除热，用补中益气汤；后者发病较急，伴有鼻塞、咳喘等表证，治当发汗解表，用麻黄汤或羌活冲和汤。

内伤似外感末传寒中[1]病　第二十八

【原文】

胃脘当心而痛，上及两胁，膈咽不通，饮食不下，或作涎及清涕，唾多溺多，或足下痛不能践地，骨乏无力，喜睡，两睾丸冷，腹隐隐而痛，妄闻妄见，腰脊背胛皆痛，其脉盛大而涩，名曰寒中病。东垣曰：脾胃不足，肾水反来侮土，所胜者妄行也，作涎及清涕，唾多溺多而恶寒者是也。土火复之，及三脉为邪，则足不任身，足下痛不能践地，骨乏无力，喜睡，两睾丸冷，腹隐隐而痛，妄见妄闻，腰脊背胛皆痛，用干姜、附子、苍术、白术、乌头、茯苓、猪苓、泽泻等治之。

●【校注】

[1] 寒中：病证名。指邪在脾胃而见里寒的病证。多因脾胃虚寒，邪从寒化，或由劳倦内伤传变而成。症见脘腹疼痛、纳呆下利等。治以温中散寒。

●【评析】

内伤气虚久甚，则脾胃虚寒，症见无热恶寒、腹痛身痛，此寒中证与伤寒外邪直中三阴相似，当作鉴别。内伤寒中证起病缓而病程长，伴有饮食不下、喜唾流涎，治宜温中散寒；外邪直中阴经病，发病急而病程短，伴有鼻息不畅，甚者有心肾阳虚证，如脉微细、神萎欲寐、四肢厥冷等，治当温中解表，甚或急救回阳。

内伤似外感阳明中热病　第二十九

●【原文】

天气大热时，劳役得病，其病肌体壮热，躁热闷乱，大恶热，渴饮水浆，与阳明伤寒内热白虎汤症相似，口鼻中气短促上喘，此乃脾胃久虚，元气不足之症，身亦疼痛，至日西必作谵语发热，渴闷不止，脉洪大空虚或微弱，若白虎症，其脉洪大有力，与此内伤中热不同。清暑益气汤（人参、黄芪、当归、苍术、白术、青皮、陈皮、升麻、甘草、泽泻、神曲、黄柏、麦冬、五味子、葛根）。

经[1]曰：阳气者，卫外而为固也，炅则气泄[2]。今暑邪干卫，故身热自汗，以黄芪甘温为君；参、草、归、陈补中益气为臣；苍白术、泽泻渗利而除湿；升、葛、甘苦平，善解肌热。又以风胜湿也，湿盛则食不消而作痞满，故用神曲之甘辛、青皮辛温消食顺气；肾恶燥，急食辛以润之，故以黄柏之苦辛寒，借甘、味泻热补水虚者，资其化源，以参、味、麦酸甘微寒，救大暑之伤庚金为佐。

人身元阳，无形真火也，有形则为亢阳，少火生气，壮火食气。《内经》

谓“炅则气泄”何也？曰：炅速易动，其气恒有余，一妄动，少火即壮火矣。

【校注】

［1］经：指《黄帝内经》。

［2］炅（jiǒng）则气泄：出自《素问·举痛论》。炅，同炯，热。意指热则腠理开，气随汗泄。

【评析】

中热即中暑，夏暑发自阳明，故称阳明中热病。暑邪性大热，易伤气夹湿，故临床表现常见里热证伴有气虚、脾胃湿阻等症，六世何渊认为暑为热中寒邪，可能即因其易夹湿伤脾的缘故。中热病易见于素有内伤气虚者，因暑热致腠理开，汗出多，气随汗泄，使虚者更虚而发病，症似外感，实则虚实夹杂，故治宜益气养阴、清暑除湿，清暑益气汤是为主方。

内伤似外感温热病　第三十

【原文】

长夏湿热炽盛，人感之，多四肢困倦，精神短少，懒于动作，胸满气促，肢节烦疼，或气高而喘，身热而烦，心下膨痞，小便黄而数，大便溏而频，或利出黄如糵，或如白痱色，或渴或不渴，不思饮食，自汗体重，或汗少者，血先病而气不病也，其脉中得洪缓，若湿气相搏，必加之以迟，迟病虽互换少差，其时令暑湿则一也，宜以清燥之剂治之，清暑益气汤。

【评析】

此所言温热病发于夏季，当指热病。中暑与热病均为夏季感受暑热之邪而得，其病机与表现相似，治法方药亦雷同。

内伤似伤寒病　第三十一

【原文】

凡似伤寒烦躁不绝声，汗后复热，脉细数，五七日不睡，补中益气加倍人参，用竹叶同煎，甚者加麦冬、五味、知母。似伤寒至五七日，汗后烦躁饮水者，补中益气加附子。似伤寒三战[1]后，劳乏烦躁昏倦，四君子加当归、黄芪、知母、麦冬、五味。有舌黑燥，大便滑泄，食在大肠，烦躁夜不安，宜防风当归饮子（柴胡、黄芪、人参、甘草、芍药、防风、当归、大黄、滑石）。内伤病后，烦躁渴不解者，有余热在肺，参、苓、甘草，少加姜汁，冷服。虚者人参汤（人参、白术、干姜、甘、姜），又能治心痛、胸痹、短气。

【校注】

[1] 三战：指三次战汗。战汗，症状名。在外感热病过程中，突然发生战栗，继而全身出汗，称为战汗，是正气与邪气相争的表现。时有邪盛正虚，不能一战而解，停一二日再战汗而愈者。

【评析】

此所述伤寒病均属疾病后期之虚证，或虚实夹杂证，故内伤病脾胃气虚，甚则阳虚，或气阴两虚等证候的表现与此类似，治法亦可互参。

疮疡发热类伤寒　第三十二

【原文】

经[1]曰：诸脉浮数，当发热而洒淅恶寒，若有痛处，饮食如常，蓄积有脓也[2]。又曰：脉数不时，则生恶疮。凡病人寒热交作，不可便以伤寒治之，须视其头面脊背有无疮头，若有小红白疮头，须辨之。

【校注】

［1］经：指《金匮要略》。

［2］诸脉浮数……蓄积有脓也：语出《金匮要略·疮痈肠痈侵淫病脉证并治》："诸浮数脉，应当发热，而反洒淅恶寒，若有痛处，当发其痈。"

【评析】

何元长指出，症见发热恶寒、脉浮数者，不可即认为是外感伤寒，尤其是寒热交作，有可能是将发疮痈，需诊察病人头面脊背等处有无小红白疮头，是否有触痛之处。如此细辨，才能不致误诊。

沙病类伤寒病　第三十三

【原文】

沙病者，岭南烟嶂之地多有之，乃溪毒[1]、沙风、水努射生[2]、蝦须之类，俱能含沙射人，被其毒者，憎寒壮热，百体分解，似伤寒初发状，彼土人以手扪痛处，用角筒入肉，以口吸出其沙，外用大蒜捣膏封贴创口，即愈。彼地有鸂鶒[3]、鹮[4]、斑等鸟及鹅，专食以上诸虫，故以此鸟毛灰及粪烧服之，及笼此鸟于病人身畔吸之，其沙闻气自出而病愈也。

【校注】

［1］溪毒：古病名，见《肘后备急方》卷七。即水毒病，指水中的一种邪毒及其所致的病证。《诸病源候论·水毒候》记载：流行于三吴以东及南（现江、浙、皖、粤一带），因中山谷溪源处恶虫毒所致。初病可见恶寒、头痛、翕翕热但欲睡、手足指逆冷至肘膝，或下部生疮、脓溃等症。

［2］射生：当指射工病。为古病名，指射工毒虫侵入所致的疾病。《诸病源候论·射工候》说：江南有射工毒虫。一名短狐，一名蜮，常在山涧水内……其含沙射人影便病。初得病，或如伤寒，或似中恶，或口不能语，或身

体苦强……不即治，杀人。

[3] 鸂鶒：动物名。形似鸳鸯而稍大，羽毛多紫色，尾如船舵。多栖息于溪涧湖沼间，以小鱼、小虫为食。亦称为“溪鸭”。

[4] 鸜：一种鸟，即“山鸟”。全身羽毛黑色发亮，尾、翼有绿色光泽，嘴鲜红，脚淡红。

● 【评析】

沙病概指溪毒、射工病等，这些病证有地域性，其初起与外感伤寒有似，然病性迥异，何元长特列出，以示鉴别。

解㑊[1]类伤寒病　第三十四

● 【原文】

解者肌内解散，㑊者筋不束骨，其症似寒非寒，似热非热，四肢骨节解散懈惰，倦怠烦疼，饮食不美，俗云沙症[2]，《内经》谓之解㑊。治主舒通气血。

● 【校注】

[1] 解㑊：病证名。指肢体困倦，筋骨懈怠，肌肉松散无力。《素问·平人气象论》：“尺脉缓涩，谓之解㑊。”多见于虚损疾患，以及热性病的恢复期。

[2] 沙症：沙通痧。痧，病名。指感触秽浊不正之气而出现腹痛、吐泻等症。多见于夏秋二季。

● 【评析】

解㑊与痧病临床表现均可见肢体困倦、骨节烦疼、脘腹胀满、不欲食等症，其基本病机与脉络阻滞不通有关。解㑊多因虚所致，而痧病则因寒热之湿气郁遏导致。治疗虽以舒通脉络气血为大法，然如何舒通，当以病因为准。

损伤类伤寒　第三十五

【原文】

凡内伤寒热，状类伤寒，但起于跌扑踢打、闪肭[1]努力为异耳。凡内伤有瘀血作痛者，脉必芤涩或数，其症发热自汗，小便利，大便黑，心胸胁下、小腹满痛，按之手不可近，此内有瘀血也，当归导滞汤（当归、大黄、麝香，热酒下），复元活血汤[2]（柴胡、花粉、当归、红花、甘草、大黄、桃仁、穿山甲，水酒煎），桃仁承气汤（桃仁、桂枝、大黄、芒硝、甘草），量其元气，下其瘀血则愈。经曰：肝为血海，凡有瘀血必积于肝之部分，胸胁小腹皆肝部也。凡伤损，切不可饮冷水，血见寒则凝，但一丝血入心即死。

【校注】

[1] 肭（nà 纳）：即腽（wà 袜）肭，肥胖。

[2] 复元活血汤：出自《医学发明》卷三。功效为活血祛瘀，疏肝通络。

【评析】

跌打损伤者因瘀血积于内，可见发热等类似外感症，但多伴有伤处疼痛，或有内出血症，且有外伤史，临证不难辨别。治当活血化瘀，舒经通络。何元长自用当归导滞汤，方药简而效用好。并强调要注意调护，不可饮冷，以免寒凝血瘀。

痰症类伤寒　第三十六

【原文】

凡中脘停痰，胸满气冲，憎寒壮热，恶风自汗，状类伤寒，但头不痛，项不强为异耳。涎多者亦隐隐头痛。凡痰脉必弦滑，痰在上部寸浮滑，或沉伏；痰在中部，右关滑大；痰下部尺洪滑；痰气内郁，右脉必沉滑；痰饮在内，右脉必沉弦；若关脉左右滑大者，膈上有伏痰也；若右关洪滑，或右脉沉伏，而左手紧盛者，夹痰伤寒也。

凡痰病之原，有热而生痰者（热则熏蒸津液而生痰），有因痰而生热者（痰则阻碍气道而生热），有因风寒暑湿而得者，有因惊而得者（惊则神出舍，舍空则生痰），有因气而得者，有因食积而得者（食郁生热，火气上动而生痰也），有因酒而得者（酒气上升为火，肺与胃脘皆受火邪，故郁滞而成痰），有脾虚不能降火而生痰者（脾气虚则津液不运而生痰），有肾虚不能降火而生痰者（肾水虚弱，则心火上炎，以致津液浊败而成痰涎），有气血亏乏而痰克中焦者。

大抵热痰则多烦热，风痰多成瘫痪奇症，寒痰多成骨痹，湿痰多倦怠软弱，惊痰多成心痛癫疾，食积痰多成癖块痞满，酒食痰多成胁痛。凡痰新而轻者，清白稀薄，气味亦淡，久而重者，黄浊稠黏凝结，咳之难出，渐成恶味，甚至带血。王节斋：痰乃津液所化，因风寒暑湿之感，或七情饮食所伤，以致气逆液浊，变为痰饮。或吐咯不出，或凝滞胸胁，或停留肠胃，或流注经络四肢，随气升降，无处不到。其为病也，为喘，为咳，为恶心呕吐，为痞膈壅塞、关格异病，为泄，为眩晕，为嘈杂、怔忡、惊悸、癫狂，为寒热，为肿痛，为牵引，为走串[1]，或目睛微定，或目若烟煤，或昔肥今瘦，或胸中漉漉有声，或背心一点如冰常冷，或四肢麻痹不仁，皆痰所致也。

痰有新久轻重之殊，治法：痰生于脾胃，实脾燥湿；又随气而升，宜顺气为先，分导次之；又气升随火，顺气在于降火。热痰则清之，风痰则散之，寒痰则湿之，温痰则燥之，郁痰则开之，顽痰则软之，食积痰则消之。在上者吐之，在中者下之；又中气虚者，宜固中气以运痰；若攻之太重，则胃气虚而痰愈盛矣。凡头目眩晕，猝然晕倒者，此风痰眩晕也，名曰痰晕，二陈去甘草，加羌活、川芎、天麻、胆星之类。若胸膈闷痛，咯吐不出者，此热痰稠结也，二陈去半夏，加黄芩、黄连、栀子、贝母、蒌仁、桑皮、枳壳、桔梗、苏子之类。若骨节疼痛，或肿块作痛，此湿痰流注也，名痰块，二陈加羌活、白芷、苍术、南星、黄芩、白芥子，甚则加朴硝、海石之类。若昏迷猝倒、厥冷、脉沉细者，此寒痰壅塞也，名痰厥，二陈加干姜、桂枝、熟附、南星、木香、苏子、枳实之类。若咳嗽气闷，烦躁不宁者，此痰郁胸膈也，名痰躁，二陈合温胆，加砂仁之类。若惊悸怔忡，癫狂乱语，此痰客心包也，名痰结，二陈加栀子、黄芩、黄连、蒌仁、贝母、枳实、桔梗、前胡、苏子之类，用姜汁调辰砂温服。若咽喉结核，咯不出，咽不下，此痰气郁塞也，名梅核症，二陈加栝楼、桂枝、砂仁、枳实、厚朴、香附、苏子。若寒咳嗽喘，发作有时者，此痰火上升也，名痰火，二陈加黄柏、知母、麦冬、五味、桑皮、黄芩及四物之类。若痰成块，咯吐不出，兼气郁者，难治，痰热气虚者难治。凡治痰，二陈汤为主（半夏、茯苓、陈皮、甘草）随症加减。

痰在肠胃，可下而愈；痰在经络，非吐不可；痰在胁下，非白芥子不能达；痰在皮里膜外，非竹沥、姜汁不能导。凡痰药用竹沥、姜汁、磨木香为传送，外用炒姜渣揉熨，其法甚妙。凡痰久胶结，状若寒凝者，须用温药引导。凡痰发出者宜吐不宜咽，咽下则变生他病。古人治痰，通用二陈实脾燥湿，若痰因火上，肺气不清，咳嗽时作，及寒痰郁痰，吐咯难出者，宜用节斋化痰丸（天冬、黄芩、海粉、桔梗、连翘、大青、蒌仁、香附、朴硝、陈皮，炼蜜丸），瓜蒂散（赤小豆、瓜蒂）。

【校注】

[1] 走串：指疬串。瘰疬成串而生者。多因虚火内灼，炼液为痰，或受风火邪毒，结于颈、项、腑、胯之间。

【评析】

素有痰饮内停者，亦可见发热、恶寒等外感伤寒证，然痰病者多伴咯吐痰涎，脉象弦滑，临证当细辨。由于痰饮既是致病原因，又是病理产物，且流注经络、脏腑、四肢，无处不到，故其病因病机复杂多样，症状亦多变，但从寒热虚实来辨别，还是有其规律可循，如痰病初起属寒，痰涎清白稀薄，气味亦淡，久而重者，黄浊稠黏凝结，咳之难出，渐成恶味，甚至带血。痰病虽有新久轻重之殊，但痰的生成总与脾运失司密切相关，故治脾化痰是治疗之基本大法，何元长的经验是以二陈汤为基本方，随证加减。并有一些验法验方，如凡痰久胶结，状若寒凝者，须用温药引导；痰在胁下，非白芥子不能达；痰在皮里膜外，非竹沥、姜汁不能导。凡痰药用竹沥、姜汁、磨木香为传送，外用炒姜渣揉熨，其法甚妙。

食积类伤寒　第三十七

【原文】

凡中脘停食，头痛，身热，恶寒，状类伤寒，但身不痛为异耳。凡食积之脉，左手和平，右手紧盛，若夹食伤寒，则左右脉皆紧盛也。凡恶食，嗳气作酸，呕吐恶心，短气胸满，腹胀胃口痛，按之亦痛，此食积类伤寒也，用香砂平胃散（苍术、枳实、厚朴、陈皮、甘草、神曲、草果、黄连、香附、干姜），亦名加减调中汤。若发热恶寒，头疼体痛，恶心拘急，中脘痞满，或痛，或呕，或吐，或泻利，此夹食伤寒也，用藿香正气散，若已经发热者，芎苏散。发热、体痛者，冲和汤，先解其外，后消其食也。大抵治夹食伤寒，必须表尽方可攻食，若先攻食，则胃气先虚，表邪乘虚而入矣。凡食停胃口，未入胃者宜吐，不吐则宜消导，待食下入于胃，变化糟粕，表证俱解，乃可下其食也。凡脾胃气虚，不能运化水谷，水谷积停，则为湿痰，曰补气，曰消食，曰燥湿痰，三者不可偏废也。

病之新久要分，而用药寒温不可不察。凡脾胃虚弱，不能运化水谷，初时则为寒湿，用辛香燥热之剂以散之。若停积日久，湿能生热化为火，火能伤血则为燥热，用辛甘苦寒之剂以润之。饮食又宜分治，经曰：因而大饮，则气逆。因而饱食，节脉横解，则肠澼为痔[1]。饮者无形之气，伤之则宜发汗、利小便。食者有形之物，伤之则宜损谷，其次莫如消导，重则或吐或下。凡酒饮所伤，作湿热治之，或发汗，或利小便，使上下分消其湿是也。然小便赤涩者可利，小便清利不必利，只宜发汗，若轻利小便，不惟肾水重涸，且酒毒亦不能去。上下不通，而溺涩，则为发黄，入血室则为蓄血也。解酲汤[2]（葛花、泽泻、茯苓、人参、木香、青皮、干姜、白蔻、猪苓、白术、砂仁、神曲、陈皮）。

【校注】

［1］经曰……则肠澼为痔：语出《素问·生气通天论》："因而饱食，筋脉横解，肠澼为痔。因而大饮，则气逆。"

［2］酲（chéng 呈）：酒醒后所感觉的困惫如病状态。

【评析】

食积者亦可出现发热、恶寒、头痛等类似外感伤寒的症状，但身不痛，且以脘腹胀满或疼痛、恶食、嗳气作酸、呕吐恶心为主症，当不难鉴别，治以消食祛积，用香砂平胃散。如脾虚运化失司所致食积，多夹湿痰，治疗需补气、消食、燥湿痰，三者不可偏废。临证需注意的是夹食伤寒，表证俱全，又有食积症，治宜先解表、后消食，何元长认为若先攻食，则胃气先虚，表邪乘虚而入，乃生变证。如为酒饮所伤，则从湿热治之，或发汗，或利小便，使上下分消其湿。并制解酲汤，以消除酒伤。对于食积的诊治，六世何渊亦有阐述，他认为食积内伤以胃胀恶食，嗳气作酸，欲吐不吐，甚则腹中硬满为主症。治当开郁行气，消食平胃，香砂平胃散是基本方，临证可据所伤食物随证加减，如肉食不化加山楂；酒食不化，加葛根、黄连；鱼鳖不化，加紫苏、橘皮、木香、姜汁；蛋食不化，加白豆蔻、橘红、豆豉、姜汁等，可见何元长既有继承，又有拓展。

虚烦类伤寒　第三十八

【原文】

经[1]曰：阴虚生内热[2]。夫虚烦即虚热也。热即胸中郁郁不安，故曰虚烦。凡诸虚热类伤寒，但头不疼，身不痛，不恶寒为异耳。凡脉数，主热，数而有力为实热，数而无力为虚热，故虚烦之脉，虽大，按之必无力，或尺脉浮大，左寸关脉或濡，或弱，或微，或涩，乃虚脉也。又平人脉大者必虚劳也。凡饮食不节，喜怒不调，房事劳役，皆损其真气，气衰则火旺，火旺则乘其脾

土，四肢困倦而热，懒言沉卧，少气以动，动则气促而喘，或表虚自汗恶风，当以甘温之剂补其中气，温其真阳，其热自愈。切不宜以苦寒之剂重泻其脾土也。经[1]曰：劳者温之[3]，损者温之[4]。参、芪甘温乃除虚热之圣药，专以补中益气汤，少加黄柏以滋肾水，其效如神。又房劳阴虚，相火发热，并大病后皆宜此方，轻剂为妙。又竹叶石膏汤（竹叶、麦冬、甘草、姜汁、石膏、人参、冬米）、十味温胆汤（枳实、半夏、茯苓、柴胡、人参、姜竹茹、陈皮、香附、甘草、桔梗、枣），皆病后虚烦之圣药，要在选而用之。凡虚热不可攻热，热去则寒起矣，戒之。

【校注】

［1］经：指《黄帝内经》。

［2］阴虚生内热：语出《素问·调经论》："阴虚生内热奈何？岐伯曰：有所劳倦，形气衰少，谷气不盛，上焦不行，下脘不通，胃气热，热气熏胸中，故内热。"

［3］劳者温之：治法。语出《素问·至真要大论》。

［4］损者温之：原为损者益之，疑误。治法。语出《素问·至真要大论》。

【评析】

虚热导致的虚烦，与伤寒外邪未尽或余热留扰引起的虚烦不同，前者属虚，后者属实。这里所说的由阴虚生内热导致的虚热或虚烦，其病理机制如同《素问·调经论》所说，亦即李杲所称的"气虚发热"，故以甘温除热法治疗，与现所称的阴虚则内热，是指阴液亏虚引起的内热不同。何元长赞同李杲之说，但又指出因房劳阴虚，而致相火发热，主张加用清火、养阴之品，如黄柏、竹叶、麦冬等药。并告诫虚热用祛热药宜轻剂，不可峻剂攻热，否则伤及正气，变为阳虚而阴寒内盛，则病加重。六世何渊治虚烦喜用四君子汤去人参，加白芍，名三白汤；或用参胡三白汤、十味温胆汤、竹叶石膏汤，亦从益气养阴，稍佐清热治。

脚气类伤寒　第三十九

【原文】

凡脚气之作，头痛，身热，恶寒，肢节痛，大便秘，或呕，但初病时起于脚膝酸软为异耳。凡脚气须察其足胫，焮赤肿者湿热也，黄赤肿者寒湿也，并用加减续命汤（防风、白术、芍药、川芎、桂枝、麻黄、苍术、羌活、防己、甘草、灯心、姜、枣，入姜汁服）。暑中三阳，所患必热，脉来洪数，去桂枝、麻黄，加知母、黄柏、黄芩、黄连、柴胡。寒中三阳，所患必冷，脉来迟细或紧，加附子。起于湿者，脉来濡弱，加牛膝、木瓜。起于风者，脉来浮弦，加独活，元气虚加人参，便实加大黄。凡脚气冲心，则心腹顽痹不仁，令人呕吐，若不速治，死在旦夕。禁用补剂及淋洗。

【评析】

脚气病多因外感湿邪风毒，或饮食厚味所伤，积湿生热，流注腿脚所致。症见腿脚麻木，酸痛无力，或肿胀，或枯萎，进而可入腹攻心。此病虽可见头痛、身热、恶寒、肢节痛等伤寒证，但病机、表现不尽相同，当细辨。对于脚气的治疗，六世何渊认为此证属湿热，或寒湿，故治疗先以祛湿为主，或从汗散，或利尿导下，如羌活导滞汤；然后散利相合，祛湿活血，用当归拈痛汤。何元长则用小续命汤加减，亦重在汗散、利尿导下，佐以活血。并注重气候、起病、禀赋的不同而随证加减变化。

大头伤风　第四十

【原文】

凡先发于鼻额红肿，以致两目盛肿而不开，并面部赤肿者，此属阳明也。或壮热气喘，口干舌燥，咽喉肿痛不利，脉来数大者，普济消毒饮（黄芩、黄连、白芷、元参、甘草、桔梗、柴胡、升麻、连翘、大力子、薄荷、板蓝根、

马勃、僵蚕），内实而热甚者，普济消毒散（荆芥、桔梗、当归、芍药、防风、甘草、滑石、石膏、麻黄、薄荷、连翘、山栀、黄芩、大力子、川芎、大黄、芒硝）。若发于耳之上下前后，并头角红肿，此属少阳也，或肌热，或日晡潮热，或往来寒，口苦，咽干，目疼，胸胁满闷者，小柴胡加花粉、羌活、荆、翘、芩、连。若发于头上并脑后下项，及目后赤肿者，此属太阳也，荆防败毒散（荆芥、防风、羌活、独活、柴胡、前胡、桔梗、薄荷、茯苓、大力子、人参、藁本）。若三阳俱受邪，并于头面、耳目、鼻者，用普济消毒饮，外用清凉救苦散（芙蓉叶、桑叶、白及、黄柏、白蔹、白芷、紫车前、大黄、黄连、雄黄、芒硝、赤小豆，等分为末，用蜜水调于肿处，频频扫之）。凡头面空虚之分，治法不宜太峻，峻则邪气不伏而反攻内，必伤人也。治法当先缓后急，则邪伏也，先缓者宜退热消毒，虚人兼扶元气，胃虚食少，兼和扶胃气，如大便热结，以大黄下之，拔其毒根。凡时毒头面赤肿，咽嗌堵塞，水药不受，此脏腑虽素有积热，发为一切恶疮红肿，并宜解之，漏芦汤（漏芦、升麻、大黄、黄芩、甘草、蓝叶[1]、桔梗、元参、连翘、大力子，便实加硝黄）。凡雷头风，头面部疙瘩肿痛，憎寒壮热，四肢拘急，状似伤寒，清震汤（赤芍、甘草、干葛、升麻、苍术、清荷叶），夫雷属震卦，震象仰盂，故用荷前叶，钱色青，且中通外直，以象形治之，效也。咽喉肿痛，用青黛、寒水石、硼砂、紫车前、山豆根、硝石、元明粉，共为细末，以细竹管吹喉中，入至病处，不应，砭肿处出血，尤神。

【校注】

［1］蓝叶：即蓼科植物蓼蓝的叶。现可作大青叶使用，其根亦作板蓝根用。

【评析】

此节所述证候当为大头瘟，是疫病的一种，以头额、耳目、面部红肿为主症。六世何渊在《伤寒海底眼》中亦有记载，他治以清热、解毒、消肿，荆防败毒散、普济消毒饮是为主方，并可辅以清凉救苦散外敷。且根据病发部位分属太阳、阳明抑或少阳，以选用相应的基本方，如发于脑后、项部，病在太阳，用荆防败毒散主之；发于面部鼻额，毒在阳明，用普济消毒饮主之；发于耳之上下前后，并额角红肿者，毒在少阳，用小柴胡汤主之。何元长均有继承，且有拓展，如治状似伤寒的雷头风用清震汤，此方与《审视瑶函》所载相似，但减去了荆芥、薄荷、黄芩，重用荷叶，并赋予象形理论的解释。又如，对于素有脏腑积热而发时毒头面赤肿者，用漏芦汤治疗，此方出自《圣济总录》，但加了桔梗、连翘、大力子、甘草等药，使药力更好地上达头面部。对于咽喉肿痛，采用自制药末，以细竹管吹喉中的外治法，或砭刺放血法。何元长还提出凡头面空虚之分，治法不宜太峻，峻则邪气不伏而反攻内，治当先缓后急，先缓者宜退热消毒，兼扶元气，和胃气。

黄耳伤寒　第四十一

【原文】

凡耳中策策痛者，近耳边皆黄，是风入于肾经也，不治则流入于肾中，猝然变恶寒发热，脊强背直如痓[1]状，此非正伤寒，乃类伤寒也，名黄耳伤寒[2]。小续命汤（桂枝、麻黄、甘草、芍药、防风、防己、人参、白芷、川芎、附子、黄芩）去附子，加白附子、僵蚕、天麻、羌活、独活、蔓荆子、细辛；荆芥败毒散（荆芥、防风、羌活、独活、柴胡、前胡、川芎、桂枝、茯苓）加细辛、白芷、蔓荆子、蝉蜕、黄芩、赤芍、紫金皮[3]。二方选用。又法：用苦参磨水，滴入耳中，或用虎耳草汁，或猴姜根汁，或苦薄荷、土木香汁滴入耳中。

【校注】

［1］痓："痓"亦作"痉"。《圣济总录》："痉痓一类，古人特以强直名之。"

［2］黄耳伤寒：病证名。因风毒入耳而引起的发热化脓性疾患。

［3］紫金皮：药名。为红木香之别名。为木兰科植物长梗南五味子的根或

根皮。辛、苦，温。行气，活血，止痛。

【评析】

黄耳伤寒病初起常有发热、头痛、耳痛、耳聋，继则耳道有黄色脓水溢出，故名之，类似化脓性中耳炎、耳源性颅内感染等疾病。何元长认为可引发肾病，亦是有可能的。治宜疏风清热，荆防败毒散加减可用。何元长自制药汁滴耳亦为良法。

赤膈伤寒　第四十二

【原文】

凡胸胁赤肿疼痛，发热恶寒，头疼体痛，此非正伤寒，乃类伤寒，名赤膈伤寒[1]，荆芥败毒散加黄芩、黄连、栝楼子、紫金皮、元参、赤芍、升麻。若有表复有里，防风通圣加栝楼子、黄连、紫金皮。若表证已退，大便燥实，凉膈解毒加栝楼子、枳壳、桔梗、赤芍、紫金皮，又宜用针刺痛处出血；若半表半里，柴胡枳桔加栝楼子、紫金皮、赤芍（紫金皮，《纲目》云：即山甘草）。

【校注】

[1] 赤膈伤寒：病证名。见清·蒋示吉所撰《医宗说约》卷三。因风温时毒陷入胸膈，导致胸膈赤肿、热痛，因其由暴寒搏动而发，故名。症见发热、胸痛，痰嗽气急。如咯浊唾腥臭者，为温毒内陷伤肺，可酿成脓胸。

【评析】

何元长认为对赤膈伤寒的治疗需分阶段。初起宜表里双解，用荆防败毒散加减；待里热成实，则清、下并用，如凉膈散加味，并可用针刺放血疗法，以增强祛邪力度；如里热有减，正气略有不足，则可用小柴胡汤加味。

结阳　第四十三

● 【原文】

结阳[1]者，肢肿也，诸阳脉不行阴腑，留结成热，为四肢肿满也。万全木通散[2]（木通、赤苓、瞿麦、车前叶、滑石），五苓散（猪苓、茯苓、泽泻、白术、桂枝），八正散（车前、瞿麦、萹蓄、滑石、甘草、栀子、大黄、木通、灯心）。

● 【校注】

［1］结阳：病证名。因气血不畅而引起的以四肢浮肿为主症的病证。《素问·阴阳别论》："结阳者，肿四肢。"

［2］万全木通散：出自《医学入门》卷三方。有清热利尿作用，治疗阴虚为阳所凑，膀胱积热，小便难而黄。

● 【评析】

结阳，顾名思义是因阳热内蓄，致三焦气化失司，水气内停，溢于四肢而成肿满，治当清热利尿以退水肿。

结阴　第四十四

● 【原文】

结阴[1]者，便血也，阴气内结，不得通行，血气无宗，渗入于肠则下血也。四物阿胶汤（四物加乌梅、甘草、地榆、黄连、阿胶，血不止加椿根皮），三黄补血汤（四物加熟地、柴胡、升麻、黄芪、甘草、地榆，脓血加阿胶），桂附六合汤（四物加桂枝、附子）。

● 【校注】

［1］结阴：古病名。便血之一种。《素问·阴阳别论》："结阴者，便血一

升，再结二升，三结三升。”

【原文】

结阴便血，当属阳气亏虚，脾不统血，而致血不循经而渗于肠，治宜补中益气，生血补血。三黄补血汤在《伤寒海底眼》中亦有载，此方出自《兰室秘藏·衄血吐血门》，治疗亡血血虚，六脉俱大，按之空虚。

血风证　第四十五

【原文】

妇人血风证，因崩漏大脱血，或前后去血过多，因而涸燥，其热未除，循衣摸床，猝然闭目不醒人事，扬手掷足，摇动不安，错语失神，脉弦浮而虚，内属燥热之极，气粗鼻干而不润，上下通燥，此为难治。生地黄连汤（四物加黄芩、黄连、防风、栀子，脉实者加大黄），男子去血多，亦有此证，同治。

【评析】

本证因出血过多，阴血亏虚，而又有内热之邪，使病情加重，产生热扰神明、阴虚动风等症，为正虚邪实之证，故称难治。何元长制生地黄连汤，以养血祛风、凉血泄热，或有转危为安之效。

热入血室　第四十六

【原文】

妇人中风，发热恶寒，经水适来，得之七八日，热除而脉迟身凉，胸胁下满如结胸状，谵语者，此为热入血室[1]也，当刺期门，随其实而泻之（期门者血之募，肝主血，刺期门者，泻血室之热也）。妇人中风七八日，续得寒热，

发作有时，经水适断者，此为热入血室，其血必结，故使如虐状，发作有时，小柴胡汤主之。妇人伤寒发热，经水适来，昼则明了，暮则谵语，如见鬼状者，此为热入血室，无犯胃气及上二焦必自愈。凡阳盛谵语宜下，热入血室则不可下，恐犯胃气；不可发汗，恐犯上焦；不可刺期门，恐犯中焦。但待经行尽，热随血去而自愈。阳明病下血谵语者，此为热入血室，但头汗出者，刺期门，随其实而泻之，濈然汗出则愈。

启玄子[2]曰，冲[3]则血海，诸经朝会，男子则运而行之，女子则停而止之，皆谓之血室。凡热入血室，女人并用小柴胡加生地、丹皮、红花、枳壳、归尾、香附主之；男子轻则犀角地黄汤，重则桃仁承气汤主之。若迟则热入胃府，令津液燥，中焦、上焦不营，而成血结胸，须针期门。有下症，与桃仁承气症相似者，四顺散（当归、赤芍、大黄、甘草）。

【校注】

［1］热入血室：病证名。出自《伤寒论·辨太阳病脉证并治》。是指妇女在月经期或产后，感受外邪，邪热乘虚侵入血室，与血相搏所致的病证。以胸胁或小腹部硬满疼痛，寒热往来，甚者谵语为主症。

［2］启玄子：即王冰，唐代医家，自号启玄子。撰《注黄帝素问》24卷，是继全元起注《黄帝素问》后又一次整理注释，世称《次注黄帝素问》，对后世影响较大。

［3］冲：指冲脉。奇经八脉之一。出自《素问·骨空论》等篇。《针灸甲乙经》："冲脉、任脉者，皆起于胞中，上循脊里，为经络之海。"

【评析】

血室指什么？有医家认为指子宫，如《类经附翼》："故子宫者，医家以冲任之脉盛于此，则月经以时下，故名曰血室。"又指冲脉，如王冰所云。亦有指肝脏，如《伤寒来苏集·阳明脉证（上）》："血室者，肝也。肝为藏血之脏，故称血室。"从文中可见，何元长赞同王冰的说法，认为热入血室与冲脉受邪相关。对于热入血室的治疗，在《伤寒论》中用小柴胡汤，或刺期门穴。并告诫无犯胃气及上二焦。对此，何元长的解释是不可下，恐犯胃气；不可发汗，恐犯上焦；不可刺期门，恐犯中焦。但待经行尽，热随血去而自愈。所用处方分男、女，妇人用小柴胡汤加味，男子用犀角地黄汤，或桃仁承气汤，或自制四顺散。六世何渊治妇人经水适来适断，寒热如疟，用小柴胡汤加桃仁、红花、归尾、丹皮、生地、桂枝，何元长与之类同，但不用桃仁、桂枝，而用枳壳、香附，可见其减少活血之功，增强理气之力。十七世何汝阈用小柴胡汤合四物汤，或凉血地黄汤，甚则桃核承气汤，以增强凉血祛瘀、泻热去实的作用。

妊妇伤寒　第四十七

【原文】

经曰：妇人重身，毒之奈何？岐伯曰：有故无殒，亦无殒也[1]。大积大聚，其可犯也，衰其大半而止，过者死。凡妊妇伤寒，大要安胎为主，兼用伤寒药为当，不可轻用发表攻里之药，以伤胎气。宜汗者，冲和加四物、苏叶、葱头、柴胡主之；宜下者，酒制大黄主之；宜和解者，小柴胡去半夏，加四物主之；宜温者，炒制姜、桂枝，必加黄连、甘草兼制沉香治之。外用护胎法（伏龙肝、井底泥、青黛等分，水调涂于脐下二寸许，干则再涂，以保胎孕也）。妇人伤寒发热，四肢拘急，口燥舌干，经脉凝滞，不得流利者，桂枝红花汤（桂枝、红花、白芍、甘草、姜、枣）。

【校注】

［1］注黄帝素问：妇人重身……亦无殒也：语出《素问·六元正纪大论》。重身，指孕妇。毒之，指峻利药。故，指病。殒，指损伤、坠落。意为孕妇只要具有用峻利药的适应证，就可使用这类药，应用得当，不会损伤母体，也不会伤害胎儿。

【评析】

何元长认为对于妊妇患伤寒的治疗，虽有《内经》所说的“有故无殒，亦无殒也”，但不可轻用发表攻里之峻药，以伤胎气，发汗宜用冲和汤合四物汤；攻下当选酒制大黄；和解宜用小柴胡去半夏，加四物汤；温里用炒姜、桂枝，必须加黄连、甘草。这些用方选药均为经验之谈。外用护胎法值得探讨。

产后伤寒　第四十八

【原文】

产后气血俱虚，外失护卫，内无主持，最宜调养，故曰：胎前宜养血安胎，产后须大补气血。若产妇患伤寒，妄用汗吐下法，必变郁冒昏迷，肉瞤筋惕，四肢厥逆，或便结不通，或下利不止等症，用八珍汤加减治之（四物合四君），干姜、茯苓乃为主药，不可少也。凡产妇发热，脉虚大无力，内无痛者，气血去过多，或产时用力，或早起劳动，乃血虚发热耳，用四物去芍药加参、苓、术。盖去芍药者，以酸寒伐生发之气也；加参、苓、术以味淡渗泻其热也；如大热不止，加干姜神效，盖干姜辛热，能引血药以入血分以生血，引气药入气分以补气，有阳生阴长之意。凡产妇发热恶寒，胁肋胀满，大小腹有块作痛者，恶露不尽，乃瘀血发热耳，四物加红花、桃仁、延胡索、五灵、丹皮、制香附、干姜、青皮、官桂，酒、水各一钟，加黑豆一撮，后磨木香，入童便、姜汁温服，瘀下为效。凡产妇血虚，昏沉不醒者，亦用四物加参、苓、术、干姜治之。产妇瘀血上冲，昏晕不省者，亦用四物加红花、桃仁、灵脂、丹皮、姜、桂治之。凡产妇发热恶寒，嗳气作酸，恶闻食臭，胸膈绝闷，右关脉紧盛者，乃停食发热也，用治中汤（人参、白术、炮姜、陈皮、青皮、甘草）加川芎、当归、神曲、山楂、黄连、砂仁治之。产妇发热恶寒，乳间胀硬痛者，乃蒸乳[1]发热也，但令产妇自揉其乳汁，下窍通则热自除也。凡胎产数症，俱有发热、恶寒、头痛，实非伤寒也，若误治之，杀人甚速。故产后虽发热，头痛及口眼㖞斜，手足搐搦者，乃血虚所致，不可作中风病治之。若果产后不谨，虚风入中者，用四物加荆、防、白芷、僵蚕、干姜、香附、乌梅治之。又有产后感冒伤风，发热恶寒，头疼骨痛，脉浮紧，表证宜汗者，用四物加羌活、苍术、白术、干姜、苏叶、栀子，少佐葱白，若自汗，去苍术、苏叶。若热邪传里，燥渴，大便不通，脉沉实者，轻则蜜导，重则四物、柴胡、炒芩、熟大黄微下之，随用四物加干姜少许，大用参、术以温补其气血。若热邪传至半表半里，寒热呕而口苦，脉弦数者，四物合小柴胡主之。

【校注】

[1] 蒸乳：病名。多因产妇气血旺盛，乳汁壅滞不通，或产后无子饮乳所致。以两乳肿硬疼痛、恶寒发热为主症。治宜理气通络。

【评析】

何元长认为产妇因气血俱虚，宜用八珍汤加减调养。如有发热、恶寒等症，不可即认作外感伤寒，需与血虚、瘀血、停食、蒸乳等引起的发热作鉴别。如有发热、头痛、手足搐搦，需与中风作鉴别。即使新感外邪有伤寒证，治疗亦不可峻剂汗下，而宜以四物汤加减治疗。

温病　第四十九

【原文】

温病者，冬月伏寒之所变也。冬月伏阳在内，感寒不即病，伏藏于肌肤间，至春时因温气将发，又受暴寒，故春变为温病。既变之后，不得复言为寒矣。又伤寒汗下后，过经不愈，亦温病也，并不可发汗。盖过时而发，不在表也，已经汗下，亦不在表也。经曰：不恶寒而渴者，盖言温病也[1]。不恶寒病，非外来也，渴则明其热自内达表，无表证明矣。温病之脉，行在诸经，何经之动，随其经之所在而取之，如太阳证头疼身热，汗后过经不解，诊得尺寸俱浮者，太阳病温也；如身热自疼，汗下后过经不愈，诊得尺寸俱长者，阳明病温也；如胸胁痛，汗下后过经不愈，诊得尺寸俱弦者，少阳病温也；如腹痛嗌干，过经不愈，诊得尺寸俱沉者，太阴病温也；如舌干口燥，过经不愈，诊得尺寸微沉者，少阴病温也；如烦满囊缩，过经不愈，诊得尺寸俱微缓者，厥阴病温也。要在随其经而取之，随其症而治之，如发癍乃温毒也。节庵曰：温病欲出，值天气和煦，自内达表，脉反见于右关，不浮紧而微数。太阳病温者，羌活冲和汤（苍术、防风、黄芩、羌活、川芎、白芷、甘草、细辛、生地、姜、枣）加葛根、葱白、苏叶；自汗者，去苍术，加桂枝、芍药；若汗下兼行，加大黄，釜底抽薪法。阳明病温者，解肌汤（桂枝、葛根、芍药、甘草、白芷加麻黄、升麻）合芎苏散（二陈、川芎、苏叶、柴胡、葛根、枳壳、桔梗加苍术），泻加二术，去枳壳；腹痛加白芍，恶寒腹痛加桂枝。少阳病温者，小柴胡合芎苏散，兼有太阳者，人参羌活散（人参、羌活、独活、柴胡、枳壳、桔梗、川芎、茯苓、甘草、姜加苏叶、苍术）；兼有阳明者，羌活散加干葛、芍药。温病传进于阴，治法与伤寒同，惟发表不与伤寒同者，盖因春时温气而发，非寒初伤于表也，故宜辛凉之剂解之。凡温病发于三阳者多，发于三阴者少，若发于阴，必有所因也，或因饮食内伤而得之，或因欲事先伤肾经而得之，治例与伤寒同。凡壮热，脉浮大，有力者可治，细小者难治，所以温病大热滚滚，脉小、足冷者多死也。三月得此病为晚发[2]，治同温病。

【校注】

[1] 不恶寒而渴者，盖言温病也：语出《伤寒论·辨太阳病脉证并治（上）》："太阳病，发热而渴，不恶寒者，为温病。"

[2] 晚发：病名。伏气温病的别称。指冬令受寒，邪伏至"清明"后始发的温热病。

【评析】

此处温病即指春温，为伏气温病的一种，此温病概念与六世何渊、十七世何汝阈的观点同。何元长还将伤寒汗下后，过经不愈，表证已罢，病邪化热者，亦归为温病。温病的传变亦循六经，并认为温病发于三阳者多，发于三阴者少。温病阳热亢盛，正气不虚者预后良好，如正气虚衰，症见脉细小、足冷者预后不佳。温病初起的治疗不同于伤寒初起，宜辛凉之剂，随经解散，方如冲和汤、葛根解肌汤、小柴胡汤等合芎苏散，如传入三阴，则治同伤寒。这些治法方药基本承袭了六世何渊。

热病　第五十

【原文】

热病者，冬月伏寒之所变也。冬月伏阳在内，感而不即病，伏藏于肌肤间，至夏时因暑热将发，又受暴寒，故夏变为热病。凡热病所起、所因、所感、所发，脉症治法与温病同。凡热病一二日，泻痢腹满热甚者死；三四日，目昏谵语，热盛脉小者死；五六日，舌本焦黑燥渴者死；七八日，衄血、吐血、下血，燥热脉大者死；八九日，发痉兼昏沉者死。凡热病，脉沉伏、细小、结促皆难治，热不得汗，脉躁急者死，已得汗而热反躁盛，脉躁急者亦死也。

【评析】

有关热病的论述，六世何渊在《伤寒海底眼》中说："至夏至以后，天道炎热，其伏寒随炎热而发，曰热病，热病比温病更加热也。"并认为温热二病，治法大抵相同。关于温热病的预后，他认为身热脉来洪大，或数而有力，脉症相应者，易治；细小无力，脉不对症，为难治；腹痛泻血，躁热脉大者，发痉昏沉者，得汗而热反盛、脉急者，均不治。可见，何元长承袭了前辈的理论。十七世何汝阈对热病的病因阐述基本同何渊，但还认为长夏时节感受热邪，亦为热病。

秋伤寒　第五十一

【原文】

白露至秋分，行止坐卧于露水间。寒客皮肤而即病，名秋伤寒，其脉涩。

【评析】

从文中所述看，秋伤寒实同伤寒病，只是病发于初秋，人们极易因不慎贪凉而感寒，故称之，有告诫之意，同时亦提示治疗秋伤寒当不同于治热病或中热。

冬温　第五十二

【原文】

冬有非时之暖，名冬温[1]。冬温之毒，与伤寒大异，冬温复有先后更相重沓[2]，亦有轻重，葳蕤汤（葳蕤、石膏、葛根、羌活、白薇、杏仁、川芎、麻黄、青木香、姜）。大渴，栝楼汤（栝楼根、石膏、防风、知母、干葛、人参）；咽痛，甘桔汤（正二味）；瘢疹化瘢汤（即白虎汤）；温疫通用败毒散（人参、甘草、柴胡、羌活、川芎、桔梗、茯苓、枳壳、前胡、独活、姜，加升麻、芍药，名加味羌活散）。伤寒与冬温皆无汗，但伤寒脉紧，冬温病脉不浮也。

【校注】

[1] 冬温：病名。见《伤寒论·伤寒例》。指冬季发生的热病。

[2] 沓（tà）：义指会合。

【评析】

冬季感受时行之气而发为冬温，有医家认为本病虽属新感，但与正气虚弱、肾经不足有关。其传变规律与风温同，治法亦同风温，或春温。从何元长所用方药看，发散中兼益气，清热中兼养阴，如所制栝楼汤。葳蕤汤在《伤寒海底眼》中治疗风温病在少阴、厥阴。

时行（一名时疫，一名时气） 第五十三

【原文】

时行者，春应暖而反大热，夏应热而反大凉，秋应凉而反热，冬应寒而反温。此非其时而有其气，是以一岁之中，长幼之病多相似者，此即时行之气也。春感寒邪，在肝，升麻葛根汤（升麻、葛根、芍药、甘草）；夏感凉邪，在心，调中汤（大黄、黄芩、葛根、芍药、桔梗、茯苓、藁本、白术）；秋感热邪，在肺，苍术白虎汤（苍术、石膏、知母、甘草、粳米）；冬感温邪，在肾，名曰冬温，葳蕤汤。温疫通用人参败毒散，加升麻、芍药、葛根。从春分至秋分，天有暴寒，皆为时行寒疫，宜用辛温药发散。表证，人参败毒散；里证，大柴胡；半表里者，小柴胡。

【评析】

十七世何汝阈《伤寒纂要》认为时气即疫疠之气，一年四季均可发生，故称之。他还提出时气的治法与治伤寒不同，又不可拘于日数。时气疫疠，初起急宜发散，不可攻下，以免病邪内陷。何元长有继承，又加入自己的经验，他注重时气与脏腑的相关和相应，并以此选方用药，还创立新方，如调中汤，既祛风散寒，又清热泻心。

寒疫 第五十四

【原文】

寒疫[1]者，冬天暴寒，人感冒之即病也，其症与伤寒同，但感冒为轻耳。未发热，藿香正气散；已发热，十味芎苏散；发热，体痛，羌活冲和汤。

【校注】

[1] 寒疫：病名。一指疫疠阴证，一指时行寒疫。《伤寒论·伤寒例》：

"从春分以后，至秋分节前，天有暴寒者，皆时行寒疫也。"

● 【评析】

寒疫是一种类似伤寒的流行性疾病，何元长认为其感冒症状较轻，即喷嚏、鼻塞、流涕轻，但恶寒发热、头痛身疼或呕逆等症较重。初起宜辛温发散，如人参败毒散、藿香正气散等，发热甚，可用羌活冲和汤。化热入里，则需清热泻热，可用大柴胡汤。热邪不甚，正气有不足，可用小柴胡汤。（参见上节第五十三）

中暑中暍　第五十五

● 【原文】

暍即热病也，动而得之为中热，静而得之为中暑。寒伤形，热伤气，伤寒则外恶寒而脉浮紧，伤暑则不恶寒而脉虚，故曰：脉盛身寒，得之伤寒；脉虚身热，得之伤暑[1]。伤热、伤暑亦自不同，有热伤太阳经，与伤寒相似者，有热伤心脾二经，而不在太阳者，要在明辨治之也。仲景曰：太阳中热者，暍是也，其人汗出恶寒，身热而渴也[2]。（成无己曰：汗出恶寒，身热不渴者，中风也。汗出恶寒，身热而渴者，中暍也[3]。）又曰：太阳中暍者，身热疼重，而脉微弱，此亦夏月伤冷水，水行皮中所致也[4]（夏月暑热，以水灌洗而得之）。又曰：太阳中暍，发热恶寒，身重而疼痛，其脉弦细芤迟，小便已，洒洒然毛耸。手足逆冷，小有劳，身即热，口开，前板齿[6]燥（《内经》曰：因于暑，汗，烦而喘喝[7]。口开谓喘喝也，以喘喝不已，故前板齿干燥）。若发汗则恶寒甚；加温针，则发热甚；数下之，则淋甚[5]。并用人参白虎汤。

东垣曰：动而伤暑，心火大盛，肺气全亏，故脉洪大，身热动而火胜者，热伤气也，白虎加人参主之，辛苦之人多得之。静而伤暑，火胜金位，肺气出表，故恶寒，脉沉疾，静而湿胜者，身体重也，白虎加苍术主之，安乐之人多

得之。暑伤心，心不受邪，包络受之，包络本相火也，以火济火，故热盛而昏不醒也，急用童便灌醒，随用黄连香薷饮，浸冷服之（黄连、香薷、扁豆、厚朴、甘草、姜）。戴原礼曰：暑风猝倒，有因火者，有因痰者。火，君相二火也，暑，天地二火也，内外合而炎烁，所以猝倒也。痰者因暑气入而鼓激痰饮，塞碍心之窍道，故手足不知动蹑而猝倒也。此二者皆可吐，经曰：大郁则发之[8]，吐即发散也，吐醒后，可用清剂治之。暑伤脾胃，呕吐、泻利者，黄连香薷饮合五苓，加木通、滑石主之。若外伤暑热，内伤生冷，外热内寒，宜先温中消食，次清暑益气，东垣曰清暑益气，则兼此意。盖参、芪、升、术、葛、麦、味、柏、草是清暑益气，苍、陈、青、泽、神曲是治内补脾，暑伤元气，身热而烦，四肢困倦，饮食不思者，清暑益气、补中益气主之。盖病暑之人，其气必虚，暑热伤气，无气以动，故当补气为本，惟肺热多火者，忌人参、二术。

凡暑症有冒、有伤、有中，三者轻重虚实不同，若恶心呕吐，腹痛泄泻，此二者冒暑[9]也，黄连香薷饮合四苓，或清暑益气主之；若身热头痛，躁乱不宁，身如针刺者为伤暑，暑伤肉分也，白虎汤、解毒汤加柴胡主之；若寒热咳嗽，汗出不止，脉数者，热在肺经，火乘金也，此为中暑，清肺汤、天水散主之，急治则可救，迟则不救。凡暑病，脉虽虚，手足虽冷，不可用热药，当以清暑之剂，及利小便为佳。凡日中劳役，热伤元气者，清暑益气固矣。若避暑纳凉，为阴寒所遏，周身阳气不得伸越，以致头痛，身拘急，肢节痛，肌肤大热，恶寒无汗，此虽因暑致，亦用辛温之剂，以解散表寒也，清暑藿香汤（柴胡、苏叶、川芎、藿香、香薷、厚朴、苍术、草果、陈皮、半夏、茯苓、甘草）。

夏月有四症，伤寒、伤风，脉症互见；中暑、热病，疑似难明。若脉紧恶寒，谓之伤寒；脉缓恶风，谓之伤风；脉盛身热，谓之热病；脉虚身热，谓之伤暑。凡暑脉必虚，或浮大而散，或弦细芤迟，盖热伤气，故气消而脉虚弱。

暑风猝倒，切不可与饮冷水并卧湿地，须急用童便灌之，及用布蘸热汤熨脐并气海，令暖气透入脐腹，候苏醒进药。

注夏[10]由于脾胃薄弱，胃家有湿热及留饮所致。夏初春末，头疼脚软，食少体热者是也。治用补中益气去柴胡、升麻，加麦、味、芍、柏。

【校注】

［1］故曰……得之伤暑：语出《伤寒论·伤寒例》。

［2］太阳中热者……身热而渴也：语出《金匮要略·痉湿暍病脉证治》。仲景用白虎加人参汤治疗此证。

［3］汗出恶寒……中暍也：语出金·成无己《注解伤寒论·辨痉湿暍脉证第四》。

［4］太阳中暍者……水行皮中所致也：语出《金匮要略·痉湿暍病脉证治》。仲景用一物瓜蒂汤治疗此证。

［5］太阳中暍……则淋甚：语出《金匮要略·痉湿暍病脉证治》。

［6］前板齿：指门齿。

［7］因于暑，汗，烦而喘喝：语出《素问·生气通天论》："因于暑，汗，烦则喘喝，静则多言。"

［8］大郁则发之：《素问·六元正纪大论》："郁极乃发。"

［9］冒暑：病证名。指感受暑热，传入肠胃，以恶心呕吐、腹痛泄泻为主症的病证。

［10］注夏：病名。又作疰夏。因其发病于夏季，故名。以肢体怠惰、嗜卧发热、饮食少思、小便赤数、大便不调为主症。治以健脾化湿，用补中益气汤，或竹叶石膏汤加减。

【评析】

何元长对暑热病证作了较详尽的阐述，从致病与表现分，有冒暑、中暑、中热、疰夏等。暑病多气虚、夹湿，或热盛，气阴两伤，治当清暑益气，或清热益气生津。然夏日亦有因避暑纳凉，为风寒所伤，可用辛温之剂，以解散表寒，用自制清暑藿香汤治疗。

伤湿　中湿　风湿　第五十六

【原文】

伤湿者，湿伤太阳经也。中湿者，湿中太阴经或少阴经也。风湿者，先伤风，后伤湿，风湿相搏为病也（金匮）。太阳病，关节疼痛而烦，脉沉而细者，此名湿痺。小便不利，大便反快，但当利其小便[1]，用五苓散。中湿，一身尽痛而黄[2]，脉沉而缓，小便不利，大便反快，甘草附子汤（甘草、附子、白术、桂枝）合五苓散；有黄加茵陈；大小便俱利，无黄，术附汤。风湿者一身尽重，不能转侧，额上微汗，恶寒不欲去衣被，大便难，小便利，热至日晡[3]而甚。《金匮》曰：病者一身尽痛，发热，日晡剧者，此名风湿。此病由于汗出当风，或久伤寒冷所致也，治宜微解肌，麻黄杏子苡仁甘草汤[4]。不呕不渴，脉浮虚而涩者，桂枝附子汤[5]（桂枝、附子、甘草、姜、枣）、羌活冲和汤。若止大汗，则风去湿在，非徒无益，而反害之。湿多身痛，小便自利，甘草附子汤。烦渴咽痛，小便不利，五苓散。无热不渴，小便自利，术附汤。缓弱昏迷，腹满身重，自汗失音，下利不禁，白通汤（干姜、附子、葱白加白术）。肿痛，微喘恶风，杏仁汤（桂枝、杏仁、麻黄、天冬、芍药、姜），败毒散。渴而烦，栝楼汤（石膏、花粉、人参、甘草、知母、防风、干葛、生姜），小柴胡加花粉亦可。

论曰：湿家病身上疼痛，发热，面黄而喘，头疼鼻塞而烦，其脉大，自能饮食，腹中和，无病。病在头中寒湿，故鼻塞[6]，以瓜蒂散纳鼻中则愈（金匮）。湿家但头汗出，背强，欲得被覆向火。若下之早，则哕，或胸满，小便不利，舌上如胎者，以丹田有热，胸中有寒，渴欲得水而不能饮，则口燥烦也。湿家下之，额上汗出，微喘，小便利者，死；若下利不止者，亦死（汗出微喘，阳气上逆也，小便利，下利，阴气下流也，阴阳相离，安得不死）。经曰：地之湿气，感则害人肌肉筋骨[7]。故其病筋骨疼痛，不能转侧，身重不利。湿在上，病呕吐、头重、胸满；湿在中，病腹胀、中满、泄泻；湿在下，病足胫胕肿、脚气、臁疮久不愈。凡湿能伤脾，脾土一亏，诸症生焉，滞而为喘嗽，渍而为呕吐，渗而为泄泻，溢而为浮肿。郁于脾，则发黄；流于肾，则

重着、身重、腰痛；入于关节，则一身尽痛。挟风则头目眩晕，呕哕心烦；兼寒则拳挛掣痛，无汗恶寒；带热则烦渴引饮，腹疼痛，多汗，其脉沉缓而微，其症四肢重痛不举。法当利其小便，或微汗以散之，或燥湿以除之。经曰：治湿不利小便，非其治也。

【校注】

［1］太阳病……但当利其小便：语出《金匮要略·痉湿暍病脉证治》。原文此条下未出方。

［2］一身尽痛而黄：语出《金匮要略·痉湿暍病脉证治》："湿家之为病，一身尽疼，发热，身色如熏黄也。"

［3］日晡：指申时，即15时至17时。

［4］病者一身尽痛……麻黄杏子苡仁甘草汤：语出《金匮要略·痉湿暍病脉证治》："病者一身尽痛，发热，日晡所剧者，名风湿。此病伤于汗出当风，或久伤取冷所致也，可与麻黄杏仁薏苡甘草汤。"

［5］不呕不渴……桂枝附子汤：语出《金匮要略·痉湿暍病脉证治》："伤寒八九日，风湿相搏，身体疼烦，不能自转侧，不呕不渴，脉浮虚而涩者，桂枝附子汤主之；若大便坚，小便自利者，去桂加白术汤主之。"

［6］湿家病身上疼痛……故鼻塞：语出《金匮要略·痉湿暍病脉证治》。原文此条下仅谓"内药鼻中则愈"，未出方。后世医家主张用瓜蒂散。

［7］经曰……感则害人肌肉筋骨：语出《素问·阴阳应象大论》："地之湿气，感则害皮肉筋脉。"

【评析】

对于湿病，何元长有独到见解，他认为伤湿者，湿伤太阳经，病属早期而邪浅，症见小便不利、大便反快，治用五苓散通阳利水。中湿者，湿中太阴经或少阴经，病邪深入，肢体疼痛加重，且湿浊蕴结中焦，可见发黄、小便不利、大便反快等症，治宜温中健脾祛湿，用甘草附子汤合五苓散；发黄者，加茵陈。风湿者，先伤风，后伤湿，风湿相搏为病，治宜祛风渗湿兼顾，轻者微解肌，用麻黄杏子苡仁甘草汤、羌活冲和汤等，甚者用桂枝附子汤。何元长还告诫，不可峻汗，以免伤及正气，致湿邪缠绵不去。无论是外感湿邪，还是湿浊内生，何元长均认为湿能伤脾，脾土一亏，诸症生焉，故治湿当不忘治脾，祛湿当利其小便，或微汗以散之，或燥湿以除之。

湿温　第五十七

【原文】

湿温者，先伤于湿，因而中暑，湿与热搏，即为湿温。其脉阳软而弱，阴小而急，其症胸腹满，目疼壮热，妄言自汗，两胫逆冷，挛急而痛，倦怠恶寒。若发其汗，使人不能言，耳聋不知痛处，其身青，面色变，医杀之耳（湿温不可汗，汗之名重暍，必死）。病在太阳，苍术白虎汤。湿胜者，一身尽痛，发热身黄，小便不利，大便反快，茵陈五苓散。脏腑虚，自利甚，理中汤（人参、甘草、白术、干姜）、术附汤（白术、附子、甘草、人参、香薷、扁豆）。

【评析】

湿温乃湿邪与暑热之邪相搏结于里所致，故不可发汗，误汗则徒伤正气，加重病情，故称重暍。治疗原则同湿病，实证当清热利水，或清热燥湿；虚证当健脾燥湿，或温中燥湿。

水气　第五十八

【原文】

凡人渴欲饮水，不可不与，不与则津液枯竭，无由作汗，多与则水气停

积，变生他病也。如水停于心，为悸，为水结胸；射于肺，为喘，为咳；留于胃，为哕，为噎；蓄于下焦，为癃；渗于肠中，为利；溢于皮肤，为肿，皆饮水多之过也。伤寒表未解，心下有水气，干呕，发热而咳，或渴，或利，或噎，或小便不利，小腹满，或喘者，小青龙汤[1]（桂枝、麻黄、甘草之甘辛，以发表邪；干姜、细辛、半夏之辛，以行水气而润肾；芍药、五味之酸，以收逆气而安肺）。少阴四五日，腹痛，小便不利，四肢沉重疼痛，自下利者，此为有水气。其人或咳，或小便利，或下利，或呕者，真武汤[2]（茯苓、白术之甘，以益脾逐水，附子、芍药、生姜之酸辛，以温经散湿）。心下怔忡，头微汗出，但结胸，无大热者，大陷胸汤[3]（大黄以苦荡涤，芒硝以咸软坚，甘遂以通水透结）。心下有水气，厥而悸，当先治水，茯苓甘草汤[4]（茯苓、甘草之甘，益津而和胃；桂枝、生姜之辛，助阳而解表）。中风，发热而烦，有表里证，渴欲饮水，水入则吐者，名曰水逆，五苓散[5]（甘味缓而淡渗，白术、茯苓、猪苓之甘润虚燥，而利津液；咸味下泻为阴，泽泻之咸以泄伏水；辛甘发散为阳，桂枝之辛甘，以和肌表）。

【校注】

［1］伤寒表未解……小青龙汤：语出《伤寒论·辨太阳病脉证并治（中）》。小青龙汤证为外有表寒、里有水饮的表里同病证。

［2］少阴四五日……真武汤：语出《伤寒论·辨少阴病脉证并治》。真武汤证为阳虚水泛证。

［3］心下怔忡……大陷胸汤：语出《伤寒论·辨太阳病脉证并治（下）》："伤寒十余日，热结在里，复往来寒热者，与大柴胡汤。但结胸，无大热者，此为水结在胸胁也。但头微汗出者，大陷胸汤主之。"

［4］心下有水气……茯苓甘草汤：语出《伤寒论·辨厥阴病脉证并治》："伤寒，厥而心下悸，宜先治水，当服茯苓甘草汤，却治其厥。不尔，水渍入胃，必作利也。"

［5］中风……五苓散：语出《伤寒论·辨太阳病脉证并治（中）》。五苓散证为气化失司，水饮内停的证候，可兼表邪未尽。

● 【评析】

此节所述，均为《伤寒论》中有水气内停的证候，从辨证看，有虚、实、寒、热之分，有里证或里证兼表证之别，当随证治之。对于方药配伍的功用，何元长有独特见解，可资参考。

火劫　第五十九

● 【原文】

伤寒不得汗，因火劫之，邪气与火热两相熏灼，发于外为身黄，搏于内则为小便难，火热太甚则为手足躁扰，循衣摸床为难治。小便利者，当可治也[1]。火邪迫血而血上行，必衄血吐血，血下行必清血[2]，并用犀角地黄之类主之。火劫不得汗者，邪无从出，因火而盛，病从腰以下必重而痺，名曰火逆[3]，麻黄杏仁苡仁甘草汤。火劫汗大出者，火热入胃，胃中水竭，烦躁，必发谵语。十余日，振栗自下利者，此为欲解也[4]。火劫亡阳，惊狂，起卧不安者，桂枝汤去芍药加蜀漆龙骨牡蛎救逆汤主之[5]（盖桂枝解表，芍药之益阴非亡阳所宜也。火邪错逆，加蜀漆之辛以散之；阳气亡脱，加龙骨、牡蛎之涩以固之）。

● 【校注】

［1］伤寒不得汗……当可治也：语出《伤寒论·辨太阳病脉证并治（中）》："太阳病中风，以火劫发汗，邪风被火热，血气流溢，失其常度。两阳相熏灼，其身发黄。阳盛则欲衄，阴虚小便难。阴阳俱虚竭，身体则枯燥，但头汗出，剂颈而还，腹满微喘，口干咽烂，或不大便。久则谵语，甚者至哕，手足躁扰，捻衣摸床。小便利者，其人可治。"

［2］清血：亦作圊血。圊（qīng），厕所，引申为排泄大便。指大便下血。

［3］火劫不得汗者……名曰火逆：语出《伤寒论·辨太阳病脉证并治（中）》："脉浮，宜以汗解，用火灸之，邪无从出，因火而盛，病从腰以下必重

而痹，名火逆也。”

［4］火劫汗大出者……此为欲解也：语出《伤寒论·辨太阳病脉证并治（中）》：“太阳病二日，反躁。凡熨其背而大汗出，大热入胃，胃中水竭，躁烦，必发谵语。十余日，振栗，自下利者，此为欲解也。”

［5］火劫亡阳……桂枝汤去芍药加蜀漆龙骨牡蛎救逆汤主之：语出《伤寒论·辨太阳病脉证并治（中）》：“伤寒脉浮，医以火迫劫之，亡阳，必惊狂，卧起不安者，桂枝去芍药加蜀漆牡蛎龙骨救逆汤主之。”

【评析】

火逆，指误用火法治病而引起的一切变证。从证候看，或为邪热亢盛，或阴虚，或阳虚，甚者不治身亡。《伤寒论》对于火逆变证论述较详，但出方较少，何元长增补了治疗汤方。如对于血热妄行者，可用犀角地黄汤；汗不得出，湿郁于里，可用麻黄杏仁苡仁甘草汤等，颇有实用价值。

合病　并病　第六十

【原文】

合病者，二阳经或三阳经齐病，不传者是也。并病者，一阳先病未尽，又过一经而传者是也。三阳合病，皆自下利，太阳阳明合病，下利脉浮长者，葛根汤（桂枝、芍药、甘草、生姜、枣、葛根、麻黄，邪气并于阳，则阳实而阴虚，故下利。十剂[1]云：轻可去实，葛根、麻黄之属是也。加二味于桂枝汤中，以去经中表邪，则阳不实而阴气平，利不治而自止矣）。太阳少阳合病，下利，脉浮弦者，黄芩汤（苦以坚之，酸以收之，芩、芍之苦酸，以坚敛肠胃之气；甘以补之，甘、枣之甘，以补固肠胃之弱，如呕加半夏、生姜）。少阳阳明合病，下利，脉长大而不弦者，为顺，长大而弦者为负，负者死。太阳阳明合病，大便坚，小便数者，为脾约，脾约丸（脾欲缓，急食甘以缓之，麻仁、杏仁之甘，缓脾而润燥；津液不足，以酸收之，芍药之酸以敛津液；肠燥

胃强，以苦泄之，枳实、厚朴、大黄之苦，下燥结而泻胃强也）；恶寒者，升麻葛根汤（辛可达表，轻可去实，升、葛之属是也，故用以达表而去实。寒邪之伤人也，血气为之凝滞，佐以芍药，用和血也，佐以甘草，用调气也）；不恶寒，反发热，大便不秘者，白虎汤（热淫所胜，佐以苦甘，知、膏之苦甘以散热；热则伤气，甘以缓之，甘、粳之甘以益气；白虎，西方金神，五行之理，将来者进，功成者退，秋金令行，夏火之炎息矣，故以石膏清热，知母生津，大寒之性，恐伤胃气，故用粳米、甘草以养胃）；大便秘，或谵语者，承气汤。凡三阳合病，无表证者，俱可下之。三阳合病，腹痛身重，难以转侧，口不仁而面垢，谵语遗尿，发汗则谵语，下之，则额上微汗，手足逆冷。若自汗出者，白虎主之。二阳并病，太阳证罢，但发潮热，手足漐漐汗出，大便难而谵语者，下之则愈，宜承气汤。

凡二阳合病，用二阳经药。三阳合病，用三阳病经药。如人参败毒，乃三阳经神药；麻黄、神术，太阳经药；葛根、白虎，阳明经药；小柴胡，少阳经药也。凡三阳不与三阴合病，若合并即为两感，不治。

【校注】

［1］十剂：初起是北齐徐之才按功用归类药物的方法，后人借用为方剂的分类。《伤寒方药明理论·序》说："制方之体，宣、通、补、泄、轻、重、滑、涩、燥、湿十剂是也。"

【评析】

何元长对《伤寒论》中的合病作了阐述，认为两条阳经病，或三条阳经病同时发病，且不传阴经病，即为合病，治疗需各经病兼顾。每经病均有代表方，如太阳经病有麻黄汤、神术汤；阳明经病有葛根汤、白虎汤；少阳经病有小柴胡汤，可随证选用。六世何渊治三阳经合病，用冲和灵宝饮或人参败毒散，他认为此二方乃通解三阳经之圣药。可见何元长有所继承。何渊还提出临证当辨二经或三经合病的主次，治疗可据此而有轻重主辅之别。

两感　第六十一

【原文】

两感者，阴阳双传也。头痛发热，太阳病也，若兼舌干口燥，则少阴同受病也，脉必沉而大。身热谵语，阳明病也，若兼腹痛咽干，则太阴同受病矣，其脉沉而长。耳聋口苦，寒热而呕，少阳病也，若兼烦满囊缩，消渴舌卷，则厥阴同受病矣，其脉沉而弦。经曰：两感于寒者，必不免于死[1]。又曰：阳明者，十二经脉之长，三日气尽，则死矣[2]。仲景无治方，东垣用大羌活汤（防风、防已、白术、苍术、黄芩、黄连、甘草、川芎、细辛、知母、生地），节庵用冲和灵宝饮（羌活、防风、川芎、细辛、柴胡、生地、黄芩、甘草、白芷、干姜、石膏、栝楼、枣）。如表证多而甚急者，用麻黄、葛根以解表，里证多而甚急者，用调胃承气以攻里。如阴经自中病者，又当先救里温之，回阳救逆汤（熟附、干姜、人参、甘草、白术、桂枝、五味、陈皮、茯苓、半夏、栝楼），分表里寒热而治，此权变大法也。

【校注】

［1］两感于寒者，必不免于死：语出《素问·热论》："两感于寒而病者，必不免于死。"意指表里两经同时感受邪而发病，邪盛正虚，起病急，发展快，病情重，预后差。

［2］阳明者十二经脉之长……则死矣：语出《素问·热论》："阳明者，十二经脉之长也，其血气盛，故不知人，三日其气乃尽，故死也。"

【评析】

何元长所述表里两经同病，其中阴经病的表现与《伤寒海底眼》中太阴、少阴、厥阴病本病的证候类似，六世何渊关于六经病传变分标病、本病的论述是为独创，其对后世有一定影响。何元长对两感证的治法、用方亦受何渊影响，如大羌活汤，何渊用于治疗阴阳两感，脏腑皆病，元气实，感之轻者；冲和灵宝饮治两感伤寒，起于头痛，恶寒发热，口燥舌干，阳先受病者。

六经传　第六十二

●【原文】

阳中之阴水，太阳是也，为三阳之首，能循经传，亦越经传。阳中之阳土，阳明是也，为中州之土，主纳而不出，如太阳传至此，为循经传也。阳中之阳木，少阳是也，上传阳明，下传太阴，如太阳传至此，越经传也。阴中之阴土，太阴是也，上传少阳为顺，下传少阴为逆，此为上下传也，如太阳传至此，为误下传也。阴中之阳水，少阴是也，上传太阴为顺，下传厥阴为逆，如太阳传至此，为表里传也。阴中之阴木，厥阴是也，上传少阴为实，再传太阳自愈也。

●【评析】

六经病的传变反映了疾病的发展变化，循经传是疾病发生发展的一般规律，但疾病变化的影响因素诸多，常发生越经传，即不按规律而发生种种变化，临证不可不知。

太阳六传　第六十三

●【原文】

太阳者，巨阳也，为诸阳之首，膀胱经病，若渴者，自入于本也，名曰传本。太阳传阳明胃土者，名曰循经传，为发汗不出，利小便，余邪不尽，透入于里也。太阳传少阳胆木者，名越经传，为初变邪，脉浮无汗，当用麻黄而不用之故也。太阳传少阴肾水者，名曰表里传，为得病，急当发汗而反下之，汗不发所以传也。太阳传太阴脾土者，名曰误下传，为受病，脉缓有汗，当用桂枝而反下之所致也，当时腹痛，四肢沉重。太阳传厥阴肝木者，为三阴不至于首，惟厥阴与督脉上行，与太阳相接，名曰循经得度传。

●【评析】

太阳病为疾病初起的表证阶段，如治疗不当，或病邪强盛，或正气不足等，导致邪气不去，入于体内，则可传于其他五经病。

足传手经　第六十四

●【原文】

足传手经者，膀胱逆传小肠，小肠逆传心经为病也，名越经症。伤寒五六日，渐变神昏不语，或睡中独语一二句，目赤唇焦，舌干不饮水，与之稀粥则咽，不与亦不思，六脉沉数而不洪，心下不痞，腹中不满，大小便如常，形如醉人，此热传少阴心经，心火上而逼肺，所以神昏，用导赤各半汤[1]（黄芩、黄连、栀子、滑石、甘草、知母、犀角、茯神、麦冬、人参、姜、枣、灯心）。与食则咽者，胃和故也，不与则不思者，神昏故也，热不在里，而误下之，未有不死也。

●【校注】

[1] 导赤各半汤：出自《伤寒六书·杀车槌法》。又名导赤泻心汤。

●【评析】

太阳病不愈，病邪化热入里，逆传少阴心经，热盛伤及气阴，故以目赤神昏、唇焦舌干为主症，此等正虚邪实之证，病情危重，治取益气清心、利尿泄热。因病邪未传阳明，肠胃无实邪积聚，故腹不满、大便不闭，自然不必用攻下法，如误下，则更伤正气，以至不治。

阳明传少阴　第六十五

●【原文】

伤寒脉尺寸俱长者，自汗大出，身表如冰石，至脉传入于里，则细而小，

其人动作如故，此阳明传入少阴，戊合癸，即夫传妇也，白虎加桂枝汤主之。然脉虽细小，亦当以迟疾别之，此症脉疾而非迟，故用此法。

【评析】

阳明病里热亢盛，迫津外出，汗出多，一则热去而身表凉，二则伤津耗气而脉细小。何元长谓此证是阳明传入少阴，此说类同《伤寒海底眼》所说三阳经热邪传入少阴本病，是热邪陷于阴分，内热而外寒，其脉当疾而有力。如阳证传入少阴，热化为寒，脉沉迟无力，是为阴证，法当温，以四逆汤主之。本证属阳证，故用清法，白虎汤加桂枝，有兼顾外寒之意。

知可解　第六十六

【原文】

伤寒三日，脉浮数而微，病人身凉和者，此为欲解也，解以夜半，寸关尺三处大小浮沉迟数同等，虽有寒热不解，脉阴阳为和平，虽剧当愈。太阳传阳明，其中或有下症，阳明症反退，不热不渴，却显少阳证，是知可解也。太阳知可解者，头不痛，项不强，肢节不痛，知表邪退也。阳明之可解者，无发热恶寒，知里易解也。少阳证知可解者，寒热日不移时而作，邪未退；若用柴胡而移其时，早移之于晏[1]，晏移之于早，气移之于血，血移之于气，是邪无可容之地，知可解也。伤寒三日，三阳为尽，三阴当受邪，其人能食而不呕，此为三阴不受邪也。伤寒三日，少阳脉小[2]者，欲解也。

太阴中风，四肢烦疼，脉阳微阴涩（表少里和）而长者，为欲愈。少阴病脉紧，至七八日自下利，脉暴微（寒气得泄也），手足反温，脉紧反去者，为欲解也。虽烦，下利自愈。少阴中风，脉阳微阴浮（表缓里和）为欲愈。厥阴中风，脉微浮为欲愈。厥阴病渴欲饮水者，少少与之愈。伤寒先厥后发热，而利者，必自止。凡厥利者当不能饮食，能食者恐为除中，食以索饼，不发热者，胃气尚在，必愈。厥阴病，厥五日，热五六日，设五六日尚复厥，不厥者必自愈。伤寒热少厥微，指头寒，默默不欲食，烦躁，数日小便利，色白者，此热除也，欲得食，其病自愈。伤寒厥少热多，其病当愈。

下利有微热而渴（理气方温也），脉弱者（阳气得复也），令自愈。下利脉数，有微热，汗出令自愈，设复紧，为未解。下利脉沉弦者，下重也；脉大者为未止；脉微弱数者为欲自止，虽发热不死。下利脉沉迟，面少赤，身有微热，下利清谷者，必郁冒汗出而解。下利脉数而渴者，令自愈。设不愈者，必清脓血，以有热故也。

脉阴阳俱紧者，口中气出，唇口干燥（阳渐复也），倦卧足冷，鼻中涕出，舌上苔滑（阴犹在也），勿妄治也，阴阳未分，不可妄治。至七日以来，其人微发热，手足温者，此为欲解（阴气绝，阳气复也）；或八日以上反大发热者，此为难治（阴极受热，邪胜正气故也）。设恶寒者，必欲呕也。腹内痛者，必欲利也。脉阴阳俱紧，至于吐利，其脉独不解，紧去人安，此为欲解。若脉迟，至六七日不欲食，此为晚发（后来疾也），水停故也，为未解；食自可者，为欲解。病六七日，手足三部脉皆至，大烦，而口噤不能言，其人烦扰者，必欲解也；若脉和，其人大烦，目重睑内际黄者，此欲解也。

【校注】

［1］晏：指晚上。

［2］脉小：原为“少”，疑误。

【评析】

大凡三阳病证见热退身凉，或热渐稀发，能食不呕，脉浮数而微，或脉小，是病邪将去，正气略有不足的表现，提示病欲解。三阴病欲解的关键是阳气来复，如见脉象转为平和有力，手足渐温，不再复厥，胃气存能食，下利止等表现，均为佳象。下利的预后取决于邪气的去留和正气的存亡，如邪气盛则病进，诸如脉紧、脉沉弦、脉大等均是邪未去的征象；如邪去，正气略有不足，则欲愈。可见，邪去正稍虚是欲解佳象，如邪不去，或邪盛正虚，则病不解。

伤寒欲解时　第六十七

【原文】

太阳病欲解时，从巳至未上。阳明病欲解时，从申至戌上。少阳病欲解时，从寅至辰上。太阴病欲解时，从亥至丑上。少阴病欲解时，从子至寅上（阳生于子，子为一阳，丑为二阳，寅为三阳，阴得阳则解也）。

【评析】

六经病欲解时体现了天人相应的现象，在临床上有一定的参考价值。

伤寒欲解日　第六十八

【原文】

其不两感于寒者（更不传经，不加异气），七日巨阳[1]病衰，头痛少愈；八日阳明病衰，身热少愈；九日少阳病衰，耳聋微闻；十日太阴病衰，腹减如故，则思饮食；十一日少阴病衰，渴止不满，舌干已而嚏；十二日厥阴病衰，囊纵，少腹微下，大气皆去，病日已矣[2]。发热恶寒者，发于阳也；无热恶寒者，发于阴也。发于阳者，七日愈，发于阴者，六日愈。以阳数七、阴数六故也[3]。风家，表解而不了了者，十二日愈[4]。

【校注】

[1] 巨阳：与太阳同义。

[2] 其不两感于寒者……病日已矣：语基本出自《伤寒论·伤寒例》。

[3] 发热恶寒者……阴数六故也：语出《伤寒论·辨太阳病脉证并治（上）》。有无发热，是辨阳证、阴证的要点。阳数七、阴数六之说是依据伏羲氏河图生成数推演而来。

[4] 风家……十二日愈：语出《伤寒论·辨太阳病脉证并治（上）》。风

家，指代太阳病患者，一般从发病到表证解除，再到康复，需十二日左右。

【评析】

《伤寒论·辨太阳病脉证并治（上）》说："太阳病，头痛至七日以上自愈者，以行其经尽故也。"据此可知，七日太阳病衰而愈，余此类推。

过经不解　第六十九

【原文】

伤寒十三日不解，谓之过经。若脉尺寸陷者，大危也。伤寒过经，正气多虚，有表证当汗者，冲和汤微汗之，有里证当下者，大柴胡微下之。有柴胡症未罢者，小柴胡和解之。若人虚脉弱者，柴胡三白汤主之。虚烦少气者，人参竹叶汤主之。虚烦不眠者，柴胡温胆汤主之。若更感异气，变为他病者，当依坏病治之。

【评析】

《伤寒论》中对过经不解的证候有用小柴胡汤，或大柴胡汤，或调胃承气汤，或大承气汤治疗。何元长对此有所发挥，他认为过经不解，正气多虚，根据病变情况，还可选用冲和汤、柴胡三白汤、人参竹叶汤、柴胡温胆汤等治疗，若更感异气，当观其脉证，随证治之。

温疟　第七十

【原文】

经曰：阴阳俱盛，重感于寒者，变为温疟[1]。凡寒热往来，口苦胸满者，小柴胡加桂枝芍药汤，寒多倍桂枝；热倍柴、芩。热甚烦渴者，人参白虎汤。

热甚多痰者，小柴合二陈，食少胃弱，加白术；心满加枳实、黄连；渴去半夏，加栝楼根。若里结不大便，大柴胡汤。凡疟由于暑，伤寒似疟，由于寒，寒伤血，暑伤气，其所伤既自不同，治之安得不异？王执中[2]曰：治疟而以似疟治之，多用桂枝、柴胡，必至于汗多亡阳，缠绵不已，而劳瘵、疟母之症作矣。治似疟而以疟治之，多用参、芪，则补塞邪气，谵语发癍，舌生芒刺，而死症作矣。凡疟必由于中气不足，脾胃虚弱，暑邪乘虚客之而作，虽随经随症投药解，必先清暑益气，调理脾胃为主，有食兼消食，有风兼散风，有痰兼豁痰，感瘴疠汗多者，固表，泻利者，升发兼利便，便燥兼益阴润燥。久而不解，必属于虚，气虚补气，血虚补血，两虚则并补，非大补真气，大健脾胃，不得瘳也。治用清暑益气汤，热甚者竹叶石膏汤。邪并于阳则发热，冰水不能凉，邪并于阴则发寒，汤火不得温，并则病作，离则病止，故作止有时。在气则发早，在血则发晏，浅则日作，深则间作。先寒后热者，夏伤于大暑，汗大出，腠理开发，因遇夏气凄怆[3]之水寒，藏于腠理皮肤之中，秋伤于风，则病成矣[4]。

夫寒阴气也，风阳气也。先伤于寒而后伤于风，故先寒而后热也，病以时作，名曰寒疟。先热后寒者，因先伤于风，而后感于寒也，名曰温疟。其但热而不寒者，阴气先绝，阳气独发，则少气烦冤，手足热而欲呕，名曰瘅疟[5]（瘅，热也）。温疟者，得之冬中于风寒，气藏于骨髓之中，至春则阳气大发，邪气不能自出。因遇大暑，脑髓烁，肌肉消，腠理发泄，或有所用力，邪气与汗皆出。此病藏于肾，其气先从内出之于外也，如是者，阴虚而阳盛，阳盛则热矣，衰则气复反入，入则阳虚，阳虚则寒矣。故先热而后寒，名曰温疟。瘅疟者，肺素有热，气盛于身，厥逆上冲，中气实而不外泄，因有所用力，腠理开，风寒舍于皮肤之内、分肉之间而发，发则阳气盛，阳气盛而不衰则病矣。其气不及于阴，故但热而不寒，气内藏于心而外舍于分肉之间，令人消烁脱肉，故名曰瘅疟。

足太阳疟，令人腰痛头重，寒从背起，先寒后热，熇熇暍然，热止汗出，难已。足少阳疟，令人身体解㑊，寒不甚，热不甚，恶见人，见人心惕惕然，热多汗出甚。足阳明疟，令人先洒淅，久乃热，热去汗出，喜见日月光火气。

足太阴疟，令人不乐，好太息，不嗜食，多寒热汗出，病至则善呕，呕已乃衰。足少阴疟，令人呕吐甚，多寒热，热多寒少，欲闭牖[6]户而处，其病难已。足厥阴疟，令人腰痛，少腹满，小便不利如癃状，非癃也，数便，意恐惧气不足，腹中悒悒[7]。

肺疟令人心寒，寒甚热，热间善惊，如有所见，桂枝加芍药汤，或曰宜竹叶石膏汤加黄芩，发于深秋，方加桂枝。心疟令人烦心甚，欲得清水，寒多不甚热，桂枝加黄芩汤。肝疟令人色苍苍然，太息，其状若死者，通脉四逆汤，或曰仍宜石膏、知母、麦冬之类，后加大剂当归、陈皮之属。脾疟者，令人寒则腹中痛，热则肠中鸣，鸣已汗出，小建中汤、芍药甘草汤。胃疟者，善饥而不能食，食则支满腹大，理中丸（但不宜轻用），宜人参白虎汤加术、橘。肾疟者令人洒洒然，腰脊痛不能宛转，大便难。目眴眴[8]然，手足寒，桂枝加当归芍药汤，不愈，加牛膝、龟甲。凡治疟，先发如食顷，乃可治也，过之则失时也（先其发时，正邪异居，故可治，过时则正邪相合，攻之反伤真气，故曰失时）。病在阳则热而脉躁，在阴则寒而脉静。疟脉自弦，弦迟多寒，弦数多热，若疟久脉散者死也。治疟误下，暑邪陷内，变为滞下者，急用黄芩、芍药、滑石、甘草、红曲，佐以柴、葛、升麻，表里分消之。

【校注】

[1] 经曰……变为温疟：语出《伤寒论·伤寒例》："若脉阴阳俱盛，重感于寒者，变成温疟。"

[2] 王执中：宋代针灸学家。子叔权，瑞安（今浙江瑞安）人。编《针灸资生经》7卷。书中记载不少临证有效穴位和灸法，以及各种病证，并附方药。

[3] 凄怆：原为"悽怆"，疑误。意指寒冷、寒气。

[4] 先寒后热者……则病成矣：语出《素问·疟论》："帝曰：疟先寒而后热者何也？岐伯曰：夏伤于大暑，其汗大出，腠理开发，因遇夏气凄沧之水寒，藏于腠理皮肤之中，秋伤于风，则病成矣。"

[5] 瘅疟：病证名。疟疾之一。以但热不寒为主症，又称暑疟，温疟，阳明瘅热。

[6] 牖（yǒu 有）：窗。

[7] 悒悒（yì）：不舒适。

[8] 眴（xuàn）：目摇。亦通眩。

【评析】

本节引用诸多《黄帝内经》的内容，如第二段均出自《素问·疟论》，第三段均出自《素问·刺疟》，第四段五脏疟亦出自《素问·刺疟》。但《素问》中对疟病的治疗是用针刺法，而何元长根据疟病的症状表现，辨证施治，给出了不少汤方，如寒热往来，用小柴胡加桂枝芍药汤；里热甚，或腑气不通，大便闭，用人参白虎汤或大柴胡汤。他还认为疟病的发生与中气不足相关，故可用清暑益气汤、竹叶石膏汤等；如邪气深入于脏，致阳气虚损，则可用理中汤、通脉四逆汤等治疗。对于疟病的辨证，脉象亦是依据之一，如疟脉自弦，弦迟多寒，弦数多热，若疟久脉散者死也，可谓经验之谈。

风温　第七十一

【原文】

经曰：阳脉浮滑，阴脉涩弱者，更遇于风，变为风温[1]。又曰：发汗已，身灼热者，名曰风温。风温为病，脉阴阳俱浮，自汗出，身重多眠，鼻息鼾，语言难出，若被下，小便不利，直视失溲；若被火，微发黄色，剧则惊痫，时瘛疭[2]。节庵曰：风温者，尺寸俱浮，表伤于风，因而伤热，风与热搏，即为风温。其外症四肢不收，自汗头疼，喘息发渴，昏睡，或体重不仁，不可发汗，汗之则谵语烦躁，目无精彩。病在少阴、厥阴，葳蕤汤（葳蕤、羌活、川芎、葛根、杏仁、姜、白薇、麻黄、石膏、青木香）、葛根龙胆汤（葛根、石膏、大青叶、芍药、玉竹、姜、龙胆草、甘草、升麻、桂枝）、人参败毒散、小柴胡汤选用。未醒，柴胡桂枝汤（小柴胡加桂枝）。发汗已，身灼热，知母

葛根汤（知母、葛根、升麻、防风、石膏、南星、甘草）。脉浮，身重汗出，防己汤（黄芪、防己、大青、甘草、白术、防风、姜）。误汗风温，黄芪防己汤。

【校注】

［1］经曰……变为风温：语出《伤寒论·伤寒例》："阳脉浮滑，阴脉濡弱者，更遇于风，变为风温。"

［2］发汗已……时瘛疭：语出《伤寒论·辨太阳病脉证并治（上）》。

【评析】

《伤寒论》所说风温属里实热证，何元长所描述的证候，及告诫不可发汗，均说明病已入里。谓病在少阴、厥阴，当指六世何渊《伤寒海底眼》所说的少阴本病和厥阴标病、本病，何渊对本病的论述，如"鼾睡灼热自汗，风温症也，葳蕤汤加桂枝主之"，并说"葳蕤汤治风温病在少阴、厥阴者"。十七世何汝阈亦继承此说，认为风温是温病误汗所致，可用葳蕤汤解表清热养阴，风温或湿温汗出过多，致气虚，可用黄芪防己汤；或误汗亡阳，需温阳固表，用术附汤。可见何元长既沿袭祖辈的观点，又根据临床表现增加了一些汤方。

温毒　第七十二

【原文】

经曰：阳脉洪数，阴脉实大者，遇温热变为温毒，其为病最重[1]，表里皆热故也。温毒者，感寒毒异气，至春始发也。表证未罢，毒气不散，故有发斑之症，心下烦闷，呕逆咳嗽，后必下利。用元参升麻汤（二味）、黑膏（生地、好豆豉、猪膏合煎，麝香搅和服）。若无汗，三黄石膏；有汗，人参白虎；内实不便，大柴胡。

● 【校注】

[1] 经曰……其为病最重：语出《伤寒论·伤寒例》："阳脉洪数，阴脉实大者，更遇温热，变为温毒，温毒为病最重也。"

● 【评析】

温毒，一指春温发瘢的病证；二指感受温邪热毒疾患的总称，一般发生于冬春二季。六世何渊用三黄石膏汤治温毒表里俱热，狂叫欲走，烦躁大渴，面赤鼻干，两目如火，身形拘急，而不得汗；或已经汗下，过经不解，三焦大热，谵狂衄血，身目俱黄，六脉洪数。用升麻元参汤、人参化瘢汤治疗温毒发瘢，亦用黑膏。十七世何汝阈亦认为温毒发瘢疹，宜凉血解毒，可用黑膏散；重证邪陷，症见黑瘢、神昏、抽搐者，则用紫雪丹解毒、开窍、镇痉。何元长认为温毒有汗用人参白虎汤，腑实便闭用大柴胡汤。

温疫　第七十三

● 【原文】

经曰：阳脉濡弱，阴脉弦紧者，更遇温气，变为温疫[1]，治法与瘟病同。温疟、风温、温毒、温疫四症，皆伤寒坏病，前热未除，更感异气而变焉者也。

● 【校注】

[1] 经曰……变为温疫：语出《伤寒论·伤寒例》。

● 【评析】

温疫又称时气病，乃传染病、流行病，故老少长幼皆可受染而得病，治疗当顺时制宜。何元长认为温疫属伤寒坏病，有一定的道理。从临床看，温疫初起可表现为太阳伤寒证，以后的发展，则随所感异气的不同而表现各异。

伤寒死症　第七十四

【原文】

如赤斑[1]者五死五生，黑斑[2]者十死一生。脉阴阳俱盛，大汗出，热不解者死；脉阴阳俱虚，热不止者死。脉至乍归乍数者死；脉至如转索者死；谵语妄言，逆冷，脉沉细者，一日死[3]。脉绝不至者，或久乃至者死。少阴病，但厥，无汗，而强发之，必动其血，未知从何道出，或从口鼻，或从目出，是名下厥上竭，为难治[4]。发左右动气，汗出者死；发风温汗者死；发阴阳毒汗，过六七日者死；大发湿家汗，成痓者死；发少阳汗，谵语者死；发湿温汗，为重暍者死。两感伤寒者死。汗之不为汗衰，为阴阳交[5]者死。狂言不食者死。发厥肌冷，烦躁无时得安者，曰脏厥而死。结胸舌生胎，为脏结者死。咳逆不止者死。舌卷囊缩者死。少阴吐逆烦躁，四肢厥逆者死。结胸症，烦躁悉具死。少阳阳明合病，下利脉长大而弦，名曰负，负者死。目乱无神气，曰无精者死。男子病新瘥，妇人与之交而为病，曰阳易；妇人病新瘥，男子与之交而为病，曰阴易，男子阴肿，小腹痛，妇人里急连腰股，眠昏，四肢拘急，为女劳复者死。下利本不能食，而反能食，为除中者死。伤寒七八日，大发热，汗出不止如贯珠，此本气衰也死。爪甲青，为阳衰者死。循衣摸床，喘而不休，卫气绝者死。柔汗发黄（冷汗也），脾绝者死；唇吻色青，四肢濈濈汗出，肝绝者死；环口黧黑，脉绝者死。阳反独留，体如烟熏，直视摇头，心绝也，死；面黑遗尿，肾绝也[6]，死；声如鼻鼾，汗出发润，喘不休者，脉绝也，死；身体如僵，正气脱也，死；水浆不下，胃气绝也，死；形体不仁，营卫不行也，死。乍静乍乱者死。头重视身，此天柱骨倒，元气已散，死。大便浊气极臭者，死；目睛正圆者死；卵缩入腹，脉离经者死。瘥后小便澁有血，名曰内外疮，疮皆黑靥，不出脓者死。少阴下利不止，头眩，时时自冒者死[7]。热甚，躁急不得汗出，是阳脉极也，死。舌上黑胎生芒刺，刮不去，易生者死，夏月可治。鼻衄自汗者死。胃寒发呃，丁茴香、柿蒂、良姜汤调服；脉不出，加胆汁合生脉散，又不出，及暴出死。

【校注】

［1］赤斑：指发癍见红赤色。赤而红者为轻，紫赤者为重。

［2］黑斑：指外感病癍出发黑，由热毒炽盛所致。证属危重。

［3］脉阴阳俱盛……一日死：语出《伤寒论·伤寒例》："脉阴阳俱盛，大汗出，不解者，死。脉阴阳俱虚，热不止者，死。脉至乍数乍疏者死；脉至如转索，其日死。谵言妄语，身微热，脉浮大，手足温者生；逆冷，脉沉细者，不过一日死矣。"

［4］少阴病……为难治：语出《伤寒论·辨少阴病脉证并治》。阳亡于下，故称下厥；阴竭于上，故称上竭。

［5］阴阳交：病证名。出自《素问·评热病论》。指热性病阳邪入于阴分，交结不解。症见出汗后仍发热，狂言，不能食，脉躁急。

［6］柔汗发黄……肾绝也：语出《伤寒论·辨脉法》："脉浮而洪，身汗如油，喘而不休，水浆不下，形体不仁，乍静乍乱，此为命绝也。又未知何脏先受其灾，若汗出发润，喘不休者，此为肺先绝也。阳反独留，形体如烟熏，直视摇头者，此为心绝也。唇吻反青，四肢漐习者，此为肝绝也。环口黧黑，柔汗发黄者，此为脾绝也。溲便遗失，狂言，目反直视者，此为肾绝也。"

［7］少阴下利不止……时时自冒者死：语出《伤寒论·辨少阴病脉证并治》："少阴病，下利止而头眩，时时自冒者，死。"时时自冒，为阴液竭于下，阳气脱于上，阴阳有离绝之势，故预后不良。

【评析】

所列种种伤寒死症，包括出现癍疹紫黑、热不解、厥而动血、五脏绝症、脉见无胃神根的怪脉等临床表现，或病为重暍、阴阳交、脏厥、脏结、除中等证候，其性质总属邪气盛极，正气虚衰，阴阳离绝，故为死证。然病虽危重，有些经及时、正确的治疗，还是能转危为安的，因此何元长对某些病证亦给出了方药以急救。

急下急温　第七十五

【原文】

如少阴口燥，舌干而渴，因邪热内攻，肾水将绝，当急下以救肾水之绝。少阴自利纯清水，心下硬痛，口燥渴者，有燥屎也，当急下之。少阴腹胀硬痛，或绕脐痛，不大便，土克水也，急下之。阳明汗多热盛，恐胃汁干，急下之，以存津液。阳明腹满痛为土实，急下之。热病目不明，热不止者多死，目睛不明，肾水已竭，不能照物，则已危矣，急下之，俱大承气汤。少阴急温有二症，脉沉微，内寒已甚，阳和之气欲绝，急温之。少阴膈上有寒饮，干呕者，不可吐也，急温之，宜四逆汤。

【评析】

此节所列急下证，为《伤寒论》中的阳明三急下、少阴三急下证，均为热实炽盛，或肠胃积聚甚而导致传变迅速，津液损伤，故用大承气汤急下存阴，急下防变。少阴病急温二证亦为《伤寒论》所述，提示凡阳气虚衰、阴寒内盛者，当用四逆汤急救回阳。

可汗不可汗　第七十六

【原文】

凡发热恶寒，头疼体痛，项背强，四肢拘急，脉浮紧或浮数，无汗者汗之。汗后不解，表证仍在者再汗之。若口燥舌干，或口苦咽干，或咽喉痛，或吐血下血，或小便淋漓，或大便泻利，或疮漏，或动气，或房劳或梦泄，或内伤劳倦，或气血两虚，或风温、湿温、中暑，或妇人经水适来适断，或新产血虚，六脉微细，或尺脉微弱者，皆不宜发汗也。

【评析】

伤寒表证俱全，治当发汗解表，如发汗后表证未解，且无病邪入里征象，还可再次发汗，使表邪尽祛。但如病邪化热，或入里，或有里虚，或感受温热之邪，或妇人经期、产后感受外邪，均不宜使用辛温发汗峻剂，以免促使邪热更盛，气血更亏，然可根据病情采用清热解表、益气解表、养血解表等法治疗。

可吐不可吐　第七十七

【原文】

凡病在膈上，或食在胃口，或痰在胸中，或胸中烦满懊侬，或厥冷脉结，或寒气在胸中，或下利，寸口脉滑，或霍乱，心腹刺痛者，皆宜吐之。《经》所谓在上者因而越之[1]是也。若元气虚极，或房劳阴虚，或劳倦内伤，或妇人胎产崩漏，或经水适来适断，或寸脉虚细无力者，皆不宜吐也。

【校注】

[1]《经》所谓在上者因而越之：语出《素问·阴阳应象大论》："其高者，因而越之。"

【评析】

病邪结于胸膈、肺或胃，且病势向上者，可用吐法。但有里虚，或妇人经期，或胎前产后，则慎用吐法。

可下不可下　第七十八

【原文】

凡蒸蒸发热，大便不通，或潮热自汗，谵语烦渴，腹痛，或潮热，腹胀硬满，或绕脐硬痛，或下利、脉滑数，或下利、心下硬痛，或目中不了了，大便

不通，脉沉实、沉数、沉滑、沉疾有力者，皆宜下之，不尽再下之。下后腹中虚软、脉无力者虚也，柴胡三白汤（人参、白术、茯苓、芍药、当归，加柴胡）；下后发热，或潮热往来，或寒热不解者，小柴胡加减和之；烦热不得眠者，温胆汤加竹叶、石膏主之；下后利不止，身疼痛，脉无力者，温胆益元汤（四君、生地、熟地、当归、芍药、陈皮、黄芪、桂枝）加陈壁土、升麻、白术，去归、地主之。若恶风恶寒，或头项腰痛，背强拘急，或呕吐，或咽中闭塞，或腹中时满时减，或腹胀可揉可按，或腹如雷鸣，或脐下有动气，或不转屎气，或小便清白，或少阳胆病，或内伤劳役，阴虚劳倦，或妇人胎产崩漏，或经水适来适断，或夹阴面赤，或阴证手足厥冷，六脉虚细，或大而无力，或尺脉迟者，皆不可下也。

【评析】

证属阳明腑实，治当攻下，可用大承气汤、小承气汤，或调胃承气汤。如下后正气有亏，可用柴胡三白汤调补；如下后邪实虽去，但余热未尽，可用小柴胡汤和解之；如下后脾胃受损，下利不止，可用温胆益元汤加减治之。凡表邪未解，或病势向上而呕吐，或证属虚寒，或阴虚内伤，或妇人经期、胎前产后等，均不可妄用攻下。

可温不可温　第七十九

【原文】

经曰：无热恶寒属于阴[1]。凡无热恶寒，脉沉细，沉迟，或伏绝，皆宜温之。若燥渴饮冷，或潮热谵语，或身热小便赤，或扬手掷足，或癍黄狂乱，脉沉实、沉数、沉滑洪大有力者，皆不宜温之也。

【校注】

［1］无热恶寒属于阴：语出《伤寒论·辨太阳病脉证并治（上）》："病有

发热恶寒者，发于阳也；无热恶寒者，发于阴也。”

【评析】

证属里虚寒者，宜用四逆汤类温阳散寒。如里有实热者不可用温法。

太阳一下有八变　第八十

【原文】

太阳病下之，其脉促，不结胸者，此为欲解也（促为阳盛，阳盛阴也）。脉浮者，必结胸也（结胸者，寸脉浮，关脉沉）。脉紧者，必咽痛（紧属少阴，故咽痛）。脉弦者，必两胁拘急（弦属少阳，故两胁拘急）。脉细数者，头痛未止（细为气少，数为在表）。脉沉紧者，必欲呕（沉为在里，紧为里实）。脉沉滑者，协热利。脉浮滑者，必下血也（滑为阴气有余，邪气入于下焦也；沉为血胜气虚，是知协热利；浮为气胜血虚，是知必下血）。

【评析】

太阳病误下后，如表邪未入里，则病仍在表，或可向愈。然亦可发生多种变证，如病邪化热入里，则成结胸，或咽痛、胁痛，或呕吐、下利，甚则下血等。故太阳病表未解，当慎用下法，以免病邪内陷导致变证。

瘥后一动有八变　第八十一

【原文】

一变中满减食，因邪火伏于脾经，不解散，故成中满，用醒脾汤（白术、苍术、白茯苓、枳实、桔梗、黄连、木香、厚朴、卜子、山栀、煨姜、砂仁）。二变怯症，因邪火伏于肾经而成，骨肉羸瘦，当归补血汤（当归、生地、熟地、人参、白术、茯苓、陈皮、知母、黄柏、山栀、甘草、芍药、煨姜、灯心）。三变囊痈，因邪火伏于肝经不散，故囊肿而痛不已则成脓，用连翘防风汤（连翘、防风、荆芥、青皮、当归、芍药、黄芩、甘草梢、山栀、黄柏、枳实、木通、灯心）。四变痢，因火邪伏于胃，移热于脾，与水谷相并，故成休息痢，最为难治，用分经养脾汤（人参、白术、茯苓、甘草、猪苓、泽泻、木通、山药、黄连、升麻、陈皮、厚朴、芍药、砂仁）。五变疟，因邪伏于脾经，与正气交攻，变成疟症，用必胜汤（人参、甘草、柴胡、黄芩[1]、陈皮、白术、茯苓、桂枝、桔梗、姜、枣）。六变淋血。因邪火伏于心经，移热于小肠，故小便淋血痛甚，小便不通者必死，用四苓散加减（猪苓、泽泻、车前、木通、牛膝、青皮、莲心、黄柏、滑石、琥珀、甘草、灯心）。七变肺痿，因邪火伏于肺经不散而成，咳嗽吐痰，成痈疮者不治，用清肺化痰汤（陈皮、茯苓、甘草、桔梗、荆芥、蒌仁、贝母、杏仁、青黛、五味、细茶、桑皮、麦冬、黄芩）。八变骨痿，因邪火伏于脾肾二经不散，痈卧不起，日渐羸瘦，久则成痿而死，用十全大补汤。

【校注】

［1］芩：原为“苓”，疑误。必胜汤有小柴胡汤方义。

【评析】

大病差后常见的病证有脾失健运而生中满，可用醒脾汤，以健脾理气、清热化湿；或正气亏损，阴虚内热而成虚劳，可用当归补血汤，以益气养阴清热。然亦可因邪气未去，重又复燃而变生他证，如囊痈、休息痢、疟疾、血淋、肺痿，治以清热祛邪为主；或因邪气不散，正气亏虚而成骨痿，治以补虚为主。何元长所处方剂，均结合自己的经验和特色。

瘥后喜唾[1]　第八十二

【原文】

瘥后喜唾，久不了了者，胃中虚寒，不纳津液，故喜唾不了了。与理中丸

（人参、白术、干姜、甘草、蜜丸，以温其脾）。

● 【校注】

[1] 唾：原为“睡”，疑误。

● 【评析】

此条出自《伤寒论·辨阴阳易差后劳复病脉证并治》。

瘥后吐逆　第八十三

● 【原文】

伤寒解，虚羸少气，气逆欲吐者（余热伤气，故少气，气逆欲吐），与竹叶石膏汤调胃散热（竹叶、石膏、人参、甘草、半夏、粳米）。

● 【评析】

此条出自《伤寒论·辨阴阳易差后劳复病脉证并治》。原方中有麦冬。

瘥后虚弱　第八十四

● 【原文】

瘥后虚弱，盗汗不止，属阴虚，用当归六黄汤[1]（当归、黄芪、黄芩、黄连、黄柏、生地、熟地）。阳虚自汗，无热恶寒，无力下虚，用加味黄芪建中汤（黄芪、芍药、官桂、人参、甘草、当归、麻黄、白术、枣、牡蛎、饴糖）。瘥后心神恍惚不宁，夜卧烦躁不安，或乱梦虚惊不眠，因汗下过多，心血亏少，用朱砂安神丸[2]（生地、当归、甘草、黄连各一钱，汤浸蒸饼为丸，朱砂一钱为衣，加茯神、远志、枣仁在内。有痰加橘红）。

● 【校注】

［1］当归六黄汤：出自《兰室秘藏》。有泻火滋阴、补气血、止盗汗的作用。

［2］朱砂安神丸：出自《内外伤辨惑论》卷中方。何元长在朱砂为衣同时加入了茯神、远志、枣仁。有痰则加橘红。

● 【评析】

差后因气血不足、阴阳失调导致诸症，或为阴虚内热而盗汗出，或为阳气虚而自汗出，或为血虚心神失养而心烦不寐，可随证治之而病愈。

瘥后昏沉　第八十五

● 【原文】

瘥后昏沉不省者，先因发汗不尽，余热在心包络间也，壮实脉有力者，用知母麻黄汤（知母、麻黄、桂枝、芍药、甘草、黄芩）。虚弱脉无力者，十味温胆汤（二陈、枳实、竹茹、柴胡、桔梗、人参、香附、姜、枣）加麦冬。寒热潮热，日晡发热者，柴胡温胆汤（人参、柴胡、陈皮、半夏、茯苓、甘草、枳实、竹茹、姜）加黄芩、黄连。

● 【评析】

差后昏沉，或因邪热未尽，留扰心神，或因气虚痰热扰心，治疗总以清热为主，辅以益气化痰。

瘥后浮肿　第八十六

● 【原文】

瘥后腰下浮肿者，水气也，牡蛎泽泻汤[1]（牡蛎、栝楼根、商陆、蜀漆、

泽泻、葶苈、海藻)。胃虚食少者，五苓散加苍术、陈皮、木香、砂仁主之。瘥后浮肿者，节饮食，戒酒色，胃气强，肿自消也。

【校注】

[1] 瘥后腰下浮肿者……牡蛎泽泻汤：语出《伤寒论·辨阴阳易差后劳复病脉证并治》："大病差后，从腰以下有水气者，牡蛎泽泻散主之。"

【评析】

何元长在《伤寒论》基础上，增加了胃虚食少的诊治，以及差后浮肿的调养要点在于保护脾胃。

瘥后颐[1]疮　第八十七

【原文】

伤寒汗下不彻，余邪结在耳后，或耳下肿硬者，曰遗毒，速宜消散，缓则成脓，以连翘败毒散（连翘、山栀、元参、桔梗、黄芩、赤芍、大力子、川芎、羌活、柴胡、薄荷、升麻）。发肿有脓，不论已破未破，用内托消毒散（黄芪、连翘、川芎、白芷、羌活、赤芍、归尾、桔梗、防风、柴胡）加皂荚、升麻、银花、甘草。

【校注】

[1] 颐：解剖部位名称。下颌近颊车部称作颐。

【评析】

从证候描述看，此颐疮当为发颐，又称腮颌发。早期治疗宜清热解毒兼发散，用连翘败毒散。此方在《证治准绳·疡医》中有载，但组方与此处所用不完全相同，何元长加入了山栀、玄参、黄芩、薄荷、赤芍，而去除了独活、荆芥、防风、归尾、红花、苏木、花粉、甘草，可见本方清热凉散力量明显增强，对发颐病尤其适合。酿脓时宜托里透脓，用内托消毒散，此方在《证治准绳·疡医》中亦有载，但方中无赤芍、皂荚，而有人参。若现危证，则宜清营解毒，泄热化痰。

瘥后豌豆疮　第八十八

【原文】

豌豆疮[1]者，亦因汗下后余毒不尽，故瘥后发之，只以黄连、甘草、归尾、银花、防风、苦参、荆芥、连翘、羌活、白芷煎服。外用芒硝、赤小豆、青黛为末，以鸡子清、猪胆汁调敷疮上最效，勿动，待其脱落。此病小便涩而有血者，名曰内外疮，用黄连解毒汤（黄芩、黄连、山栀、黄柏）加生地、连翘、滑石、萹蓄、甘草梢、归身、木通、牛膝、琥珀、灯心。

【校注】

[1] 豌豆疮：出明·万全《家传痘疹心法》。

【评析】

豌豆疮，亦称痘疮，又名天行痘、天疮、天花、疫疠疱疮。为急性发疹性传染病。初起与伤寒相类似，称其瘥后，可能是指伤寒已去。整个病程可分为发热、见形、起胀、灌浆、收靥、脱痂六个阶段。此内服、外敷合用，清凉退热，以使痘疮收靥、脱痂。

瘥后饮酒复剧　第八十九

【原文】

伤寒病热未解而饮酒者，则病增剧，而转加热甚也。脉弦数，小柴胡合解

毒；脉洪大，白虎合解毒，并加乌梅、干葛、砂仁。

【评析】

外感病中不可饮酒，否则可使病情加重。黄连解毒汤常需配合应用。

瘥后食复　第九十

【原文】

瘥后胃气当弱，不能消谷，假若食早，或食多而复发热者，曰食复。食后烦热，腹痛便闭，关脉实者，枳实栀子大黄汤。食后微热微烦，大便如常者，损谷则愈[1]。凡伤寒病后，只宜先进稀粥，又当少少与之，常令不足，不可尽意，诸般肉食不可食。经曰：食肉则遗，多食则复。此其禁也。

【校注】

［1］食后微热微烦……损谷则愈：语出《伤寒论·辨阴阳易差后劳复病脉证并治》："病人脉已解，而日暮微烦，以病新差，人强与谷，脾胃气尚弱，不能消谷，故令微烦，损谷则愈。"

【评析】

伤寒病差后胃气尚未恢复，宜少食，进稀粥，慢慢调养为上。《素问·热论》云："多食则遗。"

瘥后劳复　第九十一

【原文】

瘥后余热未除，血气尚虚，假若劳动，使血气沸腾，而邪热遂还于经络，

而发热也，谓之遗热。脉浮者，汗之，柴胡桂枝汤（二方合用）；脉沉者，下之，调胃承气汤；汗下不应者，柴胡三白汤（人参、柴胡、茯苓、白术、白芍）。心烦加麦冬、五味子，阴虚加知母、黄柏，心下痞加黄连、枳实，不得眠加竹茹。虚热无力者，柴胡温胆汤（见八十五）；虚热不止者，千金麦冬汤（麦冬、知母、竹叶、人参、甘草、当归、黄芪、粳米、姜、枣）。虚烦而呕者，竹叶石膏汤；虚烦不眠者，当归温胆汤（当归、陈皮、半夏、茯苓、甘草、黄连、竹茹、人参、地黄、柴胡、川芎、芍药、枣）。阴虚火动者，补中益气汤加知母、黄柏；无热有寒者，人参养营汤（四君、四物去川芎，加黄芪、陈皮、赤芍、五味子、肉桂）加熟附。论曰：大病瘥后劳复者，枳实栀豉汤主之。有宿食者加大黄[1]。

【校注】

[1] 论曰……有宿食者加大黄：语出《伤寒论·辨阴阳易差后劳复病脉证并治》："大病差后劳复者，枳实栀子豉汤主之。"方后云："若有宿食者，纳大黄如博棋子五六枚，服之愈。"

【评析】

对于瘥后诸症的辨治，论述颇详，有属实热，有属虚热或虚寒，更有虚实夹杂者，当随证治之。

女劳复　第九十二

【原文】

瘥后早犯色欲，因而复发者，名女劳复，其候头重不举，目中生花，腰背痛，小腹里急绞痛，或憎寒壮热，或时阴火上冲，头面烘热，心胸烦闷者，竹皮汤（青竹皮），烧裈散（取裈裆近阴处剪，烧灰，以水和服方寸匕，日三服，小便即利，阴头微肿则愈。妇用男，男用妇者，即裤裆），猳鼠屎（韭白根一握，鼠屎两头尖者十四粒，水煎，冷服，有黏汗为效）。有热，小柴胡调赤衣散（室女月经来，近阴处剪烧灰）；虚弱者，用柴胡三白汤调赤衣散。小腹急痛，脉沉足冷，用当归四逆汤（当归、细辛、通草、枣、桂枝、芍药、甘草）加附子、萸肉，送下赤衣散。若卵缩入腹，脉离经者，死也（太过而一呼三至四至，不及而一呼一至，曰损，此离经脉也）。

【评析】

此节所述证候与《伤寒论》阴阳易类似，治疗亦用烧裈散。对于虚弱或虚寒者可用柴胡三白汤或当归四逆汤治疗。

阴阳易　第九十三

【原文】

易者以其邪毒之气交相换易也。男子病新瘥，妇人与之交而得病，曰阳易；妇人病新瘥，男子与之交而得病，曰阴易。其人身重少气，小腹里急，阴中拘挛，热上冲胸，头重不能举，眼中生花，膝胫拘急者，烧裈散主之。若伤肾经，虚损真阳，有寒有热，脉虚足冷者，人参四逆汤（人参、附子、姜、草）调下烧裈散。当分寒热而治，阴易热气上冲，胸中烦闷，手足挛卷搐搦如风状，栝楼竹茹汤（栝楼根、青竹茹）；阳易小腹急痛，连腰膝痛，四肢不仁，无热者，当归白术汤（黄芪、白术、当归、芍药、附子、桂枝、人参、甘草、姜、枣）。阴阳易不瘥，大便不通，心神昏乱，惊惕不安，砂仁丸（辰砂、腻粉、牛黄、巴霜、冰片、麝香、金箔、黄蜡蜜丸），节庵用逍遥散加减（人参、竹青、知母）。卵缩腹痛，倍加黄连、滑石、韭根、犀角、甘草、生地、柴胡，入烧裈散调服，以小水利，阴头肿为愈。男子则阴肿，小腹绞痛，妇人则里急连腰胯内痛甚者，手足冷而挛蜷，男子卵缩入腹，妇人痛引阴中，皆难治。若舌吐出数寸者必死。未交接而思欲事，因而得病者，治法与阳阴易、女劳复同。

●【评析】

阴阳易是指外感病后余热未尽，由房事而传于对方者。又有认为是健康者与新瘥病人房事后产生的心理障碍，故《伤寒论》中的治疗用烧裈散，此乃安慰疗法。十七世何汝阈针对临床表现增补了汤方，如口渴有热、头重、脉不虚者，用竹茹汤；热不甚、脉虚者，用当归四逆汤，或理中汤加烧裈散；虚甚者，用独参汤。何元长有继承，又有拓展，如当归白术汤、砂仁丸等。

足太阴膀胱经证　第九十四

●【原文】

太阳为诸阳之首，故多传变，受病为先也。其经起于目内眦睛明穴，上额交巅，连风府，行身之背，终于足小趾至阴穴也。

凡恶寒发热，头痛项背强，恶心，四肢拘急，腰痛骨节疼，此是太阳表证标病也，不拘日数多少，便宜发散。冬月无汗用麻黄汤，节庵加升麻、川芎、羌活、白芷、防风（《内经》曰：寒淫于内，治以甘热，佐以苦辛[1]。麻黄、甘草开肌发汗，桂枝、杏仁散风下气）。有汗用桂枝汤，节庵加羌活、川芎、防风、白术（《内经》曰：辛甘发散为阳。桂枝汤辛甘之剂也，所以发散，用芍药者，恐其走泄阴气，故用酸味以收之）。三时无汗，芎苏散（川芎、苏叶、柴胡、葛根、枳壳、桔梗、二陈[2]、姜、枣）、冲和汤（羌活、防风、陈皮、苍术、川芎、白芷、甘草、细辛、生地），夏月加知母、石膏，名神术。三时有汗，加减冲和汤（冲和汤去苍术，加白术）；汗多不止，加黄芪，再不止，加芍药、桂枝，人参败毒散（人参、甘草、柴胡、白前、羌活、独活、枳壳、桔梗、川芎、茯苓、生姜）。

若发热烦渴，小便不利，此是太阳传里本病，名热结膀胱，宜利小便，用五苓散。若小便自利如常者，不可利也，利之则引热入里，为热结膀胱。其人如狂等症，又不可下，下之，使表邪乘虚入里，则为痞满结胸、热利等症，即当发汗，亦不可太过，过则有亡阳、肉瞤筋惕等。故曰：有汗不得服麻黄，无

汗不得服桂枝，有汗不得再汗，汗多不得利小便也。脉浮紧有力为伤寒，浮缓无力为伤风，脉浮烦渴、小便不利为热结膀胱，尺寸俱浮者，太阳受病也。大要，脉静为不传、脉躁为欲传也。

【校注】

[1]《内经》曰……佐以苦辛：语出《素问·至真要大论》。

[2] 二陈：指二陈汤。方药组成为陈皮、茯苓、半夏。

【评析】

将太阳病分为标病和本病是承袭了六世何渊《伤寒海底眼》的理论。对于太阳标病的治疗，《伤寒海底眼》说冬月伤寒无汗用麻黄汤，三时用羌活冲和汤、芎苏散以发表也。若脉浮缓无力而自汗者为伤风，冬月用桂枝汤，三时用加减冲和汤、神术汤，以实表。何元长用方基本相同，但方药组成略有变动，如羌活冲和汤，不用黄芩，而用陈皮。神术汤中加入了生地、石膏、知母，清热力增强，故适用于夏月。汗出多，正气虚，用人参败毒散。何元长还喜用陶节庵的加减法。对于太阳病本病，《伤寒海底眼》治用五苓散。如小便赤涩、躁热口渴，是湿热结于膀胱，治宜清热利水，用犀角六一散加车前子。何元长提出不少太阳病治禁。如小便正常者，汗出多者，不可妄用利小便；表证未解者，不可过早攻下；表证发汗不可太过等等。

足阳明胃经证　第九十五

【原文】

足阳明乃两阳合明于前也。一曰，府者居中土，万物所归也，其经起于鼻交额中，循鼻入齿，还出，夹口环唇，下循喉咙，行身之前，终于足大趾隐白穴[1]也。

凡头额痛，目痛鼻干，不眠，微恶寒，此阳明经标病也。不拘日数，便宜解肌葛根汤（轻可去实，故以中风表实加麻、葛于桂枝汤中），节庵用柴葛解肌汤（柴胡、葛根、羌活、白芷、甘草、桔梗、芍药、黄芩加石膏）。若身热，烦渴饮水，汗出恶热者，此阳明本病也，宜清解邪热，用白虎汤，节庵加山栀、麦冬、五味子，名如神白虎汤（经曰：热淫所胜，治以苦甘[2]。知、膏之苦甘以散热，热则伤气，甘以温之，草、米之甘以益气）。若潮热自汗，谵语发渴，不恶寒反恶热，揭去衣被，扬手掷足，或发癍、黄、狂乱，大便燥实不通，或手足乍温乍冷，腹满硬痛，喘急，此正阳明胃府本实也，宜下之，三承气汤酌用。脉微洪，热在经；洪数，热在腑；沉数，热在里；尺寸俱长者，阳明受病也。阳明不当发汗，不当利小便，若发之利之，竭其津液，则生蓄血症也。东垣曰：汗多亡阳，下多亡阴，小便重利之走气，三者虽异，其竭津液则一也。太阳无汗而渴，禁用白虎。阳明汗多而渴，禁用五苓。故曰：阳明潮热汗多，小便自少，不可利，利之加喘渴者死。

【校注】

［1］隐白穴：原为“属光穴”，疑误。

［2］经曰……治以苦甘：语出《素问·至真要大论》：“热淫于内，治以咸寒，佐以甘苦，以酸收之，以苦发之。”

【评析】

六世何渊《伤寒海底眼》中将症见目痛鼻干、不得眠、微恶寒等初入阳明的证候，称为足阳明之标病。并从临床实际出发，认为不拘日数，只要见其症，尤其是脉象微洪，便宜用解肌法治疗，如葛根汤或升麻葛根汤。阳明之本病，若无形邪热内盛，即何渊所说在胸腑，宜用清法；若有形实邪内结，即在脏，宜用下法，何渊称之为疏利内实。何元长全盘继承，只是增加了陶节庵的加减法，并提示阳明病的治禁，如不可发汗、利小便。

足少阳胆经证　第九十六

【原文】

足少阳经前有阳明，后有太阳，居二阳之中，所以主半表半里，其经起于目外眦瞳子髎上，上头角，络耳中，循胸胁，行身之侧，终于足小趾次趾窍阴穴也。

凡头痛，目眩，耳聋，口苦，胸满胁痛，或心烦喜呕，或胸中烦闷而不呕，或心下痞硬，或寒热往来，或发热寅、辰时[1]尤甚，或身微热者，此少阳经半表半里病也。缘胆无出入，故病在半表半里之间，只宜小柴胡加减，和解表里而治之，更无别汤，所以不从标本，从乎中治也（热淫于内，以苦发之，柴芩之苦，以发传里之热；里不足者以甘缓之，甘草之甘，以缓中和之气；邪半入里，则里气逆，辛以散之，半夏以除烦呕；邪半表，则营卫争，辛甘以解之，姜、枣以和营卫）。仲景加减法，胸中烦而不呕，去半夏、人参，加栝楼实；若渴者，半夏易栝楼根；若腹痛者，去黄芩，加芍药；若胁下痞硬，去大枣，加牡蛎；若心下悸，小便不利，去黄芩，加茯苓；若不渴，身有微热者，去人参，加桂枝，温服以取微汗；若咳者，去人参、大枣、生姜，加五味、干姜。

近代加减法，胸中痞满不宽，或胸中痛，或胁下痞痛，去甘草、人参，加枳壳、桔梗，名柴胡枳壳汤。胸中痞满，按之痛，去人参，加栝楼仁、黄连、枳壳、桔梗，名柴胡陷胸汤。脉弦虚，发热口渴不饮水，倍人参，加麦、味，名清热生脉汤。脉弦数，发热渴甚，饮水，加石膏、知母，名柴胡清热饮。脉弦虚，发热，两尺或浮而无力，此必先因房事，或梦遗走精，加黄柏、知母、牡蛎，名滋阴清热饮。脉弦虚，发热口干，或大便不实，胃弱不食，加芍药、白术、茯苓，名柴胡三白汤。脉弦数，烦躁，小便不利，大便滑泄，合四苓散，名柴苓汤。内热下利名协热利，加黄连、黄柏、白芍，名春泽汤。腹痛恶寒，去黄芩，加白芍、桂枝，名柴胡建中汤。血虚发热，至夜尤盛，加四物，名柴胡四物汤。燥渴，津液不足，去半夏，加麦冬、五味子、知母、黄柏，名柴胡养阴汤。内热错语，心烦不眠，加知母、黄柏、黄连，调辰砂末，名柴胡解毒汤。脉弦长，少阳阳明合病，加葛根、白芍，名柴葛解肌汤。脉洪数，恶热，烦渴饮水，合白虎，名柴胡石膏汤。近代加减七法：妇人热入血室，加红花、当归、生地、丹皮。本经恶寒加桂枝，本经恶热加石膏、知母，本经头痛加川芎，本经腹痛加青皮、川芎，本经小腹痛加青皮；本经呕吐倍生姜、半夏，加姜汁、橘红。

小柴胡证，医以他药下之，柴胡证仍在者，再与小柴胡汤，必蒸蒸而振，却发热汗出而解也。应用小柴胡，误用承气，致身热发黄者死。《金匮要略》曰：饮水者水停而呕，食谷者物聚而呕[2]，皆非小柴胡所宜。少阳有三禁，不可汗、不可下、不可利小便。脉尺寸俱弦者，少阳受病也。

【校注】

[1] 辰时：原为“申时”，疑误。《伤寒论·辨少阳病脉证并治》说：“少阳病欲解时，从寅至辰上。”少阳病在欲解之时不解，发热尤甚，当及时处方治疗。

[2]《金匮要略》曰……食谷者物聚而呕：此语义出自《金匮要略·呕吐哕下利病脉证治》：“先渴却呕者，为水停心下，此属饮家。”“脾伤则不磨，朝食暮吐，暮食朝吐，宿谷不化，名曰胃反。”

【评析】

六世何渊《伤寒海底眼》中少阳病只有本病而无标病，治宜小柴胡汤和解之；他又据临床经验，对一些常见症状作加减变化治疗，与其他方合方应运亦不少，如与小陷胸汤、生脉散、五苓散、白虎汤、四物汤等合用。何元长均有继承。

足太阴脾经证　第九十七

【原文】

足太阴为三阴之首，中宫坤土也，其经起于足大趾隐白穴，上行至腹，终于咽，连舌本，循身之前也。

凡身体壮热，腹痛，咽干，手足温，此阳明传入太阴之标病也，宜平热，柴胡桂枝汤。若腹满痛，燥渴，身目黄，茵陈汤（茵陈、大黄、栀子），节庵加甘草、枳实、厚朴、黄芩，名茵陈将军汤（小热之气，凉以和之，大热之气，寒以取之，茵陈、栀子之苦寒，以逐胃燥。宜下必以苦，宜补必以酸，大黄之苦寒，以下瘀热）。小便赤，大便燥实不通，亦是阳经热邪转入太阴本病也，宜下之，桂枝大黄汤（桂枝、大黄、芍药、柴胡、甘草、枳实、姜、枣）。若初起头不疼，身不热，口不渴，恶寒，中脘腹满痛，或吐或利，手足冷，小便清白，此本经直中寒邪本病，宜温之，理中汤。若初起无热，不渴，胸膈膜胀满闷，面唇皆无光泽，或呕而心腹急痛，手足冷，自觉不舒快，少情绪，脉沉细，此症不因嗜欲，皆因生冷之物伤于脾胃，名内伤寒，宜温散，治中汤（理中加青、陈皮）。内有寒热两端，不可混治，大要：腹痛、咽干、舌黄者，属热；自利不渴，或呕吐者，属寒。脉沉缓，热在经；沉实，热在腑；沉细，寒在脏。尺寸俱沉细者，太阴受病也。

【评析】

《伤寒海底眼》阐述太阴标病用柴胡桂枝汤微发汗。太阴本病据症可分为脾胃实证和虚证。脾胃实证可见腹满咽干、大便不通、小便赤涩、口干欲饮、手足微温、脉沉有力等症，治当攻下，用小承气汤。脾胃虚证可见自利不渴、腹满等症，治以温中散寒，用理中汤。何元长治疗脾胃实证用桂枝大黄汤，此方有桂枝加大黄汤合大柴胡汤之义，颇有特色。

足少阴肾经证　第九十八

【原文】

足少阴经，人之根蒂也，其经起于足心涌泉穴，上行贯脊，循喉络舌本，下注心胸，行身之前也。

凡口燥舌干，渴而谵语，大便实，或绕脐硬痛，或下利纯清水，心下硬痛，此阳经热邪传入少阴标病也，宜急下之，大承气汤。若初起面赤身热，脉沉足冷，此本经自受夹阴伤寒，标与本俱病也，宜温经散寒，以麻黄附子细辛汤。若得之二三日，无里证，麻黄附子甘草汤（麻黄解少阴之寒，附子、细辛温少阴之经，若得之二三日，邪未深也，又无吐利厥逆诸里证，故去细辛，加甘草微汗以散之）。若加烦躁，欲坐卧于水中，虽欲饮而不受，面赤，脉沉，足冷，此阴极发躁本病也，宜退阴回阳，四逆汤合生脉散，入辰砂、白蜜、细茶冷服。若身热面赤，足冷，烦躁欲饮，揭去衣被，脉数大无力，此虚阳伏阴也，标与本病也，宜温解表里，加减五积散。若初起身不热，头不疼，口不渴，干便怕寒，厥冷蜷卧，或脐腹痛而吐泻，或战栗面如刀刮，此是本经直中寒邪本病也，急宜温之，四逆汤。若无热恶寒，面色青，小腹绞痛，足冷脉沉，蜷卧不渴，或吐利，甚则舌卷囊缩，昏沉不省，手足指甲皆青，冷过肘膝，心下胀满，汤药不受，此夹阴中寒本病也，宜温补，人参四逆汤（温经助阳，加参生津益血）。若身热面赤，脉沉，足冷，身疼痛，下利清谷，此阴利寒证，俗呼漏底也，宜温里，四逆汤。六经中惟此一经中难辨，大要：口燥舌干，渴而谵语，大便实者，属热；呕吐泻利，不渴，或烦渴而仍不能饮，或恶寒腹痛者，属寒。脉沉实有力，热在脏；沉细无力，寒在脏；数大无力，是虚阳伏阴；其夹阴伤寒，夹阴中寒，阴极发躁，脉皆沉也。尺寸俱沉者，少阴受病也。

【评析】

《伤寒海底眼》认为少阴标病表现为恶寒厥冷，引衣蜷卧，病机为阳气虚衰，阴寒内盛。少阴本病则可分为热化证和寒化证，热化证有多种表现，本节所述症状，如口燥舌干、渴而谵语、大便实，或绕脐硬痛，或下利纯清水、心下硬痛，均为热化证可见证候，说明热邪已传入少阴本病，此时当急祛其邪，以保存正气，用大承气汤下之。少阴本病属寒化证的或为脾肾阳虚，或为心肾阳虚，阳衰阴盛严重者，可致阴盛格阳证，法当温补，人参四逆汤之类主之。此外，少阴病见恶寒发热、面赤颊红、脉沉足冷，是少阴而得阳热之表证，又称太少两感证，法当温阳解表，用麻黄附子细辛汤，或五积散治疗。何元长对这些理论有继承，但又有不同，他将少阴热化证归为少阴标病，寒化证归为本病，寒化证兼表证者，即太少两感证，归为标、本俱病，此种分类法对于认识疾病的深浅、轻重较为清晰。其在治疗方面亦有拓展，如对于阴极发躁本病，即阴盛格阳者，用四逆汤合生脉散，入辰砂、白蜜、细茶，取冷服。

足厥阴肝经证　第九十九

【原文】

厥者，尽也，足厥阴肝经乃六经之尾，其经起于足大趾大敦穴，上环阴器，抵小腹，循胁上口唇，与督脉会于顶巅，行身前之侧也。

凡消渴烦满，舌卷囊缩，谵妄，大便不通，手足乍温乍冷，此阳经热邪传入厥阴本病也，宜急下之，大承气汤。若发热恶寒似疟状，此热邪在经，标病也，宜和缓，桂枝各半汤（桂枝、麻黄、杏仁、甘草、芍药、姜、枣）。若不呕，清便，病自愈。若初起身不热，头不疼，口不渴，即便怕寒，四肢厥冷，或小腹至阴疼痛，或吐泻体痛，呕哕涎沫，甚至手足指甲、面唇皆青冷，过肘膝不温，舌卷囊缩，此本经直中真寒本病也，宜急温之，茱萸四逆汤（吴萸、生姜、当归、通草、细辛、桂枝、白芍、甘草、枣，水煎）。内有寒热两端，不可混治，大要：烦满，囊缩，消渴者，属热；口吐涎沫，不渴，厥冷者，属寒。脉沉实有力，热在脏；微细无力或伏绝，寒在脏；浮缓自愈。尺寸俱微缓者，厥阴受病也。

【评析】

六世何渊《伤寒海底眼》述，若见胸腹胀满、恶寒发热、往来如疟状者，此由阳邪传入厥阴肝经之标病也，便清、不呕者，其病自愈，治宜柴胡桂枝汤以和之。厥阴经之本病有二：一属热实，以大承气汤下之；一属虚寒，急以回阳救逆，白通加人尿猪胆汁汤，或当归四逆汤，或茱萸四逆汤，或回阳返本汤，或生脉四逆汤等可随证治之，还可灸关元、气海、丹田等穴。何元长沿承了何渊之说。

中风（附）

【原文】

中风一病，昔人谓因于风，河间谓因于火，东垣谓因于气，丹溪[1]谓因于湿，其说不一。大要：因于风者，真中风；因于火、气、湿者，类中风，而非真中风也。缪仲淳曰：中风有真假内外之别，差之毫厘，谬以千里。何者？西北高寒，风气刚烈，真气空虚之人，猝为所中，中脏者，死；中腑者，成废人；中经络者，可调理而瘳。治法先以解散风邪为急，次则补养气血，其药以小续命汤（桂枝、麻黄、生地、熟地、防风、羌活、独活、南星、白芷之属）。若大江以南，天之风气固殊，人之所禀亦异，其地绝无刚猛之风，而多湿热之气，其人柔脆，往往多热多痰，真气既亏，内热殊甚，煎熬津液，凝而为痰，壅塞气道，不得通利，热极生风，亦致猝然僵仆。类中风症或不省人事，或语言蹇涩，或口眼歪斜，或半身不遂，其将发也，外必先显内热之候，或口干舌苦，或大便闭涩，小便短赤，此其验也。河间所谓，将息失宜，水不制火；丹溪所谓，湿热相火，中痰、中气是也。此即内虚暗风，的系阴阳两虚，而阴虚者为多，与外表风邪迥别，法当清热、顺气、开痰，以救其标，次当治本，阴虚则益血，阳虚则补气，气血两亏则兼治，久之自瘳，不可误用治真中风药，如前辛热风燥之剂也。

【校注】

[1] 丹溪：指朱丹溪，名朱震亨，字彦修，世称丹溪先生。元代著名医学家。提倡“阳有余，阴不足”论，治疗善用滋阴降火药，故后世称其学术派别为“养阴派”。著有《格致余论》《丹溪心法》《局方发挥》《本草衍义补遗》等书。

【评析】

本节提出了中风有真中风、类中风之别，其病机总由正气内虚，邪气来犯所致。真中风因于风邪，治疗宜先以解散风邪，次则补养气血。类中风属内虚暗风，阴阳两虚，以阴虚为主，治当清热、顺气、开痰，以救其标，次当治本，滋阴养血，或益气补阳，或阴阳气血兼治，慢慢调理，疾病自愈。

真中风

【原文】

经曰：风者善行而数变[1]。又曰：风者百病之长[2]，至其变化，乃为他病。无常方。风之种类甚多，其大法有四：一曰偏枯，二曰风痱，三曰风懿，四曰风痹[3]。偏枯[4]者半身不遂；风痱[5]者四肢不举；风懿[6]者奄忽不知人；风痹[7]者类诸痹风状，经所谓风寒湿三气合而为痹，风气胜者为行痹，寒气胜者为痛痹，湿气胜者为着痹是也。有中脏，有中腑，有中血脉，中脏者多滞九窍，中腑者多着四肢，中血脉者口眼歪斜。三者治各不同，若中血脉，则外有六经之形症，当用小续命汤加减。若外无六经之形症，内无便溺之阻隔，则当养血通气，用大秦艽汤[8]（当归、白芍、川芎、白术、生地、熟地、羌活、独活、茯苓、甘草、防风、白芷、黄芩、石膏、细辛、秦艽，春夏加知母）、羌活愈风汤主之。

【校注】

[1] 风者善行而数变：语出《素问·风论》。

[2] 风者百病之长：语出《素问·玉机真藏论》《素问·风论》。

[3] 其大法有四……四曰风痹：语出《千金要方》卷八。

[4] 偏枯：病证名，见《灵枢·刺节真邪》。指半身不遂，症见一侧上下肢偏废不用。可见于脑血管意外后遗症等。

[5] 风痱：病名。指因中风而失音不语。

［6］风懿：病名。一作风癔。症见猝然昏倒，不知人事，伴见舌强不能言等。属风中脏腑范畴。

［7］风痹：病名。《素问·痹论》曰："风寒湿三气杂至，合而为痹也。其风气胜者为行痹。"

［8］大秦艽汤：出自《素问病机气宜保命集》卷中。有养血祛风荣筋功效。

【评析】

因风邪导致的真中风，据《千金要方》所说有四种风证。治疗时，如外有六经之形症，当用小续命汤温阳益气，祛风通络；若外无六经之形症，内无便溺之阻隔，则当养血通气，用大秦艽汤。

类中风

【原文】

刘河间曰：中风者，由乎将息失宜，心火暴甚，水不能制，热气怫郁而猝倒也。李东垣曰：年逾四旬，气衰之际，或因忧喜忿怒伤其气者，多有此疾。朱丹溪曰：东南气湿，而地多湿，有风病者，非风也，皆湿地生痰，痰生热，热生风也。按：中风身温有痰涎，多不能治；中气身凉有痰涎，须臾便醒。凡因乎火者，法先清热；因乎气者，法先顺气；因乎湿者，法先开痰，所谓急先治其标。凡左瘫右痪者，因气血虚而痰火流注也，血虚则痰火流注于左，而为左瘫，治宜补血，兼散痰火，用四物加姜汁、竹沥，有瘀血再加红花、桃仁。气虚则痰火流注于右，而为右痪，治宜补气，兼散痰火，用四君子加姜汁、竹沥，又气虚少食，用竹沥，气实用荆沥，此二味开经络、行气血故也。凡遗尿属气虚，用参、芪补之，筋枯者举动则痛，是无血不能滋养其筋也，不治。凡肥白之人多湿，稍用乌头、附子行经，瘦人阴虚有热，用四物汤加黄芩、黄

柏、牛膝、竹沥。凡直视、口开、手撒、遗溺、汗出如珠，五症内见一症，即为难治。凡中风，脉浮迟者吉，急实者凶。《脉举要》曰：中风浮吉，滑兼痰气，其或沉滑，勿以风治，或浮而微，或沉而虚，扶急治痰，风未可疏。《金匮要略》曰：寸口脉浮而紧，紧则为寒，浮则为虚，寒虚相搏，邪在皮肤，浮者血虚，络脉空虚，贼邪不泻，或左或右，邪气反缓，正气引邪，㖞僻不遂。邪在于络，肌肤不仁；邪在于经，则重不胜；邪入于腑，即不识人；邪入于脏，舌即难言，口吐涎沫[1]。

【校注】

[1] 寸口脉浮而紧……口吐涎沫：语出《金匮要略·中风历节病脉证并治》。

【评析】

因火、气、痰导致的类中风，治疗先宜清热、顺气、开痰以治标，然后补虚以治本，同时兼以活血化瘀、行气散痰火、开经络等法。

预防中风

【原文】

凡中风者，先觉大指、次指麻木不仁，或手足少力，或肌肉微掣者，三年内必有大风之至，宜调其营卫，先服八风散、愈风汤、天麻汤各一料为效，又宜常服加减通圣散，预防其风。

【评析】

凡出现中风的先兆，即要服药预防，使营卫调和，邪风、痰火不扰，则无忧。

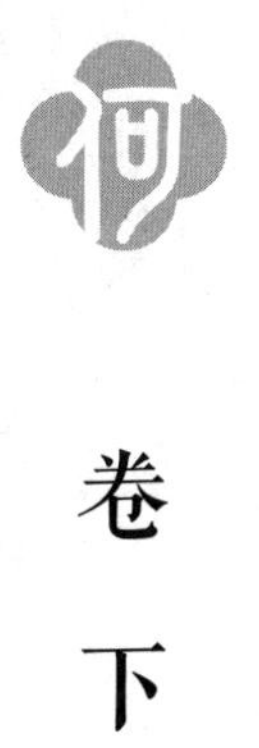

卷下

恶风恶寒　第一

【原文】

恶风者，见风则怯，密室中无所畏也。恶寒者，不见风亦恶寒，身虽热亦必欲近衣被，其风寒客于营卫，阴气上入阳中，则洒淅而恶寒也。寒伤营，风伤卫，营卫既伤，不复荣中而卫外矣，岂复能任风寒哉？故伤风恶风，伤寒恶寒，理必然也，但恶风悉属乎阳，恶寒则又有阴阳之别，经曰：发热恶寒发于阳，无热恶寒发于阴[1]，此阴阳之别也。

【校注】

［1］经曰……无热恶寒发于阴：语出《伤寒论·辨太阳病脉证并治（上）》："病有发热恶寒者，发于阳也；无热恶寒者，发于阴也。"

【评析】

表证恶寒或恶风，均因营卫受邪所致，表现虽有不同，性质无异，且都伴有发热，故属阳证。如恶寒而不发热，且伴有精神萎靡、脉沉微等症，则为阳气虚衰的阴证，当鉴别之。

发热　第二

【原文】

翕然而热者表热也，是风寒客于皮肤，怫郁于外，表热而里不热也；蒸然而热者里热也，是阳邪入陷于阴[1]中，里热甚而达表也；其在半表半里者，表邪未罢，邪气传里，里未作实，则表里俱热，而但轻于纯在里也。太阳恶寒发热；阳明微寒发热，或恶热发热，或自潮热；少阳往来寒热；少阴里寒外热；太阴、厥阴皆不发热也。

汗下后有热，大汗则损气，气损则阳微，故脉虚而恶寒；大下则伤血，血伤则阴弱，故脉涩而复热。误汗、误下皆有此耳，且阴以阳为主，阳以阴为根，下之亡阴矣，阴无所主，邪气搏之，血虚乃发热也。

经曰：凡伤于寒，则为病热，热虽甚不死[2]。伤寒发热，病之常也，若脉阴阳俱虚，热不止者，汗后复发热，脉躁急者，下利热不止者，皆不易治，则又不可例治之。伤寒杂病发热有相似者，伤寒发热，恶热而渴，阳明经病，阳明气病，脉洪大，先无形也，白虎汤主之；杂病发热，恶热而渴，但目赤者，病脏也，手太阴肺不足，不能管领阳气也，脉洪大，甚者吐血，先有形也，地黄、杞子之类主之，若误用白虎者死。东垣曰：气病在表，误用血药，无伤也，为安血而益阴也；血病在里，误用气药，白虎者非也，为泻肺而损阳也。又有内损中热与阳明症相似，内伤热中与外感症相似者，辨在前条。

【校注】

［1］阴：指里。以阴阳分表里，则表为阳，里为阴。

［2］经曰……热虽甚不死：语出《伤寒论·伤寒例》。

【评析】

发热的辨证与证候鉴别，首分表里、阴阳，在表者发热而恶寒，属太阳病；在里者发热不恶寒，或微寒即止，或潮热，属阳明病；如往来寒热，属少阳病，少阳病的热势较阳明病轻，乃因经过阳明病阶段正气抗邪后，邪热有所削减，或因太阳表邪初入于里，热势未盛，此又称为半表半里证。总之，太阳、阳明、少阳三经病均有发热，虽发热的热型有别，但均为正气能奋起抗邪，故属阳证。如阳气虚衰，则正气不能与邪争，故但寒而不发热，是属阴证，太阴、少阴、厥阴均属此类。然阳衰阴盛，阴盛格阳，可致虚阳外越而见假热，临证当辨明。

其次，发热当辨在气分，抑或在血分，气分发热属实者，即为阳明病，若无形邪热充斥于阳明经，症见发热、口渴、脉洪大等，可用白虎汤辛寒清热。若发热不止，脉躁急，邪热盛而不去，恐正气损伤，转为阴证而病势危重。血分发热，因血热妄行，而常见出血，阴血多有耗伤，宜用地黄、枸杞之类以凉血益阴。此外，发热有内伤与外感之分，内伤发热多表现为脾虚中热，要与阳明发热鉴别；内伤热中证，亦可见恶寒、恶风，要与表证发热鉴别。

潮热　第三

【原文】

潮热属阳明，阳明旺于未申，一日一发，日晡而作，如潮水之有信也，邪入胃腑，为可下之症。设或脉浮而紧，潮热而利，或小便难，大便溏者，邪未入府，犹带表证，先当和解其外，如小便利，大便硬，方可攻之。若潮热于寅卯则属少阳，潮热于巳午则属太阳，此又不可不辨。

【评析】

日晡所发潮热，是阳明腑实证的主症之一，治当攻下。如虽见潮热，但表证未罢，或大便溏者，则不可攻。由于寅卯时是少阳病的欲解时，巳午时是太阳病的欲解时，故在这些时辰发潮热，需与阳明病发潮热作鉴别。

寒热　第四

【原文】

往来寒热者，阴阳相胜，邪正分争也，属少阳半表半里证。盖阳不足则阴邪出表而与之争，故阴胜而为寒；阴不足则阳邪入里而与之争，故阳胜而为热。邪居表则多寒，邪居里则多热，邪在半表半里，则寒热相半，乍往乍来而间作也。小柴胡专主往来寒热，寒多加桂，热多加芩，是大法也；若热结在里，大渴大便实，往来寒热，大柴胡。

【评析】

往来寒热，即恶寒、发热交替出现，是正邪分争的表现，反映了邪热不太甚，正气略有不足的病机，小柴胡汤扶正祛邪，清解少阳邪热，是为主方，何元长的经验是恶寒多者加桂枝，发热较甚者增加黄芩的剂量。如兼有肠胃结实，可用大柴胡汤兼下里实。

烦热　第五

【原文】

烦热者，热而烦扰不安也，邪热传里，不经汗吐下，则为烦热，似同而异。经曰：病人发热，汗出则解，如未作膈热，但当和解微汗而已；若心下满而烦，则有吐下之异，宜别其症之虚实，而为剂之轻重也。先烦而悸者为实，先悸而烦者为虚；虚烦谓心中欲呕、郁闷之状也。凡烦热不得出汗者，发汗则愈。发汗后解，半日许复烦，脉浮数，可更发汗，桂枝汤。太阳心烦，自汗，小便数者，不可与桂枝汤，宜二味芍药甘草汤（酸收甘缓，酸甘相合，用补阴血）。出汗后，烦渴脉洪大，人参白虎汤。阳明心烦喜呕，壮热往来，心下悸，小便不利，小柴胡加茯苓汤。伤寒二三日，心中悸而烦，小建中汤（桂枝、甘草、芍药、姜、枣、饴糖）。衄而烦渴者，饮水则吐，五苓散；不愈，竹叶石膏汤。下后复发热，昼则烦躁不得眠（阳与阴争也），夜而安静，阳不能争也，不呕不渴无表证，脉沉微，身无大热者，干姜附子汤主之（二味）。若发汗，若下之，病仍不解而渴烦，茯苓四逆汤。大下后烦不解，不大便，六七日腹满胀者，有燥屎者，大承气汤。下后心烦腹满，卧起不安者，栀子厚朴汤（栀子、枳实、厚朴、酸苦涌泄，栀子之苦，以涌虚烦；枳、朴之苦，以泄腹满）。伤寒，医以丸药下之，身热不去，微烦者，栀子干姜汤（栀子苦以吐烦、姜之辛以益气）。汗吐下后，虚烦不眠者，必反覆颠倒，心中懊侬，栀子豉汤（此吐剂也，取酸苦涌泄之意）。肾伤寒表里无热，烦愦不欲见明，有时腹痛，其脉沉细，四逆汤。内伤劳役，阴虚火动而烦者，其人身倦无力，自汗，尺脉虚浮，补中益气汤加知、柏、麦、地、栀、连；若不得睡而心烦者，兼服朱砂安神丸（当归、甘草、朱砂、生地，连蒸饼丸，下纳其浮游之火，以安神明也）。凡伤寒，身体烦疼，即是热疼，不得汗故也，脉浮者汗之，弦者和之。至于胸中烦，心中烦，俱是热而烦也，小柴胡合解毒汤主之，甚者吐之，下之。

【评析】

本节引诸多《伤寒论》中有关烦热的条文内容，以鉴别各种不同病机所致的烦热，并列出相应的治疗汤方。烦热可因表证所致，治当发汗解表。里证所致者，要分虚实，实证总由邪气干扰所致，如里热者，治宜清热除烦，轻者用栀子豉汤类，重者用白虎汤、承气汤类，或小柴胡合解毒汤等；如有水气内停，可用五苓散。虚证有阳虚、阴虚之分，阳虚轻者可用小建中汤，重者用四逆汤、干姜附子汤、茯苓四逆汤等；阴虚火动而烦者，宜用补中益气汤加知母、黄柏、地黄、麦冬等药，或芍药甘草汤、朱砂安神丸等。

烦躁　第六

【原文】

烦为扰乱，躁为愤怒，是谓先烦而渐至躁也。伤寒烦躁有阴阳虚实之别，心热则烦，阳实阴虚，肾热则躁，阴实阳虚，烦则热轻，躁则热甚也。火入于肺，烦也，火入于肾，躁也，或烦躁者，心之火也。夫心，君火也，与邪热相接，上下不通热，金以之而燥，水以之而亏，独存者火耳，故肺肾与心合而为烦躁也。盖烦虽肺，躁虽肾，其实心火为之也，有邪在里而烦躁者，有不烦而便作躁闷者，此为阴盛格阳，欲于泥水中坐卧，饮水不得入口也，四逆汤。其或结胸症具而烦躁吐利，四逆而烦躁，下利发热、厥逆而烦躁，恶寒踡卧、脉不出而烦躁者，皆不可治。伤寒当汗不汗，则人烦躁，太阳中风不得汗，烦躁者邪在表也，大青龙汤，渴则冲和汤。太阳不得汗，医以火劫而烦躁者，小柴胡加牡蛎汤。发汗已，脉浮数、烦躁而渴者，五苓散。无热狂言烦躁者，五苓散水调探吐。阳明不大便，烦躁，承气汤下之。少阴吐利厥逆，烦躁欲死，吴萸汤（人参、生姜、吴萸、大枣），厥逆脉沉自利。烦躁不得眠，黄连阿胶汤（黄连、阿胶、鸡子黄、黄芩、芍药）。杂病血虚烦躁，当归补血汤[1]（当归、川芎、地黄、麦冬、知母、黄柏、人参、茯苓、黄连、山栀）。痰火烦躁，温胆汤。

【校注】

［1］当归补血汤：此方在《伤寒辨类》（上）中亦有，但组成略有异。本方无白术、陈皮、甘草、芍药、煨姜、灯心，增加了川芎、麦冬、黄连。

【评析】

烦为心热、郁烦，躁为躁急、躁动，烦与躁常并见，而有先后之别，如先躁后烦，称躁烦。烦躁的病机有寒热虚实之别，首先要辨别的是邪实所致，还是正虚所致。邪气在里所致，如大青龙汤证、小柴胡加牡蛎汤证、五苓散证、承气汤证、温胆汤证等；阳气虚衰导致的有四逆汤证、吴茱萸汤证等；阴虚内热所致的，如黄连阿胶汤证、当归补血汤证等。何元长辨治得出的汤方证，大都出自《伤寒论》，然亦有增加，如温胆汤证、当归补血汤证等。

不眠　第七

【原文】

不眠者阳盛阴虚，则昼夜不得眠，盖夜以阴为主，阴气盛则目闭而卧安，若为阳所胜，则烦扰而不得宁，所谓虚则夜争也。至于少阴病热烦于内而不得眠，又宜黄连阿胶汤（山栀、乌梅、柴胡、甘草、黄芩、生姜、豆豉、竹叶）[1]。有汗下太过，阳气暴虚而不得眠者，若无热症，脉沉微，不呕不渴，昼不眠，夜安静，又宜姜附汤以退阴复阳也，此又不可不知。汗出鼻干，不得

卧者，邪在表也，解肌汤。若胃有燥屎，大热错语，及大汗胃中干，不得眠者，邪在里也，用大承气下之，胃不和则卧不安，故宜彻热和胃也。若汗下后，虚烦不得眠，吐下后，心中懊侬不得眠，栀子豉汤。汗后虚烦不得眠，当归温胆汤[2]。阳协阴，狂言不眠，乱梦、心烦、气乏者，酸枣仁汤[3]（人参、枣仁、桂心、石膏、茯苓、知母、甘草、生姜）。阴协阳，惊悸昏沉，大热干呕，错语、呻吟不眠者，犀角地黄汤、温胆汤。少阴下利，咳而呕渴，心烦不得眠者，停水也，猪苓汤。少阴二三日，心烦不得眠，热烦于内也，黄连阿胶汤。病人小便不利，大便乍难乍易，时有微热，喘冒不能眠者，有燥屎也，大承气汤。中风汗出，脉濡而弱，厥而且寒，躁不得眠，小建中汤。烦躁，竹叶石膏汤。瘥后饮酒，烦恶干呕，口渴，呻吟，错语不得眠，犀角解毒汤（犀角、大青、玄参、甘草、升麻、黄芩、黄连、黄柏、山栀）。

【校注】

［1］黄连阿胶汤：此方名有误，方中既无黄连，又无阿胶。

［2］当归温胆汤：此方《伤寒辨类》（上）有载。方由当归、陈皮、半夏、茯苓、甘草、黄连、竹茹、人参、地黄、柴胡、川芎、芍药、枣等药组成。

［3］酸枣仁汤：此方与《金匮要略·血痹虚劳病脉证并治》所载组成略有不同。本方增加了人参、桂心、石膏、生姜，去除了川芎。

【评析】

何元长认为，不眠多为阳盛阴虚。临证又有虚实寒热之分。有阳热盛而阴不虚者，如大承气汤证、栀子豉汤证、犀角地黄汤证、犀角解毒汤证等证候；有阴虚内热者，如猪苓汤证、黄连阿胶汤证；有气阴不足，夹内热者，如酸枣仁汤证、竹叶石膏汤证、当归温胆汤证；有外邪内扰所致的解肌汤证，或痰热扰神的温胆汤证；有脾胃虚寒、血不养心的小建中汤证；更有阳气虚衰、阴寒内盛的干姜附子汤证。

多眠　第八

●【原文】

卫气者，昼则行阳，夜则行阴，行阳则寤，行阴则寐。阳气虚，阴气盛，则目瞑，故多眠，乃邪传于阴而不在阳也，昏昏闭目者，阴司合也，默默不言者，阴主静也。太阳病十余日，脉细、嗜卧者，外已解，神将复也。设胸陷胁满，鼻干不眠者，风热内攻，不在乎表，故热气伏于里则喜睡，不得汗者，小柴胡汤。脉浮者，冲和汤，冬用麻黄汤。少阴病但欲寐，尺寸俱沉细者，四逆汤。少阴病欲吐不吐，欲呕不呕，心烦多寐，五六日，自利而渴，小便白者，四逆汤；若复烦渴，不得卧者，不治。三阳合病，欲眠，目合则汗出，谵语者，以有热也，小柴胡汤；其胃热者，亦嗜卧也，犀角解毒汤。风温、狐惑亦有此症，开在后条。凡汗后身凉、脉静而好睡者，病将愈也。

●【评析】

多眠，有邪去正气不足者，此乃疾病恢复期，病将愈。但亦有邪气未去，正气有亏，精神不佳者，可用小柴胡汤扶正以祛邪；如表邪未去，则用冲和汤、麻黄汤之类；如里热尤盛，神昏嗜卧，则用犀角解毒汤清热凉血解毒；更有阳气虚衰，阴寒内盛，精神萎靡，但欲寐者，则当用四逆汤急救回阳。

昼夜偏剧　第九

●【原文】

昼静夜剧者，热在血分，四物汤加黄芩、黄连、知母、黄柏、丹皮、栀子、柴胡主之，夜静昼剧者，热在气分，小柴胡加黄连、地骨皮、知母、山栀主之。

【评析】

大凡病情夜晚加重，为热在血分，治宜养阴清热凉血；白昼加重，为热在气分，治宜益气清热透邪。

郁冒不仁　第十

【原文】

郁冒者，昏迷沉闷，如物之蒙冒其首者是也。不仁者，顽痹麻木，痛痒不知，针火不知，如尸厥者是也。节庵曰：诸虚乘寒，为郁冒不仁，气血虚弱，不能周流于一身，于是正气为邪气所伏，故肢体顽麻不仁，厥如死尸，桂枝各半汤；不愈，补中益气汤入姜汁。设或肢体如油出汗不休，喘而直视，水浆不入者，此为命绝也。经曰：少阴脉不至，肾气微少，精血奔，气促迫，上入胸膈，血结心下，阳气退下，热归阴服，与阴相动，令身不仁，当刺期门，巨阙。以郁冒不仁为可刺之而得痊者，实神医之诊也。甘草干姜汤、桂枝芍药汤加干姜、麻桂各半汤，消息选用之。太阳下早，不愈，仍复发汗，以至表里俱虚，其人致冒，冒家汗自出而愈，乃表和也；若不得汗而不解，人参三白汤加川芎、当归、天麻。下虚、脉微足冷，加熟附温经固本。少阴下利止而头眩，时时自冒者死，此肾绝也。妇人新产郁冒，血虚也，四物主之；若恶露上冲郁冒，此血晕昏迷也，四物加红花、桃仁、姜、附子主之。凡头目眩晕，非郁冒也，盖眩晕为轻，郁冒为重也。

【评析】

郁冒多因阳气郁滞，不能上荣头目所致，多为一过性，待阳气通达，汗出则愈。然阳气所以不能通达，与气血亏虚有关，因此可据证施以补中益气汤、人参三白汤、四物汤等治疗。郁冒严重而不复，提示阳气虚衰，预后不良。不仁多因气血亏虚，不能周流全身所致，与郁冒有相似病机，故治可相参。

头痛　第十一

【原文】

头痛者，邪气攻于上也，三阳经俱有头痛，而太阳尤为专主，三阴经无头痛者，阴气至颈胸而还也，厥阴有头痛者，其脉上连目系、巅顶也。太阳顶巅脑后痛，阳明头额痛，少阳[1]头角痛。太阳头痛，无汗麻黄汤，有汗桂枝汤，三时冲和汤。阳明头目痛，鼻干不眠，解肌汤加川芎、白芷、升麻、葱白；若烦渴自汗，白虎汤；若六七日不大便，胃实气攻于上，头痛者，少与调胃承气汤。少阳头痛，小柴胡汤。厥头痛，干呕吐涎沫，吴茱萸汤。湿家头痛鼻塞，瓜蒂末纳鼻中，黄水出，愈。痰涎头痛，胸满寒热，脉紧，瓜蒂散吐之而愈。若两感头痛，与夫真头痛，痛连于胸，手足俱寒而青者，必死。阴火上冲头痛者，四物加黄柏、知母、蔓荆、黄芩、黄连、山栀。食积头痛，平胃散加川芎。以上诸药中俱加桔梗，开提诸药上行也。

李东垣曰：东风生于春，病在肝，痛在头顶，故春气者病在头。又诸阳会于头面，如足太阳膀胱经起于目内眦，上额交巅，上入络脑，还出，别下项，病冲病痛。足少阳胆经起于目锐眦，上抵头角，病则头角痛。夫风从上受之，风寒伤上，邪从外入，客于经络，令人振寒、头身重、恶寒，治在风池、风府，调其阴阳，不足则补，有余则泻，汗之则愈，此伤寒头痛也。头痛耳鸣，九窍不利者，肠胃之所生，乃气虚头痛也。心烦头痛者，病在耳中，过在手巨阳、少阴，乃湿热头痛也。如气上不下，头痛颠疾者，下虚上实也，过在足少阴巨阳，甚则入肾，寒湿头痛也。如头半寒痛者，先取足少阳阳明，后取手少阳阳明，此偏头痛也。有真头痛者，甚则痛连于脑，手足寒至节，不治之症。有厥逆头痛者，所犯大寒至骨髓，髓者头痛为主，脑逆故令头痛、齿亦痛。

凡头痛皆以风药治之者，总其大体而言之也，高巅之上惟风可到，故味之薄者，阴中之阳，自地升天者也。然亦有三阴三阳之异，故太阳头痛，恶风，脉浮紧，川芎、羌独活、麻黄之类为主；阳明头痛，自汗，发热恶寒，脉浮缓长实者，升麻、葛根、白芷、石膏为主；少阳头痛，脉弦细，往来寒热，柴胡为主；太阴头痛，必有痰，体重或腹痛，为痰癖，其脉沉缓，苍术、半夏、南星为主；少阴头痛，三阴三阳经不流行，而足寒气逆，为寒厥，其脉沉细，麻黄附子细辛汤主之；厥阴头顶痛，或吐痰沫，厥冷，其脉浮缓，吴茱萸汤主之。血虚头痛，芎、归为主；气虚头痛，参、芪为主；气血俱虚头痛，调中益气汤少加川芎、蔓荆、细辛，其效如神。白术半夏天麻汤（神曲、广皮、干姜、人参、黄芪、苍术、泽泻、黄柏、白茯苓。痰火去姜，加黄芩、黄连、山栀，此治痰厥头痛药也），清空膏（川芎、羌活、柴胡、防风、黄芩、黄连、炙草，此治风湿热头痛药也），羌活附子汤（防风、白芷、麻黄、升麻、苍术、黄柏、甘草、僵蚕、黄芪、佛耳草，此治厥阴头痛药也）。如湿气在头者，以苦吐之，不可执方而治也。

【校注】

[1] 少阳：原为“少阴”。疑误。

【评析】

头痛的辨证，一是以经络定位，如太阳顶巅脑后痛、阳明头额痛、少阳头角痛、厥阴头顶痛等；二是根据伴有症来辨别表里、寒热、虚实，如发热恶寒，脉浮者，病在表，属太阳；但热不寒，脉实者，里热盛，属阳明；往来寒热，脉弦细者，属少阳；腹满时痛，痰多，脉沉缓，属太阴；肢冷寒厥，气逆，脉沉细，属少阴；头顶痛，或吐痰沫，厥冷，其脉浮缓，属厥阴。还有气虚、血虚或气血两虚所致头痛。何元长认为，治头痛方药中需加用桔梗，以开提诸药上行，且多以风药治之，因高巅之上惟风可到，宜选用味之薄者，阴中之阳，取其自地升天之功。

头眩　第十二

【原文】

头眩者，少阳半表半里间，表邪传里，表中阳虚，故头眩；又有汗下后而眩冒者，亦阳虚所致。少阴下利止而头眩，时时自冒，此虚极而脱也。太阳病若下之，因复发汗，以致表里俱虚，其人必冒，冒家自汗出而愈。阳明病头眩，不恶寒，能食而咳，茯苓白术甘草生姜汤。少阳证口苦咽干，目眩，小柴胡汤。太阳发汗，汗出不解，其人仍发热，心下悸头眩，身瞤动，振振欲擗地者，真武汤。吐汗下后，虚而脉沉数，心下痞，胁下动气，腹痛，气冲咽喉不得息，身振摇，肉筋惕，久则成痿，茯苓白术桂枝甘草汤，生津益阳，行阳散气是也。风家亦有眩者，风主动故也，或诸逆发汗剧者，言乱，目眩而死也。诸汤中俱加天麻、川芎，不可缺也。

【评析】

头眩与眩冒类似，均有阳气虚之根，头眩多夹有风动，或风痰上扰，故何元长的经验是方中需加天麻、川芎，以行气、祛风、通络。

头摇　第十三

【原文】

头者诸阳之会，阳脉有乘，则头为之摇动，然有心绝而头摇者，有风盛而头摇者。阴根于阳，阳根于阴，阴阳互根，气血所以周流而无间，若心绝则神去而阴绝，独阳无根，不能自主，所以头摇，经所谓阳独留，形体如烟熏，直视摇头者是也[1]。至于太阳发痓[2]，则风干于上，风主乎动，是以头摇，经所谓独摇头，猝然口噤，背反张者，此也[3]。摇头，中有痛也，言则甚痛。又分虚实，言者为虚，不言为实。

【校注】

[1] 经所谓阳独留……直视摇头者是也：语出《伤寒论·辨脉法》："阳反独留，形体如烟熏，直视摇头者，此心绝也。"

[2] 痓：亦作"痉"。病名。主症为项背强直，甚则口噤，角弓反张，脚

挛急。

［3］经所谓独摇头……背反张者此也：语出《金匮要略·痓湿暍病脉证并治》："病者身热足寒，颈项强急，恶寒，时头热，面赤目赤，独头动摇，卒口噤，背反张者，痓病也。"

【评析】

头摇总属风动，然病机有虚实，虚者属气血亏乏，虚风内动；实者多为风邪盛而动摇不定。治疗则有补虚、祛邪之不同。

头汗 第十四

【原文】

头汗者，邪搏诸阳之首，则汗见于头，剂颈而还也。若遍身汗出，谓之热越，今热不得越，而阳气上腾，津液上凑，故汗出于头。夫里虚不可下，内涸不可汗，既头有汗，不得再汗也。其或实热在内，小便利而大便黑，为蓄血，头汗出者，轻则犀角地黄汤，重则桃仁承气汤。热入血室，为半表半里证，头汗出者，小柴胡汤。发黄头汗出，小便难，渴引水浆者湿也，轻则茵陈五苓散，重则茵陈大黄汤。水结胸心下怔忡，满而微热，头汗出，小半夏茯苓汤。误下，湿家额上汗出，微喘，小便利者死，若下利不止者亦死；关格而头汗，小便不利，固为阳脱，小便利亦为阳脱，皆不治也。谵语头汗，为热入血室，属阳明，承气汤；心下懊憹，栀子豉汤；半表半里，小柴胡汤。

【评析】

头汗，指汗见于头部，颈部以下身体无汗，多因热郁于里，阳气上腾所致。头汗可见于多种病证中，在《伤寒论》中有症见发黄的茵陈蒿汤证，有水结在胸胁的大陷胸汤证，有症见心中懊憹的栀子豉汤证等。何元长增加了蓄血、热入血室等证。并提出头汗见喘、下利不止，或关格见头汗，皆阳脱而预后不良。

无汗　第十五

●【原文】

无汗者，寒邪中经，腠理固密，津液内渗而无汗也，若风、暑、湿干之，皆令有汗，惟寒邪不汗出。太阳证无汗者，冬用麻黄汤，春秋冲和汤、芎苏散，夏月神术汤；背项强无汗者，葛根汤。阳明无汗，脉浮而喘者，麻黄汤。血虚脉弱，难作汗出，黄芪建中加术附汤。刚痉无汗，治在本条。当汗之症，服麻黄汤二三剂汗不出，此为难治；热病热甚脉躁急，不得汗出者死；温病不得汗出，必发狂，有汗者生，无则死。

●【评析】

外感寒邪，腠理闭塞，营阴郁滞，故无汗，治当发汗，何元长继承祖辈经验，发汗方因时制宜。有里虚者，治当扶正解表。服麻黄汤二三剂而汗不出，此属正气无力祛邪，故云难治。热病不汗出，则邪热不得发散，必内攻生变，预后不佳。

自汗　第十六

●【原文】

自汗者，卫为邪干，不能固密，腠理疏而汗出，有表里虚实之分。若恶风寒，自汗出者，太阳表未解也，冬月桂枝汤，三时加减冲和汤。若汗后恶风寒，为表虚汗不止，黄芪建中汤；与夫太阳发汗，遂漏不止为亡阳，术附汤。若自汗出，恶热不恶风寒，则为表证罢而里证实也，承气汤下之；若小便不利，汗出者津液少也，急下之；若小便自利而汗，津液少，不可攻，宜蜜导；

阳明热甚而渴，汗多者胃汁干也，急下之；大汗烦渴不解，人参白虎汤。膀胱气绝，汗出不至足者死；汗出如珠不流者死。凡汗不止者，先将发披于水中，足露于外，后用炒麸皮及牡蛎、龙骨、糯米煅为细末，周身扑之，其汗自止，免致亡阳而死。伤风汗出，腠理自开，伤寒汗后，腠理亦开，并宜桂枝解肌。凡伤风恶风自汗，伤湿身重自汗，中暍烦渴自汗，湿温妄言多汗，风温鼾睡自汗，霍乱吐利自汗，柔痓搐搦自汗，阳明潮热自汗，阴虚劳力身倦自汗，亡阳遂漏不止自汗。大要，风、暑、湿干之，皆令有汗，惟寒邪独不汗出，是以三阴证与阴阳毒及刚痓俱不汗出也。阴证即有汗出，或额上手背汗出，其汗自冷，与上诸症汗出不同，若冷汗如水，四肢厥冷，脉脱者死，又柔汗发黄，环口黧黑者死。

【评析】

何元长指出自汗的机理有多种。一是感受外邪，如风、暑、湿等，卫气失密，腠理疏所致，治当解表祛邪，桂枝汤、三时加减冲和汤等因时选用。二是卫气虚不能固表，治当益气，甚则温阳固表。三是里热迫津外出，治当攻下泄热，如热甚汗出多，津液损伤，或急下存阴，用大承气汤，或清热益气生津，用白虎加人参汤。四是阳不恋阴，亡阳冷汗，汗出如油，治当急救回阳，用四逆汤类，如四肢厥逆，脉脱者，不治。

盗汗　第十七

【原文】

盗汗者，睡着则汗出，觉则便不出也。杂病责诸阴虚，伤寒责在半表半里，故知胆有热也，小柴胡汤、柴胡桂枝汤。杂病阴虚，当归六黄汤。

【评析】

盗汗多为阴虚内热所致，何元长认为胆热亦可致盗汗，可用小柴胡汤治疗。

手足汗　第十八

【原文】

手足乃诸阳之末[1]。热聚于胃腑，则津液旁达于四肢也，蕴热则燥屎谵语，手足汗出，大承气下之。挟寒则水谷不分，手足冷汗出，理中汤温之。阴毒手足、额上冷汗出者，四逆汤主之。

【校注】

［1］末：原为“本”。疑误。

【评析】

因手足为诸阳之末，故阳热盛时手足热汗出，阳气虚时手足冷汗出。临证当明辨。

怫郁　第十九

【原文】

怫郁者，阳气蒸越，形于头面肌肤之间，聚赤而不散也，其症有分别，如大便硬而短气燥渴者，实也，大柴胡汤。汗下后有此症，饮水而哕者，胃虚也，桂枝人参汤加茯苓（人参、桂枝、白术、甘草、干姜）。初得病，发汗不彻，并于阳明，续自微汗出，面色赤，脉涩者，阳气怫郁也，解肌汤；或汗不出，脉浮紧者，麻黄汤。或小便不利，时有微热，大便乍难乍易，怫郁不得卧，此有燥屎结实也，承气汤下之。阴证虚火泛上，亦有面赤而怫郁者，但赤而不光盛耳。

● 【评析】

怫郁，郁结之意，《伤寒论》中有二证。一指阳气怫郁在表，汗出不彻，其人面色赤，脉涩，为表证；二指吐下后极虚，复极汗，其人外气怫郁，饮水而哕，为脾胃虚寒证。何元长增加了里实热所致的阳气怫郁，以及阴证虚火泛上之怫郁。

面色 第二十

● 【原文】

五脏六经各有其色，见于其面，以应五行，大要相生者吉，相克者凶，滋润者吉，枯燥者凶。青色属木，主风主痛，足厥阴肝色也，脾病见之为木克土，难治。经曰：青如翠羽者吉，青如滋草者死[1]。赤色属火，主热，手少阴心色也，肺病见之为火克金，难治。经曰：赤如鸡冠者生，如衃血者死[1]。又曰：心热额先赤，肺热鼻先赤，肝热左颊赤，脾热右颊赤，肾热两颐赤[2]。黄色属土，主湿，足太阴脾色也，肾病见之为土克水，难治。经曰：面黄目青，面黄目赤，面黄目白，面黄目黑，皆不死也[3]。白色属金，主气血不足，手太阴肺色也，肝病见之为金克木，难治。经曰：白如猪膏者生，如枯膏者死[1]。黑色属水，主寒主痛，足少阴肾色也，心病见之为水克火，难治。经曰：黑如乌羽者生，如炭煤者死[1]。又黑气自鱼尾入太阳者死，黑气自人中入口者死，黑气自入耳目口鼻枯燥者死。

● 【校注】

[1] 青如翠羽者吉，青如滋草者死：语出《素问·五藏生成》："五藏之气，故色见青如草兹者死，黄如枳实者死，黑如炲者死，赤如衃血者死，白如枯骨者死，此五色之见死也。青如翠羽者生，赤如鸡冠者生，黄如蟹腹者生，白如豕膏者生，黑如乌羽者生，此五色之见生也。"

[2] 又曰……肾热两颐赤：语出《素问·刺热》："肝热病者左颊先赤，心

热病者颜先赤，脾热病者鼻先赤，肺热病者右颊先赤，肾热病者颐先赤。”

[3] 面黄目青……皆不死也：语出《素问·五藏生成》：“凡相五色之奇脉，面黄目青，面黄目赤，面黄目白，面黄目黑，皆不死也。面青目赤，面赤目白，面青目黑，面黑目白，面赤目青，皆死也。”

● 【评析】

五脏配五行而各有其色，显现于面色，临证可作为辨证依据之一。此处何元长还列举了据面色来判断五脏相乘的关系，如脾病见面色青，为肝木克脾土；肺病见面色赤，为心火克肺金等等。还有五脏热病在面部的各自不同表现等，均可是辨证依据。

看目法　第二十一

● 【原文】

凡治伤寒，先视两目，若目赤、唇焦、舌黑，属阳毒；目赤、头摇、口噤，属痓病；目黄、小水短涩、发渴、恶热，属湿热发黄；小水利、大便黑、小腹满硬而痛，属蓄血发黄。如鼻衄目眵，白睛黄者，必发黄，如无热不渴，脉沉细而黄者，属阴黄；如两眦黄者，病欲愈也。开目欲见人，属阳；闭目不欲见人，属阴。睛明能识人者可治，睛昏不识人，或目上视、或眼小、目瞪、直视，或目邪视，或目睛正圆，或戴眼[1]反折，或眼泡下陷，皆死症也。若目睛微定，暂时转动者，痰眼也，吐痰出，眼珠自然流动光明也。若目中不明，视物不了了，此邪气结实于内，上蒸于目也，但大便得通，目自明。

● 【校注】

[1] 戴眼：症状名。指睛不转而上视。

● 【评析】

外感病察目尤为重要，大凡目赤属热，或肝火旺；目黄为黄疸的主症之一。此外，目睁或闭、目明或昏，以及目的转动、目视情况等，均有各自的辨证意义，可作为辨证依据。

察耳法　第二十二

【原文】

伤寒耳聋属少阳，宜和解。久病耳聋属气虚，元气复实，耳自聪也。伤寒耳聋，乃为常例，但见舌卷唇青，囊缩耳聋，难治。耳黑枯燥曰肾败，盖肾开窍于耳也。少阳之脉络耳中，凡耳聋、耳痛、耳肿，皆属少阳风热。

【评析】

耳聋当辨虚实，外感病导致耳聋，多责之少阳，属实证，治宜和解少阳。虚证耳聋多责之肾虚，内伤病尤多，但外感病正气衰竭，亦可见。

察鼻法　第二十三

【原文】

凡病人鼻色青者，主腹中痛，若冷者死，微黑者有水气，黄者小便难，白者气虚，赤者肺热，鲜明有留饮。鼻孔干燥有衄血，鼻燥如烟煤属阳毒，鼻孔滑冷而黑属阴毒，鼻息如酣睡属风温。鼻塞涕浊属风热，鼻流清涕属肺寒。鼻孔痔胀，属肺热有风，乃肺绝而不治。鼻衄者分点滴、成流而治之。

【评析】

临证察鼻，要看鼻部颜色、鼻孔干燥或滑冷，或痔胀、鼻塞与否、鼻涕清浊等征象；要听鼻息声音；要问鼻衄有无，如有还要了解鼻衄情况。《伤寒海底眼》中说：成流者为表将解，点滴不成流者表犹未解也，宜再微汗之。衄血后邪不去宜犀角地黄汤，加桃仁、红花以清之。切不可用凉水及寒凉药以止之，恐有蓄血结胸之变。

察口唇法　第二十四

【原文】

凡病人唇口焦干为脾热，焦而红者吉，焦而黑者凶，唇口肿赤者是热极，唇口青黑者为寒极。口苦者是胆热，口甜是脾热，口燥咽干是肾热。口噤咬牙者是风痉，唇口生疮，声哑者是狐惑。齿燥无津液者是阳明热极，前板齿燥，脉虚者是中暑。唇口舌苔断纹者难治，若唇青舌卷，唇吻反青，环口黧黑，口张气直，口如鱼口，唇口颤摇不止，气出不足者，皆死证也。

【评析】

察口唇要看燥或润、颜色、形态等，以辨证候性质和病情的预后。问口中味以辨何脏何腑病。察牙齿燥和脉象，以辨热盛还是中暑。这些描述均为临床经验之谈。

口干　第二十五

【原文】

口干者，邪热聚胃，消耗津液故也。在正阳明胃腑病为胃汁干，在少阴传经标病为肾汁干，二者俱当下之。若阳明本病身热背恶寒、口干者，人参白虎汤；少阳口干者，小柴胡去半夏，加花粉、干葛。衄血口干，黄芩芍药汤、犀角地黄汤；蓄血口干，桃仁承气汤。

【评析】

口干多因胃热津伤所致，治疗可用清热益气生津的白虎加人参汤，如有肠胃实邪结聚，可用攻下法。何元长《伤寒辨类》（上）说少阴标病的表现有口燥舌干、渴而谵语、大便实，或绕脐硬痛，或下利纯清水、心下硬痛，宜急下之，用大承气汤。少阳病亦有口干、咽干，治用小柴胡汤加减。热入血分常见口干不欲饮，治疗可取凉血清热，或攻下瘀热。

渴　第二十六

【原文】

渴者，里有热也，津液为热所耗也。太阳发热，表不解，心下有水气，脉浮而渴者，小青龙去半夏，加栝楼根。太阳邪热传本，小便不利，脉浮数而渴者，五苓散。阳明汗多烦渴者，人参白虎汤；便实者，承气汤。少阳心烦喜呕而渴，或胸满胁痛而渴，或日晡潮热而渴，或往来寒热而渴，并用小柴胡去半夏，加黄连、花粉；若下利咳呕等症，随症治之。少阴舌干口燥而渴，或便实，或自利，并用承气汤。厥阴消渴，亦用承气汤。若阴证发渴，渴不能饮者，四逆汤。凡太阳无汗而渴，忌白虎，宜小柴胡汤；阳明汗多而渴，戒五苓，宜竹叶石膏汤。先呕后渴，此为欲解，当与水解；先渴后呕，为水停心下，赤苓汤（人参、茯苓、川芎、白术、陈皮、半夏）。凡脉浮而渴属太阳，脉沉而渴属少阴，有汗而渴属阳明。凡渴欲饮水者，因内水枯竭，故欲得外水以自救，若不与饮，则水竭无由行汗，必加喘渴、躁乱而死；若与饮太多，则水停心下，变为水结胸，下痢、喘、咳等症，只宜少少与之，以和其胃气，气和则汗出而解矣。厥阴消渴，谓饮水多而小便少，乃热能消水也。

杂病消渴，分上中下治之。东垣[1]曰：高消者，舌上赤裂，大渴引饮。《气厥论》[2]所谓心移热于肺，传为膈消者是也[3]，人参白虎汤治之。中消者善食而瘦，自汗、大便硬，小便数，叔和[4]所谓口干饮水多，食饥痺成消者是也，调胃承气汤、三黄丸治之。下消者，烦躁引饮，耳轮焦干，小便如膏，

叔和所谓烦水易，此肾消也，六味地黄丸治之。《总录》所谓未传能食者，必发脑疽背疮；不能食，必传中满腹胀，皆不治之症。洁古[5]老人分而治之，能食而渴者人参白虎汤，不能食而渴者钱氏白术散[6]（白术、人参、甘草、茯苓、木香、藿香、干葛、滑石）。病久脉实可治，病久而脉细小者不治也。

【校注】

［1］东垣：指李杲。金代著名医家。字明之，自号东垣老人。真定（今河北正定）人。拜张元素为师。提出"内伤脾胃，百病由生"的观点，善用温补法调理脾胃。著《脾胃论》《内外伤辨惑论》《兰室秘藏》《医学发明》《药象论》等书。

［2］《气厥论》：原为"调逆论"，疑误。

［3］心移热于肺，传为膈消者是也：语出《素问·气厥论》："心移热于肺，传为膈消。"

［4］叔和：指王叔和。西晋时期著名医家。名熙，高平（今山西高平，一说山东济宁）人。曾任太医令。著《脉经》10卷。将张仲景《伤寒杂病论》加以整理编次。

［5］洁古：指张元素。金代著名医家。字洁古。易州（今河北易县）人。倡导"运气不齐，古今异轨，古方新病不相能也"的见解，善于化裁古方，自制新方，以适实际需要。撰《医学起源》《珍珠囊》《脏腑标本药式》《药注难经》等书。

［6］钱氏白术散：出自《小儿药证直诀》卷下。又名钱氏七味白术散。此处加入了滑石。

【评析】

本节所说渴，一指症状，即口渴；又指病证，即消渴。《伤寒论》六经病，除太阴病外，均有口渴。出现口渴，总由里热津伤所致，然亦有水气内停，津不上承导致，如五苓散证见口渴而不欲多饮，或水入则吐；又有阳气虚衰，不能化阴津而见渴的少阴寒化证。鉴别点在于发热的有无、汗出与否、小便利否、口渴欲饮与否、脉象的浮沉等等。杂病消渴证，分上消、中消与下消，症以消谷善饥、多饮多尿常见，治疗取清热养阴益气是常法，但亦有脾虚中满，大便溏薄者，可用钱氏白术散以益气健脾治之。

漱水不欲咽　第二十七

【原文】

阳明病，漱水不欲咽者必衄，犀角地黄汤。蓄血病，漱水不欲咽者必发狂，桃仁承气汤。少阴里寒，漱水不欲咽者，四逆汤。阴寒下利，漱水不欲咽者，白通汤加猪胆汁，入人尿。厥阴烦躁吐蛔，口燥舌干，但欲凉水浸舌并口唇，时不可离，不欲咽下，理中汤加乌梅、花椒。大抵阴证发烦躁不能饮水，或欲勉强饮下，良久仍复吐出，或饮水而呕哕者，皆内寒也，四逆汤温之，盖无根失守之火，游于咽嗌之间，假作燥渴则不能饮水也。

【评析】

口虽燥渴，但只是漱水而不欲咽，其病机有虚实两端。实者多为热入血分，治当清热凉血，甚者泻下瘀热。虚者多为阳气虚衰，阴津不能上达，或虚阳上浮而作假热烦渴，治宜回阳救逆，益阴潜阳。

舌苔　第二十八

【原文】

舌乃心之苗，色应南方。火邪在表，则未生苔；邪传里，津液结抟，则舌生苔而滑；热气渐深，其苔燥而涩；热聚于胃，其苔为之黄矣，宜承气汤下之，或小柴胡去半夏，加花粉、黄连、知母。若舌上黑色苔者，则热已深，病势已笃，经所谓热病口中干[1]，舌黑者死也，然夏月黑苔，不在必死之例，盖

时火、邪火内外炙烧，故易生苔刺而黑，若冬月黑苔，则必死无疑矣。凡黑苔刮不去，易生苔刺及燥裂者，难治；或舌硬、舌强、舌肿、舌短、舌卷者，俱难治。凡见舌苔白而滑者，邪在半表半里也，小柴胡去半夏，加花粉、知母、葛根；若苔黄而涩者，邪传里渐深也，小柴胡去半夏，加花粉、知母、黄连。燥渴引饮，表里俱热者，人参白虎汤；内热不大便者，调胃承气汤。若舌黑而燥渴，谵妄，大便不通者，此火热几极，凡见水化也；若舌黑而滑，无热不渴者，此壬癸肾水来克心火也，四逆汤。凡阳热之苔必燥而涩，或赤，或黄，或芒刺，或白滑，脉必沉数有力；阴寒之苔必冷而滑，不热不渴，不燥不涩，脉必沉细无力。凡舌见白苔而滑者，表未解也，葛根汤；尖白根黄者，表不解也，解表然后可攻，大便闭，凉膈散（连翘、山栀、黄芩、薄荷、大黄、芒硝、甘草、竹叶）；小便涩，五苓散合益元散。舌见尖白心黑，脉沉微者难治，浮滑者可汗，沉实者可下，初病见此症者，危恶之至，急进调胃承气下之；舌见根黑尖黄微，隐隐不见，如黑灰色，脉实者下之，大承气汤；脉浮而渴者，凉膈散，生有一二，死有八九。舌见红、心黑，伤风表未解也，双解散、清热解毒汤（黄芩、黄连、芍药、地黄、人参、石膏、羌活、知母、升麻、甘草、葛根、生姜）、解毒汤（防风、麻黄、连翘、桔梗、荆芥、甘草、栀子、石膏、白术、川芎、当归、芍药、大黄、黄芩、滑石、芒硝、生姜）；微汗之，表证罢，下之，如结胸，烦躁、目直视者不治，一云，急下之；四边微红、中成黑灰色行踖[1]者，此由失下，四五下之方退。舌见白苔，中见黑小点乱生，当有表证，其病之来虽恶，凉膈散微表之，退即用调胃承气下之。舌见黄而有小黑点者，热必深也，邪传六腑，将入五脏，急服调胃承气汤，亦为十存四五；舌见黄而中有黑至尖者，热毒邪气已深，两感者下之，十有九死，有下利者，下之可愈。舌见两弦灰色，中有黑晕痕两条，此热乘肾命门，急当下之，若迟难救。舌见灰色，无恶寒恶风，虽脉浮亦可下之，下之见黑屎者，再不可治之也。舌见大黑，而有乱纹者，脉滑实，急下之，九死一生，脉浮无力，不治。凡舌见白苔滑者，必往来寒热；舌见白苔带黄色者，必泄。舌见四围白，而中有黄者，必作烦渴、呕吐之症；舌见黄而中有黑点乱生者，其症必渴而谵语，脉滑者生，涩者死，下之见黑屎者死。舌见红星者，将发黄也；舌见有黑

围者，以过经未解也。火裂舌，心火热极也，凉膈散，加黄连；虫碎舌，里热之甚也，承气汤下之。凡舌青而紫者为阴寒，赤而紫者为阳毒。黑而滑者为阴寒，黑而燥者为阳毒。大要：鲜红滋润者，吉；紫黑干燥者，凶。治苔须用薄荷水浸青布，于舌上洗净，或用生姜薄片蘸水时时刮之。

【校注】

[1] 热病口中干：语出《灵枢·热病》："热病七日八日，脉微小，病者溲血，口中干，一日半而死，脉代者，一日死。"

[2] 踖（jí 籍）：践踏。

【评析】

望舌和舌苔是辨证的重要依据。正常舌象当是淡红舌，薄白苔。病在表，舌象变化不大，病邪入里，则舌质与舌苔均可出现变化。如舌红苔黄为里热，轻者用小柴胡汤，甚者用白虎汤、承气汤等。黑苔多见于重证，有虚实之分，或热极，或寒盛，辨证当参照舌色、舌形、舌态，苔的燥、润，以及症状、脉象等。何元长论述甚详，并指出辨舌的大要，即鲜红滋润者，吉；紫黑干燥者，凶。

察声法 第二十九

【原文】

凡病人出言壮厉者，外感有余也；出言懒怯者，内伤不足也。谵语狂言者，邪气盛则实也；郑声者，精气夺则虚也。鼻塞声重者，伤风也；声嘶者，肺有风热也；声哑者，肺伤风热也。卒然无音者，寒气客[1]会厌也；咽喉不得息者，胸中有寒也。唇口生疮，声哑者，狐惑也；咽中生疮，声哑者，少阴也。口噤咬牙者，风痉也；鼻息如鼾睡者，风温也。喉中碌碌有声者，痰饮停上焦也，要在审其声而随症治。若见卒然中风，痰涎涌盛，口噤不言，或脉

绝、直视、遗尿者难治；声如曳锯者难治。

【校注】

［1］客：原为“容”。疑误。

【评析】

察声，包括语声，呼吸声，有表里、寒热、虚实之分。起病急，病程短，声哑，声嘶，多为外感表证；声高音响，谵语，多为实证、热证；语音低微、重复，郑声，多为虚证；喉中碌碌有声，是有痰饮。

谵语　第三十

【原文】

经曰：邪气盛则实，精气夺则虚[1]；实则谵语，虚则郑声[2]。胃中实热上乘于心，心为热冒，则神志昏迷，妄有所见，而言也，轻则睡中呢喃，重则醒亦谵语，有独语者，有言语不休者，有言乱者，此数者可见其热之轻重也。大抵热入于胃，水涸屎筑，必发谵语，此为实也；有大汗而谵语者，有亡阳谵语者，有下利清谷，不渴谵语者，此为虚也。或脉来沉实洪数有力，大便不通，小便赤，燥渴谵语，腹满硬痛，或潮热自汗，或下利纯清水，心腹硬痛者，皆邪热燥屎里证也，俱大承气下之。下后利不止，与夫喘满气逆而上奔，自利气脱而下夺，皆为逆也，如脉洪数，小便赤，手足温，与调胃承气汤。三阳合病，腹满身重，难以转侧，口不仁而面垢，谵语遗尿，白虎汤；或大便结，大热干呕，错语呻吟不眠者，犀角解毒汤。初得病无热，狂言躁妄不安，人来不与人相当，五苓散二钱，以新汲水探吐。狂言、漱水不欲咽，大便黑，小便自利，身黄胀满，此因当下失下，当汗不汗，为蓄血也，桃仁承气汤，下尽黑则愈。妇人经水适来适断，续得寒热谵语者，为热入血室也，小柴胡汤。阳明喜妄如狂，亦瘀血也，桃仁承气汤，下尽黑物则愈矣。各各不同，但脉短

者死，脉和者愈。又发汗多亡阳，谵语身和者，不可下，柴胡桂枝汤和其营卫，营卫和、津液生而自愈也。下后胸满、烦惊，小便不利，谵语，身重不可转侧者，柴胡加龙骨牡蛎汤（柴胡、半夏、人参、桂枝、茯苓、牡蛎、龙骨、大黄、铅丹、姜、枣）。火劫取汗，谵语者，桂枝去芍药加蜀漆龙骨牡蛎救逆汤。若下利直视，谵语者死也；又阳证谵语，脉沉细，手足逆冷者，不过一日死矣。有独语者，独自语而如见鬼也，甚则寻衣摸床，微喘直视，若脉弦，小便利者生，脉涩小便不利者，可下者下之，未可下者，小柴胡合白虎汤。有错语者，意错而言乱也，自知言错，邪气尚轻，自不知错，邪热甚而正气衰也，解毒汤、白虎汤、小柴胡、大柴胡，随症施治。有狂言者，邪热亢盛，发狂叫喊而言也，或弃衣而走，登高而歌，此阳明内实也，大承气汤。

【校注】

［1］邪气盛则实，精气夺则虚：语出《素问·通评虚实论》。

［2］实则谵语，虚则郑重：语出《伤寒论·辨阳明病脉证并治》。

【评析】

谵语多见于实热证，因胃热熏心，热扰神明所致，治以清热祛邪为主，可用白虎汤、承气汤等，夹有瘀血者，可用桃仁承气汤。此外，热入血室者可用小柴胡汤，气滞痰热扰心者可用柴胡加龙骨牡蛎汤等治疗。

郑声　第三十一

【原文】

郑声，如郑卫之音而不正也，盖汗下后，病人元气虚脱，气不接续，而声出喉中也。如气息不促，手足颇温，脉沉细者，急以白虎汤合生脉散，助其元气，或浓煎独参汤，徐徐呷之，亦良法也。若脉微细，手足冷，大小便自利，白通汤（葱白之辛，以通阳气，姜附之辛，以散阴寒）。

● 【评析】

郑声多见于虚证，气阴两虚，里有热者，可用生脉散、独参汤治之；如阳气虚衰，可用白通汤、四逆汤之类救之。

喑哑不言　第三十二

● 【原文】

少阴咽中生疮，不能言语者，鸡子苦酒汤（鸡子一枚去黄，纳苦酒、半夏于中，置刀环中，安火上，令三沸，去滓，徐徐呷之。盖半夏之辛，能发声音；鸡子之甘，能缓喉痛；苦酒之酸，能敛咽疮故也）；若狐惑上唇有疮、声哑者，痓病口噤不能言者，俱治在本条。热病喑哑不言，三四日不得汗出者死。热甚火伤肺金，不能言者，清肺降火则愈。风痰壅盛，咳嗽声哑者，清风热，降痰火则愈。又有失于发散，风邪伏于肺中者，当以发散为主也。

● 【评析】

喑哑不言，有因咽中生疮或溃疡，有因风热或风痰伤肺所致，治当祛邪敛疮，或清肺散邪。

咽痛　第三十三

● 【原文】

咽喉不利而痛，或成疮不能言语，不纳谷食，皆邪热毒气上冲少阴而痛也，少阴之脉循喉咙，挟舌本也，脉浮迟，厥冷吐利，并不可汗下。少阴病二三日，咽痛者甘桔汤（桔梗辛温以散寒，甘草甘平以除热，甘桔相合，则调寒热）。少阴病下利，咽痛，胸满心烦者，猪肤甘桔汤（猪，水畜也，其气先

入肾，少阴客热，故以猪肤解之，加白蜜以润燥除烦，白粉以益气断利）。少阴病咽中生疮，不能言语，声不出者，苦酒汤。少阴病咽中痛，半夏散及汤（半夏、桂枝之辛温以散经寒，甘草之甘以缓正气）。少阴下利清谷，里寒外热，手足厥逆，脉微欲绝，面赤咽痛者，通脉四逆汤。肾伤寒一症，乃非时暴寒，伏于少阴之经，头疼腰痛，脉微弱，发则咽痛，后必下利。咽痛，半夏桂枝汤（即前半夏散）；下利，四逆汤（盖甘草汤主少阴客热咽痛，桔梗主少阴客热相搏，半夏散及汤主少阴客寒咽痛）。凡咽痛有寒有热，不可盖作风热治也，如阳毒咽喉肿痛，热极也；阴毒咽喉不利，寒极也，治在本条。咽中开塞，乌扇汤[1]（乌扇、猪脂煎去滓，薄绵裹纳喉中，稍缓缓咽）。口疮赤烂，黄柏蜜浸噙之。咽痛甚者，升麻六物汤[2]（升麻、大青、栀子、杏仁、黄芩）。下后寸脉沉迟，尺脉不至，手足厥逆，泄利不止，咽喉不利，吐脓血为难治，麻黄升麻汤[3]（升麻、当归、黄芩、知母、玉竹、白术、石膏、干姜、白芍、天冬、茯苓、桂枝、甘草）。

【校注】

［1］乌扇：药名。出《神农本草经》。为射干之别名。

［2］升麻六物汤：方仅五味药，疑漏一味。《伤寒海底眼》升麻六物汤，方由此五味药加葱白三茎组成。可参。

［3］麻黄升麻汤：当有麻黄，疑漏。此方出自《伤寒论·辨厥阴病脉证并治》。

【评析】

因少阴之脉循喉咙、挟舌本，故咽痛多责之于少阴，有寒热虚实之分。如热者用桔梗汤，寒者用半夏散及汤，虚热者用猪肤汤，虚寒者用四逆汤、通脉四逆汤。何元长更补充了乌扇汤、升麻六物汤等清热利咽方，以及外治法，如黄柏噙含。

短气　第三十四

【原文】

短气者，呼吸不相接续也。阳明心腹胀满、喘而短气、潮热者，邪在里而为实，宜下之，大柴胡、小承气汤。心腹濡滞而短气者，邪在表而为虚也，宜解之，桂枝汤。食少饮多、水停心下、短气者，小半夏汤（半夏、赤苓）。风湿相搏，汗出短气，小便不利，恶风不欲去衣，邪气在表，甘草附子汤（甘草、附子、白术、桂枝）。太阳误下，短气、懊憹、烦躁为结胸者，大陷胸汤。身凉，干呕，短气，汗出不恶寒，此表解而里有水也，十枣汤（芫花、甘遂煎汤，调大戟、枣十枚，服一钱）。口鼻之气难以布息而短气者，人参养营汤。

【评析】

短气总由肺气不利，呼吸不相接续所致，然引起肺气不利的病因大致有虚、实两端。实证以邪气干扰为主，如表邪犯肺，或肠胃邪滞，肺气为之不利，或水停胸胁，肺司呼吸障碍等等，治以祛邪为主。虚证乃肺气虚衰，甚者心、肾皆虚，肺不主吸气、肾不主纳气所致，治当补虚。

气逆　第三十五

【原文】

气逆者，气自腹中时逆上冲也。因太阳病下之，表邪乘虚传里，里不受邪，则气逆上行，而邪在表也，当汗之，桂枝汤，不上冲者勿与之。厥阴客热上冲，此热在里而气上也，大柴胡汤。伤寒瘥后，虚羸少气，气逆欲吐者，竹叶石膏汤；有动气，因发汗而气上，李根汤[1]（李根白皮、桂枝、当归、白芍、茯苓、黄芩、半夏、生姜、甘草）。此二者，皆邪气虚而正气逆也。病如桂枝症，头不痛，项不强，寸脉微弱，胸中痞硬，气上冲咽喉不得息者，此为胸有寒也，瓜蒂散吐之，脉微者不可吐，吐则益甚。头眩，脉沉紧，不可汗，汗则动经，身为振摇，茯苓桂枝白术甘草汤。

【校注】

［1］李根汤：此方类同《金匮要略·奔豚气病脉证治》中的奔豚汤，组成略有不同，本方无川芎、葛根，加入了桂枝、茯苓。

【评析】

气逆的表现是自觉有气自下而上冲，甚者即如发奔豚。气逆的病机或因表邪未尽，或因里有邪结，正气欲祛邪上达，或因气虚、气滞而致气机逆乱，当随证治之。

喘　第三十六

【原文】

伤寒发喘，有邪在表者，有邪在里者，有水气者，在表者心腹濡而不坚，外症无汗，法当汗之；在里者心腹胀满，外症有汗，法当下之；其水气者，心下怔忡，是以有青龙之症，故经曰：喘而汗出宜利之，无汗而喘宜发之。虽然此特病之常也，其或直视谵语，汗出发润，身汗如油，喘而不休，皆不可治。太阳病无汗而喘，麻黄汤；喘家作，桂枝汤加厚朴、杏仁佳。阳明病汗出不恶寒，潮热，短气，腹满而喘，大承气汤；病人小便不利，大便乍难乍易，时有微热，喘冒不能卧者，有燥尿也，大承气汤。太阳阳明合病，喘而胸满者不可下，麻黄汤，葛根黄连黄芩汤。太阳病下之，微喘者，表未解故也，桂枝加厚朴杏仁汤主之（大喘为邪传里，微喘为邪在表，故用桂枝以解表，厚朴、杏仁以利气）。汗出而喘，无大热者，麻黄杏仁甘草石膏汤。太阳病误下而利不止，脉促者，表未解也，喘而汗出者，葛根黄连黄芩汤（汗出而喘，邪气外甚所致，喘而汗出，里热气逆所致。故用葛根、甘草之甘以散表邪，黄芩、黄连之苦以除内热）。心下有水气，咳而微喘，小青龙去麻黄，加杏仁；小腹痛，去麻黄，加茯苓。阴病喘促者，返阴丹[1]（在《医方集解》补火丸下）每服三十丸，艾汤下，汗出为度，喘出、吐逆，入口便佳，再灸脐下一寸及脐下两边各一寸，仍与当归四逆汤。虚人脉伏，喘促，五味子汤[2]（五味子、麦冬、陈皮、人参、杏仁、姜、枣。《指掌图》曰：脉伏、厥冷、喘促，此阴阳相背，非吉兆也，姑以五味子汤和之，取其酸收甘缓之意）。凡受病为不足，病气为有余，盛则为喘者，非肺气盛，是肺中邪火盛也。故泻白散非泻肺也，泻肺中之邪火也；如泻心汤非泻心也，泻心下之痞满也。

杂病喘急，有因于火者，有因于痰者，有阴虚自小腹下火起而上逆者，有气虚而致气短者。戴原礼[3]曰：痰者凡喘便有痰声，火者乍进乍退，得食则减，食已则喘，大概胃中有实火，膈上有稠痰，喘虽止，稍久则食已入胃，反助其火痰再升上，喘反大作，俗不知此，而作胃虚，治以燥热之药，以火济火也。气短喘急者，呼吸急速而无痰声，又有胃虚而喘者，抬肩撷项，喘而不休。治法：痰者，降气化痰为主；火者，降火清金为主；阴虚，补阴降火，四物加枳壳、半夏；气虚，参、芪、麦冬、地骨、炙草之类。凡久病气虚而喘，宜阿胶、五味、人参以补之；新病气实而喘，宜桑皮、葶苈以泻之。凡喘用椒目为细末，姜汤调下一钱，立止，然后因痰治痰，因火治火，若气虚者不用。凡喘则必发胀，胀则必发喘，二者相因，皆小便不利，但先喘而后胀者，主乎肺，盖肺金失令，不能通调水道，下输膀胱故也，法当清金降气为主，而行水次之；先胀而后喘者，主乎脾，盖脾土受伤，不能制水，水湿妄行故也，法当实脾行水为主，而清金次之。

【校注】

［1］返阴丹：《伤寒海底眼》少阴病证治有载。治阴毒伤寒，心神烦躁，头痛厥逆，阳气垂绝之症。方由硫黄、硝石、附子、炮姜、桂心、玄精石等药组成。

［2］五味子汤：《伤寒海底眼》三法失宜论生脉汤方下有载，组方略异，本方不用甘草，加入杏仁、姜、枣。

［3］戴原礼：即戴思恭，明代医家。字原礼。浦江（今浙江浦江）人。年

轻时随朱震亨学医。明洪武年间曾任太医院使。撰《证治要诀》《证治要诀类方》《推求师意》等书。

● 【评析】

喘证有外感、内伤之分。外感所致者，当辨邪在表、在里，在表者治宜发表平喘，麻黄汤、桂枝加厚朴杏子汤可随证选用，小青龙汤则发汗解表，温化水饮，表里双解。邪在里，需辨寒或热，邪热壅肺者，麻黄杏仁甘草石膏汤是为主方，其他如葛根芩连汤、大承气汤可随证选用；属寒者，治宜温化寒邪，何元长提出用返阴丹合以灸法治疗。内伤杂病见喘症，当辨病在何脏何腑。肺、脾、肾三脏受病关系最大，多为虚实夹杂，互相影响，故何元长主张要审病之因，然后决定先治何脏为主，并介绍了治标、治本的验方，以供选用。

咳嗽　第三十七

● 【原文】

咳者俗呼为嗽，肺为邪所乘，气逆而不下也。有肺寒而咳，有停饮而咳，有半表半里而咳，治各不同。太阳病身热咳嗽，干呕，微喘而利，小青龙汤，小青龙主太阳之表水也；身凉咳嗽，干呕，微利，心下满引胁痛，十枣汤，十枣主太阳之里水也；四肢重痛，腹痛下利，咳嗽或呕，真武汤，真武主阴证之水气也；少阴病咳嗽，四逆，腹痛，泄利下重，四逆散加五味、干姜；少阳病往来寒热，胸胁满痛而咳，小柴胡去参，加五味、干姜、麦冬、知母、贝母、栝楼、黄连，渴去半夏，加花粉，咳而呕满喘息，大半夏汤。感冒风寒，发热而咳，参苏饮去半夏、术、香，加桑皮、杏仁、麻黄。痰吐如胶者，金沸草散。仲景治嗽，不分阴阳二症，俱用干姜、五味，然五味酸收最易闭住邪气，初起不可便用也，须先用干姜之辛，温肺金而散逆气，然后用五味收肺气、保肺金而止嗽可也。

杂症咳嗽分治，戴原礼云：咳者无痰而有声，肺气伤而不清；嗽者无声而

有痰，脾湿动而生痰。因于风寒者鼻塞声重，因于火者痰少面赤，因于劳者盗汗出，兼痰多，作寒热。有肺胀喘满，气急息重，有痰嗽，动便有声，痰出嗽止。《内经》咳论谓：六腑五脏皆令人咳，非独肺也[1]。岐伯曰：肺咳之状，咳而喘息有音，甚则唾血。心咳之状，咳则心痛，喉中介介如梗状，甚则咽肿喉痹。肝咳之状，咳则两胁下痛，甚则不可以转，转则两胠下痛[3]。脾咳之状，咳则右胁下痛，隐隐引肩背[4]，甚则不可以动，动则咳剧。肾咳之状，咳则腰背相引而痛，甚则咳涎。脾咳不已，则胃受之，胃咳之状[5]，咳而呕，呕甚则长虫出。肝咳不已则胆受之，胆咳之状，咳呕胆汁。肺咳不已则大肠受之，大肠咳状，咳而遗矢。心咳不已则小肠受之，小肠咳状，咳而失气，气与咳俱失。肾咳不已则膀胱受之，膀胱咳状，咳而遗溺。久咳不已，则三焦受之，三焦咳状，咳而腹痛，不欲食饮，此皆聚于胃，关于肺，使人多涕唾而面浮肿、气逆也[2]。

【校注】

[1] 六腑五脏皆令人咳，非独肺也：语出《素问·咳论》："黄帝问曰：肺之令人咳，何也？岐伯对曰：五藏六府皆令人咳，非独肺也。"

[2] 岐伯曰……气逆也：语出《素问·咳论》。

[3] 两胠下痛：《素问·咳论》为"两胠下满"。胠（qū），腋下胁上部分。

[4] 隐隐引肩背：《素问·咳论》为"阴阴引肩背"。

[5] 咳则腰背相引而痛……胃咳之状：此语段原文遗漏，现据《素问·咳论》补入。

【评析】

咳嗽总由邪气犯肺，肺气失于宣肃所致。其病因或由表邪束肺，或因痰饮、水气犯肺，或因里热犯肺等等，治当祛邪利肺，除《伤寒论》方外，何元长增加了参苏饮、金沸草散等方，并认为咳嗽初起当以开肺气为主，以防邪恋不去。然咳嗽亦可因他脏疾病所致，何元长引《内经》所论，即为此意。

呕吐　第三十八

【原文】

呕者声物俱有而渐出，吐者无声有物而顿出，有声无物为干呕也，较其轻重，则呕甚于吐矣。盖表邪传里，里气上逆，则为呕也，凡呕吐，胃家有热，脉弦数，口苦烦渴；胃家有寒，脉弦迟，逆冷不食；小便利，有水气，先渴后呕；膈间怔忡，为脓血，喉中腥气，奔逆上冲，不须治之，呕脓尽自愈，四者不可不辨。大都邪在半表半里则多呕，及里热而呕吐者，俱用小柴胡。若初病呕，呕清水、呕吐饮食者，加减藿香正气散；虚者，人参养胃汤（人参、白术、茯苓、甘草、陈皮、半夏、厚朴、藿香、草果、砂仁，入姜汁服）；发热者，芎苏散以汗之；有汗者，正气散去苏叶以和之。太阳阳明合病，当自利，若不利而呕者，葛根半夏生姜汤（三和[1]加陈皮、茯苓，入姜汁温服）；太阳少阳合病、下利而呕者，黄芩汤（黄芩、芍药、甘草、大枣，加半夏、生姜）；三阳发热而呕，俱用小柴胡汤。初起食谷欲吐，本属阳明胃寒也，吴茱萸汤；得汤反剧者，属上焦也，小柴胡加葛根汤；胸中有热，胃中有邪气，腹痛气逆欲呕吐，黄连汤（人参、黄连、干姜、桂枝、甘草、半夏、木香）。凡呕吐不可下，下之则利，利而不止者死，利自止者愈，故曰：呕多虽有阳明症，不可攻[2]，攻之为逆。为其逆气，当未收敛，为实也，若阳明发热汗出，心烦痞硬，不大便、呕吐者，大柴胡下之。太阴腹满或痛，水谷不下，呕吐，脉沉迟者，理中汤（人参、白术、干姜、甘草，加陈皮、半夏、厚朴、生姜）。少阴饮食入口即吐，或欲吐不吐，手足寒，脉沉细者，四逆汤（附子、干姜、甘草，加陈皮、半夏、生姜）。厥阴呕吐涎沫，逆冷，脉沉微，茱萸四逆汤（当归、芍药、桂枝、细辛、通草、甘草、吴萸、生姜，加陈皮、半夏、厚朴）；若吐利、烦渴甚者，吴茱萸汤（人参、吴萸，加陈皮、半夏、干姜、生姜）。凡胃热烦渴，颊痛，口干不合，呕吐不止者，小柴胡加陈皮、竹茹、干葛、姜炒川连、山栀、石膏主之。胃寒呕吐不止者，胫冷面浮，尻骨[3]冷，藿香安胃汤（藿香、白术、陈皮、半夏、茯苓、甘草、干姜、生姜）合理中汤主之，甚者加丁香、附子。胃实呕吐者，右关脉实，香砂平胃散去甘草，加枳

壳、青皮主之。胃虚呕吐者，右关脉虚，竹叶石膏汤加生姜、广皮主之。胃中有热痰而呕者，橘皮竹茹汤（陈皮、竹茹、人参、白术、茯苓、甘草）加姜炒川连、山栀主之。若膈上有寒饮，干呕吐涎沫，四逆汤。凡先呕后渴，此为欲解，宜与水解；先渴后呕，为水停心下，宜茯苓半夏汤加陈皮、生姜。似呕似哕似喘，心下愦愦无奈，大橘皮汤（人参、陈皮、甘草、生姜）。若汗下后，关脉迟缓而吐，为胃寒，理中汤，甚者加附子。屡经下后，寒气膈塞，食入即吐，干姜芩连[4]。

【校注】

[1] 三和：疑误，此处当指葛根、半夏、生姜三味药，似当用“三药”为好。

[2] 呕多虽有阳明症，不可攻：语出《伤寒论·辨阳明病脉证并治》：“伤寒呕多，虽有阳明证，不可攻之。”“阳明病，心下硬满者，不可攻之。攻之，利遂不止者死，利止者愈。”

[3] 尻（kāo）骨：脊骨的末端；臀部。

[4] 干姜芩连：指干姜芩连人参汤。出自《伤寒论·辨厥阴病脉证并治》：“伤寒本自寒下，医复吐下之，寒格更逆吐下，若食入口即吐，干姜黄芩黄连人参汤主之。”

【评析】

呕吐多由胃气上逆所致，其病机有寒、热、虚、实之分。大凡发热而呕者，可用小柴胡汤治疗，有清热益气、降逆和胃之功。虚寒者可用吴茱萸汤，有益气散寒、降逆止呕作用。如寒热虚实夹杂者，则黄连汤、干姜芩连人参汤等可选用。何元长治呕吐常在辨证的基础上加入陈皮、半夏、生姜、厚朴等药，旨在和胃降逆。

干呕　第三十九

【原文】

干呕者，但呕而无物也，大抵热在胃脘，与谷气并，热气上熏，心下痞

结，则有此症。太阳汗出干呕，桂枝汤主之，自汗也。少阴下利干呕，姜附汤（干姜、附子、甘草，加陈皮、半夏）主之，下利也。厥阴吐涎沫，干呕，吴萸汤主之，涎沫也，邪去则呕止。又有水气二症，当以表里别之，伤寒表不解，心下有水气，身微热，干呕微喘，或自利，小青龙汤。太阳头痛，心下痞硬满，干呕，短气，汗出不恶寒，此表解里未和也，十枣汤。膈上有寒饮，干呕属少阴者，四逆汤。胃热而烦渴，干呕者，小柴胡加姜汁炒川连、山栀、陈皮。口苦，脉弦数，身热而呕者，属少阳也，小柴胡加减治之。少阴下利，干呕脉微，白通汤主之；下利不止，干呕而烦，厥逆无脉，白通加猪胆汁汤。干呕吐涎沫，而头痛者，吴茱萸汤主之；得此汤反剧者，小柴胡汤。

【评析】

干呕，呕而无物，常与其他病症同见，如太阳病发热恶寒，汗出而伴干呕；或少阴病下利而伴有干呕；或厥阴病吐涎沫，头痛而伴有干呕等，故治疗当治其本病，病除则干呕自止。

噫　第四十

【原文】

噫气者，胸中气不交通也。寒气客胃，厥逆上行，复出于胃，故噫气也，理中汤加丁香、香附、陈皮、半夏温之。伤寒发汗，若吐若下，解后，心下痞硬，噫气不除者，旋覆代赭汤加砂仁主之（旋覆花、代赭石、人参、半夏、甘草、生姜）。

【评析】

噫气，即嗳气，有虚实之分。因寒气，或食物不化可致噫气，如理中汤证、生姜泻心汤证等；脾虚，肝气犯胃亦可致，如旋覆代赭汤证。

呃逆　第四十一[1]

【原文】

呃逆者，俗谓呃忒是也，有因胃热失下而呃，有因胃中痰饮而呃，有因服寒药过多，胃虚冷而呃。胃中热失下，便实，脉有力者，稍与承气汤；便软，脉无力者，泻心汤。有潮热，小柴胡加橘皮；胃虚有热者，橘皮竹茹汤；有痰饮者，橘皮半夏生姜汤加茯苓、枳壳、桔梗。若胃冷者，橘皮干姜汤，甚者丁附理中汤加吴茱萸；若服寒凉药多，胃寒呃忒者，丁附理中汤加吴茱萸、木香、姜汁。又有瘀血而呃，瘀有形物也，壅塞其间，虽柿蒂亦不应。呃逆者，气从胃中起，至胸嗌间而为呃忒也。若其气自脐下直冲于胸嗌间呃忒者，此阴证呃忒也，其病不在胃矣，盖因下虚内伏阴火，或误服寒药，遂至冷极于下，迫其相火上冲，集于胸中而为呃忒，亦欲尽也。病人烦躁，自觉热甚，他人以手按其肌肤则冷，此为无根失守之火，散乱为热，非实热也，乃水极反似火，阴证似阳也，若误用寒药，下咽即死，当用羌活附子汤[2]（羌活、附子、干姜、丁香、茴香）加官桂、陈皮、人参、半夏、木香、砂仁，急温其下，真阳复，阴火降，呃逆乃止也。凡阴证及胃寒呃逆不止者，外用乳香硫黄散劫法，内用丁香柿蒂散，服之则止，再灸期门、中脘、气海、关元，此良法也。但手足温暖脉复者，为有生矣。

乳香硫黄散（治阴寒呃逆不止者，用此劫法。乳香、硫黄、艾各二钱为末，用好酒一杯，煎数沸，乘热气使病人嗅之，外用捣生姜擦胸前，则最为有效。）

丁香柿蒂散（治阴证呃逆及胸中虚寒呃逆不止者。丁香、柿蒂各钱半，茴香、干姜、良姜、陈皮各二钱为末，用热姜汤调下，未止，宜再服）

经曰：伤寒咳逆上气，脉散者，盖咳逆为肺病，散为心脉，心火刑于肺金，谓之死阴，不过三日而死[3]。杂病咳逆有痰，有气虚，有阴火，痰用半夏、陈皮，气虚用参、芪，阴火用黄连、滑石、黄柏、知母。经曰：诸逆冲上，皆属于火[4]。古方言胃弱而不及火，以丁香、柿蒂、橘皮、竹茹治之，未审孰为降火，孰为补虚，人之阴气，依胃为养，胃土有伤，则木侮之，阴为火所乘，不得内守，木挟相火，故直冲阴道而上。言胃弱阴弱也，虚之甚也，宜视有余、不足治之，有余升痰者，人参芦治之，不足者，参、芪补之（按：人参入手太阴，补阳中之阴，芦则反是，大泻阴中之阳，故用人参芦煎饮吐之）。

【校注】

［1］呃逆　第四十一：原文无此标题，然目录中有。疑漏，故补入。

［2］羌活附子汤：出自《杂病源流犀烛》。本方无木香，但加味药中有。

［3］经曰……不过三日而死：《素问·阴阳别论》有“心之肺谓之死阴”之说，又云：“死阴之属，不过三日而死”。

［4］诸逆冲上，皆属于火：语出《素问·至真要大论》。

【评析】

呃逆一症，可因胃热、胃有痰、胃虚冷等病因所致，然亦有病不在胃而由他因所致，如何元长所述，若其气自脐下直冲于胸嗌间呃忒者，盖因下虚内伏阴火，或误服寒药，遂至冷极于下，迫其相火上冲所致，或有瘀血而呃，壅塞其间，虽柿蒂亦不应。故临证辨治呃逆，尤其是顽固性呃逆，当仔细全面，不可偏执一方。对于阴证及胃寒呃逆不止者，何元长的经验是外用乳香硫黄散劫法（此方法在《伤寒海底眼》厥阴病证治附方中有载），内用丁香柿蒂散，再配合灸法治疗，可获良效。

鼻衄　第四十二

【原文】

鼻衄者，经络热甚，迫血妄行于鼻者，为衄也。是虽热盛，邪犹在经，然亦不可发汗，仲景以桂枝、麻黄治衄者，非治衄也，乃发散经中邪气耳。且衄固为欲解，其或头面汗出而身无汗，及汗出不至足者难治。太阳证衄血，及服桂枝汤后致衄者为欲解，犀角地黄汤。无汗而衄，脉浮紧，再与麻黄汤；汗而衄，脉浮缓，再稍与桂枝汤，此二者盖为脉浮而设也。若衄而成流者，不须服药，少刻自解，当与水解。若点滴不成流者，邪犹在经，还须发散用药无疑。经曰：夺血者无汗，夺汗者无血[1]。俗以衄血为红汗，厥[2]有旨哉。衄家不可汗，汗之必额上陷脉紧急，目视不能眴也（合目也），不得眠，芍药地黄汤。阳明漱水不欲咽，必衄，犀角地黄汤。衄而烦渴欲水，水入即吐，先服五苓散，次服竹叶石膏汤。少阴但厥无汗，而强发之，必动其血，或从口鼻耳目中出，名下厥上竭，为难治，当归四逆汤，仍灸太溪、三阴交、涌泉。一法黑锡丹[3]治之（沉香、附子、胡芦巴、肉桂各半两，茴香、破故纸、肉蔻、金铃子、木香各一两，黑锡、硫黄与黑锡结炒干，各三两，共为末，同研，酒煮面糊为丸，梧子大，以布袋擦令光莹，每服四十丸，姜汤下。此镇纳上越之阳气，为医家必备之要药。按：黑锡最难成砂，加水银少许为妙）。凡衄血不止者，茅花汤加芩、连、京墨，外用劫法，用水纸搭在鼻冲，随用山栀炒黑、煅牡蛎、龙骨、火煅京墨、百草霜共为细末，加血余灰各等分，用茅花水湿，蘸药入鼻中，即止。如无茅花，将纸拈[4]钉锈[5]水湿，蘸药末入鼻亦可。凡病人发烦目瞑，剧者必衄，尺脉浮，目睛晕黄者，必衄，口干鼻燥者必衄，并用犀角地黄汤及黄芩汤、生地芩连汤（生地、山栀、甘草、柴胡、黄芩、黄连、桔梗、川芎、赤芍、犀角、京墨、茅花汁）。伤寒表证，衄血将解，不可用凉水及寒药止住，若止住必成蓄血、血结胸，难治矣。衄而解者，邪之轻也；衄不解者，邪之重也；衄后复大热，脉躁急者死也。

【校注】

[1] 夺血者无汗，夺汗者无血：语出《灵枢·营卫生会》。

[2] 厥：义“其”。

[3] 黑锡丹：方出《太平惠民和剂局方》卷五，引桑君方。本方无阳起石。有温肾纳气、定喘的作用。

[4] 拈（niǎn）：用手指搓转。

[5] 锈：原文为“绣”。疑误。

【评析】

衄血在外感病中多为阳热盛而迫血妄行，可见于表证初起，如出血畅，即衄而成流者，则邪随血去而病愈，如点滴不成流者，邪犹在经，还须发散。但常有衄血的人，慎用辛温发汗，以免伤及阴血。阳明病里热盛而衄血，治当清热凉血，用犀角地黄汤或生地芩连汤，此方何渊《伤寒海底眼》中亦有载，但无京墨、茅花汁。少阴病下厥上竭而衄血，为难治，仲景未处方，何元长设法救治，用当归四逆汤合以灸法，或黑锡丹温肾镇纳。对于衄血不止者，用茅花汤加味内服，合以外治法治疗。

吐血　第四十三

【原文】

吐血者，诸阳受热，其邪在表，当汗不汗，致使热毒入脏，积蓄于内，遂成吐血。凡见眼闭目红，神昏谵语，眩冒健忘，烦躁，漱水，惊狂，背冷足寒，四肢厥逆，胸腹结满，大便黑，小便数，皆瘀血证也，虽有多般，不必悉具，但见一二，便作主张，初得此症，急宜治之，至于陆续不已，时而腹痛者，难料理也。服桂枝汤吐者，其后必吐脓血，犀角地黄汤、黄连阿胶汤。大下后，寸脉迟沉，尺脉不至，咽喉不利，唾脓血者，麻黄升麻汤、阳毒升麻汤、阴毒甘桔汤加半夏、生姜。血热者黄连阿胶汤、地榆散（地榆、茜草、栀子、黄芩、黄连、犀角、薤白）、柏皮汤（柏皮、黄芩、黄连，入阿胶温服）、三黄泻心汤（大黄、黄芩、黄连）。脉浮热甚，反灸之，必咽燥吐血，救逆汤。咽喉闭塞，不可发汗，发汗则吐血，气欲绝，厥冷踡卧，当归四逆汤。伤寒血症，皆实邪也，若杂病血症，皆色欲过度，劳伤心肾而得之，与伤寒大不同也，是故气虚不能摄血者独参汤补之，气血两虚者保真汤补之，阴虚火动者地黄丸补之。天冬、麦冬治肺肾二经之吐衄也；阿胶、郁金、黄芩、茅花灰治肺金之吐衄也；黄柏、知母、元参、血余灰、地黄治肾经之吐衄也；青皮、黄连、苎麻灰治肝经之吐衄也；白术、白芍、黄连、干葛治脾经之吐衄也。至于饮食倍伤，瘀而成血者，平胃散、山楂、神曲、黄连消之清之。酒伤胃口成衄者，葛花解酲汤解之。温毒并风邪下陷者，胃风汤、平胃散加羌、防举之。结阴血与阴盛格阳吐衄，脉候按之不鼓者，干姜、附子温之。跌扑损伤吐衄者，苏木、桃仁、红花、大黄，各加引经药逐之。先痰嗽、后吐衄者，二陈汤清之。热毒下血者，胡黄连、槐花凉之。凡色鲜而新者，急导之使归经；色不鲜而旧者，勿止之，任其自出。凡血从胃来者可治，从肺来者难治，如一咯一块，或痰中见血，色如玛瑙而成块者，皆胃口来者也，犹可治；若痰中见血，或一点之小、一丝之细者，乃肺脏来也，肺本多气多血，今为虚火所逼而出，则肺枯而无以领一身之气矣，为难治也。又胃火上蒸，血从口出，肺火上腾，血从鼻出。凡失血诸症，脉静身凉者生，躁急身热者死。

【评析】

吐血一症，血从口出，或从胃来，或由肺来，鉴别要点：色如玛瑙而成块者，皆胃口来，若痰中见血，或一点之小、一丝之细者，乃肺脏来，当然，亦有大口吐血而从肺来者。吐血的病机有血热、瘀血、气虚、气血虚，或因饮食、酒毒、跌扑等损伤脏腑所致。何元长认为外感血证多实，内伤血证多虚，然血证总与内脏受损有关，他根据经验列出吐衄因脏常用药物，如天冬、麦冬治肺肾，阿胶、郁金、黄芩、茅花灰治肺，黄柏、知母、元参、血余灰、地黄治肾，青皮、黄连、苎麻灰治肝，白术、白芍、黄连、干葛治脾等。他还指出，凡吐血色鲜而新者，急导之使归经；色不鲜而旧者，勿止之，任其自出。前者属血不归经，当急宜治之；后者乃瘀血，瘀去则血止、血生。

项强　第四十四

【原文】

项背强者，太阳表邪也，无汗，葛根汤；有汗，桂枝加葛根汤。结胸项强，有误下症。寒湿项强，则成痓[1]。治见本条，临证宜审。

【校注】

［1］痓："痓"亦作"痉"。《圣济总录》："痉痓一类，古人特以强直名之。"

【评析】

风寒湿邪侵犯人体肌表、太阳经脉，可见项背强，《金匮要略·痉湿暍病脉证治》所述刚痉、柔痉亦有类似表现，治当解表祛邪、升津舒经，在桂枝汤基础上加麻黄、葛根，即葛根汤；有汗者，桂枝汤基础上加葛根，即桂枝加葛根汤。结胸证见项强，可因表证过早攻下，病邪内陷所致，治宜攻下泻热，用大陷胸丸。

痓病　第四十五

【原文】

痓者，强直之义，凡身热足寒，颈项强急，恶寒时头热，面赤目赤，头摇口噤，背反张，手足挛搐是也。起于太阳，先伤于风，重感于寒，发热无汗恶寒为刚痓；先伤于风，重感于湿，发热有汗不恶寒为柔痓。又发汗太过亦成痓，大发湿家汗，疮家汗，俱成痓，新产血虚，汗出伤风亦成痓。要知开目仰面，口中燥渴，脉浮紧属阳，阳病易治，葛根汤、麻黄葛根汤，或人参败毒散加葛根、麻黄。口噤咬牙，胸满脚挛急，脉实有力者，大承气汤。闭目合面，口中和，脉沉细者属阴，病难治，桂枝加葛根汤；若厥冷，脉沉细，附子汤加桂枝。二痓通用小续命汤、如圣散。血虚发痓，八宝汤加黄芪、羌活、防风、桂枝。若脉沉弦而迟，或带紧，或散指下，皆恶候也。

【评析】

痓病初起有刚痓、柔痓之分，如病邪不解，化热入里，病属阳明，治当攻下里实，用大承气汤。如病进，邪气不去，正气虚衰，症见厥冷、脉沉细，治宜回阳救逆，用附子汤类。此外，痓病有因气血虚所致，治当扶正补虚。《伤寒海底眼》用小续命汤、如圣散治中风及刚、柔二痉，何元长继承沿用。

背恶寒　第四十六

【原文】

背为阳，腹为阴，背恶寒，阳气不足也，阳气不足者阴气盛，阴气盛者口中和，附子汤；阳气内陷者，口燥渴，白虎汤，二者宜审而治之。少阴病得之一二日，口中和，其背恶寒者，当灸之，附子汤主之。伤寒无大热，口燥渴，心烦，背微恶寒者，白虎加人参汤主之。

【评析】

背恶寒总属阳气不足，多见于阳气虚衰、阴寒内盛者，但亦可见于里热盛而兼有气虚不足之人，临证当辨别。

心悸　第四十七

【原文】

心悸者，心中筑筑然动，怔忡不能自安也。有气虚，有停饮，气虚者阳气内弱，心中空虚而为悸，又有汗下后正气虚而悸，与气虚而悸又甚焉，皆须先治其气也。停饮者，饮水过多，水停心下，心火恶水，不能自安而为悸也，虽有余邪，必先治悸于水，免使水气散而成他症也，如小便利而悸者，茯苓桂枝白术汤，小便少者必里急，猪苓汤。伤寒二三日，心中悸而烦，小建中汤。经云：先烦而悸者为热，先悸而烦者为虚，小建中汤[1]。太阳发汗过多，其人叉手自冒心，心下悸，欲得按者，桂枝甘草汤（二味用甘澜水煎服，桂枝辛走肺而益气，甘草实脾缓中）。发汗后，其人脐下悸，欲作奔豚，茯苓桂枝甘草大枣汤（茯苓伐肾邪，桂枝泄奔豚，大枣、甘草滋助脾土以平肾气，甘澜水煎，扬之无力，取不助肾邪也）。阳明心下悸，小便不利，心烦喜呕，小柴胡加猪苓汤。少阳耳聋目赤，胸满而烦，妄加吐下，则惊而悸，小建中汤；有热，小柴胡汤。少阳四逆，其人或悸，四逆散加桂枝。心下有水气，厥而悸，当先治水，茯苓甘草汤，不然，水入胃中，必作利也。

【校注】

［1］经云……小建中汤：《伤寒论·辨少阳病脉证并治》："伤寒，脉弦细，头痛发热者，属少阳。少阳不可发汗，发汗则谵语，此属胃，胃和则愈，胃不和，烦而悸。"先烦而悸者为热，可能即指此。《伤寒论·辨太阳病脉证并治》："伤寒二三日，心中悸而烦者，小建中汤主之。"先悸而烦者为虚，可能即指此。

【评析】

心悸的病机与心之阳气失于宣通，心失所养有关，治疗以宣通心阳、补气养血为主，如桂枝甘草汤、小建中汤等。停饮可以导致心阳失于宣通而致心悸，但《伤寒论》中所述的有些悸动不是心悸，其他部位的跳动不宁亦称悸，如脐下悸、厥而心下悸等，因停饮所致，故治疗当以祛水为主。何元长对一些心悸的认识和治疗有独到之处，如四逆散证《伤寒论》原文在少阴病篇中，而他认为此属少阳，当是。又如少阳耳聋，惊而悸，治用小建中汤，有热用小柴胡汤，均为宝贵的临证经验。

惊惕　第四十八

【原文】

惊惕者，心中惕然而惊也。火劫惊惕，四逆汤；下后惊烦，柴胡龙骨牡蛎汤；少阴吐下，而上惊惕，炙甘草汤。大抵伤寒汗吐下后，虚极之人，或因事惊恐而惊惕者，宜安神养血之剂。

● 【评析】

惊惕一症，其病机有虚有实，虚者可用四逆汤、炙甘草汤，实者可用柴胡加龙骨牡蛎汤。

心下满　第四十九

● 【原文】

心下满者，当心下高起满硬者是也。不经下后而满者，治有吐、下之分，若下后心满者，有结胸、痞气之别。发热者，小柴胡汤；按之汩汩有声而濡者，停水也，五苓散；按之硬痛者，宿食也，轻则消导，重则承气汤下之；寒在胸中，心下满而烦，饥不能食，瓜蒂散吐之。阳明病心下硬满者，不可下，下之利不止者死。脉浮大有力，心下硬，燥渴谵语，大便实者，此属脏病，宜攻之（按：此言属脏者，宿屎在脏也，故可下。若食在胃口，未入于脏，不可攻也）。大抵心下满、腹中满、胸中满，俱不可用甘甜之物，盖甘能补气填实故也。外用姜擦法，生姜去汁取渣，炒熟，绢包揉熨以愈为度，惟热结者不须炒熟，余结胸、痞气，俱可用此法。

● 【评析】

心下满，按之濡，为痞气；按之硬痛，为结胸；按之汩汩有声而濡者，为停水；心下硬满，腹满时减，时腹自痛者，为脾虚。实证治宜祛邪，或清热，或利水，或攻下，或吐之，还可辅以姜擦外治，有助消导；虚证治宜补中益气。

胸胁满　第五十

● 【原文】

表邪传里，必先胸，以致心腹入胃，是以胸满多带表证，宜微汗；胁满多带半表半里证，小柴胡加枳、梗和之。凡治痞满，俱用柴胡枳桔汤，如未效，合小陷胸，一服如神。盖枳壳泻至高之气，枳实泻至低之气，故心之上，胸之分，枳壳泻之，心之下，胃之分，枳实泻之，栝楼仁泻肺、洗涤胸中痰垢之要药，故胸满而烦者加之。

【评析】

胸胁满又分为胸满和胁满，胸满位较高，胁满位较低，故前者偏表，后者偏里，然临床上常可同见，且胸胁苦满是少阳病主症之一，故治用小柴胡汤和解表里。何元长认为病变有高低之分，药物亦有上下之势，如枳壳泻至高之气，枳实泻至低之气，临证当因病选用。

结胸痞气　第五十一

【原文】

太阳自汗，当服桂枝汤，而误下之，邪气乘虚结于心下，满而硬痛者，此为结胸。太阳无汗，当服麻黄汤，而误下之，邪气乘虚结于心下，但满而不痛，此为痞气。凡结胸，从心下至小腹硬满而痛，手不可近者，为大结胸，大陷胸汤（大黄、芒硝、甘遂）。止在心下，按之方痛者为小结胸，小陷胸汤（黄连、半夏、蒌仁）。冷水灌溉，热不得去，烦满无热症者，为寒结胸，枳实理中汤（理中加枳实），重则三物白散（桔梗、巴豆、贝母）。心下怔忡，头微汗出，但结胸无大热者，为水结胸，茯苓半夏汤（茯苓、半夏、枳实、桔梗、厚朴、木通、茅术、陈皮、腹皮）。吐衄血不尽，蓄在上焦，漱水不欲咽，胸满硬痛者，为血结胸，犀角地黄汤。伤寒六七日，发热微恶寒，肢节烦疼，微呕，心下支结，外症未去者，为支结，柴胡桂枝汤（二方合用）；若胸胁满而微结者，柴胡姜桂汤（柴胡、桂枝、干姜、黄芩、甘草、花粉、牡蛎）。又有作酸恶食，胸满硬痛者，为食结，轻则消导，重则承气。喘渴咳嗽，胸满痛者，为痰结，加味二陈汤（二陈加枳实、蒌仁、黄连、贝母、杏仁、桔梗）。

经曰：按之痛，寸脉浮，关脉沉，名曰结胸[1]。凡结胸脉浮大者，犹带表证，当吐之，未可下也，下之则死；结胸症悉具，烦躁者死；若兼瘫黄、狂乱、呃忒，及脉微细沉小，手足逆冷者死。

若心下胀满，不痛为痞气，泻心汤（半夏、干姜辛入肺而散结，芩、连苦入心而泻痞热，人参、甘草、大枣甘缓脾土）。凡心下硬，按之痛，关脉沉者，实热也；心下痞，按之濡，关脉浮者，虚热也，大黄黄连泻心汤（大黄、芩、连苦入心，寒除热，以导泻心下之虚热，以麻沸汤渍服者，取其气薄而能泻虚热也）。心下痞，恶寒者，表未解也，表解乃可攻痞，解表桂枝汤，攻痞大黄黄连泻心汤。心下痞而复恶寒、汗出者，虚热内伏，阳气内虚也，附子泻心汤（附子、大黄、黄芩、黄连）。协热利不止，心下痞硬，表里不解者，桂枝人参汤（桂枝、人参、白术、干姜、甘草，表未解者辛以散之，里不足者甘以缓之，此以里气大虚，表里不解，故加桂枝于理中也）。汗出胃虚，客气上逆，心下痞硬，干噫食臭，胁下有水气，腹中雷鸣下利者，生姜泻心汤[2]（干姜、甘草、生姜、枣、人参、黄连、黄芩、半夏）。下后胃虚，客气上逆，下利日数十行，谷不化，腹中雷鸣，心下痞硬，干呕心烦者，甘草泻心汤[3]（甘草、黄连、干姜、半夏、大枣、黄芩、人参）。心下痞硬，噫气不除者，旋覆代赭汤。痞不解，燥渴小便不利者，五苓散。心中痞硬，呕吐下利者，大柴胡汤。胸中痞硬，气上冲，咽喉不得利者，此为胸中有寒也，宜吐之，瓜蒂散。若不因下而为满者，表邪传至胸中，未入于腑，症虽满闷，尚为在表，正属少阳部分，只宜小柴胡加枳、桔，以除其闷；若未效，合小陷胸汤，一服神效。凡结胸，先理其气，用枳、桔以宽之，随用姜渣擦之最效。

【校注】

［1］经曰……名曰结胸：语出《伤寒论·辨太阳病脉证并治（下）》。

［2］生姜泻心汤：原文药物组成无黄芩、半夏，疑漏。今据《伤寒论》原文补入。

［3］甘草泻心汤：原文药物组成无黄芩、人参，疑漏。今据《伤寒论》原文补入。

●【评析】

心下满而硬痛者，为结胸；但满而不痛者，为痞证。结胸乃因病邪结聚于胸腹部所致，据证可分为大结胸、小结胸、寒结胸、水结胸等。临证还要与类似证作鉴别，如太阳少阳同病的柴胡桂枝汤证、水气停于胸胁的柴胡桂枝干姜汤证等。《伤寒论》原文未提到血结胸，何元长阐述了症见吐衄血不尽，蓄在上焦，漱水不欲咽，胸满硬痛的血结胸，并处犀角地黄汤治疗。此外，对于水结胸主张用茯苓半夏汤治疗，寒结胸可用枳实理中汤治疗，胸膈痰结用加味二陈汤治疗，这些内容在《伤寒海底眼》中均有记载，何元长继承了祖辈的经验与特色。痞证可分为热痞和寒热夹杂痞，热痞乃因无形的邪热结于中、上二焦所致，治用大黄黄连泻心汤以泻热除痞；寒热夹杂痞多因脾虚，寒热病邪留于中焦，脾胃升降失司所致，治当清热散寒，健脾益气，代表方是半夏泻心汤。此外，其他病证中亦可见到心下痞一症，如太阴病兼表证的桂枝人参汤证；气化失司，水气内停的五苓散证；伤寒解后，脾虚胃气上逆的旋覆代赭汤证等，临证当辨别。对于太阳表邪传至胸中，未入乎腑，虽烦闷，热犹在表，属少阳部分，宜小柴胡汤，加枳、桔治疗，《伤寒海底眼》亦有述，方中还加栝楼以开之，何元长认为还可合以小陷胸汤，以增其效。还提出治疗结胸先理其气，用枳、桔以宽之，随用姜渣擦之最效的经验。

胸中厥冷　第五十二

●【原文】

手足冷，脉乍紧，心下满而烦，饥不能食者，此病在胸中，宜吐之；寸脉微浮，或伏，胸中硬满，气上冲咽喉不得息，此胸中有寒，宜吐之；又有痰实结胸，亦宜吐之，并用瓜蒂散。

●【评析】

寒痰结于胸中，气机阻滞，故见心下或胸中满而烦，手足厥冷。寸脉浮，气上冲咽喉，提示此邪气有上达之势，故可用吐法因势利导，祛邪外出而病愈。

懊侬　第五十三

【原文】

懊侬者，郁闷不舒之貌。盖表证误下，正气内虚，阳邪内陷于心胸之间，重则为结胸也，大抵邪结胸中宜吐，热结胃腑宜下。汗吐下后，虚烦不得眠，若剧者，必反覆颠倒，心中懊侬；与夫下后烦热，胸中窒者；下后身热不去，心中结痛者，并用栀豉汤以吐之（少气者加甘草以益气，呕者加生姜以发散）。下后心烦腹满，卧起不安者，栀子厚朴汤（栀子苦以涌虚烦，厚朴、枳实苦以泄腹满）。凡药下之，身热不去，微烦者，栀子干姜汤（栀子吐烦，干姜益气）。阳明病下之，胸中懊侬而烦，胃中有燥屎者，可攻，大承气汤。阳明无汗，小便不利，心中[1]懊侬者必发黄，茵陈汤。

【校注】

[1]心中：原为“心”，疑漏。心中指胃脘部。

【评析】

心中懊侬，或胸中窒，甚或心中结痛，多因汗吐下后，邪热未尽，余热留扰胸膈与胃所致，治用栀子豉汤清热和胃。或有兼气虚，或脾胃寒热夹杂者，可用栀子甘草豉汤，或栀子干姜汤。懊侬一症亦可见于阳明燥屎证、发黄证，前者多伴有腹痛、大便闭，后者多伴有身热无汗、目黄、身黄、小便黄等症，临证当鉴别。

身痛　第五十四

【原文】

身痛者，虽曰太阳表邪未解，又有温经、发汗之不同，如发热恶寒，头疼身痛，此太阳证也，汗出则愈，当发之；吐利、厥冷、体痛，此少阴证也，温之则愈，四逆汤；厥阴吐利厥逆，发热体痛，与霍乱吐利，体痛，此表里俱寒也，先温里，四逆汤，后攻表，桂枝汤。蓄血身痛，下尽黑物则愈，桃仁承气汤。湿症体痛，利小便则愈，五苓散加苍术、羌活。汗后脉虚，体痛，桂枝芍药人参汤。劳倦脉虚，体痛，补中益气汤加苍术、羌活。血虚发热，体痛，脉浮数无力，四物加黄柏、知母、羌活。痰症体痛，二陈加苍术、羌活。大抵伤寒烦热身疼，即是热痛，汗出则解；无热吐利身疼，即是虚寒，温之则愈。凡身疼与身重有辨，身重不能转侧者，下后血虚，津液不荣于外也，柴胡龙骨牡蛎汤；身疼不能转侧者，风湿相搏于经，而里无邪也，桂枝附子汤。

【评析】

身痛总由气血不畅，经脉不通所致，其成因有表里虚实之分。邪在表，治当发散疏通；邪在里，要辨别寒凝、瘀血、痰湿等病邪，以对证治之。如因气虚、血虚所致，则当补虚活血通络。然常有虚实夹杂者，如阳气虚，阴寒内盛的少阴身痛，治当用四逆汤温阳散寒；如血虚发热体痛，则用四物汤加味以养血活血清热。至于身重不能转侧，用柴胡加龙骨牡蛎汤治疗者，当伴有胸满、烦惊等症，乃痰热内扰，气机阻滞所致。

身痒　第五十五

【原文】

太阳病未解，面赤身痒者，以不得汗出也，桂麻各半汤、柴胡桂枝汤。阳明病无汗，皮中如虫行，以久虚也，术附汤、黄芪建中汤。风热盛，身痒发热无汗，口燥咽干，大小便闭涩，防风通圣散加羌活。风症身痒，小续命汤去附子，加白附子。血虚身痒，四物加蒺藜、防风、浮萍。

【评析】

身痒可因汗出不畅，表邪未尽所致，或因血虚、风盛所致。何元长罗列了诸多方药，如黄芪建中汤治疗阳明病久虚身痒，四物加蒺藜、防风、浮萍治血虚身痒等，可供选用。

身振　第五十六

●【原文】

伤寒汗吐下后，气血俱虚，不能荣养筋骨，其身不能主持，故振动也，须用人参养荣汤大补气血。太阳汗后，头眩心悸，身瞤动、振振欲擗地者，真武汤。

●【评析】

身体振振摇动，甚者欲擗地的症状多见于年老体衰，脏腑精气亏虚者，或脾肾阳虚，水气泛滥者，治当调补气血，或温阳利水。

战栗　第五十七

●【原文】

战栗者，阴阳相争，故身为之战摇也，邪气外与正气争则为战，邪气内与正气争则为栗，战者正气胜邪，故有得汗而解者，栗则不战而但鼓颔，邪气胜正，而遂成寒逆矣，宜姜附四逆汤。经云：阴中于邪，必内栗而战[1]。邪在上焦，阴气为栗，足膝逆冷，便溺妄出，皆此类也。病有战而汗出得解者，盖其脉浮而紧，按之反芤，此为本虚，故当战而汗解也。若脉浮数，按之不芤，其人本不虚，若欲自解，但汗出而不发战也。又有不战不汗出而解者，其脉自微，此以曾经发汗，若吐、若下、若亡血，以内无津液，此阴阳自和，必自愈，故战不汗出而解也。有表寒而战栗者，经所谓寒之所中，使人毫毛毕直[2]，鼓颔是也，当发汗则愈。凡战者正气胜邪，邪欲解也，故战已发热，大汗出而解矣；若正气不能胜邪，虽战无汗，为难治；若得半日或夜分有汗者，亦欲解也。

【校注】

［1］经云……必内栗而战：语出《伤寒论·辨脉法》："阴中于邪，必内栗也。"

［2］寒之所中，使人毫毛毕直：语出《素问·玉机真藏论》："今风寒客于人，使人毫毛毕直。"

【评析】

身体抖动并有怕冷感觉是为战栗，可见于暴感寒邪，或热甚，阳气被遏所致。然亦可见于正气与邪气相争之战汗过程中，如战栗者最终正气胜邪，则战已发热，大汗出而解；若正气不能胜邪，虽战无汗，则预后不良。

瞤惕　第五十八

【原文】

阳气者精则养神，血则养筋，发汗过多，津枯液少，阳气偏虚，筋肉失养，故惕然而跳，瞤然而动也，非温经助阳，何以治之？故投真武汤以救之。因汗吐下后表里俱虚，若有此也，逆之甚也；或伤风自汗，妄用麻黄、青龙等汤，大发其汗，便有筋跳肉瞤等症，通用真武汤（白术、茯苓、附子、芍药、生姜，瘦人去芍，有热去附子）。腹中有动气者，并不可汗，汗之则肉瞤筋惕，或头眩，汗出不止，其症最逆，急用防风白术牡蛎汤，次用小建中汤，千中或救一二。若汗吐下后心中逆满，气上冲胸，起则头眩，脉沉紧，身振摇者，茯苓桂枝白术甘草汤，久则成痿；心下满，去甘草，加枳、桔。有不因汗过多而瞤惕者，此缘血少，邪热乘于六脉之中，使之瞤惕也，并用真武汤，或人参

养营汤。凡伤寒口唇下颔颤者，有虚有实，此热在手足阳明二经之分也，脉虚者，人参三白汤加麦冬、五味，先生其脉，次用竹叶石膏汤；若舌燥烦渴，能饮水者，人参白虎汤主之。大抵此症不解，昏迷逆冷者，多不能救也。

● 【评析】

瞤惕，多因筋肉失养所致，治疗当辨其原由，或为津枯液少，或为阳气偏虚，或为气血两亏，亦有夹实邪者，如痰饮、热邪等。瞤惕亦可见于急重证中，如阳气不固，汗出不止，急用防风白术牡蛎汤，次用小建中汤；津液大伤，脉虚者，先用人参三白汤加麦冬、五味生其脉，次用竹叶石膏汤。如正气不复，邪气不去，则证情危重。

肉苛　第五十九

● 【原文】

肉苛者，虽著衣絮，犹尚苛也[1]。伤寒汗多亡血，乃变此症，盖营虚而卫实，则气血不得通和，肌肉失所养，故顽痹不仁，痛痒不知也，冲和汤加桂枝、当归、木香主之。

● 【校注】

[1] 肉苛者，虽著衣絮，犹尚苛也：语出《素问·逆调论》：“人之肉苛者，虽近衣絮，犹尚苛也，是谓何疾？岐伯曰：荣气虚，卫气实也。荣气虚则不仁，卫气虚则不用，荣卫俱虚，则不仁且不用，肉如故也。”

● 【评析】

肉苛一证，指肌肉顽木沉重，不知痛痒寒热，可见于痿、痹、中风、麻木等证候中。外感病中因汗多、失血，导致营卫气血不和，可见此证，何元长治用冲和汤加桂枝、当归、木香以祛风活血通络。

四肢　第六十

【原文】

四肢疼，下利厥逆，恶寒，脉沉弱，四逆汤、回阳救急汤。四肢沉重疼痛，咳嗽，小便不利，或自下利而咳，真武汤、温经益元汤（八珍去川芎，加桂枝、附子）。狐惑症，四肢沉重，唇黑有疮，或忽忽喜眠，苍术羌活汤。风温症，四肢不收[1]，嘿嘿欲眠，头疼身热，自汗体重而喘，葳蕤汤、羌活苍术汤。

【校注】

[1] 四肢不收：症状名。指手足瘫废或软弱无力，活动艰难。多因气虚血枯，或痰湿流滞所致。

【评析】

四肢疼痛，或沉重，或不收，总因气血流行受阻所致，究其病机有寒热虚实之分。如阳虚寒滞者，用四逆汤、真武汤等；湿热阻滞者，用苍术羌活汤、葳蕤汤等。

挛搐　第六十一

【原文】

伤寒大汗已出，因而露风，则汗不流通，风邪乘虚袭于经络，故手足挛搐，不能屈伸，而筋脉拘急也，牛蒡散治之（牛蒡、牛膝、麻黄、南星）。

【评析】

挛搐因风邪乘虚袭于经络所致，故治当祛风通络，用牛蒡散。

瘈瘲　第六十二

【原文】

瘈者筋脉急而缩，瘲者筋脉缓而伸。盖因热则生风，风主乎动，故筋脉相引而伸缩。伤寒汗下后，多日传变，得此症者为病极也，因虚极生风，用小续命汤加减。若不因汗下所生者，当平肝木，降心火，佐以和血之剂，用羌、防、芩、连、柴、芍、归、地、川芎、天麻之类；若兼痰者，加南星、半夏、竹沥、姜汁；如风邪急搐，须加全蝎、僵蚕。汗下后变此症者多死，切忌灸与发汗。

【评析】

瘈瘲，又称抽搐、抽风等，多因热盛伤阴，阴虚动风，或风火相煽，或风痰、痰热所致，治宜祛风涤痰，平肝息风，清心泻火，养阴和血。可以用小续命汤加减治之。

厥逆　第六十三

【原文】

经曰：阴阳气不相顺接，便为厥[1]。厥有二症，有阳厥、阴厥。阳厥者，热极在下，血气不通，故发厥也，仲景所谓热深厥亦深、热微厥亦微者是也[2]；阴厥者，阴经受邪，阳不足而阴有余也。大抵初病身热，至三四日后热气方深，大便秘，小便赤，或谵语，烦躁，昏愦，及别有热症而反发厥者，此阳经传入而厥者也，谓之阳厥，当下之，轻则四逆散（柴胡、枳实、芍药、甘草），重则承气汤，大渴白虎汤。初病无热不渴，引衣踡卧，或兼腹痛泄泻，或战栗，面如刀刮，口吐涎沫，并无热证而厥逆者，此直中阴经而厥者也，谓之阴厥，当温之，轻则理中汤，重则四逆汤。凡二厥之脉皆沉，但阳厥脉沉而滑或紧；阴厥脉沉而迟或弱。又阳厥爪甲有时而温，阴厥则无时而不冷也。手

足厥冷不温，谓之四逆，邪在表则手足热，邪在半表半里则手足温，邪传少阴则手足逆冷，与阴厥又相远也。厥而乍结者，邪气结在胸中也，宜吐之；厥而怔忡者，有水气也，宜治水；寒热厥者，有正汗也，宜生脉补元。藏厥者，即藏结也，死不治。

● **【校注】**

［1］阴阳气不相顺接，便为厥：语出《伤寒论·辨厥阴病脉证并治》："凡厥者，阴阳气不相顺接，便为厥。厥者，手足逆冷者是也。"

［2］仲景所谓……热微厥亦微者是也：语出《伤寒论·辨厥阴病脉证并治》："伤寒，一二日至四五日，厥者必发热，前热者后必厥，厥深者热亦深，厥微者热亦微。"

● **【评析】**

厥逆，指手足逆冷，因阴阳气不相顺接，气血不利所致，究其病由，首分阳厥，即热厥，与阴厥，即寒厥。阳厥者伴有热症，而正气不虚，故脉沉而滑或紧；阴厥者伴有寒象，阳气虚衰，故脉沉而迟或弱。阳厥治宜祛邪以通阴阳之气；阴厥治当急救回阳以接阴阳之气。此外，还有因痰结、水停等致厥者，当随证治之。

寻衣摸床　第六十四

● **【原文】**

寻衣摸床，直视谵语，脉强者生，脉涩者死，小便利者可治，不利者难治，为津液枯竭也。大抵阴阳一气偶绝，则妄言撮空也，若撮空、谵语、燥渴、大便秘结者，此为实热，承气汤下之；若因汗后虚而撮空，谵语逆冷，脉小，大便自利者，此肝热乘于肺金，元气虚而不能自主持，名曰撮空，症多难治，升阳散火汤劫之（四君、当归、芍药、柴胡、陈皮、黄芩、麦冬、枣、

姜、金饰）；痰加姜汁、半夏；泻加升麻、白术；大热燥实，谵语发渴，加大黄。

● 【评析】

寻衣摸床乃神昏不清的表现，常与撮空理线同见，多见于危重证中，其预后取决于正气的强弱，如正气尚存，阳热内结，可用承气汤攻下；如阳气虚，则宜扶正祛邪兼顾，如用升阳散火汤加减。

发癍　第六十五

● 【原文】

发癍者，热则伤血，血热不散，里实表虚，热气乘虚出于皮肤，而为癍也，轻则如疹子，重则如锦纹，或症本属阳，误投热药，或当汗不汗，当下不下，或汗下不解，皆能致此。东垣曰：有下早而发者，下之太早，热气乘虚入胃，故发癍；有失下而发者，下之太迟，热留胃中，故亦发癍；有胃热、胃烂而发癍者，然得之虽殊，大抵皆戊土（胃火）助手少阴心火入于手太阴肺（肺主皮毛）也，故点红如癍，生于皮肤间耳。凡看癍，先将红纸撚油灯，照看病人面部、胸膛、背心、四肢，有红点者乃发癍也。若大红点发于皮肤之上，谓之癍；小红点见于皮肤之中，谓之疹，疹轻而癍重也。癍之初萌，与蚊迹相类，发癍多见于胸腹，蚊迹只见于手足。阳脉洪大，病人昏愦，先红后赤者癍也；脉不洪大，病人自静，先红后黄者蚊迹也。其或小便自利，怫郁短气，燥屎不通，黑癍如果实靥[1]者不治。凡癍色红赤为胃实，紫赤为热甚，紫黑为胃烂，故赤癍五死五生，黑癍十死一生。大抵鲜红，起发稀朗者，吉，虽大亦不妨，但忌发；如针头稠密成片，紫赤者，难治；杂黑烂癍者死也。凡癍将出未出之际，且与升麻汤先透其毒，不可骤用寒凉之剂，以伤胃气也，但发出者，不可再发耳。凡癍不可汗，汗之则癍烂，亦不可下，下之则癍毒内陷，又宜避香臭，恐蚀其癍也。凡治癍，必察病人元气虚实，脉来有力、无力为主，若脉微弱，元气虚者，参胡三白汤；次察欲出未透者，升麻葛根汤，如胃弱合四君，名升君汤，如癍不透，加红花，癍疹初出有表证者，加味羌活散（即败毒加升麻、赤芍）加红花。癍出热甚烦渴者，人参化癍汤；癍出心烦、大热、错语呻吟、不眠者，犀角解毒汤。癍出呕逆者，黄连解毒汤加陈皮、生姜；癍出咽痛者，犀角解毒饮（犀角、荆芥、防风、大力子、甘草，咽痛加桔梗、玄参、连翘、薄荷，内热加黄芩、黄连，癍盛加大青叶、麦冬）、元参升麻汤（元参、甘草）；癍出咳嗽不止者，小柴胡加白虎，加贝母、栝楼。若消癍毒，犀角元参汤（犀角、元参、甘草、桔梗、连翘、薄荷、升麻、石膏、黄芩、黄连、山栀、黄柏、射干、大青叶）、大青四物汤（大青叶、豆豉、阿胶、甘草）。若癍势稍退，谵语、潮热、便结者，大柴胡汤，甚者调胃承气汤。温毒发癍者，冬时触寒，至春而发，汗下不解，邪气不散，故发癍也。热病发癍者，冬时温暖乖戾，过春暄热而发也，不可发汗，重令开泄，更增癍烂也。阳毒发癍者，狂言下利，面赤咽痛，癍如锦纹，脉洪大，不知人，用三黄石膏汤、黑奴丸，便实燥渴者，调胃承气。时气发癍者，大青四物汤、猪胆鸡子汤（苦酒、猪胆、鸡子黄）。

有阴证发癍者，亦出胸背、手足，但稀少而淡红色也，其人元气素虚，先因欲事内损肾经，或误服寒凉太多，遂成阴证，伏阴于下，逼其无根之火，聚于胸中，上熏于肺，传于皮肤而发癍也，用理中汤加芍药，若寒热、脉微者，大建中汤，则阳回而阴火自降，此治本不治标也。有内伤寒发癍者，因夏月伤暑，次食寒凉之物，并居凉处，内外皆寒，逼其暑火浮游于外而发癍也，寒热间作，有癍三五点，鼻中微血，两手脉沉涩，皮肤按之殊无大热，用调中汤；若夹暑，加香茹、扁豆。凡汗下不解，足冷耳聋，烦闷咳呕，便是发癍之候。杂病发癍，属风热挟痰而作，自里而达于外，通圣散。戴原礼曰：癍有色点而无头粒，疹则浮小而有头粒，随出即收，收则又出，非若癍之无头粒也，当明辨之。痧疹者，肺胃二经之火，发热而为病也，小儿居多，大人亦时有之，其症多咳多嚏，眼中如泪，多渴多痰，多热多烦闷，多泄泻，甚则躁乱神昏，咽痛唇焦，是候也，忌酸收，最宜辛凉散之，误施温补，祸不旋踵。痧疹初发，必咳嗽，慎勿止，嗽多喘，慎勿定喘，多呕吐，慎勿治吐，多泄泻，慎勿止

泻，只须清解邪热，诸症自退矣。

【校注】

［1］靥（yè）：指面颊上的微涡，如笑靥、酒靥。此指黑瘢微凹陷。

【评析】

发瘢多因胃热所致，证有轻重缓急，辨证要点是察瘢的分布、形态、色泽，结合伴有症状、脉象等以明确诊断，判断预后，施以方药。大凡瘢欲出未透者，升麻葛根汤；瘢出热甚者，人参化瘢汤、犀角解毒汤；时气发瘢者，大青四物汤。此外还有阴证发瘢、杂病发瘢等，治当别论。发瘢要与痧疹鉴别，痧疹以肺胃二经之火为主因，小儿居多，治疗以清解邪热为主。论中对于瘢疹的诊断、治疗、治禁等阐述，虽在《伤寒海底眼》《伤寒纂要》中有相似之述，但何元长论述更为详尽。治疗方剂方面，何元长有沿用，如升麻葛根汤、犀角元参汤、黄连解毒汤、大柴胡汤、大建中汤、调中汤、大青四物汤、猪胆鸡子汤等，然亦有拓展。

发黄　第六十六

【原文】

发黄者，湿热交并，民多病瘅，瘅者单阳而无阴也。太阴脾土湿热所蒸，色见于外，必发黄，湿气胜则如熏黄而晦，热气胜则如橘黄而明。伤寒发黄，热势已极，且与蓄血大抵相类，但小便不利，大便实者，为发黄；小便自利，而如狂，大便黑者，为蓄血。阳明病发热汗出者，此为热越，不能发黄也。但头汗出者，身无汗，剂颈而还，小便不利，渴欲饮水者，此为瘀热在里，身必发黄，茵陈汤主之。伤寒七八日，身黄如橘色，小便不利，腹微满者，茵陈汤主之。伤寒身黄发热者，栀子柏皮汤主之（发热为里未实，故与栀子、柏皮、甘草以解散之）。伤寒瘀热在里，身必发黄，麻黄连翘赤小豆汤主之。湿

热发黄者，一身尽痛，发热口渴，身如熏黄，小便不利者，五苓散加茵陈；大便不利者茵陈汤。寒湿发黄者，身疼发热而黄，头痛鼻塞而烦，其脉大，自能饮食，腹中和，无病，病在头中寒湿，用瓜蒂散搐鼻中，取黄水出愈。痞气发黄者，泻心汤加茵陈，痞消黄自退也。结胸发黄者，陷胸汤加茵陈，结消黄亦退也。蓄血发黄者，犀角地黄汤、桃仁承气汤，血下黄自退也。内伤寒发黄者，其人脾胃素虚，或食寒凉生冷之物，或伤食结搏，停滞不散而发黄也，或呕吐，或腹满，或腹痛，或自利，小便短少者，调中汤加茵陈，或理中汤加枳实、茵陈、草果；逆冷脉沉，加附子温之而愈也。阴证发黄者，逆冷脉沉，肉上栗起，或气促呕闷，舌上白胎而滑，遍身发黄，或时烦躁面赤，或时欲坐卧泥水井中者，此阴黄也，理中、四逆加茵陈，外用热汤温之，或以汤盛盆中，将病人坐于上，以布蘸热汤搭其黄处乃愈。经云：脉沉，渴欲饮水者，必发黄[1]。阳明病，被火，额上微汗出，小便不利者，必发黄[2]。大抵身热无汗，烦渴小便不利者，必发黄，轻用茵陈五苓散，重用茵陈汤。凡寸口无脉，鼻出冷气，形如烟煤，摇头直视，环口黧黑，柔汗发黄者，此皆真脏绝也，不治；又黄贯五心者不治。东垣曰：本当发汗，医失下之，故生黄也。杂症发黄有五：一曰黄汗，二曰黄疸，三曰谷疸，四曰酒疸，五曰女劳疸。原其所自，未有不由湿热所致也。亦有因食积而黄者，量人虚实，下其食积则愈，但利小便为先也，小便利，黄自退矣。

【校注】

[1] 经云……必发黄：语出《伤寒论·辨阳明病脉证并治》："阳明病，发热汗出者，此为热越，不能发黄也。但头汗出，身无汗，剂颈而还，小便不利，渴饮水浆者，此为瘀热在里，身必发黄，茵陈蒿汤主之。"

[2] 阳明病……必发黄：语出《伤寒论·辨阳明病脉证并治》："阳明病，被火，额上微汗出，而小便不利者，必发黄。"

【评析】

外感发黄可因湿热、寒湿、瘀血等病邪引起，尤其是湿热蕴结者为多，临证当辨湿重，抑或热重，辨证要点是湿气胜者色熏黄而晦，热气胜则如橘黄而明。治疗当清利湿热，利胆退黄，茵陈蒿汤是为主方，寒湿盛者可用茵陈五苓散。内伤发黄，即杂病发黄，如《金匮要略》所述五种发黄，当鉴别之。至于病在头中寒湿，用瓜蒂散搐鼻中，取黄水出的方法，在《伤寒海底眼》中亦有记载，可资参考。

发狂　第六十七

【原文】

经曰：重阴者癫，重阳者狂。发狂者重阳而狂，热毒并入于心，遂使神不宁而志不定也，始得少卧不安，谵语妄笑，甚则登高而歌，弃衣而走，踰垣上屋，骂詈叫吼，不避亲疏，皆独阳亢盛也，不大下之，何能止也。蓄血如狂者，热在下焦也，犀角地黄汤、桃仁承气汤。火劫惊狂者，亡阳也，桂枝救逆汤调辰砂末。温热发狂者，不得汗出也，在表者汗之，在里者下之，半表半里者和解之，汗出者生，不得汗者死。阳毒发狂者，脉洪大数实，狂走错语，面赤咽痛，潮热发狂，或发癍黄状如锦纹，或下利赤黄，五日内可治，七日不可治，阳毒升麻汤，不效，三黄石膏汤；大便实者，调胃承气汤。大抵阳毒即重阳也，因有发癍咽痛，故曰阳毒。阳厥怒病发狂者，阳气暴折而多怒，则发狂也，治以铁洛饮者[1]，以金制木法也，又取铁性沉重，能坠热开结。阴极发躁，或虚阳伏阴而躁者，霹雳散、四逆汤，冷服之，热因寒用之义也。阳明欲作汗而狂者，病人欲食，大便自调，小便反不利，骨节痛，翕然如有热状，奄然发狂，濈然汗出而解，此水不胜土，谷气与汗共并，故发狂，脉紧者汗出而愈也。若狂言，直视便溺自遗，与汗后大热，脉躁，狂言，不能食者，死也。一切发狂奔走，势不可遏者，须于病人处生炭火一盆，用醋一碗倾于火上，其烟冲入于病人鼻内，仍将姜汁喷于病人头面身体手足，即安，方可察其阳狂、阴躁用药。一切热病发狂，切不可掩闭床帐，务用揭开，放入爽气，良久，随用铜镜按在心胸，热势少退即除。若热盛者，将硝半斤，研细，水一盆，用青

布尺许三五块，浸于硝水中，微搅半干，搭在胸膛并背心上，频易，冷者搭之，如得睡，汗出乃愈。若热极舌出不收者，用麻黄汤洗净，将冰片、牛黄、麝香研末，点舌上即收。杂病癫狂，多因痰结心胸间，治当镇心神，开痰结。亦有中邪者，则以治邪法治之，如心经蓄热，当清心除热；如痰迷心窍，当下痰宁志；若癫笑呻吟，为邪所凭，非狂也，烧蚕纸，酒下方寸匕，卒狂言鬼语，针大指甲下即止。

【校注】

［1］阳厥怒病发狂者……治以铁洛饮者：语出《素问·病能论》："帝曰：阳何以使人狂？岐伯曰：阳气者，因暴折而难决，故善怒也，病名曰阳厥……帝曰：治之奈何？岐伯曰：夺其食即已。夫食入于阴，长气于阳，故夺其食即已。使之服以生铁洛为饮，夫生铁洛者，下气疾也。"按《甲乙经》，铁洛作铁落。

【评析】

发狂属精神神志失常，可见于外感病中，或属杂病。发狂多因阳亢热盛所致，治宜祛邪以宁神定志，如三黄石膏汤、承气汤、犀角地黄汤等。阴证发狂，即阴躁，治宜温阳散寒，如四逆汤、霹雳散等。此外又有醋熏止狂法、硝水浸法等，这些方法在《伤寒纂要》中均有载，然何元长论述尤详尽。

腹满　第六十八

【原文】

腹满者，邪入太阴脾土也，腹满不减，或按之硬而痛者，为内实，须下之，承气汤。腹满时减，或按之可揉而软者，为内虚，须温之，理中汤。若解表，内不消，非大满，犹生寒热，亦未可下，谓邪全未入腑也；若大满、大实、大坚，有燥屎，虽日数少，亦当下之，谓邪已入腑也。本太阳病，医反下之，因而腹满时痛，属太阴也，桂枝加芍药汤主之，大实痛者，桂枝加大黄汤主之。阳明症，潮热谵语，燥渴喘满，不大便者，大柴胡汤；大实大满者，用调胃承气汤；哕而腹痛，小便难者，小柴胡加茯苓汤。三阳合病，腹满身重，难以转侧，谵语，口中不仁，小柴胡；有汗，白虎汤。太阴腹满吐食，食不下，枳实理中汤加丁香、厚朴、木香主之。少阴病六七日，腹胀不大便者，急下之，大承气汤。下利腹满身痛，先温里，四逆汤；后解表，桂枝汤。汗后腹满，当温，厚朴半夏生姜人参汤；吐后腹满，当下，少与调胃承气汤；下后腹满，起卧不安，当吐，栀豉汤。大抵阳热为邪，则腹满而咽干；阴寒为邪，则腹满而吐利，食不下。若曾经汗吐下后腹满者，治各不同也。腹皮满痛者，脾不胜水，水与气搏皮肉之间，腹中沥沥有声，小半夏茯苓汤。伤寒腹痛，多属热实；杂病腹满，多属虚寒。间有膏粱之人，湿热郁于内而成腹满者；大抵寒胀多而热胀少也。脾胃虚弱，不能运化精微，而制水谷，聚而不散，致成胀满，宜以辛热散之，以苦泻之，以淡渗之。

●【评析】

腹满为脾胃受病所致，有寒热虚实之分。实热者，治宜攻下，用承气汤；虚寒者，治宜温中，用理中汤。实证腹满兼表证者，当先解表，不可过早攻下，兼呕哕者，可用小柴胡汤。虚证腹满兼呕吐者，可用枳实理中汤加丁香、厚朴、木香主之。

腹痛　第六十九

●【原文】

腹痛者，邪气与正气相搏也。阳邪传里而痛者，其痛不常，当以辛温之剂和之，小建中汤。阴寒在里而痛者，则痛无休时，欲作利也，当以热剂温之，附子理中汤。有燥屎宿食而痛者，则烦而不大便，腹满而硬痛也，当以苦寒之剂下之，大承气汤。太阳误下腹痛者，桂枝加芍药汤，甚者桂枝加大黄汤。阳明内实腹痛，三承气汤。少阳寒热腹痛，柴胡桂枝汤。少阴下利清谷，脉欲绝，腹痛者，通脉四逆汤；兼小便不利者，真武汤；寒痛而关脉实者，桂枝大黄汤。少阴邪热渐深，四逆、咳、悸、小便不利、泄利下重、腹痛者，四逆散。伤寒胸中有热，胃中有邪气者，腹中痛，欲呕吐，黄连汤。厥阴伤寒四五日，腹中痛，若转气下趋小腹者，此欲作利也，四逆汤。大抵腹痛有虚，有实，又有食，有血，当明辨之。东垣曰：中脘痛太阴也，理中、建中主之；脐腹痛少阴也，四逆、真武、附子主之；小腹痛厥阴也，当归四逆主之。杂病腹痛有五，戴原礼曰：绵绵而痛，无增减者，寒也；时痛时止者，火也；痛甚欲大便，便而痛减者，食积也；痛而小便不出者，痰也；痛有常处而不移者，死，血也。随所因而用药，无有不愈。

【评析】

何元长认为，腹痛是邪气与正气相搏导致，或见于外感病中，或由杂病所致，其所属病机有寒热、虚实之分。辨证当察腹痛的部位、腹痛的表现以及伴有症等。大凡实热腹痛，腹满而硬痛，脉实，治宜祛邪为主，如承气汤；虚寒腹痛，腹痛绵绵，脉虚欲绝，治当温阳散寒，如附子理中汤、通脉四逆汤等。或有气滞腹痛，可用四逆散；瘀血腹痛，可用当归四逆汤；寒热夹杂腹痛，可用黄连汤；阳虚停饮腹痛，可用真武汤；气血不和腹痛，可用小建中汤等等。

霍乱　第七十

【原文】

霍乱者，内有所积，外有所感，清浊相干，心腹俱痛，吐利并作，以致挥霍撩乱，甚则转筋入腹也。凡腹痛吐利者，谓之湿霍乱，当审其寒热治之。但腹痛而不吐利者，谓之干霍乱，俗名搅肠沙，此因所伤之邪不得出，壅塞正气，阴阳隔绝，升降不通，死在须臾，急用皂角末、麝香调盐汤与服，随用鹅翎探吐，吐出所伤之物；如无物吐出，但用以提其气之横格亦是良法；禁用米汤，入口即死，因谷气反助邪气也。经曰：霍乱头痛发热，身疼痛，若热多渴欲饮水者，五苓散主之[1]。若中暑者，加香茹、扁豆、干葛、黄连。寒多吐泻腹痛，不饮水者，理中汤主之。若呕吐多，加藿香、半夏、陈皮、厚朴，名霍理汤。泻利多，理中合五苓，名理苓汤，脉虚用参芪，转筋用木瓜。若吐泻发热，汗出恶寒，四肢拘急，手足厥冷者，四逆汤主之。既吐且利，小便复利，而大汗出，下利清谷，内寒外热，为阳未绝，犹可与四逆汤救之。脉微欲绝者，四逆汤主之，吐已下断，汗出而厥，四肢拘急不解，脉微欲绝者，通脉四逆汤加猪胆汁主之。吐利止，而身痛不休者，当消息和解其外，宜桂枝汤小和之。伤寒脉微涩者，本是霍乱，今是伤寒，却四五日，至阴经上，转入阴必利，本呕下利者，不可治也，先霍乱，里气大虚，又寒邪再传为吐利，是里虚也，故为不治。似欲大便，而反失气，仍不利者，属阳明也，便必硬，十三日愈，所以然者，经尽故也。邪在上焦，吐而不利，邪在下焦，利而不吐，邪在中焦，既吐且利。

【校注】

[1] 经曰……五苓散主之：语出《伤寒论·辨霍乱病脉证并治》："霍乱，头痛发热，身疼痛，热多欲饮水者，五苓散主之；寒多不用水者，理中丸主之。"

【评析】

对于霍乱病，在《伤寒海底眼》伤寒类症治法论中有较详尽的论述，本节所述如霍乱分干和湿，以及对干霍乱、湿霍乱的治疗等法，基本与之同。

狐惑　第七十一

【原文】

狐惑[1]、湿䘌[2]皆虫症也。盖因腹中有热，食入无多，肠胃空虚，故三

虫求食，而食人五脏也。其候四肢沉重，恶闻食气，嘿嘿欲眠，目闭，舌白，齿晦，杀人甚速，通用桃仁汤（桃仁、槐子、艾叶、苦参）、黄连犀角汤（黄连、犀角、乌梅、木香、苦参）、雄黄锐散（雄黄、青葙子、苦参、黄连、桃仁为末，艾汁和丸，绵裹纳入肛门。再用雄黄、艾叶、烧烟熏之。无阳者金液丹[3]）。论云：状如伤寒，或伤寒后变症，默默欲眠，目不能闭，不欲饮食，面目乍白、乍赤、乍黑，虫食其喉为惑，其声嗄[5]。食其肛为狐，其咽干[4]。烂见五脏则死，当视其唇，上唇有疮，虫蚀其脏，下唇有疮，虫蚀其肛，多因下利而得。湿䘌之病亦相似。

【校注】

[1] 狐惑：指因感染虫毒，湿热不化而导致的以目赤眦黑、口腔咽喉及前后阴腐蚀溃疡为特征的疾病。

[2] 湿䘌（nì 匿）：䘌，小虫。《广雅·释虫》："䘌，蚍也。"王念孙疏证引《玉篇》作："䘌，小蚍也。"湿䘌，指水湿内侵、肠虫侵蚀所致的疾病。

[3] 金液丹：出自《太平惠民和剂局方》卷五。以硫黄加工，制成丸如梧桐子大，每服三十丸，多至一百丸。有固真气、暖丹田作用。

[4] 论云……其咽干：语出《金匮要略·百合狐惑阴阳毒病脉证治》："狐惑之为病，状如伤寒，默默欲眠，目不得闭，卧起不安，蚀于喉为惑，蚀于阴为狐，不欲饮食，恶闻食臭，其面目乍赤、乍黑、乍白。蚀于上部则声喝一作嗄，甘草泻心汤主之。""蚀于下部则咽干，苦参汤洗之。""蚀于肛者，雄黄熏之。"

[5] 嗄（shà 霎）：嘶哑。

【评析】

狐惑病的诊断与病机，本节所述与《伤寒海底眼》夹病兼治论所说类似，均认为是食入无多，肠胃空虚，三虫求食，只是本节认为是腹中有热所致，而彼则认为是失于汗下，日久不解所致。治疗有遵仲景，但何元长有拓展，如用桃仁汤、黄连犀角汤、雄黄锐散等方。

蛔厥　第七十二

【原文】

蛔厥属厥阴，病人素有寒，妄发其汗，或汗后身热，又复汗之，以致胃中虚冷，饥不能食，食即吐蛔，轻者吐小虫，重者吐长虫，其候舌干口燥，常欲冷水浸舌，不欲咽下，蛔上烦躁，昏乱欲死，两手脉沉迟，足冷至膝，甚者连蛔并屎俱出，大便不行。此症虽出多端，可救也，先用理中安蛔汤（人参、白术、干姜、茯苓、乌梅、花椒、生姜），次用乌梅丸（乌梅、细辛、干姜、黄连、当归、附子、川椒、桂枝、人参、黄柏）。又有胃中空虚，虫无所安，反食其真脏之血，病人心胸胁下有痛阵，必攒眉呻吟，或时下血如猪肝色，或如温毒脓状，或如鲜血色，或下利急迫，或昏沉不省人事。一切吐蛔，虽身火热，不可与凉药，服之必死，俱用安蛔汤加减治之，待蛔定，却以小柴胡退热。又有厥阴病消渴，气上冲心，饥不能食，食即吐蛔，既曰胃寒，又有消渴之症，盖热在上焦，而中下焦但寒无热矣，若大便实，则理中加大黄，入蜜少许微利之。食即吐蛔者，虫闻食臭必出也，乍静乍烦者，蛔或上或下也。凡上半月虫头向上，易治；下半月虫头向下，难治，先用蜜糖、肉汁引虫头向上。

【评析】

蛔厥指因蛔而腹痛，四肢厥冷，《伤寒论》厥阴病篇中有论述，故称属厥阴。本证可见于胆道蛔虫症、蛔虫性肠梗阻等疾病。本证的发作与脾胃虚寒有关，即仲景所说“脏寒”，可能胃寒者胃酸少，利于蛔虫上窜，故何元长这里所说“一切吐蛔，虽身火热，不可与凉药”，有一定道理。治疗以乌梅丸为主方，清热散寒，安蛔止痛。何元长对大便实者，用理中加大黄，再加蜜以通便，亦有一定道理。因乌梅丸只是安蛔，即麻痹作用，接下来要用通便法，以排出蛔虫。

脏厥　第七十三

●【原文】

伤寒脉微而厥，至七八日，肤冷（阳气不卫），其人躁无暂安时者，此为脏厥（此症不治），非蛔厥也。蛔厥者其人当吐蛔，今病者静而复时烦，此为脏寒，蛔上入其膈，故烦，须臾复止，得食而呕，又烦者，蛔闻食臭出，其人当自吐蛔。蛔厥者，乌梅丸主之，又主久痢[1]。

●【校注】

[1] 痢:《伤寒论》厥阴病篇有此条文，痢为“利”。

●【评析】

脏厥为阳气虚衰所致，故脉微，或沉微，且无吐蛔等症，虽有烦躁，但不似蛔厥呈发作性，这些均不难与蛔厥鉴别。脏厥病情危重，预后不良。

脏结　第七十四

●【原文】

脏结者，脏气闭结，而不复流布也，刺关元，灸之，茱萸四逆汤主之，寒甚加附子。胁下素有痞气者，多犯此症。论[1]曰：脏结如结胸状，饮食如故，时时下利，寸脉浮，关脉细小沉紧，名曰脏结。舌上白胎滑者难治。脏结无阳证，其人反静，舌上滑胎者，不可攻也。病人胁下素有痞，连在脐旁，痛引少腹，入阴经者，此名脏结，死。

【校注】

[1] 论：指《伤寒论》。本节所引内容出自《伤寒论·辨太阳病脉证并治（下）》。

【评析】

脏结为正气虚衰，邪气内结的病证，故病情危重，仲景认为难治，不可攻，死证，故未出方。何元长给出治疗，刺法、灸法、方药合用，以增疗效，是为尽力救治，争取最大可能性。

除中　第七十五

【原文】

伤寒厥利者，当不能食，今反能食者为除中，为中气已除去也，死，不治。若食以索饼，不发热者，知胃气尚在也，可愈。若胃气绝，得曲必发热。论曰：伤寒，脉迟六七日，而反与黄芩汤彻其热，今与黄芩汤复除其热，腹中应冷，当不能食，今反能食，此名除中，必死[1]。微则为咳，咳则吐逆，下之则咳止而利因不休，利不休则胸中如虫啮，粥入则出，小便不利，两胁拘急，喘息为难，颈背相引，臂则不仁，极寒反汗出，身冷如冰，眼睛不慧，语言不休，而谷气多入，此为除中，口虽欲言，舌不得前。伤寒始发热，六日厥，反九日而利，凡厥利者，当不能食，今反能食，恐为除中（此症无治法）。

【校注】

[1] 论曰……此名除中，必死：语出《伤寒论·辨厥阴病脉证并治》："伤寒，脉迟六七日，而反与黄芩汤彻其热。脉迟为寒，今与黄芩汤复除其热，腹中应冷，当不能食，今反能食，此名除中，必死。"

【评析】

除中，指中气将绝而反欲食的危象，故为不治。临证当明辨胃气存与不存，以免误治。

动气　第七十六

【原文】

动气[1]者，即气痛也，脏气不调，筑筑然跳动，随所主而形见于脐之左右上下也。其人先有痞气，后感于寒，医人不知，妄施汗吐下法，致动其气，故曰动气，通用理中汤去术加桂；一法用柴胡桂枝汤亦良，二方当明有热、无热。动气在左，发汗则头眩，汗不止，筋惕肉瞤，先防风白术牡蛎汤，汗止，小建中汤；动气在右，发汗则衄而渴，心苦烦，饮则吐，先五苓散，次竹叶石膏汤；动气在上，发汗则气上冲，李根汤（半夏、当归、黄芩、茯苓、甘草、桂枝、苦李根白皮）；动气在下，发汗则心中大烦，骨节疼痛，目晕，食入即吐，先大橘皮汤（陈皮、半夏、人参、甘草），后小建中汤。动气在左，下之则腹内拘急，食不下，动气更剧，身虽热，反欲踡，先宜甘草干姜汤，后小建中汤；动气在右，下之则津液枯竭，咽燥鼻干，头眩心悸，宜人参白虎汤加川芎；动气在上，下之则掌握热烦，身热汗自出，欲得水自濯[2]也，宜（千金）竹叶汤；动气在下，下之则腹满，下利清谷，心痞头眩，宜甘草泻心汤。脾为中州，以行津液，妄施汗下，必先动脾气左右上下，当不宜汗下，况中州之气，敢轻动之乎？然则当脐动气，可不言而喻也。

【校注】

[1] 动气：一指脉搏跳动时的动态、气势。如《素问・至真要大论》："所谓动气，知其脏也。"二指脐周的搏动。出《难经・第十六难》。

[2] 濯（zhuó 浊）：洗涤。

● 【评析】

本节所说动气是指脐周的搏动，乃经气冲动所致，有寒热虚实之辨，寒者用理中汤去术加桂，热者用柴胡桂枝汤。动气有左右上下之分，分别与脏气相关，当随证治之。动气多因妄用汗、下，致气血亏损，或因病而发，多见于瘦薄虚弱之人。何元长认为与脾虚关系较大，故多用理中汤、小建中汤治疗。

奔豚　第七十七

● 【原文】

奔豚[1]者，因肾脏之气内虚，水气不散，水与气搏，即发奔豚，以其气动冲实如江豚之状。不宜汗下，用理中去术加桂苓，盖白术燥肾闭气，故去之；桂枝能泄奔豚，茯苓能伐肾邪，故加之。又煎用甘澜之水，取其力薄，不助肾邪也。论云：烧针令其汗，针处被寒，核起而赤者，必发奔豚，气从小腹上冲心者，灸其核上各一壮，与桂枝加桂汤[2]。发汗后，其人脐下悸者，欲作奔豚，茯苓桂枝甘草大枣汤主之[3]。

● 【校注】

［1］奔豚：病名。出自《灵枢·邪气脏腑病形》。又名贲豚、奔豚气。症见气从小腹上冲胸脘、咽喉，或有腹痛，往来寒热，病延日久，可见咳逆、骨痿、少气等症。

［2］论云……与桂枝加桂汤：语出《伤寒论·辨太阳病脉证并治（中）》。

［3］发汗后……茯苓桂枝甘草大枣汤主之：语出《伤寒论·辨太阳病脉证并治（中）》。

● 【评析】

奔豚总由气机逆乱导致，然其病因多样，或因肾虚，或因心阳受损，或因针处被寒，或因惊恐等等，临证当明辨，以随证治之。

小腹满　第七十八

●【原文】

小腹满者，脐下满也。若胸满、心下满，腹中满，皆为邪气，而非物，今小腹满则为有物，而非气矣。若小便利者，则为蓄血之症，小便不利者，为溺涩之症，宜分两途。太阳病不解，热结膀胱，其人如狂，血自下，下者愈，其外不解者，尚未可攻，当先解外，宜桂枝汤；外解已，但小腹急结者，宜桃仁承气汤。太阳病身黄，脉沉结，少腹硬，小便不利者无血也，小便自利，其人如狂者，血症谛也，抵当汤主之。病胁下素有痞，连在脐旁，痛引少腹，入阴经者，此名脏结，死。伤寒阴阳易之病，其人身体重，少气，少腹里急，或引阴中拘挛，热上冲胸，头重不能举，眼中生花，膝胫拘急者，烧裈散主之。病者手足厥冷，言我不结胸，小腹满，按之痛者，此冷结在膀胱关元也，宜四逆汤，及灸关元穴。大抵以手按小腹硬满而痛者为实，不痛者为虚，乃良法也。

●【评析】

小腹，指下腹的中部，小腹满故称脐下满，位属下焦，其病机有寒热虚实之不同。实证者，按之痛，有病邪结于下焦，或为水气，或为瘀血，或为寒、热邪等等，治以祛邪为要；虚证者按之不痛，乃气血亏损，经气阻滞所致，治宜补虚。亦有邪实正虚者，如脏结，难治，预后不良。

蓄血　第七十九

●【原文】

蓄血者，瘀血结于内也，表证当汗不汗，瘀血在里，必血结也。大抵看伤寒，必看病人心下、两胁、小腹，以手按之则硬痛者，便当问其小便如何，若小便不利乃水与气，若小便自利者为蓄血也。若蓄血在上焦，胸中手不可近而痛者，犀角地黄汤；中脘手不可近者，桃仁承气汤；脐下小腹手不可近，抵当汤。盖伤寒蓄血，医多不识，若能识者，必唾手能效也。如血未下，犀角地黄汤中加大黄、枳实、红花、桃仁、苏木。太阳病不解，热结膀胱，其人如狂，血自下者愈，其外不解者，尚未可攻，当先解外，宜桂枝汤，外解已，但小腹急结者，乃可攻之，宜桃仁承气汤。太阳病六七日，表证仍在，脉微而沉，反不结胸，其人发狂者，以热在下焦，小腹当硬满，小便自利者，下血乃愈，所以然者，以太阳随经，瘀血在里故也，抵当汤主之。太阳病身黄，脉沉结，小腹硬，小便不利者，为无血也，小便自利，其人如狂者，血症谛也，抵当汤主之。阳明症，其人喜忘者，必有蓄血，所以然者，本有久瘀血，故令喜忘，屎虽硬，大便反易，其色必黑，宜抵当汤下之。病人无表里证，发热七八日，虽脉浮数者，可下之；假令已下，脉数不解，合热则消谷善饥，至六七日不大便者，有瘀血也，抵当汤。其脉数不解，而下不止，必协热而便脓血也。伤寒有热，小腹满，应小便不利，今反利者，为有血也，当下之，不可余药，宜抵当丸（即前方去桂枝）。病者胸满痞痛，舌青口燥，但漱水不欲下咽，无寒热，脉微大来迟，腹不满，其人自言满者，为有瘀血。病者如热状，烦满、口干燥而渴，其脉反无热，此为伏阴，是瘀血也，下之。少阴病脉沉细，手足冷，或时发燥作渴，亦漱水不欲咽者，宜四逆汤温之。下利厥逆无脉，干呕烦渴，欲漱口不欲咽，宜白通四逆汤加猪胆、人尿同饮。厥阴蛔厥，口燥舌燥，时欲冷水浸舌及唇，刻下可离，又不欲咽下，宜理中加乌梅主之。以上三条，言阴极发燥，亦有漱水在口，不欲咽下者，故用四逆、理中等汤温之。

【评析】

蓄血是外感病过程中，病邪入血分，与血互结而导致的病证，在六经病各阶段均可发生，故有太阳蓄血、阳明蓄血之称。太阳蓄血发生在外感病早期，表证尚未解，病邪已化热入血分，证情多较重，出现如狂、发狂等精神神志症状，并有出血、小腹急结或硬满，甚者发黄等症，治宜活血祛瘀、攻下瘀热，证情轻者用桃核承气汤，重者用抵当汤。阳明蓄血的发生可能与患者素有宿疾瘀阻有关，故产生上消化道出血而见黑大便，治以攻下瘀热，用抵当汤。何元长对蓄血证的证治，除遵《伤寒论》外，还将蓄血发生的病位分为上、中、下三焦，分别用犀角地黄汤、桃仁承气汤、抵当汤治疗。对于瘀热结于内而不下者，治以凉血活血、通下瘀热，用犀角地黄汤加大黄、枳实、红花、桃仁、苏木治疗。文中告诫要将伏阴瘀血与阴极发燥，但欲嗽水不欲咽作鉴别，前者治宜下瘀血，后者治当温补阳气。

囊缩　第八十

【原文】

阳证囊缩者，因热极而缩，盖热则炽燃也，宜急下之，大承气汤。阴证囊缩者，因寒极而缩，盖寒则收引也，宜急温之，茱萸四逆汤，再灸关元、气海、丹田，及蒸熨法甚效。妇人亦有囊缩可辨，但见乳头缩者即是也。凡舌卷囊缩为难治，若阴阳易症卵入腹，舌吐出者死。

【评析】

囊缩多见于危重证中，或为热极，或为寒极，治法迥异，一需苦寒泻热，一需辛温补阳，治当明辨。

遗尿　第八十一

【原文】

遗尿者，小便自出而不知也。《内经》云：膀胱不利为癃，不约为遗尿[1]。又曰：水泉不止者，膀胱不藏也[2]。肾与膀胱表里俱虚，则膀胱之气不约，而为遗尿也。大抵阳证热甚，神昏遗尿者可治；阴证下寒逆冷，脉沉遗尿者难治，宜四逆汤加益智仁主之。三阳合病，腹满身重，面垢遗尿者，白虎汤。厥阴囊缩，逆冷，脉沉遗尿者，宜四逆加茱萸汤。阳不回者，死。伤寒汗下后，热不解，阴虚火动而遗尿者，人参三白汤加知、柏、归、地、麦、味。又有肺

金虚而后便遗尿者，则以补肺为主。若直视狂言，遗尿者，肾绝也，死。大抵肺虚、肾虚、热感遗尿者，皆可治，惟肾绝遗尿者，不治。

【校注】

［1］膀胱不利为癃，不约为遗尿：语出《素问·宣明五气》。

［2］水泉不止者，膀胱不藏也：语出《素问·脉要精微论》："水泉不止者，是膀胱不藏也。"

【评析】

遗尿总由膀胱失约所致，有虚实之分，实者多伴有发热、神昏，治宜清热祛邪，用白虎汤；虚者多伴有下寒逆冷、脏腑亏虚等症，治宜温补，用四逆汤加味；虚实夹杂者，如阴虚火动，治宜益气阴、清火热，用人参三白汤加知母、黄柏、地黄等药。如邪实正虚，肾气绝者，预后不良。

小便数　第八十二

【原文】

小便数者，频欲小便而不多也。肾与膀胱虚而挟热，滑则水通，涩则小便难，故涩淋而小便数起也。若自汗而小便数者，虽有表证，不可用桂枝，为亡阳走津液也。伤寒脉浮，自汗出，小便数，心烦微恶寒，脚挛急[1]，反与桂枝汤攻其表，此误也，得之便厥，咽中干，烦躁吐逆者，作干姜甘草汤与之，以复其阳。若厥愈足温者，更作芍药甘草汤与之，其脚双伸。若胃气不和，谵语者，少与调胃承气汤。若重发汗，复加烧针者，四逆汤主之。太阳病若吐、若下、若发汗后，微烦小便数，大便因硬者，小承气汤和之愈。趺阳脉浮而涩，浮则胃气强，涩则小便数，浮涩相搏，大便则难，其脾为约，麻仁丸主之（麻仁、杏仁、芍药、大黄、枳实、厚朴）。又有肾阴虚少，小便频数者，清心莲子饮加知、柏、麦冬治之。

● 【校注】

[1] 脚挛急：原为“脚气急”，疑误。指小腿痉挛，此因津液不能润养筋脉肌肉所致。

● 【评析】

此小便数有二义：一指小便次数增加，排尿亦增加；二指尿频而量不多，症如涩淋。《伤寒论》中主要指前者。其病机有虚、有实，实者多见于肠胃有热，但不盛，小便数排尿多而大便硬，津液不行肠胃，而偏渗膀胱，治宜清热软坚通下，或清热润肠通下；虚者多见于肾气虚而不摄，症见小便数排尿多，治当调补。又有肾阴虚、心火旺者，小便涩淋，症见尿频而量少，治宜养阴清热，用清心莲子饮加知、柏、麦冬治之。

小便自利　第八十三

● 【原文】

小便自利者，津液渗漏，大便必硬，以大柴胡汤微下之。阳明自汗者，复发其汗，致津液内竭，而小便反利，屎虽硬，尤不可攻，宜蜜导之。太阴当发身黄，其小便自利者，则湿热内泄，不能发黄。蓄血症则小腹急结而如狂，肾与膀胱俱虚，不能约制水液，二者皆令小便自利也。又有少阴病四逆，小便自利，或色白，为下虚有寒，真武汤去茯苓，甚者用四逆汤。寒邪中于下焦，阴气为栗，足膝逆冷，便溺妄出，用四逆汤，及灸关元穴。蓄血桃仁承气汤；阴寒四逆汤；尿血延胡汤（延胡、朴硝[1]）。

● 【校注】

[1] 朴硝：药名。出《神农本草经》。又名皮硝。为矿物芒硝经加工而得的粗制结晶。有泻热、通便、软坚作用。

● 【评析】

小便自利可见于因肠胃津亏，或邪结肠胃等导致大便硬的病证中，并且由于津液偏渗膀胱，肠燥更剧，则大便难益甚，治当泻下祛邪，或润肠通便。还可见于肾与膀胱俱虚，不能约制水液的病证，治宜温肾益气。此外，湿停中焦证见小便自利，提示湿有出路，则不能发黄；如蓄血证中见小便自利，提示阴液未伤，且肾、膀胱气化功能尚好，治疗可以祛邪为主，用攻下瘀热法，瘀热去则病愈。

小便不利　第八十四

● 【原文】

小便不利者，邪气聚于下焦，结而不散，甚则小腹硬满而痛也，大抵有所不利者，行之助其渗泄也。若引饮过多，下焦蓄热，或中热发黄，水饮停滞，皆以利小便为先，惟汗后亡津液，则以利小便为戒。设或小便不利，而见头汗出者，为阳脱关格病也。太阳经发热脉浮，无汗烦渴，小便不利，五苓散，若自汗多，不可用也。若引饮过多，小便不利，下焦蓄热，脉浮五苓散，脉沉猪苓汤。中湿发黄，小便不利者，茵陈五苓散。膀胱为津液之府，气化则能出也；若汗多津液外泄，小便固少，不可利，恐重渗津液也，待汗止小便自利矣。寒滞小便不通者，干姜附子汤能作小便也，若姜、附、术三味内，加茯苓以分之，尤佳。姜、附皆生用而不炮，无火力则热不上行，兼以水多煎少则热入于下焦也。杂病小便不利为关，乃邪热为病，分在气在血治之，以渴与不渴辨之。如渴而小便不利者，热在上焦气分，宜清肺饮（四苓、琥珀、木通、甘草、萹蓄、薄荷、瞿麦、滑石、灯心）；不渴而小便不利者，热在下焦血分，宜滋阴化气汤（知母、黄柏、木通、生地、草梢、灯心）。热在气血之分，小便不利者，清心莲子饮；若兼大便不通者，八正散。凡小便不利者，先将麝香半分填于脐中，上用葱白、田螺捣烂成饼封之，外用布带缚住，良久，再用皂荚烧烟熏入阴中，或用皂荚煎汤熏洗阴处，小便自通。

【评析】

小便不利，证有虚实之分，属实者多因寒邪，或热邪聚结，膀胱气化失司所致，治宜通利，助其渗泄，如五苓散、猪苓汤、茵陈五苓散等均可随证选用。何元长认为还当辨邪在气分抑或在血分，口渴与否是辨证要点，清肺饮、滋阴化气汤、清心莲子饮、八正散等汤方可因证而用。属虚者多因肾阳亏损，气化为之不利所致，治宜温肾、通阳利水，干姜附子汤、真武汤可选用。此外，对于小便不利还可用外治法，如脐敷、外洗等。

小便难　第八十五

【原文】

阴虚者阳必凑之，由膀胱受热，故小便赤涩而不流利也。凡小便少者，虽不大便五六日，未可攻也，以其先硬后溏不定也，攻之必溏，须小便利，屎定硬，乃可攻之。小便少而急者，猪苓汤。太阳病发汗，遂漏不止，其人恶风，小便难，四肢微急，难以屈伸者，桂枝加附子汤主之。

【评析】

此小便难有二义：一指小便涩淋，一指小便量少。小便涩淋，排尿不畅，乃邪热结聚膀胱所致，治宜清热利水，可用猪苓汤、八正散等方。小便量减少，可知水湿偏渗于肠间，而见大便溏薄，证属脾胃虚寒，不可攻下。或因汗出多，津液受损所致，不可利小便。

不大便　第八十六

【原文】

不大便者，因发汗、利小便过多，耗损津液，肠胃干燥故也。凡邪热传

里，里证最多，惟见发渴谵语，脉实狂妄，潮热自汗，小水赤，或心腹胀满硬痛，急用三承气汤选而下之，大便通而热愈矣。倘脉浮或虚，舌上白胎，表证尚在，或带呕者，邪未全入于腑，犹在半表半里间，小便清者，邪不传里，仍在表也，不转失气者，内无燥屎也，俱不可下，用小柴胡和之；如大便硬实，不得不下者，只得以大柴胡下之。若阳明汗多，或已经发汗、利小便而大便不通者，此津液枯竭也，宜蜜导通之。经曰：其脉浮而数，能食不大便者，此为实，名曰阳结[2]，期十七日当剧；其脉沉而迟，不能食，身体重，大便反硬，名曰阴结[3]，期十四日当剧[1]。阳结大柴胡汤，阴结麻仁四物汤，加姜、附、桂，外用蜜导法；若呕，用金液丹。经曰：伤寒五六日，头汗出，微恶寒，手足冷，心下满，口不欲食，大便硬，脉细者，是为阳微结[5]，可与小柴胡汤，设不了了者，得屎而解[4]。凡大便硬，当问其小便日几行，若本小便日三四行，今日再行，故知大便不久出也，盖小便数少，津液当还入胃中，故知不久大便也。伤寒五六日不大便，身热燥渴者，虽有头疼，亦当下之，盖此症头疼因大便燥结不通，邪热之气上攻于头而痛也。凡因风寒邪从外入，或因七情火自内起，此是湿热怫郁，燥结有时乃为实也，实则宜荡涤肠胃，开结软坚，如承气之类是也。若因病人饮食少进，或因年高，将息失宜，此是血液枯涸，燥结无时，乃为虚也，虚则宜滋养阴血，润燥散热，如润燥汤之类是也（升麻、大黄、生地、熟地、桃仁、红花、归尾、甘草、麻仁）。又有气涩不大便者，有食伤，太阴腹满，不大便者，东垣所谓实秘者物、虚秘者气是也。实秘者能食饮，小便赤，麻仁丸主之；胃虚而秘者，不能饮食，小便清，厚朴汤主之（姜制厚朴、麸炒枳实、白术、陈皮、炙甘草、半夏曲、姜、枣）。又有风燥不大便者，活血润燥丸主之（归梢、大黄、羌活、防风、桃仁、麻仁、皂角）。

【校注】

［1］经曰……期十四日当剧：语出《伤寒论·辨脉法》："问曰：脉有阳结、阴结者，何以别之？答曰：其脉浮而数，能食，不大便者，此为实，名曰阳结也，期十七日当剧。其脉沉而迟，不能食，身体重，大便反鞕，名曰阴结也，期十四日当剧。"

［2］阳结：因热盛而致大便不通，称之为阳结。

［3］阴结：因寒盛而致大便不通，称之为阴结。

［4］经曰……得屎而解：语出《伤寒论·辨太阳病脉证并治（下）》："伤寒五六日，头汗出，微恶寒，手足冷，心下满，口不欲食，大便硬，脉细者，此为阳微结，必有表，复有里也。脉沉，亦在里也，汗出为阳微。假令纯阴结，不得复有外证，悉入在里。此为半在里、半在外也。脉虽沉紧，不得为少阴病，所以然者，阴不得有汗，今头汗出，故知非少阴也，可与小柴胡汤。设不了了者，得屎而解。"

［5］阳微结：指伴有表证的阳结。

【评析】

不大便，或大便干硬难下，总由大肠传导失司所致，其因有虚、有实。实者多由实邪结于肠胃所致，实热结聚，治用承气汤攻下；寒实结聚，用麻仁四物汤，加姜、附、桂治之。如邪热未全入腑，尚有表证，可与小柴胡汤，若大便硬实而需下者，宜用大柴胡汤。不大便属虚者，多因阴液枯涸，治宜滋养阴血，润燥散热，如润燥汤之类；或由脾虚失运、气滞所致，可用厚朴汤运脾消导。亦有风燥所致，治当祛风润燥通下，用活血润燥丸主之。

自利　第八十七

【原文】

伤寒下利，多因于热，热邪传里，里虚协热，则为下利。三阳下利身热，太阴下利足手温，少阴下利身凉无热，此其大概耳。凡自利清谷，不渴，小便色白，微寒厥，恶寒，脉沉迟无力，此皆寒证也；若渴欲饮水，溺色如常，泄下赤黄，发热，后重，此皆热症也。寒者理中、四逆汤；热者柴苓汤。寒因直中阴经，热因风邪入胃，木来侮土，故令暴下，或温，或攻，或固下焦，或利小便，随症施治，但不宜发汗耳。若汗之，邪气内攻复泄，其津液、胃气

转虚，内成胀满也，当先治利，利止则内实正气得复，邪气自解则微汗出而愈矣。

太阳阳明合病下利，目痛鼻干，脉浮长者，葛根汤（邪气并于阳，阳实阴虚，故下利也，葛根汤以去表邪，则阳不实而阴气平，利不治而自止矣）。太阳少阳合病下利，头痛，胸胁满，干呕，脉浮弦者，黄芩汤，呕甚加半夏、生姜；干呕脉实者，承气汤。少阳阳明合病下利，身热，胸胁满，干呕，往来寒热，脉长大而弦，弦甚者为负，死；长大不弦者，为顺，大承气汤下之；滑而数，为有宿食，亦从下之。太阳病桂枝症，医反下之，利遂不止，脉促者表未解也，喘而汗出者，葛根黄芩黄连汤主之。太阳病外症未除，而数下之，遂协热而利，利下不止，心下痞硬，表里不和者，桂枝人参汤主之。伤寒服汤药，下利不止，心下痞硬，服泻心汤已，复以他药下之，利不止，医以理中与之，利益甚，理中者理中焦，此利在下焦，赤石脂禹余粮汤主之，复利不止者，当利其小便，自止。自利不渴者属太阴，以其藏有寒故也，当温之，用四逆汤。伤寒脉浮而缓，手足自温者系在太阴，太阴当发身黄，若小便自利，不能发黄，至七八日，虽暴烦，下利日十余行，必自止，以秽腐去，脾家当实也。少阴自利而渴者，虚则饮水自救也，若小便色白者，下焦虚寒不能制水故也，附子汤（附子、茯苓、人参、白术、芍药）。少阴咳而下利，谵语者，被火劫故也，小便必难，以责少阴汗也，救逆汤。少阴病脉紧，至七八日，自下利，脉暴微，手足反温，脉紧反去者，为欲解也，虽烦，下利必自愈（下利脉微者，寒热得泄也，手足反温，脉紧反去者，阳气得复也，故为欲解）。少阴病下利，咽痛，胸满心烦者，猪肤汤主之。少阴下利，脉微者，与白通汤。利不止，厥逆，无脉，干呕，烦者，白通加猪胆汤主之，服汤脉暴出者，死，微续者生。少阴病二三日不已，至四五日，腹痛，小便不利，四肢沉重疼痛，自下利者，此为有水气，其人或咳，或小便不利，或下利，或呕者，真武汤主之。少阴病下利清谷，里寒外热，手足厥冷，脉微欲绝，通脉四逆汤。少阴四逆，其人或咳，或悸，或小便不利，或腹中痛，或泄利下重者，四逆散。少阴病下利六七日，咳而呕，渴，心烦不得眠者，猪苓汤主之。少阴病自利清水，色纯清，心下必痛，口干燥者，急下之，大承气汤。少阴病恶寒身蜷而利，手足逆冷者，不治；少阴病吐利，躁烦，四逆者，不治；少阴病下利止，而头眩时时自冒者，死；少阴病至五六日，自利烦躁，不得卧寐者，死。伤寒先厥后发热，下利必自止。伤寒始发热，六日厥，反九日而利，凡厥利者，当不能食，今反能食，恐为除中。大汗出，热不去，内拘急，四肢冷，又下利厥逆而恶寒者，四逆汤主之。下利有微热而渴，脉弱者令自愈（微热而渴，里气方温也，脉弱阳气复也，故愈）；下利脉数而渴者，令自愈；设不瘥，必圊脓血，以有热故也。下利脉数，有微热汗出，令自愈；设复紧，为未解。下利寸脉反浮数，尺中自涩者，必圊脓血。下利清谷，不可攻表，汗出必胀满。下利脉沉弦者，下重也，脉大者为未止，脉微弱数者为欲自止，虽发热不死。下利脉沉迟，面少赤，身微热，下利清谷者，必郁冒汗出而解。下利腹胀满，身疼痛者，先温其里，乃攻其表，温里四逆汤，攻表桂枝汤。热利下重者，白头翁汤。下利欲饮水者，以有热故也，白头翁汤主之（白头翁、秦皮、黄柏、黄连）。下利谵语者，有燥屎也，小承气汤。下利后更烦，按之心下濡者，为虚烦也，栀子豉汤。伤寒发热下利，厥逆，烦躁不得卧者死。伤寒发热，下利至甚，厥不止者死。伤寒六七日不利，便发热而利，其人汗出不止者死，有阴无阳故也。发热而厥，七日下利者，难治。伤寒大下后，唾脓血，泄利不止者，难治。下利手足厥冷，无脉，灸之不温，若脉不还，反微喘者死。伤寒下利，日十余行，脉反实者死。下利三部脉皆平，按之心下硬者，急下之，大承气汤。下利脉迟而滑者，内实也，利未欲止，当下之，大承气汤。下利不欲食者，以有宿食故也，当下之，大承气汤。下利瘥后，至其年月日复发者，以病不尽故也，当下之，大承气汤。

下利脉大者虚也，以其强下故也，设脉浮革，因而肠鸣者，当归四逆汤主之。下利脉弱，口干发热者，人参白术散（四君、木香、藿香、葛根）。戴原礼曰：泻水而腹不痛者，是湿；饮食入胃，完谷不化者，是气虚；泻水腹痛肠鸣者，是火；或泻或不泻，或多或少者，是痰；腹痛甚而泻，泻后痛减者，是食积也。湿、火、寒、虚、痰、食六症既明，三虚亦不可不察，三虚者何？肝、脾、肾也。脾虚者，脾不能运化；肾虚者，色欲伤肾，不能闭藏；肝虚者，忿怒伤肝，木邪克土。三者皆令泄泻。但肾泄、肝泄间有，而脾泄恒多耳。肾泄者，肾火不升，水谷不化，黎明溏泄，用四神丸（故纸、茱萸、肉蔻、五味、木香、小茴、人参、莲肉）。肝泄者，肝经受寒而泄青，惨厥而泄利，用当归厚朴汤（当归、厚朴、官桂、良姜）。经曰：肾司闭藏，肝主疏泄，故肾为二便之门户。肝又为门户约束之具，肝肾失职，则泄泻也。又肝者脾之贼，肝经正虚邪盛，木能克土，亦作泄泻。

【评析】

自利即不因攻下而致的下利。下利一症有寒热、虚实之分，大凡三阳病下利多为实热，三阴病下利多属虚寒，实证可用清法、下法，虚证宜用温补、固涩，然治利不能用汗法。关于下利的诸多辨治、预后，何元长罗列了《伤寒论》中的内容，如实热下利可用葛根黄芩黄连汤、黄芩汤、承气汤、白头翁汤等，虚寒下利用桂枝人参汤、理中汤、真武汤、四逆汤、赤石脂禹余粮汤，甚者用白通加猪胆汤、通脉四逆汤等。下利的预后取决于正气的存亡，正胜则邪去病愈，正气虚，尤其是阳气虚衰，而邪气内盛，则病情危重，如伤寒下利，日十余行，脉反实者死。或下利手足厥冷，无脉，灸之不温，若脉不还，反微喘者死。

何元长认为诊治下利，首先要辨明病邪，如湿、火、寒、痰、食等，以因邪治之，其次要辨肝、脾、肾三脏之虚损，尤其是脾虚致泄，治疗可用人参白术散，肾泄用四神丸加木香、小茴香、人参、莲肉等，肝泄用当归厚朴汤。并注重脏腑间的互相关联和影响。

便脓血　第八十八

【原文】

旧积为脓，新积为血，血得热必妄行，若阳证内热，则下鲜红之血；阴证内热，则下紫黑成块，或如猪肝状。阳证则脉数，数而有力为实热，用苦寒之药；数而无力为虚热，不可纯用寒药，须补血药内少佐寒药可也。阴证脉迟，迟而有力为有神，可治；迟而无力为无神，难治。凡下利脓血，身凉脉小，易治；身热脉大为难治；若大而和者，亦可治也。节庵曰：挟血之脉，乍涩乍数，或沉或伏。血热交并，则脉洪盛，大抵男子于左手、女子于右手见之。太阳蓄血如狂，桃仁承气汤。阳明下血谵语，夜则见鬼，为热入血室，小柴胡加当归、生地、丹皮，血不止加地榆、黄连，有瘀血加红花、桃仁。少阴病至四五日，腹痛小便不利，下利不止，便脓血者，桃花汤主之（赤石脂、干姜、粳米）。凡腹满身热，下利如鱼脑者，曰湿毒，桃花汤、地榆黄连阿胶汤。又有阴寒为病，下利便脓血者，当归附子汤（当归、附子、芍药、阿胶、地榆、熟地、甘草、乌梅、干姜、生姜、赤石脂）、桂附六合汤（四物加桂枝、附子、干姜）。伤风泄泻带青血者，胃风汤。伤寒协热利与痢疾不同，王执中[1]曰：暑风伤肺，大火西流，传入阳明，大肠金为火逼，郁成脓血，兼之饮食不节。内伤脾胃，足阳明与手阳明、手太阴同病，痢疾之症作矣。若伤寒挟热痢者，非暑毒下流也，伤寒邪未入府，医者下之太早，或以丸药下之，不能彻其邪热，故邪气乘虚而入，流入肠胃，由是脓血不禁，挟热之痢作矣，其病源不同，有如此也，是以痢疾以黄芩、芍药为主，加之大黄以彻其邪，通因通用之义也。其有余邪未尽，随其气血而调之，或以白术，或以当归，无非木香、黄连、槟榔、厚朴为主，久则以木通、泽泻渗之，升麻、防风举之，四物、四君补之，调其气血之滞，润其肺金之燥，救其脾胃之虚，斯已矣。伤寒协热利者，则当随症而悉以寒药治之；有燥屎者逐之，用承气汤；无燥屎者和之，用黄连解毒汤；小便不利者，柴苓汤；热利下重者，白头翁汤；下焦虚脱者，赤石脂禹余粮汤；少阴里寒者，桃花汤，固无参、术之可补，亦无木香、槟榔之可和也。凡赤利自小肠来，白利自大肠来，皆湿热为本。湿热瘀积于血分为赤，干于气分为白，黄者食积，绿者属湿，血虚则里急，气滞则后重。刘河间云：行血则便脓自愈，调气则后重自除。初治先须推荡，此通因通用法，凡壮热初病宜下，虚弱衰寒久病者，不可下，宜升之。下利纯血者，如尘腐色者，如屋漏水者，大孔如竹筒者，唇如朱红者，俱死；如鱼脑者，身热脉大者，俱半死半生；脉沉小，留连者生；数疾且大者死，严氏云：脉宜滑，若弦急者死。先水泻，后脓血，此脾传胃，贼邪难愈；先脓血，后水泻，此肾传脾，微

邪易愈。噤口利，胃口热甚故也，用参、连[2]煎汁，终日呷之，如吐再吃，但得一呷下咽即好。

【校注】

[1] 王执中：宋代针灸学家。字叔权，瑞安（今浙江瑞安）人。参照《针灸甲乙经》等书，融入自己的临证经验，编写成《针灸资生经》七卷。书中记有不少穴位和灸法，以及各种病证，并附方药。

[2] 参、连：当指人参、黄连。

【评析】

下利身热、便脓血、里急后重等均是痢疾的症状，从《伤寒论》记载看，可用黄芩汤、白头翁汤等治疗；病久证候转为虚寒，则可用桃花汤。何元长对痢疾的诊治颇有心得，他认为痢疾不同于伤寒协热利，乃因邪气乘虚而入，流入肠胃，湿热瘀积，气血阻滞所致，故治疗以黄芩、芍药为主，加之大黄以彻其邪，取通因通用之义，并随气血而调之，以白术、当归、木香、黄连、槟榔、厚朴为主，久则以木通、泽泻渗之，升麻、防风举之，四物、四君子汤补之，病方能愈。如阴寒为病，下利便脓血者，用当归附子汤、桂附六合汤以温阳益阴，活血祛邪。对于噤口利，则用人参、黄连煎汁，不断呷之、咽下即好。这些认识和治疗经验十分有益，难能可贵。

百合病　第八十九

【原文】

百合者，百脉一宗，举皆受病，无传经络传次也，大病虚劳之后，脏腑不平，变成此症，似寒无寒，似热非热，欲食不食，欲坐不坐，欲行不行，口苦小便赤，药入口即吐利，状若鬼神为祸，其脉微数。每尿则头痛者，六十日愈；如不头痛，但洒淅恶寒者，四十日愈；若溺时快然，但有头眩者，二十日

愈；若恶寒而呕者，病在上焦，二十三日愈；若腹满微喘，大便坚，三四日一行而微溏者，病在中焦，六十三日愈；若小便淋沥难者，病在下焦，三十三日愈，并宜柴胡百合汤（柴胡、黄芩、人参、甘草、知母、百合、姜、枣、生地、陈皮）。汗后更发者，百合知母汤（只此二味）；下后更发者，百合代赭汤（百合、代赭、滑石）；吐后更发者，百合鸡子汤（百合七个劈破，以泉水浸一宿，煎汁入鸡子黄一枚，搅匀温服）。

【评析】

百合病出自《金匮要略》，据其证候表现看，属情志病之一。清·杨濬《伤寒温疫条辨·百合病》认为百合病乃病后虚劳，脏腑不调所致，通宜用小柴胡汤加百合、知母、粳米，血热用百合地黄汤。何元长处以柴胡百合汤，清热滋阴功效较之显著，尤其适合心肺阴虚的百合病患者。

方药索引

四画

五画

六画

七画

八画

九画

十画

十一画

十二画

十三画以上

温热暑疫节要

清·何平子 著

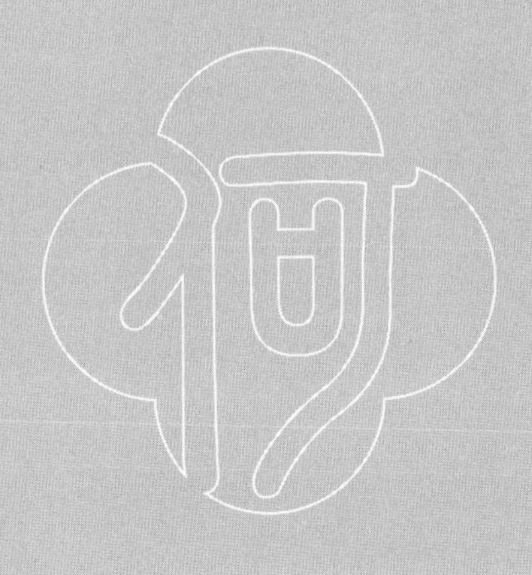

本书提要

本书作者何平子（1802—1858），名昌福，号泉卿，为清代嘉道间江苏青浦名医何书田之子，何鸿舫之兄。何书田生前诊务极忙，又常有显宦邀去会诊，家中均由何平子料理诊务，得到其父的称许。何平子临床经验丰富，著有《壶春丹房医案》五卷（编入本套丛书《何氏四家医案校评》）、《温热暑疫节要》和《温疫摘要编诀》。

本书阐述了温病、热病、暑病、疫病等病证，论中以《伤寒论》《金匮要略》为指导，亦汲取后世医家的相关论述，并结合何氏前辈以及个人诊治温热病的经验加以评述，附以治疗方药。内容切合临床，简明实用。

何平子生平传略

何平子（1802—1858），名昌福，是何氏自南宋以来的第二十四代世医。《青浦谱》记载说："其伟[1]次子。字平子，号泉卿。监贡生。精医，著有《温热暑疫节要》《瘟疫摘要编诀》《论病条辨》[2]各一卷、《壶春丹房医案》三卷、《荷薪主人医案》[3]一卷。嘉庆七年壬戌生，咸丰八年戊午卒。"

何平子从父学医，于道光七年丁亥（1827），时年二十六开始临床，见于其父何书田的《添岁记》中："丁亥，次子昌福废举业，习家学，稍能为山人（书田先生自称）服劳云。"后五年，《添岁记》中又云："壬辰（1832），山人于前秋大病之后，心血骤衰，不能日常应客。四方求药者，令昌福代为料理，尚不致有误，亦可喜也。"可见这时他在医学方面已臻成熟，得到父亲的嘉许。

何平子聪慧好学，书法秀美，学识精湛，医德高尚，在顾观光[4]所撰的《平子何君小传》中记述尤详，《青浦谱》有载，节引如下：

"君少聪慧，读书日可精熟二百行[5]。王惕甫[6]、姚春木[7]、姜小枚[8]、钦吉堂[9]诸先生来往竿山草堂，指示《文选》之学，具有精诣。时尊公[10]医道日盛，疲于酬应，乃勖[11]读诸医书，示以方法，潜研者七八年，深得家学，故自尊公卒后，遂能继起。君活人之德，不以贫贱富贵异其施，遐迩[12]颂之。作书得苏、米逸致[13]。其为医，大致守法东垣，取裁景岳，而不为东垣、景岳所囿。谓东垣论土以气言，专主升清，则是燥土，意欲因其法而参以养营，则为润泽之土，土润泽，木斯发荣矣。近人所患多劳倦伤气，气伤则血随耗，以治木立论，气取三焦，血以养木。阴阳不主命火肾水，而取少阳三焦、厥阴包络，舍体言用，退乾坤而取坎离之意也（节）。此论确有卓见，救人不少，宜姜丈小枚亟称之也。

余于姜丈斋中两见君，丈甚称君医学精邃。余得就君析疑问难，而拙著《内经补注》成书，君助为多。君貌不中人，恂恂讷讷。所得财帛，皆散之亲族，如其先人。治疾之暇，惟教子弟[14]读书，闭目朗诵，首尾如泻瓶水。咸丰八年十月十七日，以劳瘁病卒，年五十有七岁。太学贡生，以弟官训导，貤[15]封修职郎。余与哲弟长治相知之雅，知君莫若余，属为传，因书所以独知君者如此。咸丰九年（1859）仲冬之月，金山顾观光尚之撰。”

何平子除教育他的子弟学医，亦有一些门人，可考的仅见嘉定陈松[16]，见于何书田著《医学妙谛》陈松序例（节）：“咸丰癸丑（1853），奉家君命，负笈[17]从平子夫子受业，在门下甫十月，适家君病足疾，书来促归。临歧分袂，蒙夫子执手殷勤，谕曰：同事砚席未久，遽唱骊歌，未免耿耿，因袖出一编，语曰：此书吾家习医秘本，即以赠行。”何平子慷慨所赠书，即何书田所撰《杂症总诀》，陈松得学后在自序中说：“数十年来，凭此编为人治病，历历中肯。”

“壶春丹房”是何平子的斋号，壶春丹房是何氏七世医家、元代医学教谕何天祥所署，他的学生松江高隐杨维祯为之撰《壶春丹房记》（见姚椿《樗寮文集》），何平子袭用之，并以名其医案。他的另一斋号为“荷薪堂”，此乃书田先生于道光癸巳之夏所筑，以畀[18]其仲子平子者，匾额原为嘉道名臣林则徐所书，燹后，由何鸿舫重书之，何平子亦以此名其医案。

何平子著书颇多，除佚者，现存有《温热暑疫节要》《瘟疫摘要编诀》，以及《壶春丹房医案》五卷。

——何新慧编写

【校注】

[1] 其伟：即何书田。是何氏第二十三世名医。

[2]《论病条辨》：已佚。

[3]《荷薪主人医案》：一说系《重古三何医案续编》三卷之一；一说系《壶春丹房医案》之摘抄。

[4] 顾观光：字尚之，号宾王、漱泉，又号武陵山人（1799—1862），为今上海市金山区人。通天文、律法、数学、史地等。博极群书，兼通医理。道

光间，校刊医书，时称善本，曾考校《甲乙经》《灵枢经》，辑注《神农本草经》，皆有功于医药。自著医书颇多，议论甚高。

［5］二百行：古旧木版书，一般为二十字左右一行，二百行约为四千字。

［6］王惕甫：名芑孙（1755—1817），号惕甫，又号楞伽山人，字念丰。长洲人，乾隆举人，性傲简，诗文清瘦，与法式善、张问陶辈相唱和，书学刘石庵，尤负盛名，有《渊雅堂集》。姜小枚、钦吉堂均系王之门人。何书田之诗古文辞均得王惕甫之传，故诸人常来竿山草堂中谈诗论文和请求诊病。

［7］姚春木：名椿（1777—1853），字子寿、春木。娄县（今上海金山区）人。桐城姚鼐弟子，以古文名，与弟枢并称华亭二姚，有《通艺阁诗存》《晚学斋文钞》等。是清代散文家、诗人、画家。

［8］姜小枚：名皋（1782—？），又字少眉，自号香瓦楼主。吴江（今江苏苏州）人，王芑孙门人。工诗文，有《市箫集》。

［9］钦吉堂：名善（1766—1828），字茧木，行二，号正念居士。华亭人，诸生。博学励节，工诗古文辞，有《吉堂诗文稿》。

［10］尊公：指何书田。

［11］勖（xù）：勉励。

［12］遐迩：远近。

［13］作书得苏、米逸致：从何平子手抄的医书字迹看，《壶春丹房医案》前二卷中，以颜真卿、褚遂良的楷法为多；三四卷中，则显然是极妙的文征明行书法。影印的《温热暑疫节要》则颇多钟繇、王羲之的晋人楷法。

［14］子弟：一指何鸿舫，名长治，系何平子的三弟，年弱于兄十九岁，是清同光间名医；一指何平子第四子八愚，名运亨，以及五子九思，名履亨，皆受何平子之督教，而能成其业，分别寓医在上海之南市、漕河泾、颛桥、罗店等处，不但以医名，亦善书法。

［15］貤（yí）：通“移”。

［16］陈松：字墨荪。嘉定人。家传幼科医。他将何书田《杂症总诀》于光绪十九年癸巳（1893）刻于四明橘香书屋，改名为《医学妙谛》，使此书得

以公之于世，但他把何书田原稿歌诀和每病后的自注、引证、经验、总结或关键性治法的文字，一律加以“陈参”二字，而据为已有；又把该书第三卷“集方”二百余首完全除去，所以裘吉生说：“如神龙之见首不见尾，尤未能存其原体，若庐山之已非真面也，读者难免遗憾。”

[17] 负笈：笈，书箱。谓出外求学。

[18] 畀（bì）：给与。

目录

温病

【原文】

仲景云：太阳病，发热不恶寒而渴者，为温病[1]（足太阳膀胱与少阴肾为表里。邪伏少阴而发为太阳也）。伏邪自内达外，表里俱热，邪甚耗液，故发而即渴。表本无邪，内方喜饮，故不恶寒。延至三五日，或腹满，或下痢者，即此症也。

若发汗已，身灼热者，名曰风温（风温者，于温病有风也）。风温为病，脉尺寸俱浮，自汗身重，多眠睡，鼻息必鼾（鼾音翰，卧时鼻声也），语言难出。若被下者，小便不利，直视失溲。

太阳温病，误发汗，则其症本温，而反以辛热灼也。治法以小柴胡去参、半、生姜，加芍药为主（柴、芩、芍、枣、甘）。

若脉微弱，喉中痛，复欲下痢，此少阴症也（眉批：少阴邪热上升为喉痛，下趋为痢疾）。脉微弱者，以其人肾气本虚，伏邪不发于阳，而即发于阴。以少阴脉本循喉也，故将发必咽痛，发后痛极如伤矣（不可认作喉痹）。肾司开合，阴热虽已上升，而伏邪岂能尽泄，下趋作痢，势所必然。

少阴病，咽痛初起，用甘草汤，缓其上升之势。不差，则以桔梗汤开其怫郁之邪（喉痛初起二三日，只宜甘、桔两汤。若兼下痢，用黄芩汤）。

少阴病二三日以上，心中烦，不得卧，黄连阿胶汤主之（连、芩、胶、芍、鸡子黄）。伏邪未发，津液先耗，二三日后，虽未见火升喉痛等症，而心烦不卧，显是阴血消耗，以连、芩祛热，胶、芍滋阴，两得之矣。心烦故用黄连，佐以黄芩，则肺胃之邪俱清矣。然热甚水伤，肾阴必涸，阿胶、鸡子黄盖血分以滋其阴，复加芍药以敛销铄之心气，火消水长，心静卧安矣。

【校注】

［1］仲景云……为温病：语出《伤寒论·辨太阳病脉证并治（上）》："太

阳病，发热而渴，不恶寒者为温病。若发汗已，身灼热者，名风温。风温为病，脉阴阳俱浮，自汗出，身重，多眠睡，鼻息必鼾，语言难出。若被下者，小便不利，直视失溲；若被火者，微发黄色，剧则如惊痫，时瘛疭，若火熏之。一逆尚引日，再逆促命期。”

● 【评析】

何平子认为《伤寒论》所说的温病属伏气温病的一种，此概念基本同六世何渊、十七世何汝阈及二十二世何元长。何氏医家认为温病的传变亦循六经，温病初起的治疗不同于伤寒初起，宜辛凉之剂，随经解散，方如冲和汤、葛根解肌汤、小柴胡汤等合芎苏散，如传入三阴，则治同伤寒。何平子这里治用小柴胡汤加减，即由柴胡、黄芩、芍药、大枣、甘草组成，以清热养阴作用见长，适用于发热不恶寒而渴的病证。何平子还阐述了伏邪于少阴可能导致的另两种病证，一是咽痛，一是下痢。咽痛治用甘草汤或桔梗汤，下痢用黄芩汤。温病伏邪抑或未经三阳病阶段的发作而留于少阴，出现阴虚内热的证候，则用黄连阿胶汤治疗。

春温

（经云：冬不藏精，春必病温。此伤寒伏邪，
非即温疫之瘟也，若作温疫治，谬甚）

● 【原文】

温病初发，必渴而烦扰，胁满口苦，恶热而不恶寒。此邪由内发，并非表症，而必先少阳者，以春行风木之令也。

少阳邪发，脉弦，两额旁痛，寒热口苦，小柴胡去参、半、姜，加花粉。作呕者，仍用姜、半。

少阳阳明合病，里证多者，如胁满腹痛，舌黄，承气汤。

三阳合病，大柴胡汤或河间双解散，两方选用。双解散（麻黄、防风、荆芥、薄荷、桔梗、甘草、大黄、芒硝、黄芩、山栀、连翘、白术、当归、白芍、川芎、石膏）加姜。

脉微紧，兼恶寒，头痛，宜栀子豉汤；或益元散加葱、豉、薄荷。热甚，凉膈散去黄、硝，加葱、豉。

头痛如破，此暴感外邪，宜葛根葱白汤；或去知母，加甘草、大枣，邪散后，黄芩汤。

脉弦大而数，外热谵语，热在三焦也。三黄石膏汤。

脉数，便闭，气喘，舌卷，囊缩者，三黄石膏去麻、豉，加大、芒。

应下之症，下后热不退，或暂退而复热者，再下之。

下后热不止。脉涩，咽痛，胸满多汗，此热伤血分也。宜葶苈苦酒汤吐之（葶苈三钱，捣汁，苦酒三合，即米醋，生艾汁一合，以干艾汁亦可。上三味，煎三服，探吐无汗）。

里热已甚，阳邪怫郁，作战而不能汗出，虽下症未全者，宜凉膈散。

腹满烦渴，脉沉实者，三承气汤选用。势剧者，合黄连解毒。

【评析】

春温即伏气温病之一，初起即呈少阳病，或少阳、阳明合病，或三阳合病，治宜清泄里热，何平子随证喜用小柴胡汤加减，或双解散、承气汤、三黄石膏汤等。六世何渊用三黄石膏汤治温毒表里俱热，狂叫欲走，烦躁大渴，面赤鼻干，而不得汗，或已经汗下，过经不解，三焦大热、谵狂衄血、身目俱黄、六脉洪数等症。此方出自《外台秘要》卷一引《深师方》，又名石膏汤，方由黄连、黄芩、黄柏、石膏、栀子、豆豉、麻黄等药组成，若脉数便闭，上气喘急，舌卷囊缩者，去麻黄、豆豉，加大黄、芒硝。看来何平子是继承祖辈的治法，同时又有自己的治疗选方。

春温死证[1]

● 【原文】

二阳搏，病温者死。二阳，手足阳明也，神昏便闭，或不食下痢等症。病发于三阴，脉微，足冷者难治。大热，脉反细，手足冷者死。

初起大热，目昏谵语，脉小足冷，五六日而脉反躁急，呕吐昏沉，失血痉搐，舌本焦黑，脉促结代沉小者，皆死。汗后反热，脉反盛者死。

误汗，狂言不食，脉躁盛者，皆不治。

● 【校注】

[1] 证：原为“症”，据文义改。

● 【评析】

由于春温里热较盛，易耗伤正气，如正虚邪盛，见脉细小无力，脉不对症；或腹痛泻血，躁热脉大；或发痉昏沉；或得汗而热反盛，脉急盛等症，均为病情危重，预后不良。

风温

● 【原文】

温病，少阴邪发，更感太阳客邪，名曰风温。必寸脉浮滑，尺脉濡弱，发热，咽痛，口苦，但微恶寒者，黄芩汤加桂枝、石膏，或以葱、豉先撤其外，后用黄芩汤，甚则用葳蕤汤（眉批：风温无大热而渴，宜栝楼根汤：蒌根、石膏、葛根、人参、防风、甘草）。

又太阳病，发热而渴，因误汗而身灼微热者，亦名风温。脉阴阳俱浮，如前症，用麻黄升麻汤去二麻、姜、术。此太阳少阴合病，危殆极矣。

麻黄升麻汤（麻黄、桂枝、当归、知母、白术、天冬、石膏、升麻、干

姜、白芍、黄芩、茯苓、玉竹、炙草）

● 【评析】

二十二世何元长《伤寒辨类》认为风温的成因是前热未除，更遇风邪，变为风温。十七世何汝阈《伤寒纂要》认为风温是温病误汗所致，可用葳蕤汤解表清热养阴，方由玉竹、石膏、葛根、杏仁、川芎、麻黄、羌活、白薇、青木香等组成。风温或湿温汗出过多，或误汗亡阳，需温阳固表，用术附汤。何平子的观点继承了两位前辈的说法，临证又增加了治法与方药，如更感外邪，可先解外，再清里，方如葱豉汤，黄芩汤加桂枝、石膏，栝楼根汤等。

冬温

（冬温之毒，大便泄而谵语，脉虚细手足冷者，皆不治）

● 【原文】

冬有非时之暖，不藏精之人，气泄表疏，温气袭之而病，此为冬温。寸洪尺数，或实大，心烦呕逆，身热不恶寒，或头疼身重，面肿，咳嗽，咽痛，下痢，虽与温无异，而时令不同，宜阳旦汤[1]加桔梗、茯苓（眉批：冬温以阳旦汤为主）。若有寒食停滞，加厚朴以温散其中，即仲景阴旦汤[2]之意。若先感温气，即被严寒遏抑，则发热而微恶寒，汗不出而烦扰，前方加麻黄、石膏发之。

冬温每见误认伤寒，辛热发汗，致令发瘢成毒者，宜升麻葛根汤（升麻、葛根、白芍、甘草）加犀角、黑参，或犀角黑参汤（升麻、射干、黄芩、黑参、人参、甘草、犀角）。

误汗耗津，里热益甚，胸腹满闷，又误用下药，反致发热不休，脉来涩，以阴血受伤也，急宜葶苈苦酒汤探之，以收阴泄热。若服后，热转剧，神昏谵语者，不治。

【校注】

［1］阳旦汤:《金匮要略·妇人产后病脉证治》:“阳旦证续在耳，可与阳旦汤。”旁注:“即桂枝汤。”又《外台秘要·伤寒中风方》所载阳旦汤为桂枝汤加黄芩。

［2］阴旦汤：据何渊《伤寒海底眼》太阳病证治桂枝汤条记载，桂枝汤加干姜，名阴旦汤，主治并详《活人书》。

【评析】

若感冬月非常之暖而病，名曰冬温，此亦时气，何平子主张用阳旦汤加味治疗。如热邪盛，可致温毒发瘢，宜用升麻葛根汤加味，或犀角黑参汤治疗。十七世何汝阈则治以黑膏主之，或元参升麻汤、犀角大青汤、人参化瘢汤等。

温疟

【原文】

春时温病未愈，适复感寒，忽作寒热者，温疟也。《伤寒例》云：脉阴阳俱盛，重感于寒，变为温疟[1]。其症寒热交作，胸胁满，烦渴而呕，微恶寒者，小柴胡去参、半，加栝楼根、石膏。若但热不寒，其脉平，骨节烦疼，时呕者，黄芩加生姜汤（黄芩、白芍、甘草、大枣，加姜）。

至《内经》所云：先热后寒之温疟[2]，乃得之冬中于风，寒气藏于骨髓之内，至春不能自出，因遇大暑，腠理发泄，或遇劳力，邪气与汗共并而出。此病藏于肾，自内达外者也，与温病复感外邪之温疟，自是两种。宜人参白虎汤（石膏、知母、甘草、粳米、人参）。

【校注】

［1］《伤寒例》云……变为温疟：语出《伤寒论·伤寒例》:“若脉阴阳俱盛，重感于寒者，变成温疟。”《伤寒例》原书为《阴阳例》，疑误。

［2］先热后寒之温疟：语出《素问·疟论》："此先伤于风，而后伤于寒，故先热而后寒也，亦以时作，名曰温疟。"

【评析】

温疟是疟疾的一种，以寒热往来、热多寒少为主症。《伤寒海底眼》中用小柴胡汤加桂枝，或白虎汤加桂枝治疗温疟。《伤寒辨类（上）》治用小柴胡加桂枝芍药汤，寒多倍桂枝；热倍柴、芩；热甚烦渴者，人参白虎汤。何平子的治法用方基本同，只是加减变化略有异。温疟又指疫病的一种，如《温疫论·温疟》："设传胃者，必现里证，名为温疟，以疫法治者生，以疟法治者死。"故何平子告诫要作区别。

温毒发癍

（热病发癍同）

【原文】

发癍，因失于汗、下，热毒内攻，不得散泄，蕴于胃腑，而发出肌表，或汗下不解，足冷耳聋，胸中烦闷，咳嗽呕恶，躁热，坐卧不安者，便是发癍之候。此春温而更遇时热也，时热者，非时之热，如春天忽热，病者感之，则变为温毒矣。王叔和云：阳脉洪数，阴脉实大，更感温湿，变为温毒。伏温与时热交并，表里俱热，温热为病最重也，其脉浮沉俱盛，其证心烦闷，呕逆喘咳，甚则面赤，身体俱赤色，狂乱躁渴，咽肿痛，狂言下利而发癍，最为危候。

癍如锦纹，身热烦躁，大便燥结者，黄连解毒汤。

烦热错语不眠，白虎合黄连解毒汤。

躁闷狂妄而无汗者，三黄石膏汤。

自汗烦渴而发癍，是为胃热，人参化癍汤（即人参白虎汤）。

癍发不透，犀角大清汤（犀角、大青、黑参、升麻、黄连、黄芩、黄柏、

甘草）；已透，热不退，本汤去升麻、黄芩，加人参、生地、柴胡。

癍色紫者为危候，黄连解毒合犀角地黄汤（黄芩、山栀、黄连、黄柏、犀角、地黄、芍药、丹皮）。

发癍宜清不宜下；若大便闭，躁渴，色紫者，可微下之。

癍发已尽，外势退，而便闭、谵语，凉膈散加减，或大柴胡汤微下之。

凡发癍红赤者为胃热，紫为胃伤，黑为胃烂也。大抵鲜红起发者，虽大不妨；稠密成片，紫色者，半死半生；杂色青紫者，十不生一矣。癍出后，其脉洪数有力，身温足暖者易治；脉小，足冷者难治。狂言发癍，大便自利，或短气燥结不通，而黑癍如果实压者，皆不治。

温热病皆发源于足少阴，而温病之必由少阳胆经者，以春行风木之令也，热病之必由阳明胃经者，以火令湿土寄旺也。

温病通用调中饮：

苍术二钱（麻油炒） 白术一钱（生） 厚朴一钱（炒） 枳实一钱（炒） 神曲一钱（炒） 山楂二钱（炒） 陈皮一钱 甘草一钱 黄连一钱（姜汁炒） 草果八分 炮姜五分 加沉香汁

如腹痛者，加桃仁；痛甚而便闭者，加大黄；口渴，加省头草。

【评析】

温毒发癍，多指春温发癍的病证，即何平子所说伏温与时热交并，表里俱热所致，亦有感受温邪热毒而发癍，一般发生于冬春二季。何平子描述了发癍的先兆，如症见胸中烦闷、咳嗽呕恶、躁热等，以及发癍的辨治与预后。其中不少内容是继承祖辈经验，如癍疹的辨别、顺逆、治疗选方等，六世何渊用三黄石膏汤、升麻元参汤、人参化癍汤治疗温毒发癍，亦用黑膏。二十二世何元长认为温毒有汗用人参白虎汤，腑实便闭用大柴胡汤。何平子所列温病通用调中饮有清热燥湿理气作用，与何元长的调中汤（大黄、黄芩、葛根、芍药、桔梗、茯苓、藁本、白术）同中有异，说明传承中又有个性发展。

热病

（温病之发，因暴寒者居多。热病之发，兼暑暍者为盛，热自内发，暍由外中，内外交织，病剧矣）

●【原文】

“伤寒脉浮滑，此表有热，里有寒，白虎汤主之。”浮为风，滑为痰热。表有热者，谓表里俱热，不独在里也；里有寒者，谓热之初本伤于寒，所谓寒久化火也。热病皆伤寒伏邪，故必以伤寒二字标首，至发时则但热矣，非白虎汤（知母、石膏、甘草、粳米）热何能解（白虎者，西方之金神，司秋之阴兽，虎啸则风生，凉生则暑退，故为解热神方，温疫症都用之）。

周禹载[1]论夏热病，交夏至后，炎暑司令，相火用事，人有发热身疼，不恶寒，但大热而大渴者，为热病。仲景以白虎汤主治，今人每以此方治伤寒，误矣，夫热病由下达上，由内发外，必经足阳明胃，故无论三阳，总以石膏之辛凉，乘势升散；知母之苦寒，清足少阴伏邪之源；甘草、粳米维持中气，一了百当，治[2]伤寒既非其时，又非其病。邪自外来，未入者解表，已入者下夺，石膏本非表药，又非下药，即欲解热，热何由解？况有知母以引入少阴，为害岂不大哉（热病之发，必由阳明，本无表症，其有表者，必外受邪风，不得据投白虎，自当先撤其外，而后用之，此亦先表后里之法也）。

“三阳合病，腹满身重，难以转侧，口不仁而面垢，谵语遗溺。发汗则谵语，下之则额上生汗，手足逆冷。若自汗出者，白虎汤主之。”因中暍而引动伏邪齐出，三阳为病最重，腹满者，热本病也；身重难以转侧者，湿本病也；若口不仁而面垢，谵语遗溺，则是暍本病矣，惟内发热，外中暍相兼，其热势尤甚。汗之则津液外亡，而谵语转甚；下之则阴气下竭，而阳气上脱，头额汗而手足冷矣。故必仍自汗者，主以白虎。设误汗下而症如上者，加人参。

“伤寒，脉滑而厥者，里有热，白虎汤主之。”滑为邪实，何反致厥？盖热愈深则阳气郁内，不能四布，而为厥矣，故特申之曰：里有热也。里热安得不用白虎。

“伤寒脉浮，发热无汗，其表不解，不可与白虎汤。渴欲饮水，无表证者，白虎加人参汤主之。”发热汗出，热本病也，今脉浮无汗，必因风邪袭表，岂可骤用白虎。当以辛凉先撤其外，然后治热。设表邪解而烦渴转甚，则是因邪以重耗津液，白虎虽能清热，却无助正之功，加人参以益其元，斯易清其热矣。

“伤寒无大热，口燥渴，心烦，背微恶寒者，白虎加人参汤主之。”燥渴且烦，为热症本病，而曰无大热者，以背独微恶寒也，背为足太阳膀胱经位，正气大虚，故微恶寒，安得不加以人参助正乎。

“阳明病，脉浮而紧，咽燥口苦，腹满而喘，发热汗出，不恶寒反恶热，身重。若发汗则躁，心愦愦，反谵语。若加温针，必怵惕，烦躁不得眠。若下之，则胃中空虚，客气动膈，心中懊憹，舌上苔者，栀子豉汤主之。”“若渴欲饮水，口干舌燥者，白虎加人参汤主之。”“若脉浮，发热，渴欲饮水，小便不利者，猪苓汤主之。”浮紧，伤寒脉也，何以为热病？以其发于夏，不恶寒，反恶热也。又何以独言阳明？以夏令湿土上蒸，邪从胃发，且腹满而喘，种种皆阳明症也。然咽燥非少阴证耶，不知独阳明为从出之途，少阴其伏藏之地也。夫既阳明热病，曷为脉反浮紧？正以夏时肌腠本开，人易多汗，邪风袭入，致腠理反闭而无汗，故夏之风脉，每反显冬之寒脉也。今云汗出而脉亦浮紧者，正因浮甚有力，热邪盛而致也，若以辛热汗之，耗其津液，必致燥妄昏昧；火劫温针，燥其阴血，必致惊扰无寐；下之则亡其阴，必至胃虚邪陷，心中懊憹，此皆误治之害。将何以救之？观舌上苔滑，则外邪尚在，以栀子解热，香豉去邪，是为合法。若渴饮水浆，口干舌燥，知其外邪亦入，总以白虎汤为治，加入人参者，以误治伤津而补助之也。设脉紧去而浮在者，发热饮水，小便不利，则其浮为虚，而热已入膀胱矣。入膀胱者，曷不饮以四苓而主以猪苓耶？伤寒之小便不利，结于气分，热病之小便不利，由于血分者也，因邪郁既深，耗液日久，故必以阿胶补虚，滑石祛热，而无取乎白术也。

“阳明病，汗出多而渴者，不可与猪苓汤，以汗多胃中燥，猪苓汤复利其小便故也。”(热病忌多汗)此与伤寒入腑，不令溲数同意。盖邪出阳明，必劫其津，汗多则复耗其液，津液有几，尚可下夺乎？当以白虎加参去其热，则小便之不利者，津回而自利矣。

“伤寒若吐，若下后，七八日不解，热结在里，表里俱热，时时恶风，大渴，舌上干燥而烦，欲饮水数升者，白虎加人参汤主之。”吐下后，至七八日不解，知误治，而热邪不为吐下稍衰，反因吐下而转甚，时恶风者，阳外应也。烦渴欲饮者，阴内亡也，非人参白虎何以解其表里，补其津液耶。

“服桂枝汤，大汗出后，大烦渴不解，脉洪大者，白虎加人参汤主之。”桂枝，辛热药也，热病本自有汗，或疑为风，而以此汤大发之，不益其热而更耗其液乎。烦渴而脉洪大，固其宜也。

【校注】

［1］周禹载：清代医家。名周扬俊，字禹载，江苏苏州人，生活于17世纪中叶。辑有《温热暑疫全书》，撰《伤寒论三注》等书。

［2］治：原书为“至”，疑误。

【评析】

本节对多条有关白虎汤、白虎加人参汤的《伤寒论》原文作解释。何平子对《伤寒论》条文“伤寒脉浮滑，此以表有热，里有寒，白虎汤主之”的解释颇有新意，他认为表有热者，谓表里俱热，不独在里；里有寒者，谓热病之初本伤于寒，寒久化火，故以伤寒二字标首。此观点亦可解释《伤寒论》书名中“伤寒”的涵义，正如《伤寒论·伤寒例》所说：“凡伤寒之病，多从风寒得之。始表中风寒，入里则不消矣。”故何平子认为温病初起多因感受寒邪，郁久则病邪化热，如复感暑热之邪，则内外交织，热益亢盛，治当大清里热，用白虎汤。如热伤津气，则加人参。阳明里热证如误治，则可产生变证，或为热扰胸膈的栀子豉汤证，或为气分大热、津气两伤的白虎加人参汤证，或为水热互结的猪苓汤证。里热证兼表未解，当先解表，表解再用白虎汤清里。

热病可治之证

（凡九条）

【原文】

热病之脉本洪大，若见浮紧，是又感夏时暴寒（轻取见紧，略按则见洪盛，以内伏之邪已发也），治宜通解散（麻黄、石膏、苍术、黄芩、滑石、甘草）去麻、苍，加葱、豉，或先以葱豉汤撤其外，后用白虎加人参汤。

热病凡客邪所感，不论脉浮紧、恶风、恶寒，宜解、不宜下者，通用双解散去大黄、芒硝，于中加减。如去白术、白芍、桔梗，加知母、葱、豉最妥。双解散[1]（麻黄、防风、荆芥、薄荷、桔梗、甘草、大黄、芒硝、黄芩、山栀、连翘、白术、当归、白芍、川芎、石膏）。

凡温病之发，因暴寒者居多；热病之发，兼暑暍者为盛。若始病见谵语、面垢、遗溺、背微恶寒者（此正气大虚也），白虎加参汤。

若本病兼衄（鼻出血也），于本汤（白虎）加生地、丹皮。喘者，加栝楼根、厚朴、杏仁主之。

若恶热烦渴，腹满舌黄燥，或黑干，五六日不大便，凉膈散或承气汤主之。

若本病兼暑湿者，或凉膈合天水散[2]。若小便不利者，竹叶石膏汤倍石膏。

若兼风痰者，用双解散，煎一大碗，先饮其半，作探吐法，以引痰出外，再尽剂，微以被覆，令汗出解。盖用凉药热饮发汗，百无一损也（是亦发汗之妥策也）。

误用辛温药，致发癍谵语，喘满昏乱者，黄连解毒汤加减。

屡下后，热势尤甚，不便再下。或诸湿内盛，小便黄涩，大便溏，少腹痛者，欲作利也，黄连解毒汤。

【校注】

［1］双解散：原书中此处括号所列双解散药物是经加减后的组成，与文义

不符，现据前述双解散方组成而列。

［2］天水散：即六一散，出自《宣明论方》卷十。方中滑石与甘草的剂量为6：1，为细末，每服三钱，约9g，加蜜少许，温水调下。有清暑利湿功效。

【评析】

本节所列九种方剂可治热病，均属正气不亏证，治以祛邪为主，或用通解散、双解散加减以表里双解；或用白虎汤、黄连解毒汤加减以清里热；或用凉膈散、承气汤以攻下热实。对于里热兼风痰的治疗，何平子有独到之处，用双解散，先饮其半，作探吐法，以引痰出外，再尽剂，微以被覆，令汗出解；他认为此种凉药热饮以发汗的方法，对疾病有利而无弊，适用于风热表未解者。

热病不治之证

（凡十条[1]）

【原文】

热病七八日，脉微小，溲血，口中干，一日半而死，脉代者，一日死。

热病七八日，脉不躁，或躁不散数，后三日中当有汗，三日不汗，四日而终。

热病已得汗，脉尚躁，喘且复热，喘甚者亡。

热病不知痛处，耳聋，不能自收持，口干，阳热甚，阴颇有寒者，热在髓，死不治。

热病泄甚，而腹愈满者，死。

热病目不明，热不已者，死。

热病咳而衄，汗出不至足者，死。

热病热而痉者，死。（腰折瘈疭、齿噤也。）

热病汗不出，呕吐下血者，死。

热病舌本烂，热不止者，死。

【校注】

[1] 凡十条：原作“凡十一条”，实记载十条，疑误。

【评析】

本节所列十条热病不治证，均属邪热盛而正气虚衰，或为心阳虚而见脉结代；或为肾虚不纳而见喘；或阳气衰闭而见不汗出、耳聋、目不明等症。总之，正不胜邪，预后不良。

湿温

【原文】

《活人书》[1]云：先伤于湿，又中于暑，名曰湿温。其证两胫逆冷，胸满头目痛，妄言多汗。盖湿得暑邪，遏抑阳气，故胫冷而胸[2]满；暑挟湿邪，郁蒸为热，故头痛妄言多汗。其脉浮濡而弱，沉小而急，小而急者，湿伤血也，濡而弱者，暑伤气也，治宜白虎加苍术汤。切不可发汗，汗之名重暍，死。如有寒热外邪，加辛凉表药一二味。若湿气胜，一身尽痛，小便不利，大便反快者，前方加茵陈、香薷。若有寒物停滞及中寒者，宜温，然必小便清白而后可；如赤涩而短，断不可用通，宜十味香薷散[3]（香薷、人参、黄芪、扁豆、白术、厚朴、木瓜、茯苓、陈皮、甘草）、清暑益气汤[4]（人参、黄芪、苍术、白术、升麻、葛根、青皮、神曲、甘草、黄柏、当归、五味子、泽泻、陈皮）合天水散。

王宇泰[5]云：昔人治湿温，通身皆润，足冷至膝下，腹满，不省人事，六脉皆小弱而急，问所服药，乃阴病药，以药误病也，以五苓和白虎十余剂少苏，更与清燥汤调理而安。凡阴病厥冷，两足两臂皆冷，今胫冷而臂不冷，则知非阳微寒厥，而必当祛热药（眉批：此寒厥与热厥之别也）。

【校注】

[1]《活人书》：指《类证活人书》。宋·朱肱撰，刊于1108年，22卷（一作20卷）。又名《南阳活人书》。论述伤寒各证及一些杂病，对仲景学术颇多发明，是研究《伤寒论》较早的著作。

[2]胸：原作“腹”，据上下文，当为“胸”。疑误。

[3]十味香薷散：出自《百一选方》卷七。有益气健脾、清暑燥湿的作用。

[4]清暑益气汤：出自《脾胃论》。本方所列无麦冬。有清暑益气的功效。

[5]王宇泰：明代著名医家。名王肯堂（1549—1613），字宇泰，号损庵，自号念西居士。金坛（今江苏金坛）人。撰《证治准绳》44卷，分杂病、类方、伤寒、外、儿、妇等六科，多以证论治，对后世有相当影响。又曾与利玛窦等西方传教士交往，讨论学术，在学术上有一定的开明思想。

【评析】

湿邪为阴邪，但可夹热而成湿温，六世何渊认为湿温为病，素伤于湿，因时中暑，热与湿相搏而成也。其症胸满身重，壮热多汗，恶寒头痛，妄言倦怠，其脉寸濡而弱，尺小而急。湿温的治疗宜通阳化气、清热利湿，何渊用苍术白虎汤加桂枝、人参白虎汤加香薷、扁豆、黄连等。何平子治疗选方有所拓展，如十味香薷散、清暑益气汤等，并与湿温气滞导致的厥逆、阳虚厥逆鉴别，以防误治。

阳毒发癍

【原文】

阳邪亢极，遂成阳毒，亦有误以辛热与之而成。《金匮》云：阳毒为病，面赤斑斑如锦纹，咽喉痛，吐脓血。五日可治，七日不可治，升麻鳖甲汤主之（升麻、鳖甲、当归、甘草、雄黄、蜀椒）。

虚热炽甚，毒不化者，阳毒升麻汤（人参、升麻、犀角、射干、黄芩、甘

草）。大便结，去射干，加酒制大黄；热甚，加大青。或吐下未当，陷邪内甚，其症壮热，头项强痛，躁闷不安，或狂言骂詈，妄见妄言，或面生瘢纹，口吐脓血，或舌卷焦黑，鼻如烟煤，或下痢黄赤，六脉洪大而数，犀角黑参汤（犀角、黑参[1]、升麻、射干、人参、黄芩、甘草）、黄连解毒汤。慎不可用下药。势甚者，以青布渍冷水，搭病人胸膛，必喜，热即易之，须臾得睡矣。

【校注】

［1］黑参：即玄参。又称黑玄参、元参、乌元参。

【评析】

六世何渊《伤寒海底眼》治疗阳毒发瘢用阳毒升麻汤，何平子继承前辈的经验方，临证再作加减变化。犀角元参汤在《温疫论补注》卷上有记载，本方中加入人参，可用于温毒发瘢气阴两虚者。此外，辅以外治法降温除热，何氏前辈亦常用。

阴毒发瘢

【原文】

有阴热亢极而成阴毒者，《金匮》云：阴毒之为病，面目青，身痛如被杖，咽喉痛。五日可治，七日不可治，升麻鳖甲汤去雄、椒主之。

若阴寒极盛，而成阴毒者，其反大热躁渴，四肢厥逆，脉沉细而疾，或尺部短而寸口大，额上手背冷汗不止，或风露受寒，或房室遇冷，或食生冷而犯淫欲，内既伏阴，外复加寒，积寒匿于下，微阳消于上，遂成阴格阳，阳气上脱之候，后五六日，胸前发出红瘢，其色淡，其点小，是为阴瘢。虽盛夏，宜附子理中汤（附子、干姜、人参、白术、甘草）。甚至身重眼疼，额冷汗出，呕哕呃逆，或爪甲青，或腹绞痛，或面赤足冷厥逆，躁渴不欲饮，身发青黑色瘢，目鼻灰色，舌黑而卷，茎囊俱缩，脉沉细而迟，或伏而不出，或疾至七八至者，急用葱饼于脐上熨之，随用附子散，或人参三白汤合四逆汤。熨后，服汤已，手足不暖者，不治。

阴毒非阴寒之毒，乃感天地恶毒之气，入于阴经，故名阴毒。切勿以辛热药投之，观于减雄黄、川椒二味，可知所主矣。世间所谓阴毒，皆阳热亢极，伤及阴经而然，身表似有阴寒，其里深有蓄热，故仲景于阳毒发瘢方中只减雄黄、蜀椒二味，若阴寒极盛之阴毒，非人参、姜、附等味，不能退阴回阳，何反去其温热药乎？则知阳毒固属热毒，即阴毒亦是热毒，不过阳经、阴经之别耳。阳经伤则面赤如锦纹，吐脓血；阴经伤则面青，身如被杖，此皆阴阳水火动静之本象也。然病至五日以外，则阴阳之精气皆消，不可以治矣。

经云：冬伤于寒，春必病温。又冬伤于寒，夏必病热[1]。夫同是伏寒，何以一发于春，一发于夏乎？盖人有强弱不同，感之轻重亦异，而触发亦异，有因饥饱力役者，有因房事劳伤者，春时虽行风木之令，使气血不至大亏，感触非极深重，未即发也，至夏则阳气尽泄，火令大行，正属湿土寄旺，向之伏邪，至此又焉得不发耶。惟知其发源之所（湿热皆发源于少阴）、经由之地（温由少阳，热由阳明），则可以论治矣。

【校注】

[1] 经云……夏必病热：语出《伤寒论·伤寒例》："是以春伤于风，夏必飧泄；夏伤于暑，秋必病疟；秋伤于湿，冬必咳嗽；冬伤于寒，春必病温。"

【评析】

阴毒发瘢，若阴寒极盛，阳气内虚外脱，则需回阳救逆，方用附子理中汤、人参三白汤合四逆汤等。《伤寒海底眼》《伤寒纂要》中治阴毒用阴毒甘草汤、附子汤等，何元长还合用灸关元、气海二三百壮，葱熨脐等法，何平子亦有沿用。何平子根据《金匮》治阴毒的方药不仅与阳毒方同，还去雄黄、蜀椒等辛温药，故而提出阴毒一证属阳热亢极，伤及阴经而然，身表似有阴寒，其里深有蓄热。由此可见，无论阳毒、阴毒均为邪毒所致，治疗均应清而除之，只是阳毒者阳气不亏，故一派热象，而阴毒者阳气亏虚，故呈现寒象，治疗当先扶阳，阳气来复，则热毒显现。而之所以有此二端，与人体强弱不同、感邪轻重不一、气候时令差异等均有关系，临证当细辨。

暑病

【原文】

“太阳中暍，发热恶寒，身重而疼痛，其脉弦细芤迟。小便已，洒洒然毛耸，手足逆冷，小有劳，身即热，口开，前板齿燥。若发其汗则恶寒甚，加温针则发热甚，数下之则淋甚。”此属阴阳并亏，脉弦细者阳虚也，芤迟者阴亏也，汗之则复伤阳，温针则更伤阴，唯宜人参白虎汤，甘以补之，凉以解之。

“太阳中热者，暍是也。汗出恶寒，身热而渴，白虎加人参汤主之。”中热者，外来之热中于肌表，非伏寒所发之热也。此证为令火之气酷害肺经，肺伤则气虚，且太阳膀胱属水主表，为肺金之子，母虚则子亦不足。卫疏表弱，由是汗出恶寒矣；身热而渴者，皆相火伤肺之所致，故法莫要于救肺也，非人参白虎，何能退金中之火，而益所伤之气乎？热由外中，似与热之自内发者不同，然而同用白虎者，总以所病在热，所伤在气，则所主在金，生金者土，金生者水，金病则其母子俱病，故与伏气之在少阴、发出之由阳明者无异，全不因冬月所伏与夏月所中分为二义也。

“太阳中暍，身热疼重，而脉微弱，此以夏月伤冷水，水行皮中所致也，一物瓜蒂汤主之。”（甜瓜蒂二七个。《本草》：凡用，取绿色瓜，气足时，其蒂自然落于蔓上，采得，系屋东有风处吹干，临时研用）身热脉微弱者，暍也；热而疼重者，水也，夏日恶热喜凉，以水灌洗，邪郁令火而成中暍也。瓜蒂治四肢浮肿，下水，病在胸腹中者，皆吐下之，今以湿淫上蒸为热，伤其肺金，外渍之水得以聚于皮间。皮者，肺之合，用以搐其胸中之水，或吐或泻而出，则肺气得以不壅，而皮间之水，得以下泄也（无形之热伤肺，人参白虎汤救之；有形之湿伤肺，一物瓜蒂汤救之）。

【评析】

本节对《金匮要略》中有关暍病的条文作了解释。何平子认为中热乃外来之热中于肌表而发，与伏寒郁热自内发者虽不同，然总以所病在气分大热，故无论是冬月所伏，还是夏月所中，其表现为阳明里热盛则一，故同用白虎汤治疗，可见因证施治十分重要。对于暍病的治疗，何平子认为无形之热伤肺，用人参白虎汤；有形之湿伤肺，用一物瓜蒂汤治之。

脉理

（二则）

● 【原文】

暑病与热病相似，而其脉自异。夫热病之脉必盛，中暑之脉必虚，盖寒伤形而不伤气，所以脉盛，暑伤气而不伤形，所以脉虚。脉虚者，弦细芤迟也。大汗时，当风闭孔，风与汗湿留泊肌腠，则脉必弦细；或虚风不作郁热，表虚仍自汗出者，则脉必芤迟。统而言之，则虚而已矣，故《脉诀》云：浮虚伤暑。

脉虚而微弱，按之无力，又脉来隐伏，弦细芤迟，皆暑脉也。寒病传经，故脉日变；温热不传经，故脉不变。寒病芤细无力者，难治；无脉者，不治。若温热暑病则不然，温有一二部无脉者，暑热有三四部无脉者，被火所迫，勒而藏伏耳，非绝无也，于病无妨，攻之亦易，照经以辛寒药投之，则火散而脉起矣。盖温热病发在一二经，始终只在此一二经，更不传递别经者，其一二经或洪数，则别经弱且伏，依其经而调之，洪者平而伏者自起矣。今人诊病人脉一二部不起，辄骇而惊走，是真不知脉理者。

● 【评析】

暑病与温病均属阳明里热证，症状有相似，脉象可略有所别，如暑邪易伤津耗气，故脉多见浮虚，或弦细芤迟，但两者均可见六脉中有一二部或三四部脉弱、伏而似无的征象，此乃火热之邪郁结于内，气血流行受阻不畅所致，只要投以辛寒清热泄火之剂，邪去则气血流行畅达均匀，故脉洪者自平而伏者自起。温热暑病的这种脉象要与虚寒证作鉴别，虚寒证见芤细无力或无脉，乃阳气虚衰，无力鼓动所致，故预后不良，此种无脉或沉微多六脉皆同，不似温热暑病六脉强弱不一，此为鉴别点。

暑中脏腑

【原文】

暑症变幻无常，入发难测，非若伤寒之有定期定症，可据而疗治者，不拘表里，不论脏腑，从口鼻而入，直[1]中心包经络。先烦闷，后身热，行坐近日，熏烁皮肤肢体者，即时潮热烦渴，入肝则眩晕顽麻，入脾则昏睡不觉，入肺则喘咳痿痹，入肾则消渴，入心则神昏卒倒；伤肉分则周身烦躁，或如针刺，或发赤肿；入肠胃则腹痛，恶心，呕泻。入而不发，即为伏暑，其毒藏于三焦肠胃之间，止伤气而不伤行，故漠然不觉；及病发，则有寒热不定、霍乱吐泻、膨胀中满、疟痢烦渴、腹痛下血等症。《医学入门》自入肝至此，皆以清内火为主，而解表兼之。

暑之为病不一，中热，中暍，中内，中外，甚者为厥，为风，为颠痫；感而即发，则泄泻，霍乱，干霍乱；积久后发，则疟、痢、疮疡，种种病名，约有十余科，具载于后。

【校注】

[1] 直：原为“真”。疑误。

【评析】

暑病的主要症状如身热、烦闷、燥渴等，并随暑邪所犯之脏腑、经络不同而有各种表现，还有感而即发与积久后发的不同，种种表现，均据其主症而冠以种种病名，其后将分述之。对于暑病的治疗大法，以清里为主，解表为次。

暑中二阳

（太阳、阳明）

● 【原文】

中暍虽云太阳，然亦属阳明者，汗大出，微恶寒，发热，为太阳；面赤大汗，烦渴喘急，为阳明。重者脉或洪大，昏愦不省人事，有似热病，但忽轻忽重为异耳。太阳四苓加香薷，阳明消暑丸（半夏、茯苓、甘草、生姜）。

● 【评析】

中暍虽属阳明里热，但初起邪犯尚浅，热势未盛，证如太阳病，治宜解表祛暑化湿，用四苓加香薷。消暑丸有健脾化湿的作用，对于初起暑湿甚者可用。

常暑

（三则）

● 【原文】

偶然中暑，身热背恶寒，汗出口渴，烦躁闷乱，痰逆恶心，或吐泻转筋，小便闭涩，指头微寒，并宜四苓和益元散。脾胃素虚，上焦不足，暑湿郁蒸，肢体困倦，头重心烦，饱闷喘促，如在烟雾，宜清暑益气汤（人参、黄芪、苍术、白术、升麻、陈皮、葛根、甘草、麦冬、五味子、青皮、神曲、黄柏、泽泻、当归）。

早晚则寒，日高则热，此气血俱虚也，宜清暑益气汤或清燥汤（即清暑益气汤去葛根、青皮，加黄连、地黄、柴胡、猪苓、茯苓）。

暑天汗出过多，风犯汗孔，身体重痛，肢节麻瞀[1]。或渴或不渴，或小便黄赤，此风郁汗湿，与暑相搏，宜益元散加葱头。

【校注】

［1］瞀（mào 冒）：指目眩眼花。

【评析】

常暑，顾名思义即常见的暑病证候，治宜清暑益气，方用清暑益气汤，或清燥汤，或益元散加葱头。清燥汤，何渊《伤寒海底眼》记载用于治疗肺经受温热之邪，见痿躄喘促、胸满少食、色白毛败、头眩体重、身痛肢蜷、口渴便秘等症。

动暑

（四则）

【原文】

远行劳役，大热而渴，阳气内伏，热舍于肾，为水不胜火。发热烦渴，气急喘促，日晡病减，此脾胃大虚也，宜补中益气汤去升麻，加麦、味、连、柏、苓、泽，补中益气兼清解。

农夫田野及惯力役之人，过受燔灼，头角额痛，发热，大渴引饮，脉洪，汗大泄者，急作地浆水，煎苍术白虎汤。

若年高及虚寒之人，不宜用寒凉者，竹叶石膏汤稍加熟附子。平昔阴虚多火者，白虎加人参竹叶汤。

酷暑之时，道途卒倒，汤药不便，总气脱难治。急扶阴凉处安卧，勿近湿冷地；掬地上热土，放脐腹上，拔开作窍，令人溺于其中；索生姜或蒜捣汁，和童便或热汤灌下，外用布蘸拓。俟醒用药。

【评析】

动暑多因夏天劳作时中暑而发，脾虚者治宜清暑益气；强壮者宜大清里热，用苍术白虎汤；素阳虚体寒者，不宜过用寒凉，宜用竹叶石膏汤稍加熟附子；素阴虚火旺者，宜用白虎加人参竹叶汤。对于猝然中暑昏倒，一时无药，何平子采用急救法，并就地取材，内、外合治，待病人醒后再用药。此等经验令人信服敬佩。

静暑

（四[1]则）

【原文】

避暑深堂，起居不时，汗出烦躁，面垢，背微恶寒，或手足微厥，甚则洒然毛耸，腠理开则洒洒然寒，闭则蒸蒸热闷，乃心包之火不胜时火，故反微恶寒也；或坐卧阴凉，表虚不任风寒，自认外感，误用发表之药，祸如反掌，宜清暑益气汤。

凉亭水阁，或大树浓荫之下，过受凉快，为寒所袭，头疼，恶寒发热，肢体拘急，是亦感寒之类，脉必弦紧，宜凉暑十全散（香薷、藿香、白术、茯苓、陈皮、甘草、厚朴、木瓜、扁豆、苏叶）。脾气虚弱，汗多恶寒者，十味香薷饮（即凉暑十全散去藿香、苏叶，加人参、黄芪）。

过伤饮食，泄泻，吐呕，霍乱者，六和汤（砂仁、半夏、人参、茯苓、杏仁、藿香、炙草、厚朴、扁豆、木瓜、香薷）；或用藿香正气散（白术、厚朴、腹皮、白芷、半夏、桔梗、茯苓、陈皮、炙草、苏叶、藿香）。

中暑亦有无汗而脉弦细者，此虽中暑，必过袭阴凉，身中阳气被其所遏，所以心烦肌热，不得汗出，非暑邪也，宜消暑十全汤。不可全用表药，以暑月腠理易开，香薷热服，便可得汗也。倘人迎弦紧而气口反大，咳嗽目疼，鼻流清涕，额与眉棱角痛，选奇方[2]最效（防风、羌活、黄芪、甘草）。

【校注】

[1] 四：原为“五”。疑误。

[2] 选奇方：《兰室秘藏·眼目鼻门》有选奇汤，治眉棱骨痛，方中有黄芩而无黄芪。

● 【评析】

静暑，指夏天虽未暴露于暑日之下，但因起居不时，或贪图凉快，过受阴凉，或过伤饮食等，导致暑邪内侵所致。其表现为发热恶寒，或身热微恶寒，或汗多恶寒，或烦热无汗，或呕吐泄泻，治以清暑益气或清暑祛湿为主，方如清暑益气汤、凉暑十全散、六和汤、藿香正气散等。

夹水伤暑

● 【原文】

汗出浴起当风，或冷水浸澡，或坐卧卑湿而起，非暑伤也，人自致之病，宜温散之。

● 【评析】

夏天腠理常开，如起居不当，则易受寒湿之邪，治宜温散，如《金匮》麻黄加术汤、麻黄杏仁薏苡甘草汤等可随证选用。

内伤夹暑

（三则）

● 【原文】

暑热之时，恣情房事，兼膏粱与水果杂进，致身中阳气不得伸越。脉沉细或弦紧，面垢如尘，无汗恶寒，四肢厥逆拘急，或霍乱，呕吐者，冷香饮子[1]（附子、草果、橘红、甘草、生姜）。

若冒暑伏热，引饮过多，及恣啖生冷，致脾胃受寒，腹痛呕泄，水谷不分，脉沉紧者，宜大顺散（干姜、肉桂、杏仁、甘草）。吐痢兼作，脉微欲绝，或虚浮欲散，此为紧病，非浆水散不救（附子、肉桂、干姜、良姜、半夏、炙

草。用浆水煎冷服，浆水，即点乳酪淡醋也。此方，如虚热喘乏，加人参；汗多，加黄芪、五味子）。

以上三方需审证酌用，不可妄投，以犯时令之忌。

【校注】

[1] 冷香饮子：原出自《杨氏家藏方》卷三。有温中化湿的功效。本方加生姜。

【评析】

夏季起居饮食不当，以致脾胃受邪，症见呕吐、泄泻，治疗以温化湿邪为主，方如冷香饮子、大顺散，如泻痢甚，阳气虚脱，则当急救回阳祛湿，用浆水散。大顺散出自《太平惠民和剂局方》，有温中、散寒、降逆的作用，何渊亦用于治疗冒暑伏热、引饮过多、脾胃受湿、霍乱吐泻、腹痛等症。浆水散出自《素问病机气宜保命集》，何渊《伤寒海底眼》记载的浆水是以新汲水沃黄土，搅浊再定，澄清用，与此制法有别。

伏暑

【原文】

人受暑热之毒，栖伏于三焦肠胃之间，久而后发者，为伏暑，如霍乱吐泻，发于秋间，以及疟痢等证皆是。又如三伏时，以书曝烈日中，随即收藏于笥，火气未散，冬时启笥触之，遂病，知者询其因，以香薷饮（香薷、厚朴、扁豆）投之即愈。

【评析】

伏暑指发于深秋以至冬月的伏气温病。又指病因，即四时伏气皆能致病，如疟痢为夏间之伏暑。治疗可借鉴祛暑湿之法。

暑风

（二则）

● 【原文】

盛暑之时，病人忽然手足搐挛者，暑风[1]也，香薷饮（香薷、厚朴、扁豆）加防风、羌活；呕吐加藿香、陈皮；小便不利加茯苓、猪苓、泽泻、滑石；有痰加生姜、半夏；渴者，去半夏，加栝楼根；泻痢不止加白术；转筋加木瓜。若腹痛身重，难以转侧，口不仁而面垢，谵语遗溺者，此热兼暍也，白虎汤。

更有病势重者，手足搐挛，厉风呻吟，角弓反张，如中恶状。亦有先病热，服表药后渐成风者，谵语狂呼，起床浪走，气力百倍，此暑风也，以寒凉攻劫之。与阴风不同，宜解散化痰，不宜汗下。日久而脾胃弱者，兼温补。

● 【校注】

［1］暑风：病证名。一指中暑而兼昏迷、搐搦者。可见于中枢神经系统感染，或热病伴有中毒性脑病及重症中暑等疾患。二指暑月身痒赤肿的病证。三指中暑，即中暑的别称。

● 【评析】

暑风的证情有轻有重，轻者用香薷饮加味以祛暑化湿；热甚者用白虎汤以大清里热；病势重者出现狂躁、角弓反张等症，治宜寒凉攻劫，如承气汤类。正气虚者，宜兼温补。

暑疡

● 【原文】

凡痈疽毒疮，发热有时，晡甚旦止。若夏月则有头面外项赤肿，或咽喉肿痛，或腿足焮肿，长至数寸，不能步履，人皆疑为毒疮，但头疼内躁，昼夜发热不止，自与疮毒不同，服败毒散（羌活、独活、前胡、柴胡、薄荷、桔梗、甘草、茯苓、川芎、枳壳、生姜）、黄连、石膏等药。热势一解，赤肿自消，全无脓血，此名暑疡[1]。

【校注】

[1] 暑疡：病名。即指暑疖。指夏季发生的化脓性疖肿。

【评析】

暑疡多因受暑热而发生，以发热、胀痛为主症，治宜清热祛暑。其预后大都良好。

暑瘵[1]

【原文】

盛暑之月，火能烁金，不禁烟酒，肺火暴甚，劳热躁扰，火动心脾，令人咳嗽气喘，骤然吐血衄血，头目不清，胸膈烦渴不安，即童稚、老夫亦有此病。昧者以为劳瘵，不知火盛则血纵而上，非真阴亏损而为虚劳者比也。宜四物去芎、芍，二陈去半，黄连解毒去柏，加贝、桔、麦、薄、味；或黄连香薷饮（黄连、香薷、厚朴）。

【校注】

[1] 暑瘵：病证名。指感受暑热而突然咯血咳嗽，状似痨瘵的病证。

【评析】

暑瘵乃因暑热伤肺，肺火炽盛所致，与痨瘵阴虚内热有别，故治疗亦不同，暑瘵治宜清火凉血解毒为主，数方加减合用，药如生地、当归、茯苓、陈皮、黄连、黄芩、山栀、贝母、桔梗、麦冬、薄荷、五味子等，或黄连香薷饮加减。而痨瘵则宜养阴清肺，方如六味地黄丸加减。

暑疮

【原文】

暑热之时，遍身发泡，如碗如杯，如桃如李，晶莹脆薄，中含臭水，此湿热之水泛于肌表也，黄连香薷饮及黄连解毒汤。重者内实便秘，口疳臭秽，凉膈散、承气汤选用。外以鲜荷花瓣贴疮上，周时平复。

【评析】

暑疮乃湿热为患，故治宜清热解毒、利湿化浊。有天疱疮，亦以皮肤遍发水泡为特征，好发于夏秋之间，起病急骤，相互传染，治法与之同。

暑痿[1]

【原文】

膏粱富贵之人，暑月阳事痿顿，医以温热进之，误也。夫湿热交蒸之时，石金渗润，草木流膏，精神亏乏之体，腠疏汗泄，阴津外越，则阳事不兴，何得以温热劫之乎。宜用黄连解毒合生脉散（阳事痿顿，未有不用温热助之者，而此以解毒汤合生脉散与之，时令所宜，亦物理之最合者也）。

【校注】

[1] 暑痿：病证名。一指暑令患阳痿者。二指长夏暑湿导致肢弱无力、筋弛不收的痿证。

【评析】

暑月湿热交蒸，易致暑痿，故治当清暑祛湿，然阳痿者不宜全用苦寒，故以黄连解毒合生脉散治之。

绞肠痧[1]

【原文】

夏月不头痛发热，但小腹疼痛，或心腹俱痛，胀痞不能屈伸，此非阴症，乃暑火流注脏腑，故痛先小腹而及心腹，宜六和汤清解之（砂仁、半夏、柴胡、扁豆、木瓜、茯苓、杏仁、人参、甘草、香薷、藿香）或四苓加香薷、紫苏、木瓜、半夏之类和散之；或二陈加厚朴、炒栀；或炒盐和滚汤探吐之，得呕出痰涎乃安（此症以吐为上，热药忌用）。

【校注】

[1] 绞肠痧：病证名。一指痧证之一，又名盘肠痧。二指干霍乱。

【评析】

绞肠痧乃暑热之邪侵犯肠胃，气机严重阻滞，邪积于里，治当涌吐为快，或以药物清解之。

霍乱[1]

【原文】

暑气入腹，恶心腹痛，上吐下泻，泻如水注，此暑火暴发，升降不利，清浊相混，所泻皆五脏之精液，宜速止之，用五苓散（白术、桂枝、泽泻、茯苓、猪苓），或胃苓汤，利小便，清暑火；甚者用桂苓甘露饮（即四苓加滑石、

寒水石、炙草、肉桂，或加人参、香薷）。

有夹食积者，慎勿攻下，下则精液愈伤，当立止之为上。止者，非通因塞用之谓，分阴阳，去暑气，则吐泻自止矣。

霍乱转筋危急方（用吴萸三钱，同黄连炒至烟起，方取去黄连，将吴萸煎汤服）。

【校注】

［1］霍乱：病名。出自《灵枢・五乱》。泛指突然剧烈吐泻、心腹绞痛的病证。多因暑天感湿，或饮食失节所致。或指剧烈吐泻有传染性的病证。现代中医病名已逐步将霍乱限定于由霍乱弧菌引起的烈性传染病。

【评析】

霍乱的发生与病邪内侵，肠胃水湿停滞，传导失司密切相关。治当分阴阳，祛邪利湿为上，可用五苓散加减。桂苓甘露饮有清暑泄热、化气利湿的作用，何渊亦用其治疗六腑有热而烦渴，身热头痛，霍乱吐泻者。何平子认为霍乱病即使兼有食积，亦不可攻下，以免更伤津液，当用分利法，暑湿去，吐泻自止。霍乱转筋危急方的炮制颇有特色，取寒温并存之性。

干霍乱

【原文】

更有吐泻无物，亦有上下关闭，竟不吐泻者，为干霍乱，心腹绞痛，令人立死。急以炒盐汤或二陈汤探吐之。通则可救，即定。后周时勿进粒米，得食复发，势难更挽矣。

【评析】

干霍乱又称绞肠痧、瘢痧、乌痧胀，多因冷气搏于肠胃，或邪秽之气郁于胸腹，闭塞经隧，气滞血凝，中气拂乱所致。治当以通达为上，探吐，或急刺委中、十指出血等均为可取之法。

暑病忌温药

【原文】

治暑之法，不过清心、利小便、解暑毒、补真气而已。即脉来虚弱，重者伏匿，喘促逆冷，卒然昏晕，此热毒内伤阴气，亦不可用温，用温则助阳耗阴矣。虽云夏月阴气在内，然阴气究非阴寒，乃阳外而阴内耳，丹溪[1]云：伏阴在内，阴字本虚，若作阴冷解，误矣。世俗不明，每以大顺散（干姜、肉桂、杏仁、甘草）为必用之方，不知大顺本治冰果所伤，冷香饮子（附子、草果、橘红、甘草、生姜）、浆水散（附子、肉桂、干姜、良姜、半夏、炙草，浆水煎）。亦唯治阳虚厥逆，汗多脉微之症。其余不过清暑益气汤、清暑十全散、十味香薷之类，足矣（按东垣云：清暑益气汤，在气血虚弱之人用之最宜。如遇强壮者，不能取效，且助其湿火，不可不斟酌也）。

【校注】

[1] 丹溪：指朱丹溪，名朱震亨，字彦修，又称丹溪。元代著名医学家。提倡“阳有余，阴不足”论，治疗善用滋阴降火药，故后世称其学术派别为“养阴派”。著有《格致余论》《丹溪心法》《局方发挥》《本草衍义补遗》等书。

【评析】

暑病的治法以清暑益气为主，不可妄用温药，以免助火恋湿。暑病如见脉来虚弱，甚者伏匿，喘促肢厥，卒然昏晕等热毒内郁，气机阻滞之象，要与阳气虚衰，阴寒内凝，甚者虚阳外脱之证鉴别，前者以祛邪通达为治，后者以回阳救逆取效。

中暑中热辨

（本王安道[1]）

【原文】

洁古[2]云：静而得之为中暑，动而得之为中热。中暑者，阴症；中热者，阳症。东垣[3]云：避热于深堂大厦得之者，名曰中暑。其病必头痛恶寒，身形拘急，肢节疼痛而心烦，肌肤大热无汗，为房室阴寒所遏，使周身阳气不得伸越，大顺散主之。若行人日中劳役得之者，名曰中热。其病必苦头痛，发躁热，恶热，扪之肌肤大热，必大渴引饮，汗大泄，无气以动，乃为天热外伤肺气，苍术白虎汤主之。窃谓暑热者夏之令也，大行于天地之间，人欲劳动饥饿，元气亏乏，不足以御天令亢极，于是受伤而为病，名曰中暑，亦名曰中热，其实一也。今乃以动静所得分之，何哉？夫中暑热者，固多在劳役之人，劳役则虚，虚则邪入，邪入则病，不虚则天令虽亢，亦无由以伤之。彼避暑于深堂大厦，得头疼恶寒等证者，盖亦感冒微风，或夜静着凉耳，不可以中暑名之。其所以心烦与肌肤大热者，非暑邪也，身中阳气受外邪所遏而然也，则以辛温轻扬之剂发散足矣。

【校注】

[1] 王安道：元末明初医家。名王履，字安道，号畸叟，又号抱独山人，昆山（今江苏昆山）人。曾学医于朱震亨。著述较多，但流传行世的仅有《医经溯洄集》一书。主张“读者当活法，勿拘执”的进步思想。对《内经》《难经》《伤寒论》等书及宋以后著名医家的论点有不少独到的阐述和发挥。提出治疗温病当以除热为主，对后世温病学家很有影响。

[2] 洁古：即张元素，字洁古。金代著名医学家。易州（今河北易县）人。主张“运气不齐，古今异轨，古方新病不相能也”的观点。善于化裁古方，自制新方，并对药物性能、气味、归经等有研究，提出许多新见解。著有《医学启源》《珍珠囊》等书。

[3] 东垣：即李东垣，名李杲，字明之，自号东垣老人。金代著名医

学家。真定（今河北正定）人。拜张元素为师，受其影响较大。提出“内伤学说”，认为“内伤脾胃，百病由生”。自制补中益气汤等方，后世称他为补土派。著有《脾胃论》《内外伤辨惑论》《兰室秘藏》《医学发明》《药象论》等书。

【评析】

中暑，或中热实为一病，均为夏令感受暑邪而发，其发病还与人体正气不足，抗邪防御能力降低有关。至于避暑于深堂大厦，未尝受暑日直接冒犯而发生外感之证，多因感受风寒之邪所病，治宜辛温发散。

暑病通用方

香连丸（专治痢疾）

木香二两　黄连八钱（吴萸炒）　陈皮二两　枳壳二两（炒）　枳实一两（炒）　槟榔二两　地榆一两　槐角两半　益元散二两

上味为末，醋糊丸，每服一钱，红痢米汤下，白痢姜汤温下。

枇杷叶散[1]

枇杷叶二两　香薷七钱　厚朴五钱　木瓜一两　陈皮五钱　甘草一两　麦冬一两　丁香五钱　茅根一两

上味为末，每服二钱，姜汤送下。燥渴，去丁香，加知母，冷水调服。

二香散

香薷　藿香　黄连　白术　厚朴　半夏　陈皮　甘草　茯苓　扁豆　腹皮　白芷　桔梗　苏叶

生姜、葱白煎服。

【校注】

[1] 枇杷叶散：出自《太平惠民和剂局方》卷二。治冒暑伏热，引饮过多，脾胃伤冷，饮食不化证候。

疫病

病由

● 【原文】

伤寒与中暑，感天地之常气。疫者，感天地之厉气（厉气者，非寒非暑，非暖非凉，亦非四时交错之气，乃天地间别是一种厉气。或当兵火之余，饥馑之岁，饿殍载道，残尸委壑。种种秽恶，上与清气相混，下与浊气相蒙，流行散布，无影无行，感之而为疫）。从口鼻而入，舍于伏脊之内，去表不远，附胃亦近，乃表里之分界，即《内经·疟论》所谓横连膜原者也。其热淫之气，浮越于某经，即显某经之症，如浮越于太阳，则头项痛，腰痛如折；浮越于阳明，则目痛，眉棱骨痛，鼻干；浮越于少阳，则耳聋胁痛，寒热呕而口苦。大概观之，邪越太阳居多，阳明次之，少阳又次之也。而其病之异乎伤寒者，始则皆凛凛恶寒，既而发热，非若伤寒发热而兼恶寒也。至于伏邪已溃，方有变症，其变或从外解，或从内陷。从外解者顺，从内陷者逆。外解者，或发瘢，或战汗、狂汗、自汗；内陷者，胸闷心下满，腹中痛，或燥结便闭，或热结旁流，协热下痢，或呕吐恶心，谵语，舌黄，舌黑，苔刺等症，此疫病之大略也。

● 【评析】

疫病是指具有剧烈流行性、传染性的一类疾病，多由感受疠气（戾气）而得。疠气指有强烈传染性的病邪，通过空气与接触传染。有多种疠气，一种疠气即引起相应的疾病。何平子所述疫病初起可见严重恶寒，继而发热，确为疫病的特征之一，其他如发瘢、下痢、神昏、谵语等均可出现，治当以清热解毒为主。

病起

【原文】

疫病初起，先恶寒而后发热，后则但热而不恶寒。初得之二三日，其脉不浮不沉而数，昼夜发热，日晡益甚，头疼身痛，其时邪在伏脊之间，肠胃之后。虽有头疼身痛，此邪热浮越于经，不可认为伤寒表症，而辛热药强发其汗，汗则徒伤表气，热亦不减。又不可下，下则徒伤胃气，其渴愈甚。宜达原饮[1]（知母、黄芩、槟榔、草果、厚朴、甘草、白芍，姜、枣煎服。）

按：槟榔能消能磨，散伏邪，除瘴气，为疏利之要药，故以为君；厚朴破戾气所结；草果辛烈气雄，除伏邪盘错，三味协力，直达其巢穴，使邪气溃败，速离膜原，是以为达原也。热伤津液，加知母以滋阴；热伤营气，加白芍以和血；黄芩清燥热之余，甘草为和中之用，此四味不过调和之剂，如渴与饮，非拔病药也。

凡疫邪游溢诸经，当随经引用，以助升泄。如腰背项痛，此邪热溢于太阳也，本方加羌活六钱。如目痛、眉棱骨痛、眼眶痛、鼻干不眠，此邪热溢于阳明也，本方加葛根一钱。如耳聋胁痛，寒热呕而口苦，此邪热溢于少阳也，本方加柴胡一钱。

疫邪感之轻者，舌上白苔亦薄，热亦不甚，而无数脉，其不传里者，一二剂即解。稍重者，必从汗解，如不得汗，亦不可强汗，照前方用之可也。感之尤甚者，舌上白苔如粉，满布无隙，服前方后，不从汗解而从内陷者，舌根先黄，渐至中央，此邪渐入胃，前方加大黄下之。设有三阳见症，照前方用三阳加法（羌活、葛根、柴胡）。若里症已具，再加大黄，是三消饮[2]。三消者，消内，消外，消不内不外也，此治疫之全剂，以毒邪表里分传，膜原尚有余结者宜之。

若脉长洪而数，大汗多渴，此邪气适离膜原，欲表未表，白虎汤症也。如舌色纯黄，兼见里症，此邪已入胃，承气汤证也。疫邪有二三日即离膜者，十数日不传者；有初得之四五日，淹淹摄摄，五六日后徒然势张者。大抵元气胜

者，毒易传化；元气薄者，邪不易化，即不易传。设遇他病元亏，适感微疫，既不能化，则必不能传，不传则邪愈沉而元益亏，时师误认怯症，日进参、芪，愈补愈壅，不死不休矣。

【校注】

［1］达原饮：原名达原散。出自《温疫论》卷上。有辟秽化湿浊的功效。是温疫初起，或疟疾邪伏膜原的首要方剂。

［2］三消饮：出自《温疫论补注》卷上。方由知母、黄芩、槟榔、厚朴、甘草、芍药、大黄、羌活、葛根、柴胡组成，加姜、枣，水煎服。治温疫，有三阳形证，兼有里证者。

【评析】

疫病的表现大多初起恶寒，继则发热，且但热不寒，不可妄用发汗、攻下，宜用达原饮以辟秽浊，开达膜原。如阳明热盛，邪气结聚，亦可用白虎汤、承气汤治疗。如正气亏虚者，不可妄用补法，以免邪气滞留不去，导致正虚邪实，则预后不佳。

急证急攻

【原文】

疫发一二日，舌苔白如粉，朝服达原饮一剂。午前舌变黄色，随见胸满烦渴，此伏邪溃而传胃也，达原饮加大黄下之。渴减热缓，午后又加烦躁发热，舌黑生刺，鼻如烟煤，此邪毒重而复到胃也，急投大承气。傍晚大下，至夜半热退，次早苔刺如失。一日之间而有三变，此因受毒深重，故传受甚速，而用药亦不得不急。设不服药，或投缓剂，迟至二三日必死，尝见温疫一二日死，而轻病夕死者，此尤重也。

【评析】

重症疫病传变发展甚速，可能早晨表现为初起轻病，午间已至阳明里热，午后则呈邪深毒重，治疗用方亦随证变化，由达原饮到大承气汤急下，速去其邪，以存正气，使病情转危为安。

传变不常

【原文】

疫邪为病，有从战汗而解者；有从自汗、盗汗、狂汗而解者；有无汗竟传入胃者；有自汗淋漓，热渴反甚，终得战汗而解者；有胃气壅塞，必因下乃得战汗解者；有汗解未尽，越三四日，前热复发者；有发黄因下而愈者；有发黄因下而瘢出者；有竟从发瘢而愈者；有里症急，虽有瘢，非下不愈者，此则疫之常变也。更有局外之变者，男子适逢淫欲，或体质素虚，邪毒乘虚阻于下焦，气道不施，以至小便闭塞，少腹胀满，至夜发热，投以导赤散、五苓散毫不见效，得大承气一服，小便忽通而愈；女子素有他病，邪乘所损而入，如失血、崩血、带下，经水适来适断，心痛疝气，痰火喘急，凡此皆局外之变。大抵邪行如水，唯洼者受之，传变不常，总是疫邪为患，但治其疫而诸病自愈矣。

【评析】

疫病的传变和转归有常与变之分，大凡正气不虚，无犯其他病由者，邪气可从汗而解，或变为发黄、发瘢等症，经攻下或清热凉血等治疗而愈。如正气亏虚，或素有他病，或女子适逢月经不常，则病情可有突变加重。然疫病总以疫邪为患，祛除疫邪是当务之急，邪去则愈，诸病亦安。

用方次序

●【原文】

疫症初起，脉虽数，未至洪大，其时邪气盘错于膜原，宜达原饮，误投白虎，既无破结之能，而但求清热，是犹扬汤止沸矣。若邪已入胃，非承气不愈，误用白虎，既无逐邪之能，反伐胃气而抑毒，致脉不行，忽而细小，又认阳症得阴脉，妄言不治，且见脉微欲绝，断断不敢议下，唯日进寒凉，至死无悔。当此急投承气缓缓下之，庶可救之。

●【评析】

疫病的治疗，大凡初起，邪结在膜原，湿气较重，宜用达原饮辟秽化浊散结，不可误用辛寒清热的白虎汤。待疫邪入阳明，结于肠胃，则宜用承气汤攻下逐邪。如不大力逐邪，则邪结于内，气血不畅而脉象见伏，此时亦当急投承气汤缓缓下之，邪去则病可愈。

内壅不汗

●【原文】

疫症不得汗出者，以邪毒内壅，阳气不得外达也。时医见表里俱病，乃引经论先解其表，后攻其里，此大谬矣。盖汗必由中以达外，今里气结滞，阳气不伸，即肢体未免厥逆，又安能气势蒸蒸，发而为汗。凡遇表里分传之症，须以承气先通其里，则不发汗而自能汗解矣，此与小便闭塞而开其后窍之意同。

●【评析】

疫病邪毒内结肠胃，气机阻滞，阳气不达于外，则见无汗、肢厥，治当通下里实，气机畅达，则汗出、肢温。

狂汗　战汗

● 【原文】

伏邪中溃，欲作汗解，因其人体质肥盛，阳气冲击，不能骤达于表，忽然坐卧不安，且狂且躁，此名狂汗，少顷汗出，其狂自止。若应下不下，气血消耗，既下，欲作汗解，而四肢厥逆，方得汗出，此名战汗，以中气亏微，能降陷而不能升发也。厥回汗出者生，不然者死。

● 【评析】

外感病中正气与邪气抗争，欲祛邪于外，可见振振发热、汗出而解的表现，称为战汗。如正邪相争剧烈，可伴有发狂或四肢厥冷等症，待正气战胜邪气，阳气得以通达，随着汗出邪去，则狂、厥等俱自止。如正气不胜邪气，则阳气虚衰，气机不通，故汗不出，厥逆不止，病情转危，预后不良。

失下旁流

● 【原文】

疫病日久失下，自利纯臭水，昼夜十数次，口燥唇干，舌裂，此热结旁流也。急以大承气下之，去其宿垢自止。

● 【评析】

热结旁流，实乃阳明腑实，肠内燥屎闭结而时泄臭水，更宜下之，燥屎去，则利自止。

舌苔

● 【原文】

疫症舌苔，最易辨认，邪在膜原则白，在胃则黄。黄苔老则变为沉香色，或竟变为焦黑色。白者不可下，黄者下，黑者急下。下后苔不脱，舌刺、舌裂、舌卷、舌短、舌硬，白沙苔、黑硬苔，皆当下。白苔滑泽，此邪在膜原，本不当下，然或别有里症，则以达原饮加入大黄；若大汗，脉洪大而滑，宜白虎汤，未可下也；惟目赤、咽干、气喷如火，小便赤短作痛，扬手掷足，脉沉数者，皆内热之极，下之无疑。有心下痛，甚至高起如块，或头胀痛，腹胀满，小便闭者，下之诸恙自愈。如遇年高虚体，血液枯竭，宜用蜜煎导，或猪胆导法，甚则用六成汤（生地、天冬、麦冬、苁蓉、归身、白芍）。

● 【评析】

舌诊在疫病辨治中十分重要。攻下逐邪是治疗疫病的重要治法，什么时候宜下，什么时候急下，舌苔的变化即是重要依据，大凡黄苔、黑苔，尤其是老黄苔、焦黑苔，均可攻下。但对于年高体弱者当慎用，以免伤及正气，何平子认为可用六成汤。

当下速下，不论粪结不结

● 【原文】

凡疫邪贵乎早下，但见舌胎黄，心腹痞满，便以达原饮加大黄下之。乘人津液未枯，气血未乱，则用药不至掣肘，而病者亦易平复，欲为万全之策者，不过知邪之所在，及早拔去病根耳。

邪气壅滞，大便燥结不通，理宜润下，人所共知，若大便不结而用承气，浅见者必以为不当下而误下矣，不知承气原为逐邪而用，非为结粪而用也。况疫症与伤寒大异，伤寒需结实而后攻，疫邪唯驱热以为用，使必俟其粪结而下，则血液为热所抟，变症迭起，是犹养虎自害矣。且疫气多湿，安得结粪。迁延失下，不过蒸作黑臭水，或如藕泥，或如败酱，临死终不结者，但得秽恶一去，则邪毒从此而消，热势从此而退，安论其粪结不结耶。假使其人脾气素亏，大便本自溏薄，虽胃家热甚，而所下者惟有黏胶臭水耳，岂有粪素不结，病疫而反结乎？故曰当下速下，勿拘下不嫌迟之说也。

●【评析】

疫病及时用攻下的目的是为及早拔去病根，因此不必拘泥大便干结与否。况且疫气多夹湿，故粪燥者不多，或有脾虚者感受疫气，亦以便溏稀臭多见，临证只要识得证候，当下、速下，不必担心。

下后诸见证

（八条）

●【原文】

下后脉浮而微数，身微热，神思或不爽，此邪浮于肌表，里无壅滞也。虽汗无出，宜白虎汤（加人参或柴胡亦可）。

大下后，或数下后，无汗，脉空浮而数，按之豁然如无，宜白虎加人参（病久得下，元气大亏，以致周身血液枯涸，不能化汗。得人参以助其元气，则热退而汗自生矣）。

下后脉浮，当得汗解。设不得汗而脉复沉，此膜原余邪复瘀到胃也，更下之。下后脉再浮，仍当汗解，白虎汤。

下后脉不浮，渴减热退。越四五日，复发热者，此非关饮食不节，乃膜原尚有余邪，因而复发也，宜再下之，但当少与，不用重剂，以邪气微也。

乍下后，脉或不静，身反发热者，此内结开而郁阳暴伸也，不可再下。譬如炉中伏火拚开，虽焰不久自息。当与柴胡清燥汤（柴胡、黄芩、花粉、知母、陈皮、甘草），去花粉，加葛根。

下后一二日，舌上复生苔刺，此邪未尽也，再下之。苔刺虽退，而热渴未除，更下之。热减苔脱，日后或复发热，更宜下之。连下而邪仍不退，则不可治矣（大抵应下之症，不妨数下，有是病则用是药，切勿中道生疑，致前功尽弃）。

下后脉证俱平，腹中有块，按之则痛，阻而微闷，或时升降，常作蛙声，此邪气尽而宿垢未除也，不可攻。攻之徒损元气，须饮食渐进，胃气复则津液流通，而结块自下（尝见疫愈后食粥半月，宿块方下，甚有坚黑如石者。疫后宿块未消，宜脾约丸，即小承气汤加麻仁、杏仁）。

疫愈后，大便二三旬不行，时时作呕，饮食不进，少与汤水，则呕吐愈甚，此为下膈。盖下既不通，必反于上，宜用调胃承气，得宿结下，则吐呕自止。呕止切勿骤补，补之则下焦复闭，而呕吐作矣（下后发呕，亦有属胃气虚寒者，少进粥饮，便显吞酸，宜半夏藿香汤。半夏、藿香、干姜、茯苓、白术、陈皮、甘草）。

●【评析】

疫病经攻下治疗后，邪未尽去而仍有结滞，如见热复作、舌上复生苔刺、下膈、大便硬等，还可再下，直至邪尽。但要注意如邪结不重，则宜轻下，或用脾约麻子仁丸；如结聚已去，无形邪热尚在，可用白虎汤，或白虎加人参汤，或柴胡清燥汤等，清热除邪善后；如下后胃气虚寒，食少吞酸，可用半夏藿香汤，以健脾温胃化湿。

发黄　蓄血

●【原文】

疫发传里，移热下焦，小便不利，邪无输泄，经气郁滞，其传为疸，身目如金，宜大黄茵陈汤（大黄、茵陈、山栀），若用茵陈五苓散则不效，盖此乃胃家移热，以大黄为专功者也。大小便蓄血、便血，不论伤寒、时疫，总不宜此证，盖因里症失下，邪热大羁，无由以泄，血为热抟，留于经络，败为紫血，溢于肠胃，腐为黑血，此时疫之危证。其有喜妄如狂者，此胃热波及于血分，血乃心之属，血中留火，延蔓心家，宜其有是证矣，仍从胃治（邪干血分，务在理血中之邪，方见后）。

胃实失下，郁而为黄，热蕴不泄，抟而为瘀。凡经气不为热郁，不致发黄；热邪不干血分，不致蓄血，同受其邪，故发黄而兼蓄血，非蓄血而致发黄也，但得蓄血一行，则热随血泄，黄随泄减矣。故治黄宜大黄茵陈汤，治蓄血桃仁承气汤，去桂枝、甘草，加丹皮、归、芍。

胃移热于下焦气分，则小便不利，而热结膀胱（邪干气分者，猪苓汤）。若移热于下焦血分，则少腹硬满而痛，小便自利，是为膀胱蓄血（邪干血分者，桃仁汤）。然亦有小便不利，非热结而蓄血者，不可不审。

昼夜发热，既投承气，日中热减，至夜仍发热谵语者，瘀血未行也。先用桃仁承气汤下之，后用犀角地黄调之（至夜发热，有瘅疟，亦有热入血室，不得以蓄血治者，宜审）。

● 【评析】

发黄乃因疫邪传于气分，经气郁滞，不得疏泄所致；蓄血则因邪入血分，瘀热互结所致，故发黄治宜清热利湿退黄，用大黄茵陈汤，即仲景茵陈蒿汤；蓄血治当活血化瘀泻热，用桃核承气汤，甚者抵当汤。如气分、血分均受邪，则发黄、蓄血同见，当治从蓄血，《伤寒论》中用抵当汤，何平子用桃仁承气汤去桂枝、甘草，加丹皮、当归、赤芍，热随血泻，则黄随泄减，此法可参。此外，下焦蓄血大都认为小便自利，然何平子告诫亦有小便不利者，颇合临床。

邪在胸膈

● 【原文】

疫邪在胸膈，满闷喜呕，腹不满，欲吐不得吐，欲饮不得饮，此邪与痰饮结滞也，宜瓜蒂散吐之。

● 【评析】

当疫邪结聚高位，且病势向上，可用吐法以逐邪外出。

浮肿

● 【原文】

时疫潮热而渴，舌黄身痛，胸满脉数，里症已具，外则肢体浮肿，喘急便涩，此疫兼水肿，三焦壅闭，水道不行也。治其疫，则水肿自退，宜小承气汤。若先患肿胀，而后感疫者，治法略同，然毕竟是水肿兼疫，大水在表，微邪在里也，宜承气加甘遂（一二分），用此方后，数日肿更甚者，则以扶元利水为要，否则不可治矣。

● 【评析】

因疫病而见水肿者，仍以祛除疫邪为法，邪去则水肿自退。如患者本有水肿病，而又感时疫，可除疫为主，兼以利水，如水肿日甚，提示正虚邪实，则宜扶正祛邪兼顾，以防不测。

发瘢

● 【原文】

邪留血分，里气壅闭，不下则瘢不出，宜桃仁承气汤下之，出则邪从外解。下后瘢渐出，更不可下，设有下症，宜少与承气缓缓下之，若更大下，元气不振，瘢毒内陷则危，宜托里举瘢汤升发之（当归一钱，白芍一钱，升麻五分，白芷七分，穿山二钱，柴胡七分，加水姜一片）。如下后瘢渐出，复大下，瘢毒复隐，反见循衣撮空，脉渐微者危，本方加人参一钱，得补，发出者生。

【评析】

邪入血分导致发瘢，瘢出则邪从外解。如气血壅滞，发瘢不畅，可用活血通下。如经治后瘢发仍不畅，则不可大下，恐伤正气，瘢毒内陷，治宜养血活血、升发透瘢，用托里举瘢汤，甚者再加人参，以冀正气能振奋而托邪外出。

蛔厥

【原文】

疫邪传里，胃热如沸，蛔动不安，盖下不通必反上。设用理中安蛔丸，似火上添油矣。不知疫之为病，表里上下皆热，始终从无寒证者，但得里邪一通，则不安蚘而蚘自安矣（蛔厥大半属寒，在疫症则以逐邪为主）。

【评析】

本有蛔虫症，因疫病致中焦气机阻滞，上下不通而诱发蛔厥，治疗当以治疫为上，上下通畅，则蛔自安。大凡蛔厥属寒多见，当明了此证病发机理，才不会误用温药治蛔厥。

呃逆

【原文】

胃气逆，则为呃逆，吴中[1]称为冷呃，不知寒热皆令人呃，不得概投以丁、茱、姜、桂也。从其症而消息之，或宜白虎，或宜承气，是则治本之法。

【校注】

[1] 吴中：泛指春秋时吴地。旧时对吴郡或苏州府的别称。

●【评析】

疫病伴见呃逆，仍当从疫病治疗，疫邪去则呃逆自止。

补泻兼施（少年慎补，老年慎泻）

●【原文】

病久失下，以致循衣摸床，肢体振战，目不了了，邪热盛而元气将脱者，势不可下，然又不得不下，勉力用陶氏黄龙汤[1]（大承气加人参、黄芪、生地）。因不下则必死，故以此方回生于万一也。得下后，用生脉散加生地、当归、白芍、知母、陈皮、甘草，名人参养营汤。

●【校注】

[1]陶氏黄龙汤：出自明初医家陶华《伤寒六书·杀车槌法》卷三。黄龙汤由大承气汤加人参、当归、桔梗、甘草、生姜、大枣组成，功能扶正攻下。《温疫论》卷上亦有本方，但无桔梗、生姜、甘草、大枣，而加地黄。

●【评析】

正虚邪实者，治宜补泻兼施。邪去后，再用调补气血以善后，可用《太平惠民和剂局方》的人参养营汤。

用药禁忌

●【原文】

疫病心下胀满，邪在里也，若纯用青皮、枳壳、木香、砂仁之类，则但能破正气耳，与邪气何涉。不知疫之胀满，实为客邪传于胸胃，以致升降不利，但得客邪一除，则正气自舒矣，故必以大黄为君，至枳、朴之属，不过佐使耳。

疫邪传胃，烦躁口渴，热如火炽，此承气之证，若用黄连解毒及黄连泻心汤，大谬矣。盖内本无热，因邪以致热，不治邪而治其热，则邪既不泄，而生气愈伐矣。况大黄性寒而润，其用走而不守；黄连味苦而燥，其用守而不走，一润一燥，一通一塞，相去甚远。治者不明药性之厉害，徒知以寒治热，愈清愈塞，不死不休矣。

疫为热病，宜通不宜补。暴解后，内邪虽退，余焰未息，治以养阴滋燥为主，大忌参、芪、白术，得之则反助其壅郁，而邪不尽除，日后必变生异证，或周身痛痹，或四肢挛急，或流火结痰，或遍身疮疡，皆骤补之为害。

● 【评析】

疫病胸腹胀满，治宜用大黄为君药，佐以枳实、厚朴，通里泻下以逐疫邪，若徒用理气药，于胀满无助。治疫病逐邪为要，药宜通润不宜燥塞；邪去余焰未息，忌参、芪温补，以免变生异证。

下后调理诸方

● 【原文】

下后表有余热者，宜柴胡养营汤（柴胡、黄芩、当归、芍药、知母、地黄、花粉、陈皮、甘草、姜、枣）。里有余邪者，以承气养营汤（小承气汤加知母、地黄、当归、芍药）。表邪未尽，而续得盗汗者，宜柴胡汤（柴胡、黄芩、陈皮、甘草、姜、枣）。痰涎涌盛，而胸膈不清者，宜瓜贝养营汤（瓜蒌、贝母、苏叶、橘红、花粉、知母、当归、芍药）。大下后阴枯气耗，以致神昏谵语者，此邪已去而元未复也，宜清燥养营汤（知母、生地、归身、芍药、花粉、陈皮、甘草、灯心）。若神思不清，惟向里床睡，似寐非寐，呼之不应者，此正气夺也，宜人参养营汤。

● 【评析】

疫病攻下后，邪气大部已去，然阴血有亏，余热未清，宜用调理法，方如小柴胡汤加减，或以知母、当归、芍药等为主而成的养营汤调理善后。

虚烦　药烦　停药

●【原文】

时疫坐卧不安，手足不定，转侧不安，或循衣摸床，六脉不甚显，尺脉不至，此平日根原已丧，正不胜邪，故烦躁不安，名为虚烦，非狂病也，法当大补。然亦有得承气一下而烦减脉至者，不二时邪气复聚则前症依然，切勿以前下得效而再下之，急宜峻补，补不及者死。

病久失下，真气衰微，服承气剂，额汗头痒，火炎肢冷，甚则躁乱如狂，此中虚不能胜药，名为药烦，危症也，急投生姜汤。药中亦多加生姜，以防呕吐。

若服承气剂，腹中不行，或次日方行，或半日仍吐原药，此中气亏极，不能运药，名为停药，乃大凶之象也，宜用人参以助胃气。

●【评析】

所谓虚烦，是指疫病因阳气虚衰，心不能主神明而烦躁不安，或已经攻下，正气虚损，邪又复聚而烦躁不安，此等证候均需急救回阳。药烦是指中焦虚甚，不能受药，宜急投生姜汤以和胃降逆。停药是指中气亏极，不能受纳、运化药物，宜用人参以助脾胃功能。总之，此三者均属正气衰竭的危象，需引起重视。

脉厥　体厥

●【原文】

疫得里症，神色不变，言动自如，忽然六脉如丝，甚至于无，或两手俱无，此名脉厥。若舌干苔刺，咽痛腹满，渴思饮水，小便涩而血赤，明是下症，乃抚其体则上下冰冷，指甲俱变青黑，此名体厥（此症世所罕有，治法亦宜详慎）。皆因内热之极，气壅阳郁，不能达于四肢，以致脉微垂绝，身冷如冰，或过投黄连、石膏诸寒药，强遏其热，则亦有此症。若误用附子汤，或者生脉散，斯祸不旋踵矣（此症在伤寒用四逆汤，在时疫自宜承气汤，从症不从脉也）。

●【评析】

疫邪入里，内热壅盛，或过用寒凉药遏热，或误用温补药滞邪，均可致气血流行受阻，则见脉厥；或气机壅滞，阳气不能达于体表四肢，则见体厥。凡此均因内热之极，气壅阳郁所致，故必伴有舌干苔刺、渴思饮水、小便赤涩等症，治当用承气汤攻下泻热。如证属真阳虚衰而见脉厥或体厥，则治宜回阳救逆，用四逆汤。

疫痢　疫疟

●【原文】

疫病初起即兼下痢，此邪气客于下焦，气血壅滞，泣而为积，须断其生积之原，则营卫流通，其积不治而自止矣，宜芍药汤（白芍、归身、槟榔、厚朴、甘草）加大黄下之。若下痢脓血，更加发热而渴，心腹痞满，呕而不食，此疫痢之危证，宜槟榔顺气汤（即芍药汤去当归、甘草，加枳实、生姜。此方专治下痢频数，里急后重，舌苔黄色，得疫之里症者）。疟疾二三发，或五六发后，忽昼夜发热，不恶寒而渴，舌刺痞满，此疫症大著，而疟疾转隐也，以疫法治之（先疟后疫）。病起昼夜纯热，腹满不食，下后其症已退，或间日，或每日，时恶寒而后发热如期者，此疫证得解，而疟邪未除也，以疟法治之（先疫后疟）。

患疟者寒热如期而发，余时脉静身凉，此常疟也，以疟法治之。设传胃者，必见里症，名为温疟（此与温病复感外邪之温疟不同，故入疫门）。以疫法治者生，以疟法治者死。里症得下已除，而寒热独存者，是温疫去，疟疾在也。疟邪未去者，宜疏（清脾饮[1]：白术、黄芩、青皮、厚朴、甘草、柴胡、草果、半夏、茯苓、生姜）；疫邪去而疟势在者，宜截（不二饮，《医鉴》方。槟榔、常山、知母、贝母）；势在而挟虚者，宜补（四君子汤）。

【校注】

[1] 清脾饮：出自《重订严氏济生方》。有清热化湿、截疟的功效。

【评析】

疫病兼有下痢或疟证，何平子主张先攻下祛邪以治疫，邪去积除，则下痢可愈，如疟证未除，则再施以治疟法。

感冒兼疫

【原文】

疫邪伏而未发，因感冒风寒，触动疫邪，相继而发。先投发散，即得汗解，一二日续得头疼身痛，不恶寒，潮热烦渴，此风寒去而疫邪发也，以疫法治之（此症颇多，往往皆以感冒终始治，惜哉）。

【评析】

疫病初发时多有恶寒，证似感冒，继之则但热不寒，需与普通感冒鉴别，以免误治。

妇人时疫

【原文】

妇人病疫，与男无异，惟经水适来适断及崩漏产后，与男子稍有不同。经

水适来，邪不入胃，入于血室，夜则发热谵语，然其邪不在胸膈，勿以谵语为胃热而妄攻下，得热随血下，即自愈，宜小柴胡汤加生地、丹皮、赤芍。经水适断，血室空虚，其邪乘虚而入，邪胜正亏，与适来者有虚实之分，宜柴胡养营汤。若新产后，及素有崩漏而受邪者，与经水适断同治。

●【评析】

妇人患疫病，如经水适来，邪入血室，血热互结，不能妄用攻下，宜小柴胡汤加减，以清热凉血疏解。如经水适断，或产后，或素有崩漏者，邪乘虚入血室，宜柴胡养营汤，以清热养血疏解。

孕妇时疫

●【原文】

孕妇病疫，设遇应下之证，决意下之，勿惑于参术安胎之说，致迟回失治。若已腹痛如锥，腰痛如折，此胎已必堕，虽投承气，但能全母而愈疾耳。或谓孕妇本不宜攻，妄投承气，设邪未逐而胎先堕，将如之何。不知结粪瘀热，肠胃间事也，胎附于脊，肠胃之外，子宫内事也，药先到胃，瘀热才通，胎气便得舒养，是能有益，当此之际，方见大黄不特无损于胎，且反为安胎之圣药，无虑。

●【评析】

孕妇患疫病，只要有可下之症，就应当机立断速用攻下，不要拘泥于孕妇只能用参、术类保胎，而不可用大黄攻下。盖疫邪结于肠胃，毒邪内攻，气血流行受阻，胎气不利，甚则导致胎死而堕，因此迅速祛邪，于母于胎均有利而无一弊。

小儿时疫

● 【原文】

小儿神气娇怯，筋骨柔脆，一时染疫，便身热烦躁，呕吐不食，渴饮下痢，所苦口不能言，故虽有头疼身痛等证，而人莫能知，延捱失治，渐致两目上吊，惊搐发痉，十指勾曲，甚则角弓反张，此疫邪传里之象。设误认惊风，而投以抱龙丸、安神丸，则愈治愈剧，必死不救，务宜求邪以治，方与大人无二，惟用药差轻耳。

● 【评析】

小儿患疫病，与成人基本同，只是发作更为剧烈迅速，易致惊搐发痉，故治疗不可拖延，更不能因惊风而误用镇痉药。治疫之法与成人同，然药量稍减。

误补致成痼疾

● 【原文】

凡人素有他病，如男子遗滑淋浊，女子崩漏带下，精血大亏，适感疫气，医者骤投补剂，愈补愈危，知者稍以疫法治之，热减食进，中道而止，伏邪虽溃，留而不出，遂为痼疾。其有肢体时疼者，邪与营气相搏也；胁下锥痛者，大邪结于膜膈也；脉数身热不去者，邪火并郁也，此皆因客邪方溃，为补剂所遏，胶结不开，与血脉合而为一，主客交浑，最不易解。当其元真未败，急用三甲散，则此证不至终成痼疾，更附加减法，随其素而调之（鳖甲一钱，龟版一钱，穿山甲五分，蝉蜕五分，僵蚕五分，牡蛎五分，地鳖虫三个，白芍七分，归身五分，甘草三分。上味照常煎服）。若素有老疟或瘅疟者，加牛膝一钱、首乌一钱；若素有郁痰者，加贝母一钱；老痰者，加栝楼霜五分，善呕者勿用；若咽干作痒者，加花粉五分，知母五分；若素有燥嗽者，加杏仁一钱五分（捣烂）；若素有内伤瘀血者，倍䗪虫六个，如无䗪虫，以干漆五分（炒烟

尽，研末）及桃仁一钱（捣烂）代之。服后病减六七，即勿服，当尽调理法。

● 【评析】

素有他病而体虚者适感疫邪，误用补法，其后即使再用治疫法，亦难免邪气滞留而成痼疾，何平子用三甲散治疗，有活血养阴、搜风剔骨以祛邪的功效。但此方不可久服，邪去即止，再用调理善后。

四损

● 【原文】

凡人大劳大欲，大病久病后，气血两亏，阴阳并竭，名为四损，此不可以常法治也，盖正气虚，则感邪愈重，感邪重，则逐邪愈难，非逐邪之难，恐邪未去而祸反立至耳。凡遇此症，自当从其所损而调之，调之不愈，稍以常法治之。然一损二损，或可挽回，至三损四损，虽卢扁亦无术矣。

● 【评析】

气血两亏、阴阳并竭之四损者感受疫邪，多表现为邪深病重，正虚邪实，欲攻不能，只能先扶正后祛邪，虚损轻者尚可治，重者多不治。

九传

（九传者，病人各得其一，非一病而有九传也。疫邪初发之时，
身热渐甚，脉洪而数，此众人所同，宜达原饮疏之。
继而邪气一离膜原，则于表于里传变各异）

● 【原文】

疫之传有九，然亦不出乎表里之间而已。有但表而不里者（其症头疼、身

痛、发热而复凛凛，内无胸满烦渴等症，饮食不绝。此邪气外传，由肌肉而出，或从瘢消，或从汗解，此轻剂可愈。间有汗出不彻，而热不退者，宜白虎汤。瘢出不透而热而退者，宜举瘢汤；若瘢、汗并出而各不透者，白虎合举瘢两汤，最为合），有但里而不表者（外无头疼身痛，惟胸膈痞满，欲吐不吐，虽吐亦不快。此邪传里之上者，宜瓜蒂散；若传里之中下者，心腹胀满不呕不吐，或燥便闭，或热结旁流，或协热下痢，或大肠胶闭，并宜承气汤。有里症下而再发，或至于三者，皆依前法），有表而再表者（膜原伏邪，发而未尽，或三四日后，依前发热，脉洪而数，及其解也，瘢者仍瘢，汗者仍汗，皆依前法。三表亦稀有也），有表里分传者（始则邪伏膜原，尚在半表半里，及二证俱见，宜以承气先通其里，则里邪去而里气自达表，或瘢或汗，随其性而升泄之。病退而热不即退，此膜原尚有未尽之邪，宜三消饮调之），有再表再里或再表里分传者（治法已详于前），有先表而后里者（始则但有表症，而无里症，宜达原饮。有经症者，当依三阳加法。继而脉大且数，自汗且渴，此邪离膜原，未能出表也，宜白虎汤汗解。后三四日，依前发热，仍宜达原饮。至后反加胸腹胀满，不思谷食，烦渴舌刺等症，加大黄以微利之），有先里而后表者（始则发热，渐加里症，下之已愈。后复发热，反见头疼身痛，脉浮者，宜以白虎汤服之；不得汗者，津液枯竭也，加人参。若大下、复大汗后，表里之病悉去，继而一身尽痛，身如被杖，脉沉细者，此汗多亡阳，骨寒而痛，非表症也，不必治，二三日内得阳回即愈），有表胜于里者（治其表，兼治其里），有里胜于表者（治其里则表症自愈）。凡此九传，皆当于邪气适离膜原之候，察其表里所在，求邪以治，斯始不误施，而症无他变矣。

【评析】

疫邪初起侵犯膜原，称为半表半里之证，随着病情的演变，疫邪或从表而解，或入里而泄，可发生九种传变：但表而不里，但里而不表，表而再表，表里分传，再表再里或再表里分传，先表而后里，先里而后表，表胜于里，里胜于表。临证当辨明邪犯何部，才能有的放矢，不留后患。

行邪伏邪之别

【原文】

凡邪所客，有行邪[1]、伏邪。行邪者，如正伤寒，始自太阳，或传阳明，或传少阳，或自三阳入胃，譬诸行路之人，本无根蒂，萍踪所至，暂时逗留，若果在经，一汗而解；若果传胃，一下而愈，药到病除，取效甚捷。至温疫之邪，先伏后行，其始自口鼻而入，伏于膜原，如鸟栖巢，如兽伏穴，营卫所不关，药石所难及。迨其发也，邪毒渐张，内侵于府，外淫于经，营卫受伤，诸症渐显，然后可得而治之。方其浸淫之际，邪毒尚在膜原，此时但可疏利（达原饮），使伏邪易出，邪毒既离膜原，乃观其变，或出表，或入里（疫邪至此，方有传变，非伏邪时便分表里），然后可导邪而出（表症宜白虎汤，使邪从外解；里症宜承气汤，使邪由内下），必邪尽方愈（邪毒稍有未尽，则一时虽觉平减，而微邪尚在，必至前症复发）。初发之时，毒势方张，莫之能御，不惟不能即安，而病且日渐加重，病家见症反增，每咎治者之误，殊不知先时感受，邪重则病发亦重，邪轻则病发亦轻，病之轻重不关于医，但使邪毒速离膜原，便是治伏邪第一要策。至后暇工夫，尤在识得表里虚实，详夫缓急先后，斯投剂不致差谬，即感邪之较重者，依法治之，百无一失。若久病津枯，及高年气竭，此而更加时疫，是又在四损不可治之列矣。

【校注】

[1] 行邪：指侵犯人体后能移行传变而不潜伏固着的病邪。如《温疫论》下卷说：“凡邪所客，有行邪，有伏邪……假令行邪者，如正伤寒，始自太阳，或传阳明，或传少阳，或自三阳入胃，如行人经由某地，本无根蒂。”

【评析】

综观疫病的发生发展，既有伏邪的表象，又有行邪的特性，即如现代医学所说的流行病、传染病有潜伏期和极盛期。疫病初发时，邪尚未离膜原，表现为半表半里证，此时当及时予以治疗，疏利病邪，即何平子所说使邪毒速离膜原，便是治伏邪第一要策。如疫邪虽离膜原，但未解而反盛，此时当辨邪气移行到何部位，正气有无受损，然后采取相应的治疗，则病可愈。然临证对于素有正气虚损患者不可妄攻邪毒，当施以先扶正后祛邪或扶正祛邪兼顾等法，甚者不治。

伤寒时疫之异

【原文】

伤寒与时疫，始异而终同，然终又有不同者。夫伤寒必有感冒之因，或露下单衣，或风前久坐，尝觉肌肉粟起，既而四肢拘急，恶风恶寒，然后头疼身痛，发热而仍恶寒，脉浮紧为伤寒，脉浮缓有汗为伤风（一作中风）。若时疫之起，本无感冒，忽觉凛凛，以后但热而不恶寒（眉批：同是恶寒而起，一则发热而仍恶寒，一则但热而不恶寒，伤寒与时疫由此辨也）。其触发之由，虽亦有因饥饱劳役者，或有因焦思气郁者，然不有所触，而无故自发者居多。伤寒投剂，一汗即解；时疫发散，虽汗不解。伤寒不传染于人；时疫能传染于人。伤寒之邪自毛窍入；时疫之邪自口鼻入。伤寒感而即发；时疫感而后发。伤寒汗解在前，时疫汗解在后。伤寒可使立汗，时疫必俟其内溃方汗（自汗、盗汗、战汗，皆出于自然不可以期者）。伤寒不能发癍（此说未必）（眉批：伤寒亦能发癍，故《金匮》有升麻鳖甲汤），时疫兼能发癍。伤寒感邪在经，以经传经；时疫感邪在内，溢于经而不传经。伤寒感发甚暴；时疫多淹缠，至二三日后，渐次加重，或忽然增剧者。伤寒初起，以发表为先；时疫初起，以疏利为主。种种不同，其所同者，伤寒、时疫皆能传胃，至是同归于一，故用承气导邪而出，所谓始异而终同也。然伤寒之邪，游行无根，其传法有进无退，下之即能脱然而愈。若时疫之邪，始则匿于膜原，根蒂深固，发时与营卫交并，客邪经由之处，营卫未有不被其伤者，故曰溃，溃则能传，不溃则不能传，不传则邪不出，而疾终不愈矣。乃有邪溃得下，而未能即愈者何耶？盖疫邪每有表里分传者，一半传外，留于肌肉，一半传内，留于胃家，惟留于胃，

则里气结滞，表气因亦不通，下后里气得舒，表气渐顺，向之郁于肌肉者，方能尽达于表，或癍或汗，然后可治而愈。伤寒下后，无有此症，虽曰终同，实不同也。阳症似阴，伤寒与时疫皆有之。其阴症似阳者，正伤寒有之，时疫无此症也。夫阳症似阴，外虽寒而内则热，则小便必赤涩。若阴症似阳者，格阳之症也，上热下寒，其小便必清白，但以小便赤白为别，万无一失。

【评析】

伤寒因感受风寒之邪所致，疫病因触犯时疫之戾气导致，因而在发病、初起症状表现、治疗原则等方面均有不同。然病变发展到极盛期，皆属阳明病范畴，或用清法，或用承气汤攻下则同，但攻下后疾病的转归，两者又可不同，大凡伤寒病至阳明则无所复传而愈，疫病情况较为复杂，往往不能速愈。此外，阳症似阴，或阴症似阳，是指真热假寒证，或真寒假热证，在病情危重时均可见。

治疫要言

【原文】

温疫感天气之厉气而发，四时皆有，而春夏为多。大抵元气胜病，易治；病胜元气，难治。元气胜病者，虽误治未必皆死；病胜元气者，苟稍误，无有不死。故必量其素体之虚实，与夫感邪之轻重，因人用方，对病发药，毋专以脉为据。至治法，则始终以通行为主，勿以寒凉伐胃，勿以滋补壅邪。若病后调理，又在饮食调和，起居谨慎，即勿药亦能平复也。

【评析】

温疫之病多发于春夏，其病情的轻重及预后，与患者的正气强弱、感邪的轻重有关。治疗当以祛邪通行为主，病后调理亦要重视。

大头瘟

● 【原文】

大头瘟者，天行之厉气，其湿热伤及巅项，故多汗气蒸。初憎寒，继壮热，体重头肿，目不能开，喘急喉哽，舌干口燥。不速治，十死九。宜用普济消毒散：人参、黄连、黄芩、连翘、元参、桔梗、甘草、升麻、柴胡、僵蚕、牛蒡、马勃、蓝根（青黛代亦可）、白芷。如大便硬，加酒蒸大黄；若额上面部焮赤而肿，兼脉数者，属阳明，本方加石膏（便实加大黄）。若发于耳之前后上下，并额旁红肿者，此少阳也，本方重用柴胡，加花粉（便实亦加大黄）。若发于头脑项下，并耳后赤肿者，此太阳也，宜荆防败毒散（荆芥、防风、前胡、桔梗、柴胡、羌活、独活、人参、枳壳、牛蒡子、川芎、薄荷、茯苓、甘草）去参，加芩、连。

● 【评析】

大头瘟为疫病的一种，以头额、耳目、面部红肿为主症。治当清热、解毒、消肿，荆防败毒散、普济消毒饮是为主方。何渊《伤寒海底眼》亦有记载，此治法与之同。

捻头瘟

（即虾蟆瘟）

● 【原文】

此瘟喉痹失音，颈大腹胀，如虾膜者是也。宜荆芥败毒散（方见前）。

● 【评析】

此处虾蟆瘟是指众人同时患咽痛或喑哑的病证。《伤寒论·辨厥阴病脉证并治》:“伤寒，先厥后发热，下利必自止，而反汗出，咽中痛者，其喉为痹。”喉痹与蝦蟆瘟、捻头瘟类同。何渊《伤寒海底眼》亦有记载，此治法与之同。

瓜瓤瘟

（音穰，瓜练也。）

【原文】

此瘟胸高胁起，呕血如汁者是也。宜生犀饮[1]：犀角（镑）二钱，黄连一钱，苍术一钱（麻油炒）黄土五钱，岕茶叶一撮，金汁半杯冲服。如大便结，加大黄；渴，加花粉；虚，加人参（盐水焙）；表热，去苍术、黄土，重用黄连，加桂枝；便脓血，去苍术，重用黄土，加黄柏；便滑，以人中黄代金汁。

【校注】

[1] 生犀饮：出自《杂病源流犀烛·内伤外感门》卷二十。治瓜瓤瘟，胸高胁起，呕血如汁。证情多危重。

杨梅瘟[1]

【原文】

此瘟遍身紫块，忽然发出霉疮者是也。清热解毒汤下人中黄丸，并刺块出血。

清热解毒汤：黄连、人参、黄芩、生地、白芍、石膏、知母、甘草、羌活、葛根、升麻、生姜。人中黄丸：中黄、大黄、人参、黄连、苍术、香附、防风、桔梗、滑石、神曲为丸。（气虚，四君送；血虚，四物送；痰多，二陈送；热甚，童便送；通用清热解毒汤送。）

【校注】

[1] 杨梅瘟：病名。瘟疫的一种。《杂病源流犀烛·瘟疫源流》："杨梅瘟，遍身紫块，忽然发出霉疮是也。"治宜清热解毒。

疙瘩瘟[1]

【原文】

此瘟发块如瘤，遍身流走，朝发夕死者是也。以三棱针刺入委中三分出血，及服人中黄散：人中黄一两、辰砂一钱五分、雄黄一钱五分，为末。薄荷、桔梗汤下二钱。

【校注】

[1] 疙瘩瘟：病名。瘟疫的一种。《伤寒温疫条辨》卷一："疙瘩瘟，遍身红肿发块如瘤者是也。"《杂病源流犀烛·瘟疫源流》："疙瘩瘟，发块如瘤，遍身流走，旦发夕死是也。"

绞肠瘟[1]

【原文】

此瘟肠鸣干呕，水泄不通者是也，探吐之。宜双解散：麻黄、防风、荆芥、薄荷、桔梗、甘草、滑石、白术、当归、白芍、川芎、大黄、芒硝、石膏、黄芩、连翘、山栀、生姜。

【校注】

[1] 绞肠瘟：病证名。《杂病源流犀烛·瘟疫源流》："绞肠瘟，肠鸣干呕，水泄不通，是此类绞肠痧，急宜探吐之，服双解散。"

软脚瘟[1]

【原文】

此瘟便清泄白，足肿难移者是也，即湿瘟。宜苍术白虎汤（即白虎汤加入苍术）。不可轻下。

【校注】

[1] 软脚瘟：病证名。瘟疫症见两足痿软。《杂病源流犀烛·瘟疫源流》："软脚瘟，即湿温症，便清泄白，足肿难移是也。"

方剂索引

六画

七画

八画

九画

十画

十一画

十二画以上

温疫摘要编诀

清・何平子 著

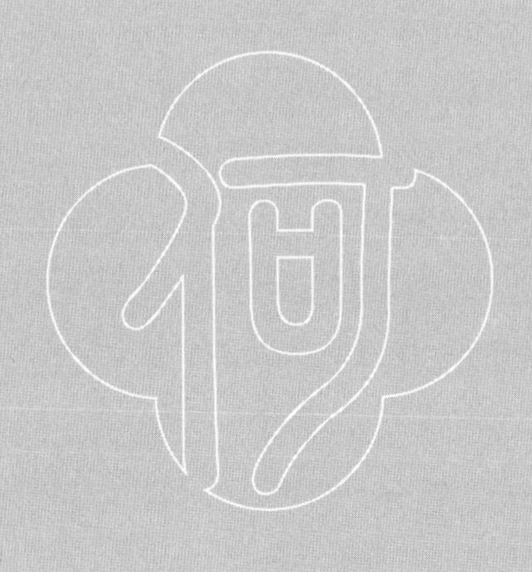

本书提要

本书作者何平子（1802—1858），名昌福，号泉卿，为清代嘉道间江苏青浦名医何书田之子，何鸿舫之兄。何平子身处江南，临证颇多，积累了诸多体会和经验，其所撰《温热暑疫节要》和《温疫摘要编诀》二书均为诊治温热病专著，临证可互参。

本书为歌诀体，可见作者丰富的经验和明确的诊断。温疫是一种变化极快的传染病，诊断、治疗贵在准确而敏捷，不允许模棱或犹豫的。所附药方也编为简短的一二句歌诀，较之一般胪列药名而凑成四句者，体裁似更生动，便于诵读记忆。

目录

温疫摘要编诀

●【原文】

疫气从中蒸达外，血气津液逢蒸败；因败而溢作尸气（一辨气），津液上蒸血垢晦。(二辨色)。风寒在表舌少苔，时疫在表厚白盖（三辨舌）；或如积粉或淡黄，追传入胃风寒类。初起神情即异常，烦躁谵语不安寐（四辨神）。脉亦不比风寒浮，自里出表沉迟配（五辨脉）；须与气色舌神参，莫认阴寒用温剂；追出表时始不沉，不浮而数模糊至；数而无力缘热蒸，但当解热勿补气。

风主疏泄寒凝涩，二气虽殊冷不热；其中人也郁不宣，初受在表温散撤。疫乃湿温二气合，立蒸腐败总属热。初传表即宜凉解，败毒青龙大羌活；六神通解用麻豉，石膏滑草芩苍术。

●【评析】

首先提出疫病的辨证要点：面色垢晦，神情烦躁，舌苔厚白或黄，脉沉迟或数而无力。其次明确伤寒与温疫的病机与治法选方的区别。

●【原文】

九传先表后里者，或是先里后表出；但表不里或但里，或有表里偏胜别；表而再表里再里，表里分传皆当悉；出表入里原不常，非若风寒渐次入。(凡风寒当先散后解，而时疫则宜先下后散者，要必临时细审耳)

表症发热恶寒汗，酸痛腰背及足膝；头疼自汗或无汗，面目项肿瘢疹出。属里胸胁腹满痛，二便不通或泻赤；烦躁渴呕谵妄昏，舌强卷燥口烂悉。风寒汗早下可迟（注见前三行），时疫下早汗迟忆。兼寒脉浮无汗异，治疫方中参散削；兼风荆防前杏添，必见咳嗽鼻嚏塞。兼暑胸闷呕利多，脉弦迟细不数别；分利燥脾兼凉散，木通茯滑猪苓泽。似疟一日二三次，寒热往来无定刻；转疟几经汗下后，余邪不解复寒热。兼疟疟症全具者，寒暑时疫病相合。或疟数发忽烦热，心腹痞满食不纳；渴不恶寒舌苔刺，下症悉具治疫急。兼痢必须先解表，夹表皆热不独疫；人参败毒加仓米，纯红紫黑又毋执。夹痰须加蒌贝母，夹水胸膈阳气遏；舌苔夹白脉缓迟，辛燥利气利水必。夹食填胸手足冷，脉沉莫认三阴极；胸膈痞闷厚白苔，莱菔谷芽青枳桔。夹郁舒气舌薄白，香苏香附腹贝列。蓄血疫邪传里多，治从攻里无须臆；惟本内伤停瘀者，复感时邪脉芤涩；胸腹四肢痛拒按，归芍桃红延胡吃。疫夹脾虚治最难，神倦面黄气促般；脉难循按耳鸣悸，养正固气疫方兼；在表人参败毒同，在里黄龙陶氏传。实多虚少虚吃紧，实少虚多治实先；属标上焦六府表，本中下焦五脏看；虚症居本虚为重，实症为本实居前。若夹肾虚更难疗，通表须加参芍煎；阳虚加仲阴知母，入里亦用黄龙便。人参白虎清热妙，壮水制阳八味丸；素有亡血阴虚证，用药营阴须照应。若因疫发忽吐衄，崩漏昏厥及血晕；但医疫邪血自止，血脱欲绝人参进。疫夹疝气仅治疫，哮喘桑蒌豉贝润；夹心胃痛加苍术，五兼十夹不容紊（五兼者，即寒、风、暑兼疟、痢。十夹者，痰水、夹食、郁、脾虚、肾虚、蓄血、亡血、疝气、心痛、胃痛）。兼是兼邪外入明（兼是者，必兼此许多症，而邪又从外而入阳明之意也，以外邪宜先去之），二邪兼发他邪轻；夹是疫邪夹他病，两邪兼发宜权衡。水食痰气血先治，夹去疫邪透达清；夹脾肾虚亡血等，养正为辅疫为君。疝哮胃痛乃旧病，新邪迫发邪去乎。发热属表脉象数，不浮不沉寸大尺；必有一二表症在，六神败毒九羌活；恶寒阳旦大青龙，不寒白虎黄芩泄。里症发热脉沉数，关尺盛寸或洪滑；必见烦满便闭类，承气黄连解毒入；泻心栀豉小陷胸，猪苓天水散导赤。半表半里脉多弦，或热或止满胸胁；目眩耳聋口苦干，喜呕心烦或目赤；达原柴葛解肌汤，小柴胡等轻重择。愈后发热舌无苔，无汗葛根重用得；更有素虚及老人，或大病后染时疾。屡经汗下热转甚，或无表里见症实；六脉空豁或洪滑，此皆邪退正虚热。所谓至虚有盛候，须辨阴阳与虚实；阴虚热渴责在肾，六味气虚合生脉；阳虚呕利责在脾，六君血虚归脾入；参胡三白及清燥，宜选用之效始捷。表里夹杂难辨分，须察舌苔可作征；邪始在表薄白润，厚白微黄半表明；燥苔属里

不论色，黄绛黑苔里症凭；汗下阳虚舌苔润，无苔舌燥阴虚成；虚热似实舌难据，当从来路探讨情。

【评析】

温疫外邪由表入里，表里相传计有九传，病情复杂，变化多端。何平子提出临证要辨明五兼十夹。五兼，即寒、风、暑、疟、痢；十夹，即痰水、夹食、郁、脾虚、肾虚、蓄血、亡血、疝气、心痛、胃痛。种种情况的产生，与病邪兼夹，患者年高体虚，或有旧病，或大病后又染时疫等均有相关，歌诀中简明扼要地指出了辨证要点及治法方药，切实可用。

【原文】

诸症恶寒发热兼，时疫寒热不相连；寒时自寒热自热，恶寒在表时多些。邪已入里失攻下，热弥厥深反恶寒；甚则肢厥犹真冷，阳气为邪所郁然；达原大柴三承气，里通阳发见热烦。寒时辨热察九窍，目赤唇红鼻孔干；舌黄黑燥耳聋响，便燥或稀黄血鲜；心下少腹痛拒按，小便黄赤涩痛般；周身见冷一二热，热症为主反亦然。至若素虚及病后，攻伐太过汗不干；呕利肢厥脉细濡，此是阳虚致恶寒；参芪苓术当为主，尺微附桂寸升柴；但从热来阴必弱，冬味芍与桂附偕。又有凉早实证寒，邪伏募原未经传；胸多痰滞见烦躁，据旧知膏与芩连；邪热壅闭阳气遏，治惟宣滞与导痰；热遏中下痰停上，痰去寒蠲邪变传；再施凉解攻利剂，此法特救药误言。

【评析】

里热盛而郁结于里，气机失于宣通，阳气不达于外而致厥。此谓热厥，当与阳虚寒厥鉴别，治当通里祛邪。对于素体虚弱，或病后，因攻伐太过而致阳虚阴损者，治宜阴阳平调以复其元。又有疫病初起过用寒凉，导致热遏痰壅，邪伏膜原而不传阳明，疫邪无以散泄，治宜先宣滞导痰，待邪热行散，再施以凉解攻利，以冀病愈。此三种情况均可见寒象，临证当辨别。

【原文】

寒热往来与疟似，只缘长短无定期；初则由表而入里，经犯少阳半表知；渐深入里表里热，昼夜壮热热甚深；传变之后复寒热，邪出少阳正复时。疫邪自表入里重，自里出表轻易治；由邪入里须透达，使易传化达原宜；传出寒热复往来，小柴胡汤和解之。屡经汗下神萎倦，脉虚助正却邪医；参胡三白炙甘草，清燥表营益气施。

头痛中焦热蒸上，痛而不甚多昏闷。太阳发热脑目疼，羌芎芩豉知地进；阳明额目痛鼻干，热渴葛豉石膏定；少阳痛及额眉棱，寒热咽干口苦凭；柴荆芎主芩石膏，三阳悉具进三消。阳明里症心下满，发热用三黄石膏；或大柴胡小承气，防风通圣莫相抛。痰厥头痛舌苔黄，中间白块或边旁；胸满呕眩前胡主，莱菔枳橘楂芽匡。兼烦热参小承气，血虚心悸养营康。混杂难分症表里，舌苔辨定自彰彰。风热头眩疫本病，寸浮发热荆防进；芎薄天麻渴石膏，痰水头眩乃兼症；胸满呕悸脉沉滑，前夏茯枳莱苏橘；汗下解后虚变眩，参芪六味与苓术。

头胀阳明胃热蒸，兼表防风通圣灵；大柴三消俱可用，无表三承气酌行。头重湿热上壅凭，解表清凉加燥渗。（又有表里无病，病在头中者，其目必黄，当遵仲景法用瓜蒂散搐鼻，出黄水即愈）

目胀阳明兼表症，葛根葱白加石膏。胸满舌黄宿食壅，平胃楂芽枳壳消。项强发热太阳经，主羌狂躁石膏芩。背痛发热亦太阳，兼胸胁胀达原灵。腰痛独活兼胀重，胀当降气重燥湿；牵引少腹及两胁，疏通肝肾理气血。疫初腰痛及遍身，尺微参地知先啜。汗下之后腰虚痛，六味四物功可决。

膝痛独槟牛膝主，兼软湿甚主苍术；邪留下部如骨蒸，小便黄赤薏仁柏。壅滞槟榔与木通，筋挛秦艽木瓜择；筋缓苍术与防己，红肿芎归丹续芍。无邪心悸便频数，尺脉虚兮补肾急。肿痛兼挛艽木瓜，兼肿在肉木槟芍。兼软软脚瘟属湿，聊用白虎苍术柏；此与膝足痛俱同，解表略加痛专药。

肩痛脘痛先解表，经汗下后与前别；经遂阻滞脉无力，热渴清热参活血。

血脉空虚脉芤涩，痿困养血益气择。

身重发热苍术主，传变后属热壅经。汗出身重热更甚，治以白虎汤可清。传里舌燥表无热，腹痛拒按便闭结。内结不能气达表，三承气汤用之合。汗下屡经重难移，无苔脉散便通时。阴阳两亡经脉竭，偏阴偏阳审治之。

自汗邪在内蒸出，初起淋漓作寒热；若见表症头身重，解表柴胡羌独葛。烦渴白虎清阳明，陷胸承气破热结。邪在少阳多盗汗，达原无痞小柴泄；热汗邪解盗汗者，小陷承气养营择。战汗不论先与后，战则邪正两相斗；汗乃正气逐邪出，诚为佳兆宜出透。透则身凉诸恙解，不退余邪未尽候；复热再作战汗解，甚有三四始不逗；或再一次不再战，或不再战即不救。战时切不可服药，少与热汤助汗骤。战常脉止不复讶，脉浮出表病不复；虚散濡微气欲脱，参汤米饮功能奏。汗后神静气细吉，昏燥舌痿浆不入；戴眼转运目眶陷，气粗而短皆不活；狂汗临解忽然狂，脉见浮缓方为吉。

头肿风热壅太阳，大头伤寒名起俗；轻清疏风等药参，荆防薄蔓芎蝉菊。发热舌白表重里，人参败毒九羌活；烦渴舌黄里症多，调胃三消与凉膈。

面肿风热郁阳明，赤肿石膏防芷葛；合参头痛诸方佳，面黄水肿方另立。

头项肿亦属阳旺，捻头温并蝦蟆瘟；耳旁少阳风热肿，俗有黄耳伤寒名。胸前红肿皆风热，赤膈伤寒亦俗称；须求赤芍荆防辈，大力连翘土贝增。风热溢于皮肤内，周身浮肿治略同；独羌柴葛疏毛窍，芩栀翘膏清热庸；归尾红花赤芍地，热毒之余可清通。

（以上头痛诸条见于初起，表散为主，以表邪盛故也，若见于病后，清里为主，以里邪留滥故也）

【评析】

温疫常见寒热往来，且不定期而作，治宜透达，方用达原饮、小柴胡汤。温疫还常见头痛、头眩、头胀、身疼痛（如背痛、腰痛、足膝痛、腹痛）、自汗等症，临证当辨病在太阳、阳明、少阳，疫邪夹湿、夹痰、夹风、夹食积、夹虚等，以定治法方药。战汗是正气祛邪的表现，可少与热汤以助汗出透，邪气尽去，病可得解。此外，温疫的一些病证，如大头伤寒、捻头温、蝦蟆瘟、黄耳伤寒、赤膈伤寒等的表现与治疗，在歌诀中均有详尽表达。

【原文】

发黄有四宿食一，蓄水蓄血及郁热；初邪在表二便调，胸痞面黄宿食积。

（此外，以杂症而论医法，有热湿、寒湿而端为辨。更加以劳伤、气郁、阴虚、气虚，为更当细察也）

蓄水溺短周身黄，四苓栀子茵陈入。溺利便黑腹软痛，蓄血桃仁承气急。郁热发黄二便闭，茵陈蒿泄下焦热。

（凡发黄辨大小二便，二便俱调属上焦；小便闭属水；小便利，大便黑润属血；二便俱不利，属郁热，乃胃热移于膀胱，不必利其小便，但当通其大便，以茵陈蒿有专功。再当辨色，上焦宿食发黄俱在头面；蓄水发黄周于身，兼微热；瘀血发黄亦兼微黑而润；郁热发黄兼赤而解明。此即以色辨黄之法也）

发疹邪与汗同出，疏邪清热为主法；苔黄烦渴里热多，兼用硝黄期可发。发癍邪热出经脉，凉血清热化癍汤；癍出癍消仍昏妄，必须便利热清康。

（他症发疹，或有里热不多者，或疹散而即愈者，若时疫则不然。凡遇烦躁而不渴，目赤而舌白，即归发癍之候，预以清凉解表透毒药治之）

烦躁疫中属郁热，少阳三消六神吃；隆冬寒甚汗出难，葳蕤大青龙汤择。邪入于胃烦躁渴，身热舌黄多汗出；白虎承气小陷胸，三黄泻心与凉膈。舌黑昏沉入心包，解毒犀角地黄列。病后烦躁阴液伤，诸养营汤及生脉。诸清不效反烦躁，舌白右寸关弦紧；胸胁软痛漉漉声，苍夏莱朴消水稳。溺闭烦躁少腹痛，导赤泻心猪苓饮。

邪不传胃则不呕，始终能食慎勿绝。疫邪先犯太阴者，未发热时呕数日；太阴寒症气不臭，口臭黏厚方是疫。呕乃先里而后表，藿香正气宣胃结；若已发热而呕者，达原饮加半夏入。烦渴身热不恶寒，阳明白虎黄芩设；呕若苔黄胸满痛，橘半枳贝山楂麦。胸腹无滞而呕者，竹叶石膏清胃热；清后无苔呕汗悸，大半夏与六君益。

渴甚热甚言初起，末路除邪未净渴。表初发热渴头痛，脉数模糊舌薄白；九味羌活及通解，加入石膏并干葛。半表半里口苦干，目胀脉数小柴吃；或入知花或石膏，入胃自汗而身热。舌现黄酱黑燥苔，当察少腹及胸胁；有热无结按不痛，脉洪白虎服之适；有热有结按之痛，脉应三部大且滑；痛在心下小陷胸，当脐小承气可代；调胃承气脐下痛，上下俱痛大承气；左胁按痛桃承气，右胁按痛十枣达。溺短脉数腹痛渴，猪苓四苓及六一；余邪汗下热除渴，前药再作小剂入。汗下亡阴发渴者，胸腹不满无苔舌；心悸脉虚细浮散，六味生脉两方合。渴喜热饮多瘢疹，渴不欲饮血分热。

【评析】

发黄的病因有食积、蓄水、蓄血、郁热等，然见证则主要有湿热发黄、瘀热发黄，前者用茵陈蒿汤治疗，后者用桃核承气汤治疗。辨证要点主要有二：辨色与辨二便。发疹与发瘢的辨治，在歌诀中亦有表达。此外，对于温疫的常见症，如烦躁、呕吐、口渴等，需结合舌象、脉象，以及胸胁腹部的按诊来作出正确的辨证，以及治疗与选方用药。

【原文】

口苦邪在中上焦，时疫热病症象昭。口甘湿热在中下，清热为主疫辅消；姜炒栀连或陈夏，乌梅酸可胜甘高。

(口甘一症，在初起，犹可用温散开导之法)

唇燥阳明热辨色，淡白津润赤属热；齿燥葛芩知石膏，重则齿黑胃腑灼；三黄石膏三承用，至重补阴救煎烁。

耳聋热痰壅少阳，表药中加荆芎防；里药中添芩知母，病后土强可渐康。

鼻如烟煤热烁肺，清下白虎三承气；或小陷胸加犀角，犀角大青汤可试。鼻孔扇张因有三，其一痰壅于肺际；出入有声喘咳满，蒌贝桑苏等泻肺。热郁于肺表邪束（其二)，散束清郁主越婢；因于时疫葛易麻，葛根芩连汤亦利。三因肾虚气上逆，出入皆微多不治；耳聋心悸还多汗，八仙杞膝人参济。

咽干少阳邪热淫，花粉知母及黄芩。咽痛热邪淫于肺，有结无结宜细心；有结红肿牛蒡芍，无结微红芩桔（元）参。

（咽痛一症，以散风养血为主，不宜早用清凉）

乳蛾紫泡或白泡，刺去恶血热当清。急喉风症咽痛喘，痰邪夹热壅肺经；胆矾吐去痰涎血，皂角膏吐亦可遵。急喉痹同乳蛾治，两宜清热毋逡巡[1]。

舌燥上炎中宫截，肾水不能上交心；白燥痰结邪在表，达原石膏贝蒌仁；黄燥传胃小承气，大柴胡小陷胸寻；酱色燥苔邪在胃，弥入中下调胃承；黑燥刺裂大承气，疫邪入胃热至深。屡下仍燥勿再下，揉腹作响痰水凝；脾胃受困津液涩，改用平胃及二陈。肾竭亡阴燥苔舌，聋悸腰痿目无神；六味地黄合生脉，聊且试用或回生。无苔红燥亦亡阴，冬地知阿元人参。燥而无苔色紫赤，心包血分邪热生；石知牛连犀羚角，无苔胃空尽可清。

舌强主心属痰热，清下无疑清疫入；兼白苔用大柴胡，痰未热煎尚为湿；苔黄已经热煎熬，小陷胸汤川贝纳；黑则痰亦为火矣，佐以牛黄为热极。舌痿软小虚脱极，大补滋润百救一。舌卷舌短失下致，急宜大下或有益。胸满不痛邪未结，无形之气稀痰积；初起邪在膜原间，达原大腹香枳桔；稀痰邪在半表里，达原小柴莱菔入。

【评析】

温疫常伴有口苦、口甘、耳聋、鼻热、鼻搧、咽干、咽痛等症，其辨治歌诀中有详述，何平子提出口甘初起可用温散开导、咽痛不宜早用清凉等告诫。乳蛾、喉痹，尤其是喉痹，来势急危，然两者治疗均取清热祛邪为主，病入血分则当清热凉血。此外，温疫辨舌论治是一大特色，歌诀亦有详述。温疫后期多见肾阴亏虚，治宜滋阴益肾。

疫入中焦气分，症见便秘，用苦寒攻下是为常法，但屡下后大便仍干燥难下，且揉腹有肠鸣声，此乃痰湿凝滞，津液不得输布所致，宜用平胃散、二陈汤燥湿化痰，脾胃得运，津液得畅则大便自下，此种变法不可不知。

【原文】

胸痛不满病经络，有实有虚虚夹实；新起实者解表中，乌药延胡通气血。病久屡经攻散清，虚则急宜养气血；虚中夹实疫中方，解表清肌加乳没。

满而且痛邪已结，施治须分痰食血；痰结兼呕牵引痛，小陷胸与大柴合；食结硬痛多心下，平胃白芥莱枳实；有在膈上为危症，当吐瓜蒂散方立。二者上焦属气分，不可便下下则逆；血结脉来芤涩弦，清解药中加破血。屡下气逆胸痛甚，温理脾胃建中特。

胁痛不满小柴用，满痛在血去人参；延归红桃可加入，甚加莪枳五七灵。胁右满痛属痰气，痰用大柴气加青（皮）。

通腹皆满而不痛，气脉沉弦须顺气；腹有满处痛不甚，水谷脉滑消食滞。腹满舌黄邪传胃，下之宜用小承气；腹中但痛属血分，治里方加赤芍使。痞满腹痛用大承，痛有硬处调胃是；兼痢是结热旁流，宜下勿作虚冷治。

少腹满痛利二便，初满湿胜气滞详；喜温喜按为虚症，但痛厥阴血分伤。蓄血脬[1]满而软痛，大便色黑利如常；畜溺满痛却无块，燥屎有块痛难当。

（以上诸满痛症，乃时疫里症之大端，总属热邪内陷）

【校注】

［1］脬（pāo）：膀胱。

【评析】

温疫热邪内陷则出现胸腹痛满，临证当辨痛满部位，病邪属虚属实，在气分抑或血分，然后再随证治之，方能获效。

【原文】

时疫自利悉属热，自与内虚内冷别；冷利稀薄色淡白，热利稠黏深黄色；虚冷易出势较缓，热利努圊臭多沫。初发恶寒并呕吐，腹痛自利肢冷厥；似乎寒中太阴经，辨得舌苔粗厚白；口秽神昏小便黄，知为时疫太阴发；藿香正气或达原，服下三阳热症出。

利而头痛发热者，九味羌活汤最合；传变太阳（膀胱）与少阳，（少阳）黄芩汤呕半夏入。传里舌燥谵妄利，心腹硬痛大承吃[1]；如不硬痛用小承，大柴小陷凭选择。虽无硬痛用大黄，尤关下积在泻热；腹无满块时肠鸣，小肠膀胱蓄水识。

便血热邪深入里，其色鲜红当清热；三黄石膏黄芩汤，犀角地黄随所适。腹胁按痛或紫块，抵当桃仁承气急。脾胃虚伤血败晦，归脾补中八珍益。

便血燥热宜凉润，若便脓血属湿热；脓血清热分利兼，在表但解表可释。半表柴葛解肌汤，加用芩苓木通泽。入里谵渴便脓血，葛根芩连芩汤啜；里急腹痛便血者，槟榔大黄宜加入。

疫症间有大便闭，平素胃强多燥气；虽见表症亦可下，里气通后表亦替；初未表散三消用，若见里症下何议。间有屡下不通者，必是夹水或夹气；水在脘上按作响，脉多弦缓苔白呕；当先消水而后下，胸痛拒按大陷授；气滞脉沉胸腹痛，顺气为先下宜后。气虚脉弱色必悴，脾约黄龙下症具；便闭血虚脉带涩，诸养营汤或六味；继以蜜煎猪导方，产后疽后不贰治。

小便不利膀胱热，益元四苓及猪苓；作渴上热法淡渗，不渴下热苦寒灵。二便不利先通大，屡下溲难涩补阴。下关不通必反上，呕逆不能下咽凭；捣螺加麝敷脐束，滴通汤药可沾唇。未下溺多属湿热，既下溺多属气虚；气虚不渴阴虚渴，先治变为消渴躯。小便黄赤肢逆冷，攻里逐热有何疑；邪尽溺赤腹泻痛，理脾升阳法所宜。

尿血逐瘀清热主，犀角地黄大承宜。遗尿三阳表热盛，腹满谵语白虎达；别兼结痛加大黄，否则汗下均须禁。

【校注】

[1] 吃：此处似义不甚通顺，但原文如此，可能与沪上用语读音较为押韵有关。

【评析】

时疫下利色黄臭秽，或下利便脓血，均属湿热，甚或入血分，治宜清下。但疫病亦有大便闭，小便不利，或遗尿者，均为热结气滞所致，其辨治以及鉴别诊断等，在歌诀中均已明述。其中亦有不少诊治经验，如便闭夹水、夹气，治宜先消水，或先顺气，而后再攻下；二便不利先通大便等等。

【原文】

囊缩邪热入厥阴，身冷厥逆脉形沉；颇类阴症须分别，阴症茎缩如妇人；溲清自利腹不满，疫乃便闭溲赤昏。

谵语多言热蒸心，在表在里俱宜清；邪在三阳脉浮大，白苔发热必头疼；三消六神九羌活，白虎防风通圣遵。膈热蒸心谵语者，脉洪身热汗津津；恶热胃中无痞结，黄芩白虎两汤寻。热结痰涎聚中上，胸痛小陷大柴增；胃热蒸心脉滑大，黄黑燥舌用三承；轻者平胃楂芽卜，蓄血热入血分因；血热蒸心故谵语，犀角地黄桃仁承。热入小肠膀胱者，蓄水之热上蒸心；溺涩脉浮少腹满，四苓猪苓益元寻。初蒸心经神烦呓，芩栀知膏用以清；迨蒸心包多昏处，发狂热结硝黄行。热入心包即昏昧，犀角连黄牛黄羚；别有兼症须分辨，夹蓄虚症各有凭。善忘三焦蓄血致，必在软痛处分明；上焦脉芤用犀地，中芤弦涩桃仁承；下脉沉结抵当主，便易黑硬溺利征。

吐蛔当以传变主，惟加黄连乌梅处。

循衣摸床撮空疫，热甚昏沉四肢实。察其舌白或无苔，无结犀连石膏吃；黄黑燥裂及芒刺，有热有结硝黄立。汗下后兼胸胁痛，余邪未尽清利切；不痛阴虚而阳亢，生地麦冬枣茯列。

多睡身重在初疫，疫邪阻滞经脉伤；有汗先当用白虎，无汗须加入麻黄。屡经汗下热愈甚，便利身痛是阴伤；六味四物及生脉，养阴退热身如常。服后多睡加生枣，嗜睡理脾消痰良。

身冷当分初中末，初是疫邪入太阴；先理后表作寒症，呕利身冷须四苓；藿香正气亦堪用，不呕利者达原灵。一二剂后即发热，舌燥腹满便闭昏；三承

大柴胡选用，无结症者白虎清。末路身冷脉虚细，生脉加芪术芍苓；冷甚桂附宜加用，追传变后症可凭。

呃逆自与伤寒别，亦惟热结下焦呃；即当下之呃即止，不止须按脐腹得。硬痛拒按仍当下，肠胃通达自治呃。疫呃切莫温肺胃，用兹上病治下法。

病后发肿有食滞，气复未归与水停；脾虚胃枯纳不化，水不上输于肺经；肺亦不能通水道，溢于肢体肿乃成。心下硬痛主平胃，曲卜楂芽枳实青。气无所归而浮肿，调养血复自可宁。水停心下脾虚故，并无硬痛溺不行；水停身重气身轻，食滞腹中有结征。

发颐余热留营血，解毒活血且清热；普济消毒为饮为君，耳后柴芎项下葛；项后巅顶加羌防，葱水时浴外治则。

疡疮余热淫肌肉，养气活血清热药。

肢痿热伤及筋脉，诸养营汤凭选择。

妇人临经感疫止，腰胁引痛消瘀主；经尽受邪血室空，大柴胡汤逐邪处。何故必兼少阳医，厥阴血室为表里。

妊疫失下致舌黑，少腹坠急已伤胎；有故无陨《内经》旨，下之犹冀母生回。

小儿时疫类惊风，欲下须凭舌燥红；清解诸方减小剂，治之悉与大人同。

【评析】

温疫病入厥阴，证情危重而多变，如症见囊缩、神昏、身冷、呃哕等，其病机多为热毒深重，但亦可因邪甚而正气虚损，临证当辨清寒热虚实，因证施之。此外，妇人月经期及妊妇、小儿染疫，当因殊而治，以获良效。

上栏汤方歌诀

达原饮可治此症也：槟榔、厚朴、草果仁，知母、甘草、芍、黄芩。

人参败毒散：参、苓、枳壳、柴、甘、桔，羌活、独活、前、芎、薄。

大青龙汤：麻黄、桂枝、杏仁、甘，石膏、生姜、大枣用。

大羌活汤：羌、防、细辛、苍、芷、草，芎、芩、己、地、知、独、连。

黄龙汤：大黄、芒硝、厚朴、枳，甘草、人参、当归煎。

人参白虎汤：石膏、知母、生甘草，人参再加粳米煎。

八味丸：生地、山药、萸肉、茯，丹皮、泽泻、知母、柏。

九味羌活汤：羌、防、细、苍、芷、芎、芩，生地、甘草加姜、葱。

阳旦汤：桂枝、芍药、生甘草，黄芩还加姜、大枣。

白虎汤：石膏、知母、甘、粳米。

黄芩汤：芩、甘、芍药加大枣。

三承气汤：大黄、芒硝、枳实、朴。小承气汤去芒硝。调胃承气制尤小，大黄、芒硝、生甘草。

桃仁承气汤：桃、黄、芒硝、甘草、桂。

承气养营汤：小承加知、归、芍、地。

黄连解毒汤：黄连、黄柏、芩、山栀。

导赤泻心汤：连、芩、山栀、知、滑石，犀角、麦冬、参、甘、苓。

小陷胸汤：黄连、半夏、栝楼、枳。

猪苓汤：猪、茯、泽泻、阿胶、滑，五味皆将白水煎。

天水散即六一散，滑石六钱甘一钱。

柴葛解肌汤：柴、葛、甘、桔、羌、白芷，芍药、黄芩、姜、枣煎。

小柴胡汤：柴胡、黄芩、生甘草，人参、半夏、姜、大枣。

六味地黄汤：山药、萸肉、苓、熟地，丹皮、泽泻、井水煎。

生脉散：人参、麦冬、五味并。

六君子汤；人参、白术、炙甘草，半夏、陈皮、云苓好。

归脾丸：人参、白术、芪、神、枣，远志、木香、归、芍、草。

参胡三白汤：参、术、柴胡、白芍、苓。

清燥汤：苍术、白术、芪、参、茯，黄连、黄柏、柴、陈曲，陈皮、猪、泻、甘、升、归，五味、麦冬、生地吃。

清燥汤中十八味，二苓、二术、参、柴、地，芩、连、二陈（陈皮、陈神曲）草与芪，泽泻、麦冬、归、五味。

大柴胡汤：柴胡、大黄、芩、半夏，枳实、白芍加姜、枣。

炙甘草汤：参、甘、桂、阿、麻、麦、地，姜、枣、水、酒各半煎。

清燥养营汤：知母、花粉、归身、芍，生地、陈皮、灯心、甘。

补中益气汤：人参、当归、蜜炙芪，甘草、白术与陈皮，蜜炙升麻又柴胡，加入生姜、大枣宜。

三消饮：槟榔、草果、知母、朴，葛根、芍药、炙甘草，羌活、黄芩、银柴胡，大黄再加姜、大枣。

三黄石膏汤：黄柏、芩、连、石膏、豉，麻黄、姜、枣、山栀子。

防风通圣散：归、芍、荆芥、连翘、防，芎、栀、甘、桔、膏、大黄，薄荷、滑石、芩、白术，麻黄、芒硝、葱白、姜。

平胃散：苍、朴、陈、甘加姜、枣。

葛根葱白汤：白芍、知母与葛根，川芎、葱白、姜用生。

四物汤：熟地、当归、芎、白芍。

大陷胸汤：大黄、芒硝、甘遂同。

凉膈散：芒、栀、连翘、大黄、芩，竹叶、甘、薄加白蜜。

四苓汤：泽泻、白术、猪茯苓。

茵陈蒿汤：茵陈、大黄、山栀用。

化瘢汤：石膏、知母、生甘草。

葳蕤汤：葳、麻、白薇、青木香，甘、芎、菊、杏、石膏、羌。

犀角地黄汤：犀角、丹皮、地、芍药。

蒌贝养营汤：花粉、橘红、知贝母，白芍、当归、栝楼实。

柴胡养营汤：柴、芩、陈、甘、花粉、当，芍、地、知母加枣、姜。

人参养营汤：归身、白芍、参、五味，麦冬、知母、陈、甘、地。

参附养营汤：人参、附子、生干姜，当归、白芍、生地黄

藿香正气散：紫苏、腹、藿、陈、甘、桔，苓、术、白芷、半夏、朴。

竹叶石膏汤：竹叶、石膏、麦冬、半，参、甘加入粳米、姜。

大半夏汤：半夏、人参与白蜜。

十枣汤：芫花、甘遂、大戟、枣。

越婢汤：麻黄、石膏、生甘草。

葛根芩连汤：三味还加生甘草。

八仙长寿丸：熟地、山药、萸、丹、苓，泽泻、麦冬、五味子。

二陈汤：陈皮、半夏、茯苓、甘。

瓜蒂散：瓜蒂再加赤小豆。

建中汤：桂枝、芍药与甘草，加入饴糖、姜、大枣。

黄芩汤：黄芩、白芍、甘、大枣。

抵当汤：桃、黄、水蛭与虻虫。

八珍汤：芎、归、芍、地、人参、草，白术、茯苓加姜、枣。

益元散：滑石、甘草加朱砂。

普济消毒饮：芩、连、甘、桔、柴、大力，人参、连翘、薄、元参，橘红、马勃、僵蚕白，升麻又与板蓝根。

参考文献

[1] 明·何渊，著.何时希，编校.伤寒海底眼.上海：学林出版社，1984

[2] 清·何汝阈，著.何时希，编校.伤寒纂要.上海：学林出版社，1985

[3] 清·何汝阈，著.何时希，编校.伤寒家课.上海：学林出版社，1989

[4] 清·何元长，著.何时希，编校.伤寒辨类.上海：学林出版社，1984

[5] 清·何平子，著.何时希，编校.温热暑疫节要.上海：学林出版社，1987

[6] 清·何平子，著.何时希，编校.温疫摘要编诀.上海：学林出版社，1987

[7] 何时希.何氏八百年医学.上海：学林出版社，1987

[8] 黄帝内经素问.北京：人民卫生出版社，1978

[9] 灵枢经.北京：人民卫生出版社，1979

[10] 南京中医学院.难经校释.北京：人民卫生出版社，1979

[11] 刘渡舟.伤寒论校注.北京：人民卫生出版社，1991

[12] 湖北中医学院.金匮要略释义.上海：上海科学技术出版社，1978

[13] 李经纬，余瀛鳌，蔡景峰，等.中医大辞典.北京：人民卫生出版社，2009

[16] 辞海编辑委员会.辞海.上海：上海辞书出版社，1983

[17] 金·刘完素，著.孙洽熙，孙峰，整理.素问玄机原病式.北京：人民卫生出版社，2005

[18] 元·朱震亨，著.王英，竹剑平，江凌圳，整理.丹溪心法.北京：人民卫生出版社，2005

[19] 金·张子和，著.邓铁涛，赖畴，整理.儒门事亲.北京：人民卫生出版社，2005

[20] 太平惠民和剂局方.刘景源，整理.北京：人民卫生出版社，2013

[21] 清·汪昂.医方集解.上海：上海科学技术出版社，1979